TRAITÉ

DE

PHARMACOLOGIE.

IMPRIMERIE D'HIPPOLYTE TILLIARD,

RUE ST.-HYACINTHE-ST.-MICHEL, N° 30.

TRAITÉ ÉLÉMENTAIRE

DE

PHARMACOLOGIE,

PAR P. L. COTTEREAU,

Docteur en Médecine et Pharmacien, Agrégé en exercice à la Faculté de Médecine de Paris, Professeur particulier de Pharmacologie et de Thérapeutique, ancien Médecin du Bureau de Charité du cinquième arrondissement, Chirurgien du deuxième dispensaire de la Société philanthropique, Membre des Sociétés de Pharmacie, de Chimie médicale et de Médecine pratique de Paris, de la Société médico botanique de Londres, et de celles de Médecine de Louvain, de Nantes, de la Nouvelle-Orléans, de Marseille, de Montpellier, de Toulouse, etc.

PARIS,

LIBRAIRIE DES SCIENCES MÉDICALES

DE JUST ROUVIER ET E. LE BOUVIER,

RUE DE L'ÉCOLE-DE-MÉDECINE, N° 8.

—

1835.

A Messieurs

M. B. ORFILA,

OFFICIER DE LA LÉGION-D'HONNEUR, DOYEN ET PROFESSEUR DE CHIMIE DE LA FACULTÉ DE MÉDECINE DE PARIS, MÉDECIN DU ROI, MEMBRE DU CONSEIL ROYAL DE L'UNIVERSITÉ, DU CONSEIL MUNICIPAL DE LA VILLE DE PARIS, DU CONSEIL GÉNÉRAL DES HOSPICES, DU CONSEIL DE SALUBRITÉ, DE L'ACADÉMIE ROYALE DE MÉDECINE, ETC., ETC.;

ET

N. DEYEUX,

CHEVALIER DE LA LÉGION-D'HONNEUR, PROFESSEUR DE PHARMACIE A LA FACULTÉ DE MÉDECINE DE PARIS, MEMBRE DU CONSEIL DE SALUBRITÉ, DE L'ACADÉMIE ROYALE DES SCIENCES, DE L'ACADÉMIE ROYALE DE MÉDECINE, ETC.

Leur Élève respectueux,

P. L. Cottereau.

Le Traité élémentaire de Pharmacologie que je publie aujourd'hui, est l'exposition fidèle et détaillée des cours que j'ai faits à l'école de médecine de Paris depuis 1830, et l'on y reconnaîtra la marche que j'ai constamment suivie dans mes leçons.

Mon but, en réunissant les notions dont il se compose, a été de familiariser Messieurs les Étudians en médecine avec une science dont le besoin est vivement senti dès les premiers pas qu'on fait dans la carrière de la pratique. Puissé-je l'avoir atteint, puissé-je avoir aplani quelques-unes des difficultés que les jeunes médecins rencontrent trop souvent dans l'application des agens thérapeutiques, et je me croirai suffisamment récompensé de mon travail !

Le plan que j'ai adopté, ainsi que j'ai eu soin de le dire chaque année en commençant mon cours, est, pour les divisions principales, celui qu'en général ont suivi tous mes devanciers : ainsi je n'ai rien eu à innover pour les trois grandes coupes de la pharmacologie. La *pharmacomathie* et la *pharmacotechnie* ne sont autres que la matière médicale et la préparation des médicamens, parfaitement distinguées l'une de l'autre dans tous les livres qui ont été publiés jusqu'ici sur cette partie de l'art de guérir. La *pharmacodynamie*, peu importante pour le pharmacien, mais indispensable au médecin, a été dès long-temps signalée comme branche de la pharmacologie par plusieurs auteurs, entre autres par M. le Dr Barbier et par le professeur Vogt. Aussi, n'ai-je eu qu'à leur donner des dénominations nouvelles que j'ai cru propres à spécifier d'une manière plus exacte l'objet de chacune d'elles.

Des divisions secondaires, les unes, par exemple celles relatives aux modes généraux de préparation, ont été établies par Carbonnell, et adoptées depuis par ceux qui ont écrit sur cette matière. Quant au cinquième mode que j'ai admis, il existe implicitement dans tous les traités de pharmacie, et il se trouve particulièrement indiqué dans celui de MM. Henry et Guibourt, qui en ont réuni les produits sous forme d'appendice.

Il ne fallait donc que lui appliquer un nom, et c'est ce que j'ai fait. Les autres, c'est-à-dire les divisions des formes médicamenteuses en classes, ont été tracées par MM. Chéreau, Henry et Guibourt, Béral : c'est le dernier sur-tout que j'ai suivi, en introduisant quelques modifications dans le nombre et l'énonciation des excipients, modifications que j'ai d'ailleurs fait connaître dans tous mes cours.

La pharmacomathie et la pharmacodynamie n'ont été traitées que superficiellement, et j'ai dû en agir ainsi, parce qu'elles auraient exigé des développements trop étendus : mais cette brièveté ne doit point être regardée comme une lacune. En effet, si je me suis borné, pour ces deux parties, à de simples indications des élémens variés qu'elles embrassent, c'est que je dois les examiner avec soin dans mes leçons.

J'ai dû pareillement m'abstenir d'entrer dans les considérations thérapeutiques, parce que c'eût été sortir du cadre qui m'était imposé, et que la pharmacotechnie devait être la partie essentielle de mon livre. Mais les connaissances de cet ordre étant non moins utiles au médecin que celles qui forment le domaine de la pharmacologie, je me réserve de ne laisser passer, dans mon cours, aucune occasion d'entrer longuement dans les détails qui leur sont relatifs.

Il me reste maintenant à citer les divers auteurs dans les savants écrits desquels j'ai puisé la plus grande partie des matériaux que j'ai mis en œuvre. Ce sont MM. Barbier, Baudrimont, Béral, Berzélius, Bonastre, Bouillon-Lagrange, Bussy, Carbonnell, Caventou, Chereau, Chevallier et Idt, Deyeux, Dumas, Gaultier de Claubry, Guibourt, Henry, Lecanu, Milne Edwards et Vavasseur, Orfila, Paris, Pelletier, J. Pelouze, A. Richard, Robiquet, Schwartz, Soubeiran, Thénard, Virey, Vogt, etc., et ceux, en si grand nombre aujourd'hui, dont les travaux et les découvertes viennent enrichir chaque jour les journaux de pharmacie et de chimie. Que tous ils reçoivent l'expression de ma juste reconnaissance!

Qu'il me soit permis sur-tout de témoigner ici d'une manière spéciale à mon ami, M. J. P. Barruel, combien je suis pénétré de la bienveillance avec laquelle il m'a fourni des documents que seul il possédait, et de l'obligeance qu'il a mise à me procurer les moyens de vérifier, dans son laboratoire, l'exactitude de la plupart des procédés chimiques et pharmaceutiques dont j'ai parlé. Je suis heureux de pouvoir proclamer tout ce que je dois à son amitié.

INTRODUCTION.

La Pharmacologie est, sans contredit, l'une des plus importantes parties de l'art de guérir. Cependant, depuis nombre d'années, elle est généralement négligée par les médecins : c'est une vérité dont on peut se convaincre en jetant les yeux sur leurs formules, souvent mal conçues, et quelquefois complétement inexécutables. Il en résulte, dans le second cas, que le pharmacien ou ses élèves se trouvent dans la nécessité absolue de modifier la prescription sans l'avis de son auteur, à moins que, par un heureux hasard, ils ne puissent le rencontrer et le prier d'introduire lui-même les changements nécessaires. On conçoit combien cette démarche est délicate pour celui qui l'entreprend, et combien elle peut occasioner de confusion à celui près de qui elle est faite. L'ignorance de ce dernier est mise à découvert, et il se trouve forcé de reconnaître la justesse des observations qui lui sont soumises par un homme dont les fonctions devraient se borner au rôle d'exécutant.

A part ces considérations, les avantages que le médecin peut tirer de la pharmacologie sont faciles à démontrer, et le simple discernement fera reconnaître quelles lumières elle répand sur l'exercice de la pratique.

Le principe, une fois reconnu, que les médicamens sont utiles pour la guérison de la généralité des maladies, on est frappé de plus en plus du besoin de multiplier les richesses de la pharmacologie.

Une substance médicamenteuse est-elle indiquée? Comme le plus souvent elle est susceptible de revêtir différentes formes, d'où résulte une modification dans ses propriétés, il importe beaucoup de connaître quelle est celle de ces formes qui remplit le mieux l'indication thérapeutique. L'état des malades peut encore être un motif de changer le mode d'administration. En effet, dans certains cas, le médicament ne peut être porté dans l'estomac, et il faut l'injecter dans les intestins; ou bien, des symptômes particuliers s'opposent à ce dernier mode, et alors il faut recourir à une application topique. D'un autre côté, les malades peuvent se trouver dans une position telle, que, soit par une répugnance invincible, soit à raison de leur idiosyncrasie, il leur soit absolument impossible de prendre une substance sous une forme donnée. Par exemple, il n'est pas rare de rencontrer des personnes qui ne peuvent en aucune manière avaler des pilules, quelque petites qu'elles soient; et si l'on a à prescrire, en pareil cas, une substance d'une odeur et d'une saveur rebutante, comme la valériane, l'assa fœtida, et plusieurs autres que l'on peut ranger sur la même ligne, faudra-t-il donc prendre la poudre délayée, la teinture alcoolique, ou telle autre préparation liquide de ces substances? Mais si l'on adopte la forme de poudre, n'a-t-on pas à craindre que, le malade la prenant avec un extrême dégoût, elle ne soit rejetée par le vomissement? En choisissant la forme liquide, ne pourra-t-il pas survenir une modification des propriétés résultant du mode d'action de l'excipient? C'est ce qui arrive, lorsque pour véhicule on choisit le vin, la bierre, l'alcool, l'éther, le vinaigre, les huiles essentielles ou grasses, etc. On voit donc la nécessité de connaître à fond toutes les formes que sont susceptibles de recevoir les substances médicinales.

Il est encore d'autres points de vue sous lesquels il importe de considérer la pharmacologie dans son application à l'art de guérir. Chez beaucoup de malades, on prépare sans recourir aux pharmaciens, et cela par motif d'économie, des boissons simples et même composées, des lotions, des fomentations, des bains généraux ou partiels, des lavemens médicamenteux ou nourrissans; or, dans tous ces cas, à qui s'adresse-t-on pour s'éclairer sur le mode de préparation? N'est-ce pas au médecin de la famille? On sent dès lors combien serait compromise la réputation de celui qui ne saurait répondre ou qui répondrait mal. Il se présente en outre une circonstance assez délicate, celle de constater la bonne ou mauvaise qualité d'un médicament simple ou composé pris dans une officine, ou de prononcer entre deux médicamens pris dans deux officines différentes. Enfin, un dernier motif non moins puissant d'étudier la pharmacologie, c'est la nécessité de répondre aux questions sur l'opportunité d'un médicament jouissant actuellement d'une grande vogue dans le monde. Que fera le médecin ainsi interpellé? Répondra-t-il, sans connaître la préparation, qu'elle convient ou qu'elle ne convient pas? On sent que sa réponse, si elle est juste, sera l'effet du hasard, et si elle est fausse pourra compromettre et sa considération et la santé du malade.

Ce que nous venons de dire s'applique mieux encore aux débats qui surviennent entre plusieurs médecins appelés pour une consultation, dans laquelle il s'agit de combattre un mauvais mode d'administration proposé, et d'en faire valoir un mieux approprié.

C'est depuis quelques années seulement que le domaine de la pharmacologie a été constitué et limité : c'est donc une science toute neuve, dont par conséquent on ne pourrait aujourd'hui tracer l'historique : mais l'étude de la pharmacie occupant dans cette science une place importante, son histoire offre aux pharmacologistes un puissant intérêt. En la rappelant, nous croyons être agréable aux élèves et aux jeunes médecins à qui s'adresse sur-tout cet ouvrage.

L'origine de la pharmacie remonte aux temps les plus anciens : l'homme, sujet à des infirmités sans nombre, a dû chercher en tout temps à s'en délivrer. Celui qui, le premier, fut atteint d'un mal local ou général, fut bien obligé d'être à lui-même son chirurgien, son médecin et son pharmacien ; ainsi la pharmacie, confondue avec l'art de guérir, dut ses premières notions au besoin et probablement au hasard. Si les animaux, guidés par l'instinct, ont pu, en refusant de se nourrir de certaines plantes, en faire connaître les propriétés vénéneuses, ils ont pu, par inverse, en recherchant, quand ils étaient malades, certains végétaux, mettre sur la voie des premiers moyens curatifs.

Les peuples pasteurs furent, avant tous les autres, ceux qui connurent la puissance des remèdes, lesquels, dans ces siècles reculés, durent être empruntés au règne végétal. Il paraît même que cette simplicité des médicamens fut long-temps en usage, puisque la préparation des médicamens composés ne date que d'une époque assez voisine de nous. M. Banon rapporte que, chez les naturels du continent Américain, le mélange des drogues n'était pas encore usité lors de la découverte de ce nouveau monde. Quoi qu'il en soit, les premiers essais de ces remèdes, d'abord isolés, furent suivis de nouvelles applications de plus en plus nombreuses, et ces connaissances, précieuses quoique bornées, se transmirent par tradition dans les familles. Plus tard, le dépôt en fut confié aux prêtres qui le conservèrent dans le silence des temples, et, dès lors, les progrès de la pharmacie cessèrent d'être appréciables pour tout ce qui ne tenait pas à la classe théocratique.

Suivant Pline et Clément d'Alexandrie, les Égyptiens connurent les premiers l'art de préparer des médicamens : si l'on en croit Hérodote et Strabon, les Indiens, les Assyriens et les Chaldéens leur disputeraient cette primauté. Il est à présumer que les Chinois cultivaient la pharmacie avant tous ces peuples ; car, parmi les ouvrages que nous ont légué ces siècles éloignés, il en est un que l'on attribue à Chin-Nong, empereur de la Chine, mort 2700 ans avant Jésus-Christ, et antérieur de six siècles au temps présumé de Ménès, premier roi d'Égypte. Toutefois, il est peu probable que les notions acquises par les Chinois aient été transmises aux autres nations, et il est à croire que les connaissances pharmaceutiques des anciens tirèrent leur source des Égyptiens, peuple qui passait pour être composé entièrement de médecins, tant ils faisaient un fréquent usage des remèdes.

La pharmacie, chez eux, fut enseignée, dit-on, par Hermès Trismégiste, ou trois fois grand, surnom donné à un roi philosophe, nommé Siphoas, qui aurait indiqué les moyens d'extraire l'huile et l'opium. Ses disciples, suivant la même tradition, firent ensuite connaître le sucre, le natron, l'alun, le sel ammoniac, la litharge, le colcothar ; ils enseignèrent aussi l'emploi des caustiques et la préparation des boissons purgatives.

En Grèce, on sait, par les écrits des poètes, que les demi-dieux et les principaux héros, Esculape, Hercule, Chiron, Achille, Podalyre, Machaon, Pœon, etc., possédaient tous des notions de médecine et de pharmacie : on voit Mélampe faire prendre l'ellébore aux filles de Prætus, roi d'Argos, qui étaient aliénées. Mais, comme nous l'avons dit, ces connaissances étaient sans doute d'origine égyptienne, car Esculape passe pour avoir été disciple d'Hermès. On voit Ménélas et Hélène, dans un voyage qu'ils firent au pays des Pharaons, après le siége de Troyes, recevoir en présent, de la reine Polydamna, des antidotes; et le célèbre Népenthès, et, plus tard, Démocrite et Pythagore, y allèrent aussi puiser les notions de physique et de pharmacie qu'ils possédèrent.

Les premiers indices authentiques que nous trouvions sur l'art pharmaceutique, dans ces temps reculés, se rencontrent dans la Bible. Ainsi, Joseph donne l'ordre d'embaumer le corps de son père avec des aromates, et l'on sait par Hérodote que l'art des embaumemens passait pour avoir été emprunté aux Éyptiens, parmi lesquels habitait alors Joseph. On trouve encore mentionnés dans la Bible de précieux onguens, composés de cinnamome, de myrrhe, de cassia et de calamus. Salomon y est signalé comme connaissant les vertus de toutes les plantes, depuis l'hysope jusqu'au cèdre; enfin on y lit que le roi Ezéchias mettait au rang de ses trésors les onguens dont il était l'inventeur, et qu'il dut le rétablissement de sa santé à un cataplasme de figues que lui prépara le prophète Isaïe.

Chez les Grecs, nous voyons la pharmacie cultivée par des philosophes célèbres, par les premiers savans de l'époque, comme Aristote et Théophraste, par des femmes même, comme Aspasie, Artémise. Enfin, par un abus inévitable, on voit cet art, dans les mains des magiciennes et des empoisonneuses, telles que Circé et Médée, devenir un instrument de maléfices et de crimes. Mais le premier parmi eux qui ait classé les médicaments et appris à les composer, paraît être Hérophile, qui vivait 570 ans avant l'ère chrétienne; il fut suivi par Hippocrate dont toutes les prescriptions pharmaceutiques furent marquées au coin d'une grande simplicité. Mais les successeurs de ce père de la médecine remirent en faveur les préparations composées ; et Nicandre, poète et médecin grec, qui vivait sous Attale le jeune, dernier roi de Pergame (140 ans avant J.-C.), nous a laissé deux poèmes, les Thériaques et les Alexipharmaques, le premier contenant la description des serpens et insectes venimeux, avec l'indication des précautions à prendre pour éviter leurs morsures, et les remèdes propres à les guérir ; le second contenant l'énumération des divers poisons végétaux, animaux et minéraux, la description de leurs effets, et l'indication des moyens de s'en préserver. On trouve mentionnées, dans l'un et l'autre, un grand nombre de substances simples usitées encore de nos jours, des huiles et des vins médicinaux, des topiques émolliens et excitans, des pilules et des électuaires très composés. De ce moment, la polypharmacie alla croissant, et bientôt elle ne connut plus de bornes.

Les Romains furent long-temps bien pauvres sous ce rapport, puisque, pendant six siècles, ils n'eurent presque pour tout médicament que le chou dont Caton a fait le plus grand éloge. Mais lorsque les soldats de la république eurent pénétré en Asie, que Pompée eut rapporté à Rome les livres de recettes recueillis par Mithridate, et les antidotes dus à ce roi-médecin, les remèdes composés devinrent communs dans la capitale du monde. Il est vrai que l'art des empoisonnemens, l'art funeste des Locuste, avait fait de terribles progrès, et que la crainte dut présider à l'invention d'une foule de remèdes informes préconisés alors comme préservatifs. Ce fut là ce qui engagea Andromaque, médecin de Néron, à composer l'électuaire appelé Thériaque, et dont l'usage, après avoir traversé les siècles, est parvenu jusqu'à nous. Ce fut vers la même époque que Dioscoride fonda la *matière médicale*.

Enfin, parut Claude Galien, de Pergame, qui vécut sous Trajan, Adrien, Antonin, et fut médecin de Marc Aurèle (180 ans après J.-C.). Ce grand homme, qui avait une *officine* dans la voie sacrée, ainsi que nous l'apprennent ses ouvrages, fixa la science par ses travaux, et fut pour la pharmacie ce que, 650 ans avant lui, Hippocrate avait été pour la médecine.

Au cinquième siècle, sous les règnes de Constantin et de Théodose, Aétius d'Amidène recueillit, dans son Tétrabiblos, tout ce qu'il y avait de meilleur dans la polypharmacie égyptienne.

Au septième siècle, sous Constantin Pogonate, Paul d'Egine traita de la pharmacie, et Etienne d'Athènes publia, le premier, quelques essais de préparations chimiques.

Au huitième siècle, époque des Arabes, temps de la véritable polypharmacie (et des premiers rayons de chimie, que le calife Haroun-Alraschild, contemporain de Charlemagne, cherchait à encourager dans l'Orient), Géber paraît être le premier qui enseigna la distillation. Ce qui fortifie cette opinion, au sujet de la source probable de cet art, c'est l'origine évidemment arabe des mots Alambic et Alcool.

Au onzième siècle, Jean Sérapion, qui vivait en 1066, et qui était le meilleur pharmacologiste d'alors, commença à renfermer la science dans un cadre plus méthodique.

Au douzième siècle, Jean Mesué, de Damas, surnommé l'*évangéliste des pharmaciens*, et Avicenne, du sang royal de Cordoue, qui florissaient vers 1160, continuèrent l'œuvre de Sérapion, et de plus, le second, ainsi que Abubeter Rhazès, Abenbitar, Averrhoès de Cordoue, Abenguefit, Alchindi, écrivirent sur les médicamens de l'Orient et les aromates précieux de l'Inde qu'ils firent connaître en Europe. Enfin, le dernier des auteurs Grecs et Arabes fut Nicolas Myrepsus, dit Præpositus ou Alexandrinus, qui écrivait en 1198, époque d'une profonde barbarie.

Ce fut à peu près vers ce même temps que la pharmacie

commença à devenir distincte de la médecine. Les médecins cessèrent de se livrer à la préparation des médicamens, et en chargèrent leurs élèves, d'où provint le patronage qu'ils exercèrent depuis sur les pharmaciens. A cette même époque, les croisades entraînèrent les armées des Européens occidentaux sous les murs de Constantinople; cette ville fut prise, et les manuscrits originaux des auteurs grecs furent connus. Alors se formèrent dans la science deux partis : l'un admirateur des Grecs, l'autre défenseur des Arabes. De vives disputes eurent lieu, mais sans aucun résultat pour les progrès de l'art. Les croisades nous donnèrent aussi l'alchimie; et parmi ses adeptes, brillèrent au premier rang Arnaud de Villeneuve, à qui l'on rapporte la connaissance de l'eau-de-vie; Raymond Lulle qui fit le premier de l'eau forte; Basile Valentin, Vanhelmont, et sur-tout le célèbre Paracelse, né l'an 1493, en Suisse, dans le canton de Schwitz. Cet homme, doué d'une tête ardente, voulut changer et changea en effet la face de la Thérapeutique; car il ajouta des préparations chimiques aux galéniques jusqu'alors exclusivement usitées. Paracelse, qui prétendait à l'immortalité par le moyen de son élixir de propriété, mourut par suite de débauches à Salzbourg, en 1541, à l'âge de 48 ans, et cette mort prématurée fit ouvrir les yeux sur les promesses abusives des alchimistes. Dès lors, la chimie rentra dans une voie plus rationnelle, en abandonnant la recherche de la pierre philosophale. Les pharmacopées se multiplièrent, et des hommes d'un haut mérite préludèrent, par leurs travaux, aux brillantes découvertes de la chimie moderne. On vit paraître, en France, Boulduc, Charas, Lémery, Geoffroy, etc.; en Allemagne, Tachenius, Kerkringius, Rhuland, Hoffmann, Schroeder, Glauber, Juncker, Glaser, Kunckel, Wedelius, Dippel, Stahl et Boerhaave. Enfin, arrivèrent Margraff, Cartheuser, Neuman, Spielman, les deux Rouelle, Baumé, Bayen, Bucquet, de Machy, Charles

Pelletier, Macquer, Bergman et Scheèle; puis les chimistes aux travaux desquels on doit la chimie pneumatique : Lavoisier, Priestley, Berthollet, Fourcroy, Guyton Morveau, Monge, Laplace, Vauquelin, etc. Depuis cette époque, la pharmacie a été enrichie ou illustrée, à l'étranger, par MM. Berzélius, Buchner, Bucholz, Brugnatelli, Carbonell, Davy, Duncan, Ebermayer, Faraday, Klaproth, Pfaff, Prout, Thomson, Trommsdorff, Westrumb, etc.; en France, par MM. Barruel, Boudet, Bouillon-Lagrange, Boullay, Braconnot, Cadet, Caventou, Chaptal, Chevreul, Deyeux, Dulong, Dumas, Gay-Lussac, Henry, Laugier, Morelot, Orfila, Parmentier, Pelletier, Planche, Proust, Robiquet, Sérullas, Thénard, Virey, Vogel, et une foule d'autres savans dont la haute réputation est justement méritée. Du reste, cette illustration est soutenue et continuée aujourd'hui d'une manière non moins brillante par des pharmaciens et des chimistes nombreux, tels que MM. Balard, Baudrimont, Bérard, Bonastre, Bouchardat, Boudet, P. Boullay, Boutron, Bussy, Cantu, Casaseca, Chereau, Chevallier, Couerbe, Feneulle, Garot, Girardin, Guibourt, O. Henry, Herberger, Lassaigne, Lecanu, Liébig, Mialhe, Mitscherlich, Pelouze, Recluz, Robinet, Soubeiran, et autres, qui lui assurent pour longtemps un avenir digne du passé.

TRAITÉ

DE

PHARMACOLOGIE.

La Pharmacologie est cette partie des sciences médicales qui fait connaître les substances simples, l'art de les convertir en médicamens, et l'action exercée par ces derniers sur les tissus organiques. On y joint, comme complément de ses attributions, l'art de formuler, c'est-à-dire, de dresser une prescription médicale d'après des lois régulières.

La Pharmacologie se fonde sur trois sciences qui sont : la matière médicale, la pharmacie et la thérapeutique. La matière médicale y est traitée tout entière ; on y présente de la pharmacie ce qui peut intéresser le médecin ; et, enfin, l'on emprunte à la thérapeutique, des applications qui, sans empiéter sur la pathologie, déterminent les propriétés pharmacologiques et thérapeutiques des substances médicamenteuses.

CONNAISSANCES PRÉLIMINAIRES.

Celui qui se destine à l'étude de la pharmacologie doit, avant tout, avoir reçu une éducation libérale : il connaîtra parfaitement la langue latine et les élémens de la langue grecque ; il aura des notions de géographie, de mathématiques, de physique et sur-tout de chimie, d'anatomie et de physiologie. Les langues anciennes, principalement la langue grecque, l'initieront aux étymologies du langage scientifique. La connaissance de la langue latine lui permettra la lecture des divers *Codex*, ou codes des pharmaciens, et de certaines ordonnances magistrales, c'est-à-dire, formulées instantanément par les médecins. La géographie lui apprendra quels sont les pays étrangers qui fournissent les substances exotiques, et les localités nationales d'où l'on tire les meilleures substances indigènes. L'arithmétique et l'algèbre ne sont pas moins nécessaires pour une foule de supputations, telles que la division d'une masse en un nombre donné de parties, etc. ; et pour l'appréciation des poids et mesures. La géométrie lui fera déterminer les figures cristallines affectées par les sels et plusieurs corps élémentaires. La physique lui servira d'introduction à l'étude de la chimie, et de plus, lui expliquera une foule de phénomènes, résultats des opérations pharmaceutiques. De toutes ces connaissances, la plus essentielle sans doute est la chimie, au moyen de laquelle on se rend compte des affinités qui jouent un si grand rôle dans la composition des médicamens préparés par combinaison. Enfin, l'anatomie fera connaître au pharmacologiste les divers organes sur lesquels les agens pharmaceutiques peuvent être appliqués ; et la physiologie, en lui apprenant que ces organes, par suite des différences de texture, ne jouissent pas des mêmes faculté vitales, du même mode de sensibilité, lui expliquera pourquoi ils ne sont pas affectés d'une manière identique par des moyens semblables : elle lui révélera, en outre, les connexions sympathiques qui unissent entre elles des parties plus ou moins éloignées les unes des autres, et sur lesquelles on peut exercer ainsi, de loin et sans les toucher, une influence puissante.

DIVISION DE LA PHARMACOLOGIE.

A mesure qu'une science s'agrandit, on sent le besoin de diviser son domaine, d'où résultent nécessairement de nouvelles branches et des noms nouveaux. Ce besoin est devenu tellement pressant pour celle qui nous occupe, que déjà l'insuffisance des mots amène la confusion des choses. Le nom de *Pharmacologie*, si heureusement trouvé par M. Barbier, ne satisfait plus aux exigences de nos progrès. En effet, les uns désignent par là l'étude de la matière médicale; d'autres l'appliquent à la fois et à la matière médicale et à la préparation des médicamens. Nous pensons que ces derniers seuls ont raison ; mais alors comment distinguer les deux branches l'une de l'autre?

Le mot de *matière médicale*, tout impropre qu'il est, qualifie déjà la première; quant à la seconde, on reconnaîtra avec nous que son terme manque complétement. Nous disons qu'il manque, car celui de *pharmacie* ne lui convient en aucune façon : en effet, ce n'est point à l'étude de la pharmacie proprement dite, que l'on doit initier l'élève qui se destine à l'exercice de la médecine ; il est une foule de détails pratiques dont on lui sauve l'étude, et qu'on remplace par la connaissance des applications thérapeutiques.

C'est pour qualifier cette branche de la pharmacologie qui a trait à la confection des médicamens, comme partie des sciences médicales, que nous proposons le nom de *pharmacotechnie* qui exprime bien l'art nécessaire pour leur préparation.

Si nous revenons maintenant sur la matière médicale, nous trouverons, comme nous l'avons déjà dit, que son nom est impropre. En effet, le moindre de ses inconvéniens est d'être double et de s'écarter des lois de la bonne néologie. Cette branche de la pharmacologie devant être considérée comme une *science* relativement à la seconde, où *l'art* domine essentiellement, nous nous sommes encore permis de hasarder à cet égard une dénomination nouvelle, et de la spécifier par le nom de *pharmacomathie*, qui exprime la double idée de science et de médicament.

Enfin, nous avons dit que la pharmacologie comprenait aussi dans sa sphère l'appréciation de la propriété qu'ont les substances de modifier l'état actuel des tissus : cette attribution dessine nécessairement une troisième et dernière branche, qu'à l'instar des deux autres, nous désignerons sous le nom de *pharmacodynamie* (puissance des médicamens). Cette branche contiendra en outre l'art de formuler, qui s'y rattache assez naturellement.

De cette manière, le langage nous paraît convenablement fixé, chose si importante dans l'étude des sciences. Ainsi, la pharmacologie comprenant :

1° La *pharmacomathie*, ou étude des substances simples;

2° La *pharmacotechnie*, ou art de préparer les médicamens;

3° La *pharmacodynamie*, ou appréciation des propriétés des unes et des autres;

Ces trois divisions feront la matière des trois livres de notre ouvrage.

PLAN

DE LA PHARMACOLOGIE

ET DE TOUT L'OUVRAGE.

PHARMACOLOGIE.	PHARMACOMATHIE intéressant le médecin, le pharmacien, l'herboriste, le droguiste.	Connaissance générale.
		Choix.
		Préparation.
		Classification.
		Etude des caractères.
		Conservation.
	PHARMACOTECHNIE intéressant le médecin, le pharmacien,	Etude des formes générales.
		Modes généraux de préparation.
		Classification.
		Préparations particulières, ou exécution des formules.
		Conservation.
	PHARMACODYNAMIE intéressant le médecin seul.	Classification des propriétés.
		Etude des propriétés.
		Modes d'administration.
		Art de formuler.

PREMIER LIVRE.

PHARMACOMATHIE.

La Pharmacomathie, ou matière médicale, est cette branche de la Pharmacologie qui traite de l'étude des substances simples, c'est-à-dire fournies par la nature. Elle apprend à les connaître en général, à les choisir, à les préparer. De plus, elle les classe d'après un ordre méthodique, en étudie les caractères spécifiques, et enseigne lesmoyens employés pour leur conservation.

Elle comprend donc :

1o La connaissance générale,
2o Le choix,
3o La préparation,
4o La classification,
5o L'étude des caractères spécifiques,
6o La conservation.

PLAN

DE LA PHARMACOMATHIE

ET DU PREMIER LIVRE.

PHARMACOMATHIE, intéressant le médecin, le pharmacien, l'herboriste, le droguiste.

- CONNAISSANCE GÉNÉR. DES SUBSTANCES SIMPLES.
- CHOIX . . . .
  - Saison.
  - Lieux.
  - Age.
  - Conformation.
  - Culture.
- PRÉPARATION . . . .
  - Emondation.
  - Dessication.
  - Triage.
  - Purification.
- CLASSIFICATION DES SUBSTANCES SIMPLES.
  - Règne minéral. — Haüy.
  - R. Végétal.
    - Jussieu.
    - A. Richard.
  - R. Animal. — Cuvier.
- ÉTUDE DES CARACTÈRES SPÉCIFIQUES. .
  - R. Minéral.
  - R. Végétal.
  - R. Animal.
- CONSERVATION . . . .
  - Des subtances fraîches.
  - Des substances sèches.

2

I. CONNAISSANCE GÉNÉRALE

DES SUBSTANCES SIMPLES.

La *connaissance générale* des substances simples, ou des drogues, consiste à en déterminer les caractères fournis par l'étude des sciences naturelles, à connaître les altérations qu'elles peuvent subir, et aussi à découvrir les fraudes qui auraient été employées pour en masquer la mauvaise qualité et la sophistication.

La description détaillée des caractères propres aux substances simples semblerait devoir trouver ici sa place naturelle; mais le désir de les amener dans un ordre méthodique nous a déterminé à les reporter à la suite du chapitre intitulé : *Classification.*

II. CHOIX

DES SUBSTANCES SIMPLES.

Il faut choisir les substances d'une qualité telle, qu'elles répondent à l'effet qu'on en veut obtenir. Pour toutes celles qui sont fournies par le commerce, le choix se base sur l'existence de caractères tirés de leurs propriétés, comme la forme, la couleur, la consistance, l'odeur, la saveur, la pesanteur spécifique, la sonoréité, l'élasticité, l'aspect de la cassure, la fusibilité, la solubilité, et en outre, si les corps appartiennent au règne inorganique, sur la manière dont ils se comportent avec les réactifs chimiques. Quant aux substances végétales ou animales indigènes, l'examen de toutes ces propriétés doit bien encore servir de guide dans le choix qu'on en fait; mais il faut de plus se rappeler que les qualités des êtres organisés peuvent être modifiées par certaines circonstances, et il devient alors indispensable d'avoir égard aux considérations que nous allons exposer.

1°. *La Saison.* — L'époque de l'année la plus favorable à la récolte des végétaux n'est pas la même pour tous : ainsi, il en est que l'on doit recueillir, soit au printemps, soit en été, d'autres qu'il faut récolter en automne ou en hiver. Ce que nous disons de la plante entière s'applique aussi à chacune de ses parties : en effet, elles ne se développent que successivement, et le moment opportun pour les recueillir est celui où elles arrivent à leur plus grand état de vigueur ; car, passé ce terme, elles perdent chaque jour de leurs propriétés, parce que les forces végétatives se portent sur un autre organe. Ainsi, on doit récolter les racines en automne, les bisannuelles après une année, les vivaces, soit herbacées, soit ligneuses, après deux ou trois ans d'existence seulement : il n'y a d'exception à cette règle que pour les racines annuelles, qui sont en très-petit nombre, et qu'il est nécessaire de se procurer avant la floraison de la plante. Les bulbes sont récoltés avant l'apparition de la hampe et des feuilles qui y sont renfermées à l'état rudimentaire, les bourgeons le sont avant la feuillaison, les tiges ligneuses et leurs écorces après la chute des feuilles. C'est avant l'épanouissement des fleurs que les feuilles doivent être cueillies ; on en excepte seulement celles des labiées et de quelques synanthérées aromatiques, que l'on ne récolte qu'au moment de la floraison commençante, et avec une partie des tiges, sous le nom de *sommités fleuries.* On prend, en général, les fleurs avant leur entier épanouissement ; les fruits, à leur maturité parfaite s'ils doivent être employés frais, un peu avant cette époque si on veut les conserver ; les semences, lorsqu'elles sont parfaitement mûres. Quant aux animaux dont on doit utiliser une o plusieurs parties, ils doivent être choisis vigoureux; ceux qui sont domestiques peuvent être pris en tout temps, les autres doivent l'être à des époques de l'année qui varient en général pour chacun d'eux.

2°. *Les Lieux.* — La nature semble avoir assigné à certaines substances des localités spéciales auxquelles elles doivent toute leur vigueur. C'est donc à ces climats qu'il faut emprunter les végétaux et les animaux qu'ils produisent; car les uns et les autres, transportés en pays étranger, ne tardent pas, le plus souvent, à dégénérer, et alors ils n'ont plus ni les mêmes principes, ni par conséquent les mêmes propriétés. Telle est la rhubarbe dont toute l'Europe a voulu enlever la culture à l'Asie, sans être parvenue, depuis 120 ans et plus que datent les premiers essais, à donner à cette racine les qualités qui doivent la distinguer. D'autres plantes nous offrent encore des preuves de ces différences produites par le changement de pays; par exemple, le pavot et la ciguë sont loin d'avoir, dans les contrées tempérées, l'énergie qu'ils acquièrent sous un ciel plus méridional; le fruit du pêcher, purgatif en Perse, devient chez nous l'un des fruits les plus exquis. Il est prudent toutefois de ne juger du degré d'énergie que peuvent acquérir les différentes substances dans tel ou tel pays, que par les effets qu'elles produisent sur l'homme lui-même; on serait exposé à de trop graves erreurs si l'on voulait, dans tous les cas, conclure des animaux à l'homme, surtout s'il est vrai, ainsi que beaucoup d'auteurs l'ont écrit, que certaines espèces prennent impunément des matières douées de propriétés toxiques très prononcées, que les chèvres et les cochons peuvent broûter la jusquiame noire, les ours se nourrir des racines âcres et vésicantes du *calla palustris*, sans qu'il en résulte aucun accident ni pour les uns ni pour les autres. On sait d'ailleurs, d'une manière bien positive, que les oiseaux insectivores et quelques reptiles batraciens avalent, sans inconvénient, des coléoptères de la famille des épispastiques, et que plusieurs larves d'insectes vivent exclusivement sur des plantes très vénéneuses.

3° *L'Age.* — Tous les végétaux renferment, avant leur entier développement, des principes tout-à-fait différents de ceux qu'ils présentent à l'époque où l'on doit en faire la récolte; par exemple, la bourrache ne contient guère, d'abord, que du mucilage et de l'eau; on y trouve, bientôt après, du sulfate de chaux; et lorsque la végétation a fait des progrès, ce sel est remplacé par du nitrate et du sulfate de potasse. En Suède, on mange sans danger les jeunes pousses de l'aconit, tandis qu'à une époque plus avancée de sa vie, cette plante devient un poison violent: il en est de même de la viorne clématite et de l'apocyn dont les pousses récentes sont employées comme aliment, celles de la première par les paysans de la Toscane, celles du second par les Nègres. Enfin, il n'est personne qui n'ait observé que tous les fruits éprouvent des changements considérables dans leur composition par les progrès de l'âge: le raisin entre autres, acerbe et astringent lorsqu'il commence à grossir, est sucré, après sa maturation. Les animaux n'offrent pas des différences moins tranchées aux diverses époques de leur existence: leur chair est en général, dans la jeunesse, blanche, molle, gélatineuse, peu sapide, peu nourrissante; elle peut même offrir des propriétés malsaines, comme celle des trop jeunes veaux, qui est essentiellement purgative; à un âge plus avancé, au contraire, elle devient plus ferme, plus colorée, plus substantielle, plus sapide et plus tonique, en raison de la plus grande quantité d'osmazome et de sels qu'elle contient.

4° *La Conformation.*—Pour les végétaux comme pour les animaux, il faut préférer ceux qui sont vigoureux et dont le développement n'a été contrarié, ni par des maladies, ni par des accidents ; autrement ils ne fournissent que des produits de qualité inférieure. On en trouve une preuve évidente dans les plantes oléracées que l'on parvient à priver, en partie, par l'étiolement, de la saveur aromatique ou amère qui leur est propre.

5° *La Culture.*—Les anciens praticiens, remarquant la détérioration des espèces végétales cultivées dans des climats étrangers, et ne distinguant pas dans cet effet ce qui dépend de la culture elle-même et ce qui doit être rapporté au changement de pays, en tirèrent cette conséquence générale, que, pour les besoins de l'art de guérir, on doit préférer les plantes qui ont crû naturellement, à celles qui ont été cultivées. Mais depuis longtemps, l'expérience a démontré que la culture bien entendue des végétaux, loin d'en altérer les propriétés, leur communique souvent un nouveau degré d'énergie : c'est ce qui arrive, par exemple, pour les crucifères, les labiées, les ombellifères, qui sont plus sapides, plus odorantes, et contiennent une plus grande proportion d'huile volatile lorsqu'elles sont cultivées avec soin, qu'après être venues naturellement là où leurs semences sont tombées lors de la dispersion par les vents. Toutefois, il est juste de dire que, pour arriver à ce résultat, il faut choisir un terrain et une exposition convenables à chaque espèce de plante : sans cette précaution, on pourrait ne pas réussir, et quelquefois même obtenir des produits tout différents de ce qu'ils doivent être. Ainsi, les ombellifères, qui sont aromatiques lorsqu'elles ont végété dans un lieu sec, deviennent souvent vénéneuses quand le sol est humide et sur-tout couvert d'eau; les crucifères n'acquièrent que peu de force dans les localités arides; celles qui leur conviennent le mieux, sont les environs des habitations, comme si la formation de leurs sucs actifs exigeait une nourriture en quelque sorte animalisée.

III. PRÉPARATION

DES SUBSTANCES SIMPLES.

On n'a appliqué jusqu'à présent le mot de *préparation* qu'aux médicaments ; mais nous considérons les modifications que l'on fait subir aux substances simples, soit pour s'en servir actuellement, soit pour les conserver, comme une véritable préparation, qui, toute simple qu'elle est, n'en mérite pas moins ce nom.

Ainsi, la préparation des substances simples est une opération qui a pour but de les mettre en état d'emploi actuel ou de conservation. On les amène à cet état en les émondant, desséchant, triant et purifiant, selon que leur nature l'exige.

1° *Émondation.*

L'émondation des végétaux se fait par divers procédés qui varient suivant les parties de la plante. On monde les racines aussitôt après qu'elles ont été arrachées : à cet effet, on en sépare la terre, et même on les lave à plusieurs reprises, s'il est besoin ; on a soin de ne pas les laisser dans l'eau assez long-temps pour qu'elles s'en imbibent. Après cette opération, on enlève avec un couteau les parties gâtées, et on laisse les racines égoutter. Il y a des racines qui ne doivent perdre que leurs radicules ; d'autres, telles que la guimauve, doivent être privées de leur écorce ; à certaines enfin, comme à la cynoglosse, on extirpe le corps ligneux pour ne conserver que l'enveloppe corticale.

Les feuilles et les fleurs sont nettoyées des insectes ou de leurs œufs et de toutes les parties détériorées. On enlève de plus les pédoncules aux fleurs, et quelquefois les onglets aux pétales, les tiges aux feuilles, les péricarpes charnus aux graines. Le van, le crible, le tamis servent à en séparer la poussière et autres substances légères.

On retire les limaçons de leurs coquilles après les avoir plongés dans l'eau bouillante, puis on en sépare l'intestin. On coupe les grenouilles par la moitié du corps, pour ne réserver que les parties inférieures, qui sont en outre dépouillées de leur peau. On ne conserve de la vipère que le tronc; de la tortue, que la chair. Les coquilles d'œufs doivent être dépouillées de leur pellicule intérieure. Enfin, on détache les parties fibreuses du musc et du castoréum.

2° *Dessication.*

La dessication est cette partie de la préparation des substances simples, qui a pour but de leur enlever l'humidité qu'elles contiennent et qui s'opposerait à leur conservation. Autant l'eau qui a pénétré dans les plantes, et qu'on nomme *eau de végétation*, leur est nécessaire sous l'influence de l'action vitale, autant sa présence, lorsque cette action a cessé, contribuerait à leur décomposition, en devenant un des principes auxiliaires de la fermentation putride. Il en est de même à l'égard des animaux.

Les molécules aqueuses jouissant de la propriété de se répandre dans l'air, en quantité d'autant plus grande que l'espace est plus vaste et la température plus élevée, la dessication des substances est basée sur ce principe; mais comme l'espace ne peut pas être augmenté indéfiniment, on y supplée en renouvelant l'air par des courants.

Les drogues exotiques nous étant apportées dans un état qui leur permet de se conserver pendant un temps plus ou moins long, ce n'est qu'aux drogues simples indigènes que s'appliquent les moyens de dessication à mettre en usage: ils varient suivant la nature des substances.

L'action de l'air, lorsqu'il n'est pas trop chargé de vapeur, suffit pour la dessication des substances peu succulentes. Pour celles qui sont abondantes en sucs, de même que pour les racines charnues, il est indispensable de recourir à une chaleur artificielle.

Parmi les méthodes en usage, quelques-unes sont défectueuses et doivent être abandonnées.

Une des plus mauvaises, par exemple, est celle pratiquée par les herboristes, et consistant à suspendre à la façade de leurs maisons, des guirlandes de plantes, dans le double but de les dessécher et de les faire servir d'enseigne. On conçoit que ces plantes, exposées ainsi pendant long-temps à l'air libre, et tour-à-tour brûlées par le soleil et humectées par la pluie, n'offrent plus, en définitive, qu'un produit altéré, tout-à-fait impropre aux usages médicinaux.

Nous signalerons encore comme mauvais, l'usage où l'on est de faire dessécher les plantes au-dessus du four d'un boulanger. L'excès de la température et le défaut d'air amènent ces plantes, non à un état de dessication, mais à une véritable coction. En général, on doit reconnaître en principe la nécessité de proportionner le courant d'air au degré de température, sinon les plantes ou leurs parties, au lieu de perdre régulièrement leur humidité, cuiraient dans leur eau de végétation.

Le séchoir et l'étuve sont les seuls moyens réguliers de dessication.

Du Séchoir.

On entend par séchoir une vaste pièce, soit placée sous le comble d'une maison (grenier) et s'échauffant par la transmission du calorique qui frappe sur le toit, soit exposée au midi, à l'étage le plus élevé de la maison, et dans les deux cas, percée d'ouvertures suffisantes pour y établir un courant d'air. Mais, toutes choses égales d'ailleurs, le grenier est préférable, parce que la chaleur du toit en fait une véritable étuve.

Quant à la manière de soumettre les plantes à l'action caléfactrice du séchoir, on doit admettre en principe invariable de ne jamais les étaler sur le plancher. En effet, les animaux pourraient ou les salir de leurs ordures, ou mêler ensemble différentes espèces.

Pour étaler les plantes convenablement, on doit disposer, de distance en distance, des montants en bois nommés *patins*, mobiles et munis, sur leur hauteur, de plusieurs traverses. Les traverses, allant de l'une à l'autre partie, les joindront entre eux : sur ces traverses reposeront les claies sur lesquelles les plantes seront étalées.

Un autre moyen consiste à disposer les plantes en petits paquets, et à les fixer de distance en distance à une ficelle, au moyen d'un nœud coulant. Ces guirlandes seront fixées par leurs extrémités à deux points opposés du séchoir. Si les bouquets étaient trop volumineux ou trop rapprochés, ou les guirlandes trop voisines l'une de l'autre, la dessication pourrait n'être qu'incomplète.

Il y a une règle à suivre également pour l'établissement du courant d'air, qui ne doit pas être trop fort, sinon il entraînerait trop de calorique : il ne faut donc pas trop multiplier les ouvertures. Il est encore important de donner, de préférence, entrée à l'air par les ouvertures exposées au midi, mais en amortissant l'action du soleil à l'aide de persiennes ou autres moyens analogues ; des volets ou autres clôtures complètes devront les abriter contre la pluie.

De l'Etuve.

Lorsque l'on manque d'une pièce réunissant les conditions que nous venons d'exposer, il faut nécessairement avoir recours à l'étuve.

L'étuve est une pièce échauffée artificiellement à l'aide d'un poêle : elle doit être parcourue dans toute sa circonférence par des tringles de fer, destinées à recevoir les claies sur lesquelles on étend les plantes que l'on veut faire sécher.

On peut appliquer à la dessication par l'étuve toutes les précautions que nous avons signalées précédemment relativement à la nécessité du courant d'air et de la disposition des bouquets de plantes.

Pour favoriser l'expansion du calorique, il est avantageux de faire parcourir aux tuyaux du poèle un certain trajet avant sa sortie de l'étuve; quant au renouvellement de l'air, il doit s'opérer au moyen de bouches de chaleur.

M. D'Arcet est l'auteur d'une petite étuve fort commode pour une foule de préparations : elle est composée de planches de bois, assemblées à rainures et à languettes, formant un parallélipipède rectangle, dans l'intérieur duquel se trouvent plusieurs étages de tablettes en toile métallique, destinées à recevoir les substances qu'on veut soumettre à la chaleur de l'étuve. Cette espèce de caisse est chauffée par sa partie inférieure, au moyen d'une lampe d'Argand. La cheminée du verre à quinquet de cette lampe est reçue dans un double fourneau de tôle qui est recouvert, à quelque distance, par une calotte servant à empêcher la flamme d'être lancée trop directement.

Du reste, quel que soit le mode de dessication qu'on adopte, le résultat doit être tel, que les substances aient conservé leur odeur et leur couleur, ou n'en aient perdu que le moins possible ; ce qu'on obtient en proportionnant la température à la texture des corps que l'on veut dessécher. Enfin, il ne faut pas perdre de vue que le succès de la dessication est toujours en raison directe de sa célérité, ce que les anciens pharmacologistes ont exprimé par cet axiôme : *eò meliùs quantò citiùs*.

La dessication des minéraux est fort simple : quelques-uns se dessèchent par l'action directe du feu. Les sels déliquescents sont soumis au même moyen ; mais pour certains d'entre eux on doit alors modérer l'action du feu dont l'excès pourrait les décomposer ; on peut même, dans ce cas, avoir recours au bain-marie.

La dessication des végétaux demande plus de développements : les racines charnues, comme celles de la bryone, du nymphæa, doivent être coupées par tronçons, traversées par des ficelles, et suspendues à l'air sec; on a recours à la chaleur de l'étuve ou du four, si le temps est humide. Les racines ligneuses doivent être étalées sur des claies. La chaleur de l'étuve convient peu aux racines aromatiques, ou alors il est indispensable qu'elle ne s'élève pas à plus de 30° centig. + 0. Il faut, pour que la dessication soit complète, que les tronçons soient aussi secs au centre qu'à la circonférence : on s'en assure en les brisant.

Des deux bulbes indigènes employés en médecine à l'état sec, celui de colchique est laissé dans son entier et desséché à la manière des racines. Quant à ceux de la scille, ils doivent être coupés en quatre, avec un couteau à lame d'argent, d'ivoire ou de bois ; on en retranche le cœur comme trop mucilagineux, les enveloppes extérieures comme trop coriaces, et l'on ne conserve que les squammes intermédiaires qu'on divise ensuite en lanières étroites, et qu'on soumet à la chaleur graduée de l'étuve jusqu'à parfaite dessication. Les bourgeons doivent être également séchés à l'étuve.

Les tiges, les bois et les écorces sont desséchés à l'air et, autant que possible, au soleil. On peut leur appliquer ce que nous avons dit au sujet de la dessication des racines.

Les feuilles des plus grandes plantes et des moyennes doivent être étendues sur des claies, par couches peu épaisses; celles des plantes plus petites seront suspendues, après avoir été disposées en guirlandes, dans le séchoir ou dans l'étuve, suivant leur degré d'humidité : desséchées trop lentement, ces feuilles seraient exposées à subir un commencement de fermentation.

Le même soin est recommandé pour la dessication des plantes aromatiques, quoiqu'elles soient moins succulentes. Quant à la volatilité de leurs principes, on peut se reporter à ce que nous avons dit à propos des racines aromatiques.

Les sommités doivent être liées en petits bouquets enveloppés de papier, destiné à préserver les fleurs de l'action décolorante de la lumière.

La délicatesse du tissu des fleurs commande de les dessécher promptement; et l'on doit d'autant plus presser cette opération, que leur tissu est plus aqueux et plus altérable : ce que nous disons des fleurs entières s'applique à leurs pétales qui, eu égard à leur ténuité, exigent encore plus de précautions.

On dessèche par les procédés ordinaires tous les fruits peu chargés d'humidité, c'est-à-dire qu'on se contente de les exposer à l'air ou au soleil. Ceux qui sont chargés de principes volatils (les graines des ombellifères) demandent à être desséchés à l'ombre.

Les fruits succulents, mais d'un petit volume, peuvent être simplement exposés à un courant d'air. Les fruits plus pulpeux, comme les poires, les raisins, ne peuvent bien se dessécher qu'au four. Toutefois cette chaleur doit être graduelle, de manière à les priver de leur humidité sans les cuire.

Les substances animales exigent d'être desséchées complétement dans une étuve. Le succès des moyens employés ensuite pour leur conservation dépend particulièrement de cette première précaution.

3o *Triage.*

On trie les gommes et les résines sèches, en les étalant sur une table : on sépare les morceaux purs de ceux auxquels adhèrent des substances étrangères ; le couteau, le canif, la hachette détachent ces impuretés. Les gommes arabique, sénégale, adragante, sont triées par ces procédés, au moyen desquels on peut en même temps, par une simple opération distributive, faire plusieurs qualités commerciales.

4° *Purification.*

Tous les modes de préparation des substances simples que nous avons décrits jusqu'ici, avaient pour but de séparer de ces dernières les corps étrangers qui leur étaient adhérents ou qui s'y trouvaient mêlés sans adhérence. La purification diffère de ces diverses opérations, en ce qu'elle sépare des drogues, par des procédés plus compliqués, les corps étrangers qui s'y trouvent intimement et profondément unis.

Ce genre d'altération peut résulter, soit des avaries survenues pendant le long trajet que certaines substances parcourent avant de nous arriver, soit de la négligence ou même de la cupidité des négociants qui les ont livrées.

La purification s'applique plus souvent aux drogues exotiques qu'aux indigènes. Nous allons citer quelques exemples, en les choisissant parmi les matières médicamenteuses les plus usitées.

RÉSINES.

Pour purifier les résines, on les fait dissoudre dans l'alcool rectifié, et l'on fait évaporer à siccité le soluté.

Lorsqu'une résine ne doit entrer que dans une préparation d'un usage externe, on se contente souvent de la faire liquéfier avec les autres substances qui doivent en faire partie, et de passer le tout à travers un tissu serré.

GOMMES-RÉSINES.

Chauffez la substance au bain-marie, avec de l'alcool à 22°, passez et traitez le résidu de nouveau et de la même manière; mêlez ensemble les colatures, et faites réduire le tout à consistance de miel, toujours au bain-marie.

CACHOU.

Concassez la substance, faites-la dissoudre dans l'eau chaude; passez le soluté, et faites évaporer au bain-marie. Pour obtenir un produit sec, faites réduire à l'étuve.

Le procédé pour la purification de l'*aloès* est absolument semblable.

SUCRE.

On fait bouillir le sucre impur dans suffisante quantité d'eau. On traite le soluté par de l'albumine et du charbon animal; le charbon enlève au sucre sa matière colorante, et l'albumine, en se coagulant, s'empare des corps étrangers et du charbon lui-même. On filtre, et l'on fait évaporer jusqu'à consistance convenable; après quelque temps de repos, on fait égoutter pour donner issue au résidu liquide, et le produit est du sucre cristallisé, très pur et très blanc.

OPIUM.

La pureté de l'opium du commerce est toujours altérée par un certain nombre de matières étrangères, telles qu'une certaine quantité d'eau, des débris végétaux, des graviers et souvent quelques parcelles métalliques.

Coupez ou râpez l'opium; faites-le ramollir dans le double de son poids d'eau froide, ensuite passez à travers un linge avec expression, et rapprochez au bain-marie jusqu'à consistance d'extrait.

SUC DE RÉGLISSE.

Placez l'extrait de réglisse du commerce, cassé par morceaux, dans un vase d'étain, muni d'un diaphragme perforé et d'un robinet à sa partie inférieure ; recouvrez le suc d'eau froide, et laissez le tout en repos pendant 24 heures ; retirez ensuite le soluté, et remplacez par une nouvelle quantité d'eau. Après un égal temps de contact, réunissez les deux solutés ; et rapprochez à consistance d'extrait solide.

PULPE DE TAMARINS.

Cette pulpe contient souvent une certaine quantité de cuivre, ce dont on peut s'assurer en y plongeant une lame de fer bien décapée, que le premier métal ne tarde pas à rougir. Comme le cuivre s'y trouve à l'état de sel, parce qu'il est combiné avec les acides de la pulpe, le lavage par l'eau est un moyen de purification tout-à-fait infidèle, et comme les procédés chimiques seraient trop dispendieux, le mieux est de rejeter cette pulpe ainsi altérée.

CAMPHRE.

Le raffinage du camphre est dû à M. Clémandot, dont nous allons rapporter textuellement le procédé.

« On prend un vase à sublimer, semblable, quant à la forme, à une fiole à médecine, mais beaucoup plus évasé. On y introduit environ deux livres et demie de camphre brut, grossièrement pulvérisé, et que l'on a mêlé à 6 gros de chaux vive en poudre. On place le vase dans un bain de sable, garni d'un cercle de tôle de trois pouces de hauteur que l'on peut ôter à volonté ; on enfonce la bouteille dans le sable jusqu'à la naissance du goulot.

« On pose ensuite le bain sur un fourneau ordinaire, dont le feu doit être ménagé pour que la bouteille s'échauffe peu à peu. On l'augmente graduellement jusqu'au point nécessaire pour faire entrer le camphre en fusion ; fusion que l'on accélère en mettant quelques charbons allumés sur le sable qui recouvre le matras. Pendant cette première partie de l'opération, le feu assez fort que l'on est obligé de faire, réduit en vapeur une assez grande quantité de camphre, qui se répandrait en pure perte dans l'air, si l'on n'obviait à cet inconvénient en adaptant vers le milieu du col du matras, au moyen d'un liége, un plateau de fer-blanc troué dans son milieu, et destiné à soutenir un cône creux, aussi en fer-blanc, où le camphre qui s'échappe de l'appareil vient se condenser.

« Lorsque le camphre est bien fondu, ce que l'on reconnait en ôtant le cône de fer-blanc qui recouvre le matras, et en examinant ce qui se passe dans l'intérieur de celui-ci, on cesse d'augmenter le feu, et on l'entretient au même degré pendant un quart d'heure ou une demi-heure, ou jusqu'à ce que l'humidité que renferme toujours le camphre brut soit dissipée. Alors on diminue le feu, et l'on n'en laisse que la quantité nécessaire pour que le camphre ne cesse pas de bouillonner, de manière à ce qu'en approchant l'oreille, on entende distinctement de légers soubresauts.

« C'est à ce point que s'opère la dernière partie du procédé, c'est-à-dire la sublimation. Pour la faciliter, on dégage le goulot du matras du sable qui l'entoure ; l'air frappe cette portion de l'appareil, la refroidit, et détermine ainsi la condensation du camphre.

« Pendant tout le restant de l'opération, il faut retirer du sable successivement et par intervalles, en sorte qu'il n'en reste presque plus au-dessous du matras, vers la fin. Il faut même, à ce moment, soulever la bouteille pour la dégager tout-à-fait. Mais la soustraction du sable doit se faire lentement, et même il serait nécessaire, si l'air était trop froid, de garantir de son action les parties de l'appareil d'où on a retiré le sable, en les couvrant d'un morceau de drap ou de tout autre corps analogue. Cette précaution est tellement importante que, si on la néglige, on voit bientôt le camphre qui occupe la partie du matras soumise au contact de l'air froid, prendre un aspect blanchâtre et opaque, tout différent de celui qu'il doit avoir pour être livré au commerce. »

En employant les quantités indiquées plus haut, le raffinage dure 7 à 8 heures au moins. Il demande, pour réussir, des précautions très minutieuses, que l'on trouve décrites avec détail dans le *Journal de pharmacie*, t. 3, 1817.

GRAISSE DE PORC.

La graisse de porc, telle qu'on la retire de l'animal, est entremêlée de cloisons cellulaires, et parcourue par de petits vaisseaux souvent encore remplis de sang. Pour la purger de ces différentes parties, on commence par en détacher la membrane extérieure, après quoi on la malaxe dans l'eau froide qu'on renouvelle plusieurs fois, ou on la bat dans un mortier de marbre avec un pilon de bois, jusqu'à ce que l'eau reste limpide. La graisse est mise ensuite dans une bassine de cuivre, et placée sur un feu doux; on l'agite avec une spatule, jusqu'à ce que, de laiteuse qu'elle était dans le principe, elle ait acquis une transparence parfaite. On s'assure alors qu'elle ne retient plus d'humidité en en jetant un peu sur des charbons ardens; elle doit se décomposer sans pétiller. On la passe ensuite à travers un linge serré, et on l'agite modérément jusqu'à ce qu'elle devienne blanche et opaque. C'est le moment convenable pour la verser dans le vase où elle sera conservée. Versée trop liquide et trop chaude, elle laisserait entre elle et les parois du vase un intervalle où le séjour de l'air pourrait la rancir. Introduite après le refroidissement complet, elle contiendrait de l'air qui la ferait rancir plus promptement encore.

CIRE JAUNE.

Pour séparer la cire de la fécule que la fraude y a pu mêler, on la traite par un excès d'huile de térébenthine qui, à l'aide de la chaleur, dissout entièrement la cire, et laisse à nu la fécule. Ce moyen appartient à M. Delpech. M. Boullay en a proposé deux autres, dont l'un a pour but d'agir sur de grandes quantités de cire, et l'autre sur un petit volume. Le premier consiste à la faire bouillir avec de l'eau et un 100e d'acide sulfurique concentré qui saccharifie la fécule ou la farine, sans altérer la cire : on laisse ensuite refroidir lentement. L'autre moyen, plus simple, consiste à filtrer la cire dans une étuve chauffée à 70° centigrades.

IV. CLASSIFICATION

DES SUBSTANCES SIMPLES

EN INORGANIQUES ET ORGANIQUES, OU MINÉRALES, VÉGÉTALES ET ANIMALES.

Comme c'est parmi les corps de la nature que la Pharmacomathie, ou matière médicale, va chercher les substances simples dont elle fait l'objet de son étude, il est rationnel de ranger ces dernières d'après les méthodes naturelles imaginées par nos savans pour chacun des trois règnes. Cette marche a l'avantage de grouper les substances d'après leurs plus grandes analogies. Si cet avantage n'est pas évident pour la zoologie, qui fournit peu de substances, il l'est incontestablement pour la minéralogie et la botanique, qui en fournissent un grand nombre. C'est sur-tout pour l'étude des végétaux que cette marche est précieuse, puisque, suivant la remarque de MM. Barbier et De Candolle, les familles de plantes réunissent, le plus souvent, des individus doués de propriétés analogues. Dans cet ordre d'idées, nous avons, sans préjuger des autres classifications créées par les auteurs, adopté celles qui nous ont paru soit les plus claires, soit les plus usitées dans l'enseignement médical.

A. RÈGNE MINÉRAL.

Minéraux usités en médecine, rangés d'après la méthode de Haüy, modifiée par Delafosse.

PREMIÈRE CLASSE.

Elle comprend toutes les substances acides, soit libres, soit combinées avec des bases, qui se rencontrent dans la nature à l'état natif. Chaque acide constitue un genre particulier, et ses diverses combinaisons représentent les espèces. Ainsi, tous les carbonates sont autant d'espèces dont l'acide carbonique est le genre.

Nous n'avons signalé ici que les espèces minérales naturelles usitées en médecine.

SUBSTANCES ACIDIFÈRES, OU PIERRES.

(ACIDES ET SELS.)

1er Genre.—Acide carbonique.

Il est libre et répandu en petite quantité dans l'atmosphère, dissous dans l'eau, etc., ou combiné et formant les sels connus sous le nom de *Carbonates*.

ESPÈCES MÉDICINALES.

Carbonate de chaux.
Carbonate de fer (*fer spathique*).
Carbonate de plomb.
Carbonate de soude hydraté (*natron*).

2e Genre.—Acide hydrochlorique.

Libre en petite quantité dans certaines eaux, aux environs des volcans. Combiné, formant les *hydrochlorates*.

ESPÈCES MÉDICINALES.

Hydrochlorate d'ammoniaque (*sel ammoniac*).

3e Genre.—Acide fluorique.

Il est toujours combiné, et forme les *fluates* et les *fluo-silicates*.

4e Genre.—Acide nitrique.

Toujours combiné, et constituant les *nitrates*.

ESPÈCES MÉDICINALES.

Nitrate de potasse (*salpêtre*).
Nitrate de soude.
Nitrate de chaux.

5e Genre.—Acide sulfurique.

Combiné et formant les *sulfates*.
Libre dans les eaux de certaines grottes.

ESPÈCES MÉDICINALES.

Sulfate de magnésie.
Sulfate de potasse.
Sulfate d'alumine et de potasse (*alun*).
Sulfate de soude.
Sulfate de fer.
Sulfate de zinc.
Sulfate de cuivre.

6e Genre.—Acide phosphorique.

Combiné, il forme les *phosphates*.

ESPÈCES MÉDICINALES.

Phosphate de chaux.

7e Genre.—Acide arsénique.

Toujours combiné, et constituant les *arséniates*.

8e Genre.—Acide borique.

Libre dans les eaux de certains lacs.
Combiné et formant les *borates*.

ESPÈCES MÉDICINALES.

Borate de soude (*borax*).

DEUXIÈME CLASSE.

Cette classe renferme tous les métaux qni sont divisés en genres, selon leur état natif, et suivant leurs combinaisons avec l'oxygène, le soufre, le sélénium, l'arsenic et le chlore.

SUBSTANCES MÉTALLIQUES, OU MÉTAUX.

1er Genre.—Métaux natifs.

ESPÈCES MÉDICINALES.

Or.
Argent.
Mercure.
Cuivre.
Fer.
Bismuth.
Antimoine.
Arsenic.

2e Genre.—Métaux oxydés.

ESPÈCES MÉDICINALES.

Oxydes de fer.
Oxyde de manganèse.
Oxyde d'étain.

3e Genre.—Métaux sulfurés.

ESPÈCES MÉDICINALES.

Sulfure de mercure (*cinnabre*).
Sulfure d'antimoine.
Sulfures d'arsenic.

4e Genre.—Métaux séléniurés.

5e Genre.—Métaux arséniurés.

6e Genre. — Métaux chlorurés.

ESPÈCES MÉDICINALES.

Chlorure de sodium (*sel marin*).
Chlorures de mercure.
Chlorure d'argent.

TROISIÈME CLASSE.

Cette classe dernière réunit les diverses substances combustibles (ce mot étant pris dans le sens vulgaire, et non dans le sens chimique), ainsi que tous les composés résultant de leurs combinaisons.

SUBSTANCES COMBUSTIBLES.

ESPÈCES MÉDICINALES.

Soufre.
Carbone.
Hydrogène.
Bitumes.
Succin.

B. RÈGNE VÉGÉTAL.

NOTA. — L'astérisque indique les substances les plus usitées. Ce sont également les seules dont nous ayons présenté les caractères au chapitre de l'*Etude des caractères spécifiques*.

I. PLANTES ACOTYLÉDONÉES.

PREMIÈRE CLASSE.

ACOTYLÉDONIE.

Algues. *Algæ*.

Végétaux à organisation simple, à formes et consistance très variables, vivant ordinairement dans l'eau douce ou salée. Les organes de la fructification consistent en des capsules appelées *sporanges*, semblables à des tubercules, et sont placés, soit au dehors de la plante, soit dans sa substance.

* Varec vermifuge. *Fucus helminthocorton*. De Candolle. (Toute la plante.)

Champignons. *Fungi*.

Végétaux terrestres ou parasites, de consistance, de durée et de formes variables, le plus souvent en forme de parasol; d'un accroissement lent ou rapide, aimant l'humidité; sporules (*ou organes de la fructification*) soit contenus dans la substance même du champignon, soit épars à sa surface et étendus sur une lame appelée *hymenium*.

* Bolet du mélèze. *Boletus laricis*. Bulliard. (Toute la plante.)

— Amadouvier. — *igniarius*. Sowerby. (Toute la plante.)

* Ergot du seigle. *Sclerotium clavus*. De Cand. (Toute la plante.)

Lichénées. *Licheneæ*.

Plantes sèches, membraniformes ou dendroïdes, vivant ordinairement sur les arbres et les rochers. Fructification renfermée dans des réceptacles, en forme d'écussons ou de tubercules.

* Lichen d'Islande. *Cetraria islandica*. Achard. (Toute la plante.

Lichen pulmonaire. *Lobaria pulmonaria.* De C. (Toute la plante.)

— aphtheux. *Peltigera aphtosa.* De C. (Toute la plante.)

— pyxidé. *Bœmyces pyxidatus.* Ach. (Toute la plante.)

Variolaire amère. *Variolaria amara.* Linné. (Toute la plante.)

Fougères. *Filices.*

Végétaux ordinairement herbacés, à tiges souterraines pour toutes les espèces indigènes; vivaces; feuilles ou frondes alternes, roulées en crosse avant leur développement, simples, pinnatifides ou décomposées; fructification en forme de grappes ou d'épis terminaux, et consistant en sporules contenues dans des capsules en forme d'écailles, et toujours placées à la face inférieure des feuilles.

Polypode commun. *Polypodium vulgare.* L. (Racines.)

— calaguala. — *calaguala.* Ruiz. (Racines.)

* Nephrode fougère mâle. *Nephrodium filix mas.* Richard. (Racines.)

Doradille polytric. *Asplenium trichomanes.* L. (Feuilles.)

— rue des murailles. — *ruta muraria.* L. (Feuilles.)

Capillaire noir. *Adianthum nigrum.* L. (Feuilles.)

— de Montpellier. — *capillus veneris.* L. (Feuilles.)

— du Canada. — *pedatum.* L. (Feuilles.)

Osmonde royale. *Osmunda regalis.* L. (Racines.)

Ceterach. *Ceterach officinarum.* Swartz. (Feuilles.)

Équisétacées. *Equisetaceæ.*

Tige fistuleuse, cannelée, à rameaux verticillés, fructification en épi terminal, serré, composé de *sporanges* pédicellés, surmontés d'un plateau au-dessous duquel sont des cornets membraneux où sont logées les graines.

Prêle vaseuse. *Equisetum limosum.* L. (Tiges.)

— d'hiver. — *hiemale.* L. (Tiges.)

2. PLANTES MONOCOTYLÉDONÉES.

DEUXIÈME CLASSE.

MONO-ÉLEUTHÉROGYNIE.

Aroïdées. *Aroideæ.*

Racines souvent tubéreuses; tige nulle; feuilles engaînantes; fleurs hermaphrodites ou unisexuées; spadice nu ou enveloppé d'une spathe monophylle; calice nul ou divisé; étamines en nombre variable; ovaire uni ou triloculaire; stigmate sessile et glanduleux; fruits : baies mono ou polyspermes

Gouet ordinaire. *Arum vulgare.* Lamarck. (Racines.)
Acore aromatique. *Acorus calamus.* L. (Racines.)

Pipérinées. *Piperineæ.*

Arbrisseaux, rarement des arbres : rameaux déliés, grimpans; feuilles alternes; fleurs en chatons axillaires, sans calice ni corolle; deux et quelquefois trois étamines; anthères uni ou biloculaires; ovaire uniloculaire, monosperme; un ou plusieurs stigmates; fruit : baie monosperme indéhiscente.

* Poivre noir. *Piper nigrum.* L. (Fruits.)
— bétel. — *betel.* L. (Fruits.)
* — cubèbe. — *cubeba.* L. (Fruits.)
— long. — *longum.* L. (Fruits.)

Cypéracées. *Cyperaceæ.*

Tige (*chaume*) triangulaire, sans nœuds; feuilles longues, étroites, engaînantes; fleurs hermaphrodites ou unisexuées, monoïques ou dioïques, en épi ou en chaton; une écaille au lieu de calice; 3 étamines; ovaire uniloculaire, monosperme; 1 style; 2 ou 3 stigmates; fruit, akène de forme variable.

Souchet long. *Cyperus longus.* L. (Racines.)
— rond. — *rotundus.* L. (Racines.)
* Laiche des sables. *Carex arenaria.* L. (Racines.)

Typhacées. *Typhaceæ.*

Herbes indigènes, aquatiques : à tiges sans nœuds; à feuilles alternes demi-engaînantes; à fleurs monoïques réunies en chaton cylindrique ou globuleux; périgone à 3 folioles; fleurs *mâles* à 3 étamines; fleurs *femelles* portant un ovaire supère; 1 style; fruit monosperme indéhiscent.

Massette à feuilles larges. *Typha latifolia.* L. (Duvet.)
— à feuilles étroites. — *angustifolia.* L. (Duvet.)

Graminées. *Gramineæ.*

Herbes à tige (*chaume*) cylindrique, fistuleuse, noueuse : feuilles longues, étroites, alternes, engaînantes ; fleurs en épis ou panicules, hermaphrodites, quelquefois unisexuées ; pour enveloppes, des écailles dont l'extérieure, divisée en deux valves, se nomme *Épicène*, et renferme une ou lusieurs fleurs, formant un *Épillet* par leur assemblage; l'écaille inférieure se nomme *Bale* ou *Glume* ; elle est souvent bivalve, et l'une de ses valves est ordinairement terminée par un prolongement filiforme appelé *Barbe*.

Les graminées ont ordinairement trois étamines ; stigmate double, plumeux; ovaire simple; un style ; le fruit est une *Cariopse* ou un akène à endosperme farineux.

Froment cultivé. *Triticum sativum.* Lam. (Graines.)
* — rampant. — *repens.* L. (Racines.)
Seigle cultivé. *Secale cereale.* L. (Graines.)
* Orge cultivée. *Hordeum vulgare.* L. (Graines.)
* Avoine cultivée. *Avena sativa.* L. (Graines.)
Roseau à quenouilles. *Arundo donax.* L. (Racines.)
Canne à sucre. *Saccharum officinarum.* L. (Suc concret, ou *sucre.*)
Riz cultivé. *Oryza sativa.* L. (Graines.)
Maïs cultivé. *Zea maïs.* L. (Graines.)

Alismacées. *Alismaceæ.*

Plantes herbacées, aquatiques : feuilles alternes, engaînantes ; fleurs hermaprodites, rarement unisexuées; calice à 6 divisions, les 3 intérieures colorées et pétaloïdes; 6 étamines, ou plus; pistils nombreux ; ovaire uniloculaire contenant un ou deux ovules ; style et stigmate simples ; fruit : capsules ordinairement monospermes, indéhiscentes.

Fluteau à feuilles de plantain. *Alisma plantago.* L. (Racines.)

Colchicées. *Colchiceæ.*

Plantes à tiges herbacées : rhizômes ou bulbes au lieu de racines ; feuilles alternes, engaînantes à leur base ; fleurs longues, diversement situées, toujours accompagnées de spathes; périanthe pétaloïde, à 6 divisions, quelquefois tubulé à sa base; 6 étamines opposées aux divisions du périanthe; ovaire simple, à 3 côtes ; 3 styles ; 3 stigmates ; fruit : capsule triloculaire à trois valves, contenant beaucoup de graines à endosperme charnu.

* Colchique d'automne. *Colchicum autumnale*. L. (Bulbes et graines.)

* Vératre blanc. *Veratrum album*. L. (Racines.)

* — cévadille. — *sabadilla*. Retzius. (Fruits.)

Palmiers. *Palmeæ*.

Tige ou *stipe* ligneuse, en colonne mince, cylindrique : feuilles très-grandes, en palmes ou en éventail, réunies en faisceau au sommet de la tige; fleurs hermaphrodites, monoïques ou dioïques; calice double et persistant, à 6 divisions ; 6 étamines ; 3 ovaires, dont 2 avortent ordinairement; 1 à 3 styles; 1 stigmate simple ou trifide; fruit variable.

* Dattier cultivé. *Phœnix dactylifera*. L. (Fruits.)

* Sagoutier. *Sagus farinifer*. Rumphius. (Fécule, ou *sagou*.)

Asparaginées. *Asparagineæ*.

Feuilles simples, pétiolées ou sessiles, opposées ou alternes, quelquefois engaînantes à leur base, et rarement verticillées; fleurs hermaphrodites; calice pétaloïde, à 4 ou 6 sépales; 4 ou 6 étamines; ovaire libre triloculaire; style simple ou trifide; stigmate trilobé; fruit : baie globuleuse, mono- ou polysperme.

* Asperge officinale. *Asparagus officinalis*. L. (Racines et turions.)

* Smilax salsepareille. *Smilax salsaparilla*. L. (Racines)

* Squine. — *china*. L. (Racines.)

* Fragon épineux. *Ruscus aculeatus*. L. (Racines.)

Dragonnier. *Dracœna draco*. L. (Suc concret, ou *sang dragon*.)

Liliacées. *Liliaceæ*.

Racine souvent bulbeuse; tige (hampe) herbacée; feuilles radicales embrassantes, alternes, rarement verticillées; fleurs solitaires ou paniculées, ou en corymbe, quelquefois renfermées dans une spathe; calice coloré, à 6 sépales, soudés à leur base; ovaire triloculaire; style simple, quelquefois nul; stigmate à trois lobes; fruit : capsule triloculaire, à trois valves, polysperme.

* Lis blanc. *Lilium candidum*. L. (Bulbes.)

Ail commun. *Allium sativum*. L. (Bulbes.)

— poireau. — *porrum*. L. (Bulbes.)

— oignon. — *cepa*. L. (Bulbes.)

* Scille officinale. *Scilla maritima*. L. (Bulbes.)

* Aloës en épi. *Aloe spicata*. L. (Suc concret, ou *aloès*.)
* — perfolié. — *perfoliata*. Lam. (Suc concret, ou *aloès*.)

Nymphéacées. *Nympheaceæ*.

Aquatiques, vivaces; rhizômes rampans; feuilles longuement pétiolées, flottantes; fleurs grandes, jaunes ou blanches, polypétales; calice à 4 ou 5 sépales; corolle à 16 ou 18 pétales; pétales plus courts que le calice, arrondis et un peu charnus; étamines nombreuses; ovaire simple, globuleux, multiloculaire et polysperme; stigmate rayonnant, petit, sessile; fruit globuleux, indéhiscent, charnu, mutiloculaire.

Nénuphar blanc. *Nymphœa alba*. L. (Racines.)
— jaune. — *lutea*. L. (Racines.)

TROISIÈME CLASSE.

MONO-SYMPHYSOGYNIE.

Amaryllidées *Amaryllideæ*.

Racine bulbeuse, rarement fibreuse; feuilles radicales; fleurs enveloppées, avant leur épanouissement, par une spathe sèche; calice monosépale, pétaloïde, à 6 divisions; 6 étamines; ovaire infère, à trois loges, polysperme; style à stigmate trilobé; fruit : capsule à 3 loges et à 3 valves.

Narcisse des prés. *Narcissus pseudo-narcissus*. L. (Bulbes et fleurs.)

Iridées. *Irideæ*.

Herbes; bulbe ou rhizôme; hampe nue ou garnie de feuilles sessiles, alternes, engaînantes, comprimées; spathe; calice pétaloïde, tubuleux à sa base, à 6 divisions irrégulières; 3 étamines libres et distinctes ou soudées par leurs filets; style simple ou trifide; stigmate plane et pétaloïde; fruit : capsule à 3 loges polyspermes, déhiscente.

Iris des marais. *Iris pseudo-acorus*. L. (Racines.)
* — de Florence. — *Florentina*. L. (Racines.)
— d'Allemagne. — *Germanica*. L. (Racines.)
* Safran cultivé. *Crocus sativus*. L. (Stigmates.)

Amomées. *Amomeæ*.

Tige le plus souvent herbacée; racine vivace, tuberculeuse; feuilles simples, entières, engaînantes; fleurs solitaires, en épis ou en grappes; 1 spathe; calice coloré, tubuleux, à limbe double; 1 étamine à filet plane et pétaloïde; ovaire triloculaire; stigmate concave; fruit : capsule triloculaire à 3 valves, ou baie polysperme.

Amome en grappes. *Amomum racemosum*. L. (Graines.)

Curcuma long. *Curcuma longa*. L. (Racines.)

* Gingembre officinal. *Zingiber officinale*. Roscoe. (Racines.)

Zédoaire officinale. *Kœmpferia rotunda*. L. (Racines.)

Maranta galanga. *Maranta galanga*. L. (Racines.)

* — de l'Inde. — *indica*. Rosc. (Fécule, ou *arrow-root*.)

Orchidées. *Orchideœ*.

Racine fibreuse ou à 1 ou 2 tubercules charnus, arrondis ou palmés; tige herbacée, quelquefois grimpante; feuilles alternes, les radicales engaînantes; fleurs en épi, quelquefois solitaires et radicales; calice pétaloïde à 6 divisions, les 3 extérieures régulières, les trois inférieures variées dans leurs formes; 1 étamine; ovaire infère; fruit : capsule trivalve, uniloculaire et polysperme.

* Vanille officinale. *Vanilla aromatica*. Swartz. (Fruits.)

*Orchis mâle. *Orchis mascula*. L. (Tubercules, ou *Salep*.)

3. PLANTES DICOTYLÉDONÉES.

§ I. APÉTALÉES.

QUATRIÈME CLASSE.

APÉTALIE-SYMPHYSOGYNIE.

Aristolochiées. *Aristolochiœ*.

Herbes vivaces, ou arbustes sarmenteux : feuilles alternes, sessiles ou pétiolées; fleurs axillaires; calice monosépale irrégulier; 6 à 12 étamines libres ou soudées; style simple; stigmate à 5 lobes; fruit : capsule à 6 loges polyspermes.

Azaret d'Europe. *Azarum europœum*. L. (Racines et feuilles.)

* Aristoloche Serpentaire. *Aristolochia serpentaria*. Willdenow. (Racines.)

Juglandées. *Juglandeœ*.

Arbres à feuilles alternes composées : fleurs unisexuées, monoïques, les mâles en chatons, les femelles solitaires ou réunies; calice double; ovaire à une loge, monosperme; 2 stigmates très épais; fruit : drupe presque sèche, ou noix bivalve, déhiscente.

* Noyer ordinaire. *Juglans regia.* L. (Amandes et brou.)

Cupuliférées. *Cupulifereæ.*

Arbres de haute dimension : feuilles simples, alternes; fleurs unisexuées, monoïques; les fleurs mâles en chatons alongés, placés sur une écaille; étamines de 5 à 20; fleurs femelles axillaires, solitaires ou réunies et entourées d'une enveloppe qui se convertit en cupule; ovaire à 1 ou 3 loges; 2 ou 3 stigmates; fruit : *gland*, sec, monosperme, indéhiscent et entouré par la cupule.

* Chêne commun. *Quercus robur.* L. (Écorces et fruits.)
* — à galles. — *infectoria.* L. (Noix de galle.)

CINQUIÈME CLASSE.

APÉTALIE-ÉLEUTHÉROGYNIE.

Coniférées. *Conifereæ.*

Arbres ou arbustes toujours résineux : feuilles étroites, solitaires, géminées ou fasciculées; fleurs unisexuées, monoïques ou dioïques; fleurs mâles en chatons; étamines définies ou indéfinies, sessiles ou supportées par des filets distincts ou soudés; fleurs femelles en chatons imbriqués, écailleux, ovoïdes ou globuleux, et une ou deux fleurs à la base de chaque écaille; ovaire conique; fruit : akène ovoïde ou anguleux.

* Pin. *Pinus.* L. (Fruits et oléo-résine.)
* Sapin. *Abies.* De C. (Bourgeons et oléo-résine.)
* Melèze. *Larix.* De C. (Oléo-résine.)
* Genévrier commun. *Juniperus communis.* L. (Fruits.)
* — Sabine. — *sabina.* L. (Rameaux.)

Salicinées. *Salicineæ.*

Arbres ou arbrisseaux : feuilles alternes, simples et stipulées; fleurs dioïques en chatons alongés ou globuleux; fleurs mâles, à écaille caliciforme, de 1 à 24 étamines; fleurs femelles à écaille caliciforme supportant un ovaire à une loge; style très court; deux stigmates bi-partis; fruit : petite capsule bivalve, polysperme; graines très petites et environnées de poils soyeux. Ces végétaux se plaisent dans les lieux humides.

* Saules. *Salices.* L. (Écorces.)
* Peuplier noir. *Populus nigra.* L. (Bourgeons.)
— blanc. — *alba.* L. (Feuilles.)

Thymélées. *Thymeleæ.*

Arbrisseaux à feuilles simples et alternes, souvent persistantes : fleurs solitaires, terminales ou en épis axillaires ; calice monosépale, pétaloïde, à 4 ou 5 divisions ; 8 ou 10 étamines ; ovaire uniloculaire, ne contenant qu'une graine ; style et stigmate simples ; fruit : akène ou baie monosperme.

* Daphné garou. *Daphne gnidium.* L. (Écorces.)
* — mézéréon. — *mezereum,* L. (Écorces.)

Polygonées. *Polygoneæ.*

Plantes à tiges herbacées, rarement ligneuses ; feuilles alternes, engaîuantes à la base (la gaîne se nomme *ochrea*) ; fleurs petites et verdâtres, disposées en épis ou en panicules ; calice monosépale 3 ou 5 ou 6-fide ; sépales souvent persistants sur un disque périgyne ; étamines en nombre variable, jamais plus de 15 ; ovaire libre, uniloculaire ; 2 ou 3 stigmates ; fruit : akène ordinairement triangulaire, à endosperme farineux.

* Polygone bistorte. *Polygonum bistorta.* L. (Racines.)
Rumex Oseille. *Rumex acetosa.* L. (Racines et feuilles.)
* — patience. — *patientia.* L. (Racines.)
* Rhubarbes. *Rhei.* L. (Racines.)

Chénopodées *ou* Atriplicées. *Chenopodeæ.*

Herbes ou arbrisseaux ; feuilles alternes, non stipulées ; fleurs fort petites, unisexuées ; calice monosépale, persistant, bi, quadri ou quinquefide ; 4 à 10 étamines ; ovaire libre, à une seule loge monosperme ; style à 2 ou 4 divisions ; 2 ou 4 stigmates ; fruit comprimé, membraneux ou charnu ; un endosperme farineux.

Soude vulgaire. *Salsola soda.* L. (Toute la plante.)
Bette ordinaire. *Beta vulgaris.* L. (Racines et feuilles.)

Laurinées. *Laurineæ.*

Arbres ou arbrisseaux aromatiques : feuilles simples, alternes coriaces, souvent persistantes ; fleurs en ombelles ou en panicules ; calice monosépale, à 6 et rarement 4 divisions ; 6 à 9 étamines ou plus ; anthères biloculaires ; ovaire libre, uniloculaire ; fruit : drupe monosperme, dont la base est environnée par le calice persistant.

Laurier ordinaire. *Laurus nobilis.* L. (Feuill. et fruits.)
* — canellier. — *cinnamomum.* L. (Seconde écorce.)
* — sassafras. — *sassafras.* L. (Racines.)

Laurier Casse. *Laurus cassia*. L. (Écorces.)

* — camphrier. — *camphora*. L. (Huile volatile concrète, ou *camphre*.)

Myristicées. *Myristiceæ*.

Arbres ou arbustes contenant un suc propre rougeâtre : à feuilles alternes, pétiolées, sans stipules, entières, coriaces, souvent tomenteuses en dessous ; fleurs unisexuées, axillaires ou terminales, en grappes ou en panicules ; calice trifide ; étamines de 4 à 12, soudées par les filets et par les anthères ; ovaire monosperme ; 1 style et 2 stigmates ; fruit : baie drupacée, monosperme ; graine entourée d'un arille ordinairement découpé.

* Muscadier aromatique. *Myristica moschata*. Thunberg. (Graine et arille.)

Urticées. *Urticeæ*.

Herbes, arbrisseaux ou arbres : à feuilles opposées ou alternes, stipulées : fleurs dioïques ou monoïques, rarement hermaphrodites, solitaires ou en épis ; calice monosépale, persistant, profondement divisé ou polysépale ; fleurs mâles, 4 ou 5 étamines alternes avec les divisions du calice ; fleurs femelles, ovaire libre, uniloculaire ; 2 stigmates ; fruit : akène, samare ou petite drupe.

Figuier commun. *Ficus carica*. L. (Fruits.)

Murier noir. *Morus nigra*. L. (Fruits.)

Pariétaire officinale. *Parietaria officinalis*. L. (Toute la plante.)

* Houblon ordinaire. *Humulus lupulus*. L. (Feuilles et fruits.)

* Chanvre cultivé. *Cannabis sativa*. L. (Graines.)

* — indien. — *indica*. L. (Feuilles.)

Euphorbiacées. *Euphorbiaceæ*.

Tige herbacée ou ligneuse ; suc blanc très âcre ; feuilles alternes, ou éparses, ou opposées ; fleurs unisexuées, monoïques ou dioïques, en épis ou en ombelles, rarement solitaires ; calice souvent double, à 5 ou 10 divisions, les intérieures colorées ; étamines variables dans les fleurs mâles, et libres ou soudées par leur base ; fleurs femelles ; pistil sessile ou pédicellé ; ovaire globuleux, triloculaire et triangulaire ; 3 styles bifurqués ; fruit à 3 coques bivalves, élastiques, contenant deux graines : le fruit rarement charnu ; graines, recouvertes supérieurement par une crête ou caroncule.

* Euphorbes. *Euphorbiæ.* L. (Racines, graines, et suc concret ou *euphorbium.*)

Mercuriale annuelle. *Mercurialis annua.* L. (Toute la plante.)

* Médicinier manioc. *Jatropha manihot.* L. (Fécule, ou *tapioka.*)

* Croton cascarille. *Croton cascarilla.* L. (Écorces.)

* — tiglion. — *tiglium.* L. (Graines.)

Buis ordinaire. *Buxus sempervirens.* L. (Feuilles et bois.)

* Ricin ordinaire. *Ricinus communis.* L. (Graines.)

SIXIÈME CLASSE.

§ 2. MONOPÉTALÉES.

MONOPÉTALIE - ÉLEUTHÉROGYNIE.

Plombaginées. *Plumbagineæ.*

Tige herbacée ou frutescente : feuilles alternes ou radicales, souvent engaînantes ; fleurs en épis ou en capitules ; calice tubuleux, persistant ; corolle monopétale à 5 divisions profondes ; 5 étamines ; ovaire libre, à une graine ; 5 styles ; 5 stigmates ; fruit : capsule presque toujours déhiscente, à plusieurs valves monospermes.

Dentelaire d'Europe. *Plumbago europæa.* L. (Feuilles et racines.)

Nyctaginées. *Nyctagineæ.*

Tige herbacée ou ligneuse : feuilles opposées ; fleurs axillaires ou terminales ; calice monosépale à 4 ou 5 divisions ; corolle monopétale, tubuleuse ; étamines, 10 au plus ; ovaire uniloculaire, à une graine ; style simple ; stigmate capitulé ; fruit : caryopse.

Nyctage belle-de-nuit. *Nyctago hortensis.* Juss. (Racines.)

Plantaginées. *Plantagineæ.*

Plantes herbacées : feuilles ou toutes radicales, ou toutes caulinaires ; fleurs en épis ovoïdes ; à calice persistant, quadrifide ; à corolle tubuleuse, à quatre lobes ; 4 étamines ; ovaire libre ; stigmate simple ; fruit : pyxide biloculaire, polysperme.

Grand Plantain. *Plantago major.* L. (Racines et feuilles.)

Plantain aux puces. — *psyllium*. L. (Graines.)

Globulariées.

Plantes herbacées ou sous-frutescentes : feuilles toutes radicales ou alternes ; fleurs petites, constamment en capitules globuleux et accompagnés de bractées ; calice monosépale, à 4 divisions ; corolle régulière, à 4 ou 5 divisions ; 4 à 5 étamines alternes avec les lobes de la corolle ; ovaire libre ; 1 style et 1 stigmate ; fruit : capsule indéhiscente, monosperme.

Globulaire turbith. *Globularia alypum*. L. (Feuilles.)
— vulgaire. — *vulgaris*. L. (Feuilles.)

Acanthacées. *Acanthaceæ*.

Herbes ou arbustes : feuilles opposées ; fleurs axillaires, solitaires ou en épis terminaux, 2 ou 3 bractées à chaque fleur ; calice monosépale, irrégulier, à 4 ou 5 divisions ; corolle irrégulière, souvent bilabiée ; 2 à 4 étamines didynames ; anthères mono ou biloculaires ; ovaire porté sur un disque circulaire ; 1 style et 1 stigmate bilamellé ; fruit : capsule biloculaire, mono ou polysperme, à 2 valves élastiques.

Acanthe molle. *Acanthus mollis*. L. (Feuilles.)

Jasminées. *Jasmineæ*.

Arbres ou arbrisseaux : feuilles opposées, simples ou composées ; fleurs hermaphrodites ou unisexuées, en grappes ou en corymbes, d'une odeur agréable ; calice à 4 ou 5 dents ; corolle monopétale régulière, à 4 ou 5 divisions ; 2 étamines ; ovaire libre, biloculaire, disperme ; style simple ; stigmate bifide ; fruit : capsule à deux loges, contenant chacune une ou deux graines, ou baie contenant 1 à 4 noyaux.

* Olivier d'Europe. *Olea europæa*. L. (Écorces, feuilles et fruits.)
* Frênes. *Fraxini*. L. (Suc concret, ou *manne*.)
Lilas ordinaire. *Syringa vulgaris*. L. (Capsules vertes.)

Labiées. *Labiatæ*.

Herbes ou arbrisseaux à tiges carrées : rameaux et feuilles opposés, quelquefois verticillés ; fleurs axillaires verticillées, odorantes ; calice monosépale, tubuleux, quinquéfide ; corolle monopétale, irrégulière, tubuleuse, bilabiée, à 5 divisions ; 4 étamines didynames ; ovaire simple, quadrilobé, chaque lobe monosperme ; style simple ; stigmate bifide ; fruit : tétrakène à 4 graines.

Romarin officinal. *Rosmarinus officinalis*. L. (Sommités fleuries.)

Sauge officinale. *Salvia officinalis*. L. (Feuilles.)

* Germandrée petit-chêne. *Teucrium chamædrys*. L. (Toute la plante.)

* Germandrée marum. *Teucrium marum*. L. (Toute la plante.)

* — aquatique. — *scordium*. L. (Toute la plante.)

* — ivette. — *chamæpytis*. L. (Toute la plante.)

* Menthes. *Menthæ*. L. (Feuilles et sommités.)

* Hysope officinale. *Hyssopus officinalis*. L. (Feuilles et sommités.)

Lavandes. *Lavandulæ*. L. (Fleurs.)

* Glechome hédéracé. *Glechoma hederacea*. L. (Feuilles et tiges.)

* Mélisse officinale. *Melissa officinalis*. L. (Feuilles.)

Scrophulariées. *Scrophulariæ*.

Tige herbacée, quelquefois sous-frutescente; feuilles opposées ou alternes; fleurs disposées en épis; calice monosépale, persistant, à 4 ou 5 divisions; corolle irrégulière; 2 ou 4 étamines didynames; ovaire simple, à 2 loges; style simple; stigmate bilobé; fruit: capsule biloculaire, bivalve et polysperme.

Véroniques. *Veronicæ*. L. (Feuilles.)

* Gratiole officinale. *Gratiola officinalis*. L. (Feuilles.)

* Digitale pourprée. *Digitalis purpurea*. L. (Feuilles.)

Molène bouillon blanc. *Verbascum thapsus*. L. (Feuilles et fleurs.)

Solanées. *Solaneæ*.

Herbes annuelles ou vivaces, ou sous-arbrisseaux d'un aspect triste: feuilles alternes, simples, quelquefois géminées; fleurs solitaires en épis ou en corymbes; calice persistant, monosépale et quinquéfide; corolle monopétale, rotacée ou campaniforme, à 5 divisions; 5 étamines; ovaire simple, entouré d'un disque hypogyne jaunâtre; style simple; stigmate bilobé; fruit: capsule biloculaire, ordinairement polysperme, ou baie biloculaire; graines rugueuses.

* Belladone commune. *Atropa belladona.* L. (Toute la plante.)

* Morelle noire. *Solanum nigrum.* L. (Feuilles.)

* — pomme-de-terre. — *tuberosum.* L. (Racines.)

* — douce-amère. — *dulcamara.* L. (Tiges.)

Coqueret alkékenge. *Physalis alkekengi.* L. (Baies.)

* Jusquiames. *Hyosciami.* L. (Toute la plante.)

* Stramoine pomme-épineuse. *Datura stramonium.* L. (Toute la plante.)

* Tabac ordinaire. *Nicotiana tabacum.* L. (Feuilles.)

Borraginées. *Borragineæ.*

Végétaux herbacés, rarement ligneux : feuilles simples, alternes, ordinairement recouvertes de poils rudes; fleurs munies de bractées; calice persistant, monosépale, quinquéfide; corolle monopétale régulière; 5 étamines; ovaire quadrilobé; un disque hypogyne; style simple; stigmate quelquefois bilobé; fruit : capsule ou baie à 4 loges quadrispermes, souvent un tétrakène.

Cynoglosse officinale. *Cynoglossum officinale.* L. (Racines.)

* Bourrache officinale. *Borrago officinalis.* L. (Toute la plante.)

Grande consoude. *Symphytum officinale.* L. (Racines.)

Buglosse officinale. *Anchusa officinalis.* L. (Feuilles.)

Convolvulacées. *Convolvulaceæ.*

Herbes ou sous-arbrisseaux ordinairement lactescens : tiges volubiles, grêles; feuilles alternes; fleurs axillaires ou terminales; calice persistant, à 5 divisions profondes; corolle monopétale régulière, entière ou quinquépartie; 5 étamines; ovaire libre, à 2 ou 4 loges polyspermes; style simple ou multifide; stigmates aussi nombreux que les divisions du style; fruit : capsule bi-ou quadriloculaire.

* Liseron jalap. *Convolvulus jalapa.* L. (Racines.)

* — scammonée — *scammonia.* L. (Suc concret, ou *scammonée d'Alep.*)

— méchoacan. — *mechoacan.* L. (Racines.)

— turbith. — *turpethum.* L. (Racines.)

Gentianées. *Gentianeæ.*

Herbes, rarement sous-arbrisseaux : feuilles opposées, sessiles ou pétiolées, entières ou composées, glâbres; fleurs terminales ou axillaires, souvent munies de bractées; calice persistant, monosépale, à 5 divisions; corolle monopétale, tubuleuse, à 5 divisions régulières; ordinairement 5 étamines; ovaire surmonté d'un style simple ou bifide, et d'un stigmate biloculaire; fruit : capsule bivalve, à deux loges polyspermes.

* Gentianes. *Gentianæ.* L. (Racines.)

* Érythrée petite centaurée. *Erythræa centaurium.* Rich. (Sommités fleuries.)

* Ményanthe trèfle d'eau. *Menyanthes trifoliata.* L. (Tiges et feuilles.)

Apocynées. *Apocyneæ.*

Herbes, arbrisseaux ou arbres, à suc lactescent : feuilles opposées ou verticillées, quelquefois alternes; fleurs terminales ou axillaires; calice monosépale à 5 divisions; corolle monopétale régulière; 5 étamines, tantôt libres, tantôt monadelphes; 2 ovaires polyspermes, soudés ensemble; style court; fruit : follicule simple ou double, à une loge polysperme, ou baie dont les graines sont quelquefois munies d'une aigrette soyeuse.

Cynanque arguel. *Cynanchum arguel.* Delile. (Feuilles.)

— de Montpellier. — *Monspeliacum.* L. (Suc concret, ou *scammonée de Montpellier.*)

Périploque scammonée. *Periploca scamone.* L. (suc concret, ou *scammonée de Smyrne.*)

Pervenches. *Vincæ.* L. (Feuilles.)

* Strychnos noix vomique. *Strychnos nux vomica.* L. (Graines.)

— Fève de Saint-Ignace. — *ignatia.* L. (Graines.)

Diospyrées. *Diospyreæ.*

Tige ligneuse ou arborescente : feuilles alternes, simples, très entières; fleurs solitaires ou réunies à l'aisselle des feuilles; calice monosépale à 4 ou 6 dents inégales, libre ou adhérent; corolle monopétale régulière, à 4 ou 5 divisions; étamines en nombre variable; ovaire à 4 loges; style simple; stigmate quadrilobé; fruit : capsule ou baie à plusieurs loges monospermes.

* Styrax officinal. *Styrax officinale.* L. (Baume.)

* — benjoin. — *benzoe,* Dryander. (Baume.)

Aquifoliacées. *Aquifoliaceæ.*

Arbres ou arbustes : feuilles alternes ou opposées, épineuses; **fleurs axillaires; calice** à 4 ou 6 divisions profondes, imbriquées **latéralement** ; corolle profondément divisée ; étamines alternes avec les **divisions** de la corolle; **ovaire libre, contenant** de 2 à 6 loges monospermes; **stigmate** à 2 à 6 **lobes; fruit** nuculaire, **indéhiscent**, contenant de 2 à 6 nucules monospermes.

* **Houx épineux.** *Ilex aquifolium.* L. (Feuilles.)

Ericinées. *Ericineæ.*

Tige ligneuse : feuilles alternes, opposées ou verticillées ; **fleurs en** épis ou en grappes; calice persistant, monosépale, à 4 ou 5 divisions; corolle monopétale régulière, à 5 divisions; 8 ou 10 étamines ; anthères biloculaires; ovaire a 5 loges; fruit : capsule à 5 loges et à 5 valves, polypsperme.

Arbousier busserole. *Arbutus uva ursi.* L. (Feuilles.)

Pyrole à feuilles rondes. *Pyrola rotundifolia.* L. (Feuilles.)

Chimophile à ombelles. *Chimophila umbellata.* Nutt. (Toute la plante.)

SEPTIÈME CLASSE.

MONOPÉTALIE-SYMPHYSOGYNIE.

Vacciniées. *Vacciniæ.*

Arbrisseaux ou arbustes : feuilles simples, alternes; **fleurs axillaires** ; calice monosépale adhérent, à 4 ou 5 divisions ; corolle régulière, à 4 ou 5 lobes ; 8 étamines; anthères a 2 loges ; fruit : baie globuleuse, à 4 ou 5 loges polyspermes, couronnée par les dents du calice.

Airelle myrtille. *Vaccinium myrtillus.* L. (Fruits.)

Campanulacées. *Campanulaceæ.*

Herbes : feuilles alternes; **fleurs** solitaires, en épis ou en capitules; calice adhérent, à 4 ou 5 divisions; corolle ordinairement régulière, à 5 lobes; autant d'étamines alternes avec les lobes de la corolle; ovaire infère, à 3 ou 5 loges **polyspermes** ; stigmate à 2, 3 ou 5 lobes; **fruit : capsule** à 3 ou 5 loges.

Lobélie syphilitique. *Lobelia syphilitica.* L. (Racines.)

— **enflée.** — *inflata.* L. (Feuilles et semences.)

Cucurbitacées. *Cucurbitaceæ.*

Herbes flexueuses, souvent grimpantes, annuelles, rarement vivaces : tiges garnies de vrilles ; feuilles alternes, souvent couvertes de poils rudes ; fleurs ordinairement axillaires, unisexuées et monoïques. Aux fleurs mâles : calice campaniforme, à cinq divisions ; corolle monopétale régulière à 5 lobes ; 5 étamines soudées 2 à 2, à l'exception d'une libre. Aux fleurs femelles : ovaire uniloculaire ; style simple, trifide ; 5 stigmates épais ; fruit : péponide polysperme, charnue et pulpeuse à l'intérieur.

Bryone blanche. *Bryonia alba.* L. (Racines.)
Cucumère coloquinte. *Cucumis colocynthis.* L. (Fruits.)
— melon. — *melo.* L. (Fruits et graines.)
— concombre. — *sativus.* L. (Fruits et graines.)
Courge calebasse. *Cucurbita lagenaria.* L. (Fruits et graines.)
— pastèque. — *citrullus.* L. (Graines.)
Pépon à gros fruits. *Pepo macrocarpus.* Rich. (Graines.)
Momordique élatérium. *Momordica elaterium.* L. (Fruits.)

Synanthérées. *Synanthereæ.*

Herbes ou arbrisseaux : feuilles alternes ou opposées ; fleurs petites, hermaphrodites, unisexuées ou neutres, réunies en têtes et portées sur un réceptacle, entourées d'un ou plusieurs rangs d'écailles, formant un involucre ; chaque fleur composée d'une corolle monopétale régulière, tubuleuse, appelée *fleuron*, ou d'une corolle irrégulière, déjetée d'un seul côté, et désignée sous le nom de *demi-fleuron* ; 5 étamines réunies par leurs anthères, circonstance d'où est tirée le nom de la famille ; un style simple ; un stigmate bifide ; fruit : akène de forme variable, nu ou couronné d'une aigrette soyeuse ou plumeuse. On divise cette famille en trois tribus.

A. Carduacées. *Carduaceæ.*

Feuilles alternes, souvent épineuses ; fleurs toutes-flosculeuses ; réceptacle garni de soies nombreuses ; style présentant, au-dessous de la bifurcation du stigmate, un bouquet de poils circulaires.

Centaurée chausse-trappe. *Centaurea calcitrapa.* L. (Plante entière.)
— chardon-bénit. — *benedicta.* L. (Plante entière.)

Cynare artichaut. *Cynara scolymus.* L. (Tiges et feuilles.)

Gnaphalier dioïque. *Gnaphalium dioïcum.* L. (Capitules.)

Carthame des teinturiers. *Carthamus tinctorius.* L. (Fleurs et fruits.)

Chardon marie. *Carduus marianus.* L. (Racines et feuilles.)

Bardane officinale. *Arctium lappa.* L. (Racines.)

B. Corymbifères. *Corymbiferæ.*

Fleurs toutes flosculeuses, hermaphrodites ou unisexuées, presque toujours radiées, c'est-à-dire portant les fleurons au centre et les demi-fleurons à la circonférence; réceptacle nu ou garni de soies ou de paillettes, en nombre égal à celui des fleurs; style nu.

* Camomille romaine. *Anthemis nobilis.* L. (Fleurs.)
* — puante. — *cotula.* L. (Plante fleurie.)
* — pyrèthre. — *pyrethrum.* L. (Racines.)

Millefeuille commune. *Achillæa millefolium.* L. (Racines, feuilles, fleurs.)

Hélianthe annuel. *Helianthus annuus.* L. (Moelle.)

* Absynthe officinale. *Absinthium officinale.* Rich. (Feuilles et sommités fleuries.)

— pontique. — *ponticum.* L. (Feuilles et sommités fleuries.)

— maritime. — *maritimum.* L. (Feuilles et sommités fleuries.)

* Armoise commune. *Artemisia vulgaris.* L. (Sommités fleuries.)

* — de Judée. — *judaïca.* (Fleurons et graines.)

— estragon. — *dracunculus.* L. (Feuilles.)

Tanaisie commune. *Tanacetum vulgare.* L. (Sommités fleuries.)

Balsamite odorante. *Balsamita suaveolens.* Desf. (Sommités fleuries.)

Matricaire officinale. *Matricaria parthenium*. L. (Sommités fleuries.)

— camomille. — *chamomilla*. L. (Sommités fleuries.)

* Arnique des montagnes. *Arnica montana*. L. (Racines et fleurs.)

Aunée officinale. *Inula helenium*. L. (Racines.)

Tussilage commun. *Tussilago farfara*. L. (Feuilles et Fleurs.)

* Spilanthe oléracé. *Spilanthus oleracea*. L. (Capitules.)

C. Chicoracées. *Cichoraceæ*.

Plantes lactescentes; capitules formées entièrement de demi-fleurons.

* Laitue vireuse. *Lactuca virosa*. L. (Toute la plante.)

* — cultivée. — *sativa*. L. (Feuilles et tiges.)

Pissenlit commun. *Leontodon taraxacum*. L. (Racines et feuilles.)

Chicorée sauvage. *Cichorium intybus*. L. (Racines et feuilles.)

Dipsacées. *Dipsaceæ*.

Herbes ou arbrisseaux; feuilles opposées; fleurs en capitules, portées sur un réceptacle commun, garni d'écailles et entouré d'un involucre, chacune des fleurs munie d'un involucre propre; calice adhérent; corolle tubuleuse, à 4 ou 5 étamines; ovaire uniloculaire, monosperme; style et stigmate simples; fruit, graine solitaire.

Cardiaire à foulon. *Dipsacus fullonum*. L. (Racines et capitules.)

Scabieuse des champs. *Scabiosa arvensis*. L. (Feuilles.)

Valérianées. *Valerianeæ*.

Végétaux herbacés; feuilles opposées; fleurs nues, ou en panicules, ou en corymbes; calice adhérent, irrégulier; corolle tubuleuse à 5 lobes inégaux; 1 à 5 étamines; ovaire et style simples; stigmate triparti; fruit, akène couronné par les dents du calice ou par une aigrette plumeuse.

* Valériane officinale. *Valeriana officinalis*. L. (Racines.)

— celtique. — *celtica*. L. (Racines.)

Rubiacées. *Rubiaceæ*.

Tige herbacée ou ligneuse; feuilles simples, opposées, stipulées, ou verticillées sans stipules; calice adhérent, entier ou à 4 ou 5 dents; corolle monopétale régulière, à 4 ou 5 divisions; 4 ou 5 étamines alternes avec les divisions de la corolle; ovaire biloculaire, portant un disque épigyne jaunâtre; style bifide; 2 stigmates; fruit consistant, soit en deux petites coques monospermes, soit en une capsule ou baie à 2, 4, 5, ou plus encore, de loges monospermes ou polyspermes.

Galiet jaune. *Galium verum*. L. (Sommités fleuries.)

Aspérule herbe à l'esquinancie. *Asperula cynanchica*. L. (Plante entière.)

— odorante. — *odorata*. L. (Sommités fleuries.)

Garance des teinturiers. *Rubia tinctorum*. L. (Racines.)

* Caféier d'Arabie. *Coffea arabica*. L. (Graines.)

* Chiocoque en grappe. *Chiococca racemosa*. L. (Racines.)

* Ipécacuanha annelé. *Ipecacuanha Cephœlis* Rich. (Racines.)

— strié. *Psychotria emetica*. L. (Racines.)

— blanc. *Ricardia brasiliensis*. Gomès. (Racines.)

* Quinquina. *Cinchona*. L. (Écorces.)

* Nauclea gambeer. *Nauclea gambeer*. Hunter. (Suc concret, ou *gomme kino*.

Caprifoliacées. *Caprifoliaceæ*.

Plantes sarmenteuses; tige volubile de droite à gauche; feuilles opposées; fleurs solitaires, axillaires, terminales ou en panicules; calice adhérent; corolle monopétale, régulière ou irrégulière; 4 à 5 étamines; ovaire infère, à 1 ou plusieurs loges; disque épigyne; style nul ou simple; 1 à 3 stigmates; fruit charnu, couronné par les dents du calice, monosperme ou polysperme.

Sureau noir. *Sambucus nigra*. L. (Racines, écorce moyenne, fleurs, fruits.)

HUITIÈME CLASSE.

§ 3. POLYPÉTALÉES.

POLYPÉTALIE-SYMPHYSOGYNIE.

Hédéracées. *Hederaceæ.*

Arbres ou arbrisseaux ; feuilles alternes, sans stipules ; fleurs en ombelles simples ; calice à 4 ou 5 dents ; corolle à 4 ou 5 pétales distincts ; étamines au nombre de 4 ou 5, alternes avec les pétales ; style et stigmate simples ; fruit charnu, couronné par les dents du calice, à 2 ou 5. noyaux osseux.

Lierre grimpant. *Hedera helix.* L. (Feuilles et fruits.)
Cornouiller à fleurs. *Cornus florida.* L. (Écorces.)
— soyeux. — *sericea.* L. (Écorces.)

Araliacées. *Araliaceæ.*

Herbes, arbrisseaux ou arbres ; feuilles alternes, composées, à pétiole engaînant à sa base ; fleurs petites, en ombelles, munies d'un involucre ; calice adhérent, entier ou denté ; corolle à 5 ou 6 pétales réguliers ; étamines en nombre égal aux pétales, quelquefois double ; ovaire à 5, 6, 10 et 12 loges monospermes ; styles et stigmates égaux en nombre aux loges de l'ovaire : fruit, baie ou capsule couronnée par les débris du calice.

Ginseng à cinq feuilles. *Panax quinquefolium.* Lam. (Racine.)

Ombellifères. *Ombelliferæ.*

Plantes herbacées, rarement ligneuses ; tige fistuleuse ; feuilles alternes, à pétioles engaînans, découpées profondément ; fleurs petites, blanches, disposées en ombelles simples ou composées, et entourées de folioles symétriques, portant le nom d'*involucre* et d'*involucelle* ; calice à 5 dents ou nul ; corolle à 5 pétales ; étamines épigynes au nombre de 5 ; ovaire biloculaire, monosperme, surmonté d'un disque imitant deux mamelons ; 2 styles ; 2 stigmates très-petits ; fruit, diakène de forme variable, se partageant en 2 akènes par déhiscence.

Boucage anis. *Pimpinella anisum.* L. (Fruits.)
Carvi officinal. *Carum carvi.* L. (Fruits.)
Œnanthe phellandre. *Œnantha phellandrium.* Decand. (Feuilles, fruits.)

Ache persil. *Apium petroselinum*. L. (Racine, feuilles, fruits.)

— odorante. — *graveolens*. L. (Racines, feuilles.)

Méum officinal. *Meum vulgare*. Rich. (Racines.)

Aneth fenouil. *Anethum fœniculum*. L. (Racines et fruits.)

Cumin officinal. *Cuminum cyminum*. L. (Fruits.)

Coriandre cultivée. *Coriandrum sativum*. L. (Fruits.)

* Ciguë maculée. *Corium maculatum*. L. (Feuilles.)

Carotte commune. *Daucus carota*. L. (Racines.)

Cerfeuil commun. *Scandix cerefolium*. L. (Feuilles.)

* Férule assa fœtida. *Ferula assa fœtida*. Lam. (Suc concret.)

— sagapenum. — *persica*. Willd. (Suc concret.)

* Panais opoponax. *Pastinaca opoponax*. L. (Suc concret.)

* Sélin galbanum. *Selinum galbanum*. L. (Suc concret.)

* Dorema ammoniacum. *Dorema ammonifera*. Davidson. (Suc concret.)

Angélique officinale. *Angelica archangelica*. L. (Racines, tiges, fruits.)

Percepierre commun. *Crythmum maritimum*. L. (Feuilles.)

Panicaut des champs. *Eryngium campestre*. L. (Racines.)

Ribésiées. *Ribesieæ*.

Petits arbrisseaux souvent épineux ; feuilles alternes, pétiolées, lobées ; fleurs solitaires, en épis ou en grappes axillaires ; calice monosépale à 5 divisions ; corolle à 5 pétales petits, alternes avec les divisions du calice ; 5 étamines alternant avec les pétales, insérées sur un disque périgyne ; anthères cordiformes, biloculaires ; ovaire uniloculaire ; style simple ou bifide ; fruit, baie globuleuse, polysperme.

* Groseiller rouge. *Ribes rubrum*. L. (Fruits.)

— noir, ou cassis. — *nigrum*. L. (Fruits.)

Myrtinées. *Myrtineæ.*

Plantes arborescentes, frutescentes, à rameaux opposés, rarement alternes, d'un port élégant; feuilles persistantes, opposées; fleurs axillaires ou terminales, d'une odeur suave, ainsi que les feuilles; calice monosépale, adhérent, à 4 ou 5 divisions peu profondes; corolle à 5 pétales égaux; étamines nombreuses, libres ou réunies en plusieurs faisceaux; ovaire uni-ou multiloculaire; fruit, baie ou capsule à une ou plusieurs loges monospermes ou polyspermes.

Myrte à odeur de girofle. *Myrtus caryophyllata.* L. (Écorces.)

— piment. — *pimenta.* L. (Fruits.)

* Girofflier aromatique. *Caryophyllus aromaticus.* L. (Fleurs non épanouies.)

* Grenadier cultivé. *Punica granatum.* L. (Écorce de la racine, fleurs, fruits.)

Eucalyptus kino. *Eucalyptus resinifera.* Smith. (Suc concret.)

* Mélaleuque cajeput. *Melaleuca leucadendron.* L. (Huile essentielle.)

NEUVIÈME CLASSE.

POLYPÉTALIE-ÉLEUTHÉROGYNIE.

Saxifragées. *Saxifrageæ.*

Tige le plus souvent herbacée ; quelquefois feuilles radicales en rosette, ou bien caulinaires, alternes ou opposées; fleurs solitaires, en épis ou en corymbes; calice monosépale, à 4 ou 5 divisions, libre ou adhérent; corolle quelquefois nulle; 4 ou 5 pétales, alternes avec les divisions du calice; 5 ou 10 étamines; ovaire à 1 ou 2 loges polyspermes; 2 styles; 2 stigmates; fruit, capsule mono-ou biloculaire, à deux valves.

Saxifrage granulée. *Saxifraga granulata.* L. (Tubercules radicaux.)

Crassulacées. *Crassulaceæ.*

Plantes toujours grasses, herbacées, rarement ligneuses; feuilles épaisses et charnues, alternes ou opposées; fleurs souvent éclatantes de beauté, alternes, en épis, en corymbes ou en cime; calice profondément divisé;

pétales égaux en nombre aux divisions du calice, ainsi que les étamines qui sont rarement en nombre double; ovaire multiple, distinct, à une loge polysperme; fruit, capsule à une loge polysperme.

Orpin âcre. *Sedum acre.* L. (Feuilles.)

Joubarbe des toits. *Sempervivum tectorum.* L. (Feuilles.)

Rosacées. *Rosaceæ.*

Herbes, arbrisseaux ou arbres; feuilles alternes, simples ou composées, stipulées; fleurs en général blanches, solitaires et axillaires, ou en capitules, en grappe, etc.; calice monosépale, tubuleux ou étalé, à 5 divisions, quelquefois calicule extérieur; corolle à 5 pétales égaux et réguliers; étamines très-nombreuses; ovaires très-variables en nombre et en position, chacun à une loge; style latéral; stigmate simple; pour fruit, une drupe, une melonide ou un nombre considérable de petits akènes ou de petites drupes enfermées dans un réceptacle commun.

Fraisier commun. *Fragaria vesca.* L. (Racines, fruits.)

Tormentille officinale. *Tormentilla erecta.* L. (Racines.)

Benoite officinale. *Geum urbanum.* L. (Racines.)

Ronce du mont Ida, ou framboisier. *Rubus idæus.* L. (Fruits.)

— commune. — *fruticosus.* L. (Feuilles et fruits.)

Aigremoine officinale. *Agrimonia eupatoria.* L. (Feuilles.)

Prunier domestique. *Prunus domestica.* L. (Fruits.)

Cerisier commun. *Cerasus vulgaris.* Miller. (Fruits.)

— merisier. — *avium.* Mœnch. (Fruits.)

* — laurier-cerise. — *lauro-cerasus.* Loisel. (Feuilles.)

* Amandier cultivé. *Amygdalus communis.* L. (Amandes.)

Pêcher commun. *Persica vulgaris.* Mill. (Fleurs et fruits.)

Abricotier commun. *Armeniaca vulgaris.* Lam. (Fruits.)

Rosiers. *Rosæ.* L. (Fleurs et fruits.)

Pommier commun. *Pyrus malus.* L. (Fruits.)

Coignassier cultivé. *Cydonia vulgaris.* Rich. (Fruits.)

Néflier commun. *Mespilus germanica.* L. (Fruits.)

Légumineuses. *Leguminosæ.*

Herbes annuelles ou vivaces, ou quelquefois arbustes, arbrisseaux ou arbres; tiges volubiles ou redressées, avec ou sans vrilles; feuilles alternes, munies de stipules, pétiolées, diversement composées; fleurs solitaires, en panicules, en grappes, etc.; calice monosépale, tubuleux ou en cloche, à 5 divisions; corolle monopétale régulière, ou polypétale irrégulière et papilionacée, à 5 pétales inégaux et irréguliers, qui ont reçu les différens noms d'*étendard*, *ailes* et *carène*; étamines variables, ordinairement 10, diadelphes; ovaire simple, ainsi que le style et le stigmate; fruit, gousse à 1 ou 2 loges, bivalve, mono-ou polysperme, quelquefois divisée par des cloisons transversales, formant autant de loges monospermes; ou bien capsule monosperme, indéhiscente ou bivalve.

Genêt des teinturiers. *Genista tinctoria.* L. (Feuilles et fleurs.)

Lupin blanc. *Lupinus albus.* L. (Graines.)

Bugrane épineuse. *Ononis spinosa.* L. (Racines.)

Trigonelle fénu-grec. *Trigonella fœnum-græcum.* L. (Graines.)

Mélilot officinal. *Melilotus officinalis.* L. (Sommités fleuries.

Dolique pois à gratter. *Dolichos pruriens.* L. (Poils des légumes.)

* Astragale sans tige. *Astragalus exscapus.* L. (Racines.)

— de Crète. — *Creticus.* Lam. (Suc concret, ou gomme adragante.)

Baguenaudier commun. *Colutea arborescens.* L. (Feuilles.)

Réglisse officinale. *Glycyrrhiza glabra.* L. (Racines.)

* Ptérocarpe sang-dragon. *Pterocarpus draco.* L. (Résine.)

— kino. — *erinaceus.* Lam. (Suc concret.)

— santal rouge. — *santalinus.* L. (Bois.)

* Copahu officinal. *Copahifera officinalis.* L. (Oléo-résine.)

* Myroxylon du Pérou. *Myroxylum peruiferum.* D. C. (Suc, ou *baume du Pérou.*)

* — de Tolu. — *Toluifera.* Humboldt et Bonpland. (Suc, ou *baume de Tolu.*)

* Casses sénés. *Cassiæ sennæ.* L. (Feuilles et fruits.)

* — canéficier. *Cassia fistula.* L. (Pulpe des fruits.)

* Tamarinier de l'Inde. *Tamarindus indica.* L. (Pulpe des fruits.)

* Acacias. *Acaciæ.* L. Wild. (Gommes arabique et sénégale, et cachou.)

Térébinthacées. *Terebinthaceæ.*

Arbres, arbustes ou arbrisseaux, contenant un suc propre et aboudant, feuilles alternes, trifoliées ou pinnées, rarement simples, privées de stipules; fleurs petites, disposées en grappes rameuses, hermaphrodites ou unisexuées, monoïques ou dioïques; calice monosépale à 3 ou 5 divisions profondes; corolle pentapétale ou nulle; 5 ou 10 étamines alternes avec les pétales, à la circonférence d'un disque périgyne; ovaire libre, à une ou plusieurs loges; style court; stigmate trilobé, ou 3 stigmates distincts; fruit, drupe sèche ou succulente.

* Sumac vénéneux. *Phus toxicodendron.* L. (Feuilles.)

* Pistachiers. *Pistachiæ.* L. (Amandes, oléo-résine, résine.)

Baumier élémifère. *Amyris elemifera.* Wild. (suc, ou Résine élémi.

* — kataf. — *kataf.* Forskal. (Gomme résine myrrhe.)

Boswellia thurifère. *Boswellia thurifera.* Roxburg. (Suc résineux, ou oliban)

Rhamnées. *Rhamneæ.*

Plantes ligneuses; feuilles simples, alternes, très-rarement opposées, ordinairement munies de stipules; fleurs ordinairement ver[illegible]res et petites; calice monosépale, étalé ou turbiné, à 4 ou 5 divisions; corolle à 4 ou 5 pétales, quelquefois nulle; 4 ou 5 étamines; ovaire libre, à 2, 3 ou 4 loges, contenant une ou deux graines; style simple ou divisé; stigmates égaux en nombre aux loges de l'ovaire; capsule ou fruit charnu, à un ou plusieurs nucules.

* Nerprun cathartique. *Rhamnus catharticus.* L. (Fruits.)

Jujubier officinal. *Zyziphus vulgaris.* Lam. (Fruits.)

Portulacées. *Portulaceæ.*

Tiges herbacées ou frutescentes : feuilles opposées ou alternes, stipulées, épaisses et charnues ; calice libre ou sémi-adhérent, souvent peu divisé ; corolle à 4 ou 5 pétales, quelquefois nulle ; étamines variables ; ovaire supère, à une ou plusieurs loges mono ou polyspermes ; style simple ; 1 ou plusieurs stigmates ; fruit : capsule à plusieurs loges ou pyxide à 2 valves.

Pourpier cultivé. *Portulaca oleracea.* L. (Toute la plante.)

Renonculacées. *Ranunculaceæ.*

Herbes ou sous-arbrisseaux : racines fibreuses ou tuberculeuses ; feuilles alternes, simples ou composées ; fleurs ordinairement grandes et d'un éclat vif ; calice polysépale, souvent coloré ; corolle quelquefois nulle, ou bien à 5 pétales ou plus ; étamines libres, multiples ; ovaires solitaires, groupés sur un réceptacle commun, quelquefois soudés entre eux et offrant chacun un style latéral et un stigmate simple ; fruit : akènes comprimés, disposés en capsules, ou bien capsules agrégées ou distinctes, à une loge polysperme.

Anémone des bois. *Anemone nemorosa.* L. (Toute la plante.)

* — pulsatille. — *pulsatilla.* L. (Toute la plante.)

Clématites. *Clematites.* L. (Feuilles.)

Pivoine officinale. *Pæonia officinalis.* L. (Racines, fleurs et fruits.)

* Ellébores. *Hellebori.* L. (Racines.)

Dauphinelle staphisaigre. *Delphinium staphisagria.* L. (Graines.)

Aconits. *Aconiti.* L. (Racines et feuilles.)

Magnoliacées. *Magnoliaceæ.*

Plantes ligneuses, d'un port élégant : feuilles alternes ; fleurs grandes, très odorantes ; calice caduc, à 3 ou 6 sépales ; corolle à 3 pétales ou plus ; étamines multiples ; anthères insérées le long des filets ; ovaires nombreux, uniloculaires, mono ou polyspermes, et groupés en forme d'épis ; style et stigmate simples ; fruit charnu, ou capsules à 2 valves.

Badiane anis étoilé. *Illicium anisatum*. L. (Fruits.)

Drymis de Winter. *Drymis Winteri*. Forsk. (Ecorces.)

Ménispermées. *Menispermeæ.*

Arbrisseaux à tiges sarmenteuses et volubiles : feuilles alternes, pétiolées, simples ; fleurs axillaires, petites, unisexuées, ordinairement dioïques, en épis ou en grappes ; calice à sépales disposées sur plusieurs rangs ; corolle disposée de même ou nulle ; étamines ou monadelphes ou libres, en nombre très variable, mais égal, double ou triple de celui des pétales ; ovaires distincts ou soudés ; fruit : petite drupe contenant une graine.

* Ménisperme colombo. *Menispermum palmatum*. Lam. (Racines.)

— coque du Levant. — *cocculus*. L. (Fruits.)

Pareira brava. *Cissampelos pareira*. L. (Racines.)

Berbéridées. *Berberideæ.*

Arbres, arbrisseaux ou herbes : feuilles alternes, simples, quelquefois pinnées ; fleurs petites, disposées en épis ou en grappes ; calice à 5 ou 6 sépales caducques ; pétales égaux en nombre aux sépales, et alternes avec eux ; 5 à 6 étamines ; anthères à 2 loges écartées ; ovaire simple ; style et stigmate simples, le premier quelquefois nul ; fruit : baie ou capsule à une loge polysperme.

Vinettier commun. *Berberis vulgaris*. L. (Fruits.)

Papavéracées. *Papaveraceæ.*

Plantes herbacées ou vivaces, toujours lactescentes : feuilles alternes, simples, dentées ; fleurs grandes, solitaires, terminales ; calice caduc à 2 sépales ; corolle tétrapétale ; étamines libres, multiples ; ovaire simple, supère, uniloculaire, à cloisons incomplètes ; stigmate sessile ; fruit : capsule ploysperme.

* Pavot somnifère. *Papaver somniferum*. L. (Capsule, suc concret ou *opium*.)

— Coquelicot. — *rhœas*. L. (Fleurs.)

Chélidoine grande éclaire. *Chelidonium majus*. L. (Tiges et feuilles.)

Fumariacées. *Fumariaceæ.*

Herbes annuelles ou vivaces, non lactescentes : feuilles alternes ; calice caduc à 2 sépales ; corolle éperonnée, à 4 pétales inégaux ; 6 étamines diadelphes ; ovaire simple ; style grêle ; stigmate bilamellé : fruit : capsule bivalve, ou akène renfermant des graines à arilles.

Fumeterre officinale. *Fumaria officinalis*. L. (Toute la plante.)

Crucifères. *Cruciferæ*.

Plantes herbacées, frutescentes ou sous-frutescentes : feuilles alternes ; fleurs hermaphrodites ; calice caduc tétrasépale ; corolle à 4 pétales onguiculés et figurant une croix ; 6 étamines tétradynames ; ovaire à 2 loges polyspermes ; style court ; stigmate simple ou bilobé ; fruit : silique ou silicule biloculaire, bivalve, polysperme.

* Sisymbre cresson de fontaine. *Sisymbrium nasturtium*. L. (Toute la plante.)

— officinal. — *officinale*. De C. (Feuilles.)

Vélar de Sainte Barbe. *Erysimum Barbarea*. L. (Feuilles.)

* Moutarde noire. *Sinapis nigra*. L. (Graines.)

— blanche. — *alba*. L. (Graines.)

* Cochléaria officinal. *Cochlearia officinalis*. L. (Toute la plante.)

* — de Bretagne. — *armoracia*. L. (Racines.)

Capparidées. *Capparideæ*.

Tige arborescente : feuilles alternes, simples et stipulées, ou composées et sans stipules ; fleurs souvent dioïques par avortement ; calice tétrasépale ; corolle tétrapétale, souvent irrégulière ; étamines très-nombreuses ; ovaire uniloculaire ; style et stigmate simples ou divisés ; fruit : baie ou silique à une loge polysperme.

Caprier épineux. *Capparis spinosa*. L. (Racines et fleurs non épanouies.)

Hippocastanées. *Hippocastaneæ*.

Arbres ou arbrisseaux d'une grande stature : feuilles opposées et digitées ; fleurs en grappes ou thyrses ; calice monosépale, tubuleux, à 5 divisions inégales ; corolle à 4 pétales inégaux, onguiculés ; étamines au nombre de 7 ; ovaire triloculaire ; style simple ; stigmate à 3 lobes ; fruit : capsule trivalve, contenant 4 à 5 graines.

Hippocastane commun. *Œsculus hippocastanum.* L. (Ecorces.)

Hypéricinées. *Hypericineæ.*

Arbres, arbrisseaux ou herbes : feuilles opposées, sans stipules ; fleurs terminales, jaunes ou rougeâtres ; calice monosépale, divisé ; corolle à 4 ou 5 pétales ; étamines nombreuses ; ovaire supère, à plusieurs loges polyspermes ; fruit : capsules ou baie, à plusieurs loges polyspermes.

Millepertuis ordinaire. *Hypericum perforatum.* L. (Sommités fleuries.)

Guttifères. *Guttiferæ.*

Arbres à feuilles opposées, entières, coriaces : fleurs axillaires ou terminales ; calice polysépale ; corolle à 4 pétales ; étamines indéfinies, libres ou monadelphes ; anthères alongées ; ovaire uni-ou multiloculaire ; style et stigmate simples, le premier quelquefois nul ; fruit : baie ou capsule, à une ou plusieurs graines.

* Stalagmitis gutte. *Stalagmitis cambogioïdes.* Murray. (Suc concret, ou *gomme gutte.*)

Aurantiacées. *Aurantiaceæ.*

Arbres ou arbrisseaux d'un port élégant : feuilles alternes, articulées, persistantes, simples ou composées, souvent parsemées de points glanduleux ; fleurs axillaires, répandant une odeur suave ; calice monosépale, à 3 ou 5 divisions ; corolle à 4 ou 5 pétales ; étamines passant rarement 10 ; ovaire simple, multiloculaire ; fruit : baie à plusieurs loges polyspermes.

* Oranger ordinaire. *Citrus aurantium.* L. (Feuilles, fleurs, fruits.)

Limonier ordinaire. — *medica.* L. (Fruits.)

Théacées. *Theaceæ.*

Arbres ou arbrisseaux toujours verts : feuilles alternes, simples, non ponctuées ; fleurs axillaires, souvent très grandes ; calice monosépale, à lobes obtus ; corolle à 5 pétales ou plus souvent diposés sur deux rangs ; étamines nombreuses ; soudées ou libres ; anthères biloculaires, arrondies ; ovaire supère, à 3 ou 4 loges biovulées ; style quadriparti ; 3 ou 4 stigmates ; fruit : capsule coriace, à 3 ou 4 côtes saillantes, et autant de loges mono ou dispermes.

* Thé de la Chine. *Thea sinensis.* L. (Feuilles.)

Méliacées. *Meliaceæ.*

Arbres ou arbrisseaux : feuilles alternes, simples ou composées; calice monosépale à 4 ou 5 divisions; corolle à 4 ou 5 pétales sessiles, égaux ou inégaux; étamines en nombre égal ou double de celui des pétales; ovaire supère, quadri ou quintiloculaire; disque hypogyne; style simple; stigmate multilobé; fruit sec ou charnu, à 4 ou 5 loges mono ou dispermes, et autant de valves.

Azédarach commun. *Melia azedarach.* L. (Racines.)

Wintéranie cannelle blanche. *Winterania canella.* L. (Ecorces.)

Swiéténie fébrifuge. *Swietenia febrifuga.* L. (Ecorces.)

Vinifères. *Viniferæ.*

Plantes sarmenteuses, volubiles : feuilles alternes, simples ou composées; vrilles rameuses, opposées aux feuilles, ainsi que les fleurs qui sont petites, verdâtres et en grappes; calice court; corolle à 4 ou 6 pétales; étamines opposées aux pétales; ovaire biloculaire; style court et épais; disque hypogyne; fruit : baie globuleuse, contenant peu de graines.

* Vigne cultivée. *Vitis vinifera.* L. (Fruits.)

Géraniacées. *Geraniaceæ.*

Herbes ou sous-arbrisseaux : feuilles simples ou composées, alternes ou opposées, et, dans ce dernier cas, stipulées; grandes et belles fleurs, souvent axillaires; calice monosépale, à 5 divisions profondes, souvent irrégulier et éperonné; corolle pentapétale, régulière ou irrégulière; étamines de 5 à 10; ovaire supère de 3 à 5 loges: style long, portant de 3 à 5 stigmates; fruit : 3 à 5 coques à une loge mono ou polyspermes.

Géranion à Robert. *Geranium Robertianum.* L. (Toute la plante.)

— sanguin. — *sanguineum.* L. (Toute la plante.)

— bec-de-grue. — *gruinum.* L. (Toute la plante.)

Erodion musqué. *Erodium moschatum.* Willd. (Feuilles.)

Capucine ordinaire. *Tropœolum majus.* L. (Fleurs et fruits.)

* Surelle acide. *Oxalis acetosella.* L. (Feuilles.)

Malvacées. *Malvaceæ.*

Végétaux herbacés ou ligneux : feuilles alternes, simples ou composées, munies de stipules ; fleurs axillaires ou terminales ; calice monosépale à 5 divisions ; souvent un calicule ; corolle pentapétale ; étamines au nombre de 5, 10 et quelquefois beaucoup plus, monadelphes ; ovaire marqué de côtes saillantes, ou globuleux à 5 loges ; style simple ou multifide, et, dans ce dernier cas, stigmates nombreux ; fruits : petites capsules multiples, monospermes, indéhiscentes, ou capsule à 5 loges polyspermes, ou enfin fruit coriace, indéhiscent.

* Guimauve officinale. *Althœa officinalis.* L. (Racines, feuilles, fleurs.)

— rose trémière. — *rosea.* Cavanilles. (Racines et feuilles.)

Mauves. *Malvæ.* L. (Feuilles et fleurs.)

* Cacaoyer ordinaire. *Theobroma cacao.* L. (Graines.)

Cotonnier herbacé. *Gossypium herbaceum.* Willd. (Filamens des capsules.)

Tiliacées. *Tiliaceæ.*

Arbres, arbustes ou herbes : feuilles simples, alternes, à stipules ; fleurs axillaires ou terminales ; calice pétaloïde, caduc, à 4 ou 5 divisions profondes ; corolle à 4 ou 5 pétales alternes avec les divisions du calice ; étamines nombreuses ; ovaire simple, supère, à 2 ou 5 loges ; style simple ; stigmate à 1, 3 ou 5 lobes ; fruit sec ou charnu, à 2 ou plusieurs loges, multivalve, indéhiscent.

* Tilleul d'Europe. *Tilia europæa.* L. (Fleurs.)

Cistées. *Cisteæ.*

Tige arborescente ou frutescente : feuilles simples, munies ou non de stipules ; fleurs axillaires ou terminales ; calice monosépale, à 5 divisions profondes ; corolle à 5 pétales égaux ; étamines indéfinies ; ovaire tri ou quintiloculaire ; style et stigmate simples ; fruit sec, à 3 ou 5 loges et 3 ou 5 valves.

* Ciste de Crète. *Cistus Creticus.* L. (Suc concret, ou *ladanum.*)

Violariées. *Violariæ.*

Herbes ou sous-arbrisseaux : feuilles simples, opposées, quelquefois alternes, toujours stipulées ; fleurs axillaires ou terminales ; calice à 5 divisions profondes ; corolle à 5 pétales inégaux, l'inférieur souvent éperonné ; 5 étamines alternes avec les pétales ; anthères biloculaires ; ovaire supère, à une loge pluriovulée ; style droit ou recourbé ; stigmate simple ou renflé ; fruit : capsule à une loge, trivalve et polysperme.

* Violettes. *Violæ*. L. (Racines, feuilles et fleurs.)

Ionide ipécacuanha. *Ionidium ipecacuanha*. L. (Racines.)

Polygalées. *Polygaleæ*.

Herbes, arbrisseaux ou arbres d'un port élégant : feuilles éparses, alternes ; fleurs solitaires ou en épis terminaux, et munies de bractées ; calice à 3, 4 ou 5 divisions variables dans leur disposition ; corolle de 3 à 5 pétales libres ou soudés par la base; ordinairement 8 étamines; anthères uniloculaires ; ovaire supère, uni ou biloculaire ; stigmate variable ; fruit : petite capsule bivalve, à 1 ou 2 loges monospermes.

* Polygala sénéga. *Polygala senega*. L. (Racines.)

— amer. — *amara*. L. (Racines.)

* Kramérie triandre. *Krameria triandra*. Ruiz et Pavon. (Racines.)

Rutacées. *Rutaceæ*.

Végétaux herbacés, sous-frutescens ou ligneux : feuilles alternes ou opposées, simples ou composées, toujours glanduleuses; fleurs terminales ou axillaires ; calice monosépale, à 5 divisions profondes ; corolle à 4 ou 5 pétales, quelquefois soudés ; 8 ou 10 étamines portées sur un disque hypogyne ; ovaire à 4 ou 5 côtes et autant de loges ; style simple ; stigmate simple ou à 5 lobes ; fruit globuleux ou comprimé.

Rue odorante. *Ruta graveolens*. L. (Feuilles.)

* Gayac officinal. *Guayacum officinale*. L. (Bois et résine.)

* Cusparie fébrifuge. *Cusparia febrifuga*. Humb. (Ecorces.)

* Quassie amère. *Quassia amara*. L. (Racines et bois.)

* Simarouba de Cayenne. *Simaruba Guyannensis*. Rich. (Ecorce de la racine.)

Caryophyllées. *Caryophylleæ*.

Plantes presque toujours herbacées : feuilles opposées, sessiles, munies de stipules ; fleurs solitaires, en épi ou en bouquet terminal ; calice monosépale à 5 dents et tubuleux, ou à 5 sépales distinctes ; quelquefois un calicule ; corolle à 5 pétales munis d'un onglet ; étamines au nombre de 5 ou 10 ; ovaire supère, uni ou multiloculaire ; styles et stigmates de 1 à 5 ; fruit : capsule uni ou multiloculaire, multivalve et polysperme.

Œillet des jardins. *Dianthus caryophyllus*. L. (Pétales.)

* Saponaire officinale. *Saponaria officinalis*. L. (Racines, feuilles, fleurs.)

Linacées. *Linaceæ*.

Végétaux herbacés ; feuilles alternes ; calice pentasépale ; 5 pétales sans onglet ; étamines au nombre de 5 à 10, monadelphes ; ovaire supère ; 5 styles ; 5 stigmates ; fruit : capsule à 8 ou 10 loges monospermes.

* Lin usuel. *Linum usitatissimum*. L. (Graines.)

— cathartique. — *Catharticum*. L. (Toute la plante.)

C. RÈGNE ANIMAL.

PREMIÈRE SECTION.

ANIMAUX VERTÉBRÉS.

Squelette intérieur ; sexes séparés ; mâchoires transversales ; organes des sens complets.

PREMIÈRE CLASSE.

MAMMIFÈRES.

Les caractères qui distinguent cette première classe du règne animal, sont : 1° La présence des mamelles, c'est-à-dire d'un organe glanduleux destiné à secréter un liquide blanc, d'une saveur douce, nommé *lait*, qui doit servir à l'alimentation des petits ; 2° Un cœur à deux ventricules, avec une circulation double ; 3° Le sang rouge et chaud ; 4° Un cerveau volumineux ; 5° Les cinq sens complets ; 6° Un diaphragme, c'est-à-dire une cloison, formée de muscles et d'aponévroses, séparant la cavité de la poitrine de celle du ventre ; 7° Enfin, le cou formé de sept vertèbres, excepté dans une seule espèce, l'*aï* ou *paresseux*, qui en a neuf.

1° DOIGTS ONGUICULÉS.

Bimanes. Station droite ; quatre extrémités, dont les inférieures propres à la marche et les supérieures terminées par des mains ; trois sortes de dents : incisives, canines et molaires ; deux mamelles pectorales.

L'homme. *Homo sapiens*. (Lait de femme.)

Carnassiers. Quatre extrémités, jamais terminées par des mains ; trois sortes de dents ; mamelles en nombre variable.

Les carnivores digitigrades appartenant à cet ordre, n'appuient sur la terre que l'extrémité de leurs doigts. C'est parmi eux que se trouvent les animaux les plus carnassiers. Jamais ils ne s'engourdissent pendant l'hiver.

Civette. *Viverra civetta*. L. (Civette.)

RONGEURS. Extrémités jamais terminées par des mains; deux sortes de dents, incisives et molaires.

Castor. *Castor fiber*. L. (Castoréum.)

2° DOIGTS ONGULÉS.

PACHYDERMES. Doigts en nombre variable; estomac simple.

§ 1er. PROBOSCIENS (à trompe).

Eléphant. *Elephas indicus*, *E. africanus*, Cuvier. (Ivoire.)

§ 2. APROBOSCIENS (sans trompe).

Porc. *Sus scropha*. L. (Graisse.)
Ane. *Equus asinus*. L. (Lait d'ânesse.)

RUMINANS. Doigts au nombre de deux, ou pieds fourchus; plusieurs estomacs disposés pour ruminer.

§ 1er. RUMINANS SANS CORNES.

Chevrotin porte-musc. *Moschus moschiferus*. L. (Musc.)

§ 2. RUMINANS A CORNES.

A. Cornes pleines et caduques.

Cerf. *Cervus elaphus*. L. (Cornes.)

B. Cornes pleines ou persistantes.

Chèvre. *Capra hircus*. L. (Lait.)
Mouton. *Ovis aries*. L. (Chair, graisse.)
Bœuf. *Bos taurus*. L. (Chair, gélatine, bile, lait de vache.)

3° DOIGTS RÉUNIS EN NAGEOIRES.

CÉTACÉS. Dents en nombre variable, souvent remplacées par des lames de corne; corps organisé pour vivre dans l'eau; deux mamelles, souvent pectorales.

Cachalot macrocéphale. *Physeter macrocephalus*. Shaw. (Ambre gris, cétine.)

DEUXIÈME CLASSE.

OISEAUX.

Les oiseaux sont des animaux ovipares, à sang chaud, bipèdes, vivant la plupart dans l'air, où ils se soutiennent au moyen de leurs ailes, qu'on peut considérer comme le développement de leurs membres thoraciques.

GALLINACÉS.

Poule. *Phasianus gallus*. L. (Chair, œuf.)

TROISIÈME CLASSE.

REPTILES.

Animaux ovipares, à sang froid, respirant au moyen de poumons celluleux ; présentant le plus souvent quatre membres, quelquefois deux seulement, par l'avortement des deux autres, quelquefois même membres nuls ; peau nue ou recouverte d'écailles.

Chéloniens. Cet ordre est caractérisé par la double cuirasse qui protège le corps de l'animal, et que l'on nomme *carapace*, dans les ouvertures de laquelle peuvent rentrer la tête et les membres qui en sortent ordinairement. Les mâchoires des chéloniens sont recouvertes de pièces osseuses, analogues aux becs des oiseaux. Leur nourriture est toute végétale.

Tortue d'eau douce. *Testudo europæa*. Schneider. (Chair.)

Ophidiens. Corps cylindriques, alongés et terminés en pointe à la queue ; tête d'un volume égal à celui du corps ; cou nul, mâchoire garnie de dents et, chez certaines espèces, de crochets mobiles, à la base desquels est une petite vésicule remplie d'une liqueur venimeuse. Les ophidiens sont ovipares ou ovo-vivipares.

Vipère commune. *Coluber berus*. L. (Chair.)

Batraciens. Reptiles ordinairement à quatre pieds ; doigts sans ongles ; peau sans écailles ; poumons très développés, branchies dans le premier âge ; un ventricule et une oreillette au cœur ; dents très fines ; animaux presque toujours ovipares.

Grenouilles. *Ranæ*. L. (Chair.)

QUATRIÈME CLASSE.

POISSONS.

Les poissons respirent au moyen de branchies ; la respiration s'y fait par l'intermédiaire de l'eau : le cœur n'a qu'un ventricule et qu'une oreillette. Peau recouverte d'écailles imbriquées; mâchoires armées de dents; langue petite et presque osseuse ; yeux volumineux, sans paupières mobiles ; nageoires pectorales, abdominales, dorsales et caudales; vessie natatoire remplie d'air, servant à diminuer le poids spécifique de l'animal; squelette osseux ou cartilagineux.

Dans cette classe, l'ordre des sturioniens, qui offre des branchies ouvertes par une seule fente garnie d'un opercule, fournit :

Le grand esturgeon. *Accipenser huso.* L. (Ichthyocolle.)

DEUXIÈME SECTION.

ANIMAUX MOLUSQUES.

Absence de squelette intérieur; peau plus ou moins contractile, donnant attache par sa face interne aux muscles moteurs; corps nu ou recouvert d'une coquille. Système nerveux composé de renflemens réunis par des filets. Organes des sens réduits au toucher et au goût ; respiration s'effectuant par des branchies.

Céphalopodes. Tête distincte du reste du corps par une sorte d'étranglement ; autour de la tête, de longs appendices faisant fonctions de bras, et servant également à la progression.

Sèche. *Sepia officinalis.* L. (Os de sèche.)

Gastéropodes. Tête distincte ; sous le ventre, un disque charnu sur lequel appuie le corps pendant la progression, qui se fait en rampant.

Limaçon de vigne. *Helix pomatia.* L. (Chair.)

Acéphales. Tête nullement distincte du corps ; corps nu ou recouvert d'une double coquille.

Huître. *Ostrea edulis.* L. (Test.)

TROISIÈME SECTION.

ANIMAUX ARTICULÉS.

Ainsi nommés des pièces mobiles dont sont composées les diverses parties de leur corps : la peau est cornée ou crustacée, rarement molle ; six membres ou moins ; système nerveux consistant en deux cordons longitudinaux, parsemés de renflemens ganglionaires ; les sens bornés presque à celui de la vue ; respiration au moyen de branchies ou de trachées ; mâchoires toujours latérales.

Annélides. Corps généralement mou, formé d'un grand nombre d'anneaux ; deux, quelquefois trois mâchoires, ou simplement un tube ; la circulation ne s'effectuant qu'au moyen d'artères et de veines, la respiration ordinairement au moyen de branchies. L'élément des annélides est l'eau ou l'intérieur de la terre.

Sangsue officinale. *Sanguisuga officinalis*. Savigny. (L'animal entier.)

— médicinale. — *medicinalis*. Sav. (L'animal entier.)

Crustacés. Classe d'articulés sans ailes. Corps recouvert d'une enveloppe crustacée ou calcaire ; circulation analogue à celle des poissons ; respiration au moyen de branchies ; système nerveux composé de renflemens nombreux, ou simplement de deux ganglions, l'un pour la tête et l'autre pour le thorax ; quatre antennes ; yeux simples ou à facettes, portés quelquefois sur un long appendice.

Ecrevisse. *Astaeus fluviatilis*. L. (Concrétions, ou *yeux d'écrevisse*.)

Cloporte. *Oniscus murarius*. Cuv. (Animal entier.)

Arachnides. Pieds articulés ; ailes nulles, peau molle ; respiration au moyen de cavités pulmonaires ou de trachées rayonnées ; yeux en nombre variable. Bouche munie de siphons ou de suçoirs ; système nerveux réduit à quelques ganglions.

Les espèces qui suivent, quoique inusitées en médecine, intéressent cependant les pharmacologistes.

Tarentule. *Aranea tarentula*. L.

Scorpion. *Scorpio europæus*. L.

Sarcopte de la gale. *Sarcoptes scabiei*. Latreille.

Insectes. Trachées simples ou ramifiées ; long vaisseau dorsal dont l'usage est encore inconnu. Système nerveux disposé par paires de ganglions; organes de la digestion assez complets. Ailes souvent multiples, rarement nulles; ordinairement six pieds; toujours deux antennes à la tête; les yeux simples, ou à facettes; bouche en général composée de six pièces. Animaux les plus nombreux de la nature, et susceptibles d'éprouver différentes métamorphoses. (*Chenilles.* — *Chrysalides.* — *Papillons.*)

Cantharide. *Meloe vesicatorius.* L. (L'insecte entier.)

Mylabre de la chicorée. *Mylabris cichorii.* L. (L'insecte entier.)

Cochenille du nopal. *Coccus cacti.* L. (L'insecte entier.)

— du kermès. — *ilicis.* L. (L'insecte entier.)

— à la laque. — *lacca.* Kerr. (Résine laque.)

Abeille. *Apis mellifica.* L. (Miel, cire, propolis.)

QUATRIÈME SECTION.

ANIMAUX RAYONNÉS (Zoophites).

Organisation très incomplète; système nerveux à peine distinct; organes des sens nuls; partie du corps souvent disposée en forme de rayons autour d'un point central; existence souvent ambigüe entre celle de l'animal et celle de la plante.

Intestinaux ou Entozoaires. Animaux à formes variables, vivant dans les organes digestifs des autres animaux, et même dans le parenchyme de leurs organes. Les vers intestinaux ont la peau nue, musculaire et contractile: un canal digestif très complet. Ils sont hermaphrodites et manquent d'organes respiratoires.

Les espèces de cet ordre intéressent sous le point de vue pathologique.

Vers intestinaux.

Polypes. Corps cylindriques ou coniques, munis de bras ou de tentacules, composés d'un parenchyme homogène; reproduction par bourgeons, à la manière des plantes; propriété singulière de se souder pour ne former qu'un seul animal de plusieurs. Quelquefois ces animaux habitent une sorte d'incrustation pierreuse que l'on a nommée *polipyer*.

Coralline blanche. *Corallina officinalis.* L. (Le polypier.)

Corail. *Isis nobilis.* L. (Le polypier.)

Éponge usuelle. *Spongia officinalis.* (Le polypier.)

V. ÉTUDE

DES CARACTÈRES SPÉCIFIQUES.

A. RÊGNE MINÉRAL.

Substances minérales natives usitées en médecine.

. Pour ne pas rendre incomplet le cadre de la chimie, nous avons jugé à propos de renvoyer à la chimicobasie la description des substances minérales natives, usitées en médecine. Il nous a suffi de les mentionner dans ce premier livre, comme tenant essentiellement à la matière médicale, qui ne s'occupe que des produits fournis par la nature.

B. RÈGNE VÉGÉTAL.

Varec vermifuge. *Fucus helminthocorthon.* De C.

(Algues.)

Ce *varec*, autrement appelé *Mousse de Corse*, d'une consistance cartilagineuse, est disposé en touffes filamenteuses serrées, d'une couleur rouge-brune, d'une saveur amère et salée, d'une odeur marine forte. Il est toujours mélangé à d'autres petites algues, et à du gravier ou autres impuretés.

L'analyse y a fait reconnaître une grande proportion de gélatine, du sel marin, du carbonate et du sulfate de chaux, enfin de l'iode, principe intéressant qui se rencontre dans tous les varecs. (*Partie usitée* : Toute la plante.)

Bolet du mélèze. *Boletus laricis.* Bull.

(Champignons.)

Ce *Bolet*, appelé encore *agaric blanc*, croît sur le mélèze. Il est blanc, poreux, léger, d'une saveur amère, d'une odeur nulle. L'analyse y a découvert en abondance une matière résineuse, d'où la substance tire sa propriété drastique. (*P. us.* : Toute la plante.)

Bolet amadouvier. *Boletus igniarius.* Sowerby.

(Champignons.)

Ce *Bolet* est sans tige, et recouvert d'une écorce brune presque ligneuse : on le trouve sur le tronc des vieux arbres. Le battage lui donne la souplesse que nous lui connaissons. L'amadou de bonne qualité doit être doux et moelleux au toucher (*P. us.* : Toute la plante.)

Ergot du seigle. *Sclerotium clavus.* De C.

(Champignons.)

Cette substance est brune-violette, longue de plusieurs lignes, recourbée en croissant, homogène, blanchâtre au centre, d'une saveur âcre et mordicante, d'une odeur désagréable mais faible. C'est une excroissance fongueuse qui se développe sur l'épi du seigle, après les grande pluies, et que M. de Candolle considère comme un champignon du genre des *sclerotium*.

D'après l'analyse de Vauquelin, on y trouve une matière colorante, une matière huileuse, de l'acide phosphorique et de l'ammoniaque. (*P. us.* : Tout l'*ergot*.)

Lichen d'Islande. *Cetraria islandica.* Ach.

(Lichénées.)

Plante abondante en Islande, mais qui se trouve encore dans tous les pays montagnes et de forêts ; elle croît sur les rochers ; elle se présente en lames irrégulières et coriaces ; sa couleur est supérieurement d'un gris clair, et inférieurement d'un rouge foncé. Son odeur est nulle; sa saveur est d'une amertume prononcée, puis mucilagineuse.

Il contient, d'après M. Berzélius, du ligneux, de la cire verte, du sucre, de la fécule, de la matière colorante extractive, du principe amer, peu de sels et enfin de la gomme. (*P. us.* : Toute la plante.)

Néphrode fougère mâle. *Nephrodium filix mas.* Rich.
(Fougères.)

Végétal herbacé, vivace, croissant dans les forêts. Sa *racine* est une souche de 6 pouces environ de longueur, de 5 ou 6 lignes de diamètre, brune au dehors, blanchâtre à l'intérieur, d'odeur désagréable, de saveur amère.

Analyse de M. Morin : huile volatile, matière grasse, sucre incristallisable, acide gallique, tannin, amidon, etc. M. Peschier, de Genève, paraît avoir isolé le principe actif de cette plante. (*P. us.* : Les racines et les bourgeons.)

Capillaire de Montpellier. *Adianthum capillus Veneris.* L.
(Fougères.)

Plante à souche vivace, croissant dans les lieux humides ; ses *feuilles*, toutes radicales, sont pétiolées, découpées. Son odeur et sa saveur sont légèrement aromatiques : elle est un peu mucilagineuse.

Le capillaire du Canada (*Adianthum pedatum*, L.) a les feuilles plus grandes, pétalées et portées sur des pétioles plus longs.

Ces deux capillaires s'emploient indifféremment l'un pour l'autre. (*P. us.* : Les feuilles.)

Poivre noir. *Piper nigrum.* L.
(Pipérinées.)

Le *fruit* du poivre noir, partie usitée de la plante, est une baie du volume d'un pois, noirâtre, ridée, d'une odeur aromatique, d'une saveur piquante. On y a trouvé de la pipérine, une huile âcre, une huile volatile, de l'extractif, quelques acides, etc. (*P. us.* : Les fruits.)

Poivre cubèbe. *Piper cubeba.* L.
(Pipérinées.)

Baies noirâtres, ridées, de la dimension d'un gros pois, munies de leurs pédicelles ; odeur aromatique, saveur chaude et légèrement piquante.

Son analyse se rapproche de celle du précédent. (*P. us.* : Les fruits.)

Laiche des sables. *Carex arenaria*. L.
(Cypéracées.)

Cette plante porte une *racine* longue et cylindrique comme la salsepareille, ce qui lui a valu le nom de salsepareille d'Allemagne, où elle est fréquemment employée. Son écorce est grise, mince et très adhérente au corps ligneux. (*P. us.* : Les racines.)

Massettes. *Typhœ*.
(Typhacées.)

Ces plantes aquatiques portent, au sommet de leurs longues tiges, un chaton de fleurs extrêmement nombreuses, dont chaque femelle est entourée d'aigrettes soyeuses. Cette substance a été récemment indiquée comme un précieux moyen de dessiccation dans les brûlures. On l'emprunte aux deux espèces : *T. latifolia* et *T. angustifolia*. (*P. us.* : Les aigrettes.)

Froment rampant, ou Chiendent. *Triticum repens*. L.
(Graminées.)

Sa *racine* est longue, menue, articulée, blanchâtre, inodore et d'une saveur sucrée. (*P. us.* : Les racines.)

Orge cultivée. *Hordeum vulgare*. L.

L'orge porte un *grain* ovoïde, tronqué, jaunâtre, dur et farineux. Pour l'usage médicinal l'orge subit une préparation, d'où résulte l'*orge perlé*; elle consiste à le dépouiller de son écorce. (*P. us.* : Les graines.)

Avoine cultivée. *Avena sativa*. L.
(Graminées.)

Le *grain* de l'avoine, dépouillé de son péricarpe et concassé, constitue le gruau, qui doit ses propriétés médicamenteuses à la grande quantité d'amidon et de mucilage qu'il contient. (*P. us.* : Les graines.)

Colchique d'automne. *Colchicum autumnale*. L.
(Colchicées.)

Le *bulbe* du colchique, plante indigène qui fleurit en septembre, dans les prés humides, a le volume d'une noix, la forme inégalement ovoïde et sillonnée longitudinalement, un parenchyme blanc et compact, une couleur grise, tirant sur le jaune; son odeur est pénétrante et sa saveur âcre, sur-tout quand le bulbe est récent.

Suivant MM. Pelletier et Caventou, ce bulbe contient de la vératrine. (*P. us.* : Les bulbes et les graines.)

Vératre blanc. *Veratrum album.* L.
(Colchicées.)

La *racine* a la forme d'un cône tronqué, d'un pouce d'épaisseur et de plusieurs pouces de long, blanche en dedans, noire en dehors, d'une saveur âcre. Elle contient de la vératrine, principe de son action. (*P. us.* : Les racines.)

Vératre cévadille. *Veratrum sabadilla.* Retz.
(Colchicées.)

Les *semences* de la cévadille, petites, noires, oblongues, aplaties, autrefois usitées, ne nous intéressent aujourd'hui que sous le rapport de la vératrine qu'on y a découverte pour la première fois. (*P. us.* : Les graines.)

Dattier cultivé. *Phœnix dactylifera.* L.
(Palmiers.)

Le dattier, arbre originaire des pays chauds, nous fournit la *datte*, fruit à noyau, de la grosseur du pouce, ovoïde, d'un parenchyme ferme, sucré, et d'une odeur légèrement vineuse. (*P. us.* : Les fruits.)

Sagoutier. *Sagus farinifera.* Rumph.
(Palmiers.)

La *fécule* du sagoutier se présente dans le commerce sous la forme de petits grains, d'un gris rougeâtre, durs, d'une pulvérisation difficile, inodores, d'une saveur douce. (*P. us.* : La fécule, ou *sagou.*)

Asperge officinale. *Asparagus officinalis.* L.
(Asparaginées.)

Souche à radicules très longues, de la grosseur d'une plume, grises au dehors, blanches au dedans, amères et mucilagineuses. (*P. us.* : Les racines.)

Smilax salsepareille. *Smilax salsaparilla.* L.
(Asparaginées.)

Souche à radicules longues de plusieurs pieds, de la grosseur d'une plume, ridées, d'une couleur grise, inodores, et d'une saveur amère et mucilagineuse. (*P. us.* : Les racines.)

Squine. *Smilax china.* L.

La *racine* a le volume du poing; elle est ligneuse, dure, noueuse, d'une couleur brune foncée à l'intérieur, portant une écorce lisse et brune, inodore et d'une saveur acerbe.

Elle est abondante en fécule et peu active. (*P. us.* : Les racines.)

Fragon épineux. *Ruscus aculeatus.* L.
(Asparaginées.)

La *racine* du fragon ou petit houx, arbrisseau indigène, est du volume du doigt, longue, noueuse. C'est un succédané de l'asperge. (*P. us.* : Les racines.)

Lis blanc. *Lilium candidum.* L.
(Liliacées.)

Les *bulbes* de lys sont fort grosses et composées d'écailles, lâches courtes et épaisses. (*P. us.* : Les bulbes.)

Scille officinale. *Scilla maritima.* L.
(Liliacées.)

Le commerce nous fournit les *squammes* de la scille, plante maritime, indigène. Elles sont desséchées et découpées en lanières, d'une couleur rouge brunâtre, d'une saveur âcre.

La scillitine est un principe immédiat de la scille. C'est une substance alcaline, blanche, transparente et deliquescente. (*P. us.* : Les écailles de la bulbe.)

Aloès perfolié et A. en épi. *Aloe perfoliata,* Lam. et *A. spicata.* L.
(Liliacées.)

Ces deux aloès, et quelques autres espèces qu'on y pourrait joindre, fournissent le *suc* qui porte leur nom. On en distingue trois espèces.

1° L'ALOÈS SUCCOTRIN est foncé, friable, à cassure brillante et vitreuse, d'une odeur aromatique et d'une saveur amère. Sa poudre est d'un jaune doré.

2° L'ALOÈS HÉPATIQUE, d'une couleur rouge foncée, d'une texture ferme d'une odeur forte. Sa poudre est jaune rougeâtre.

3° L'ALOÈS CABALLIN, le plus impur des trois, d'une couleur noire, très opaque, à consistance très ferme, d'une odeur repoussante.

L'aloès a fourni à l'analyse un principe savonneux amer, de la résine et autres principes en petite quantité. (*P. us.* : Le suc concret, ou *aloès.*)

Iris de Florence. *Iris florentina.* L.
(Iridées.)

Cette *Racine*, originaire d'Italie et de Provence, a le volume du pouce; elle est contournée, blanche, d'une saveur âcre et amère, d'une odeur de violette. (*P. us.* : Les racines.)

Safran cultivé. *Crocus sativus.* L.
(Iridées.)

Plante orientale naturalisée en France, dans le Gâtinais; elle nous fournit ses *stigmates* qui sont en filaments longs et comme frisés, d'une couleur orangée approchant de la rouille, d'une saveur piquante et amère, et d'une odeur forte.

Ce qui domine dans le safran, c'est la matière colorante et l'huile volatile. (*P. us.* : Les stigmates.)

Gingembre officinal. *Zingiber officinale.* Rosc.
(Amomées.)

Cette plante exotique nous fournit sa *racine* qui est tuberculeuse, de la grosseur du doigt, noueuse, irrégulière et dure ; son épiderme est grisâtre, l'intérieur de la racine est d'un blanc jaunâtre; son odeur est piquante, sa saveur âcre et chaude.

Elle paraît devoir son action à la présence d'une résine, d'une sous-résine et d'une huile volatile. (*P. us.* : Les racines.)

Maranta galanga. *Maranta galanga.* L.
(Amomées.)

La *racine* du galanga, plante originaire de l'Inde, est longue de 5 à 6 pouces, de la grosseur du doigt, coupée d'articulations rapprochées, d'une couleur brune extérieurement, et d'un jaune rougeâtre à l'intérieur; son odeur est aromatique, sa saveur est piquante et un peu âcre. (*P. us.*: Les racines.)

Maranta de l'Inde. *Maranta indica.* Rosc.
(Amomées.)

La racine charnue, longue, écailleuse, de cette plante exotique nous fournit une *fécule* sous le nom d'*arrow-root*. Ce produit, qui ressemble beaucoup à l'amidon, est plus blanc, plus fin et plus doux au toucher que ce dernier. (*P. us.* : La fécule.)

Vanille officinale. *Vanilla aromatica.* Swartz.
(Orchidées.)

Les *gousses* de la vanille, arbrisseau sarmenteux d'Amérique, sont bivalves, longues de 8 à 10 pouces larges de quelques lignes, d'un brun noirâtre, et remplies d'un nombre infini de petites graines; tout le fruit est doué d'une saveur agréable et d'une odeur aromatique. Il contient de l'acide benzoïque et de l'huile volatile, principes de son arome. *P. us.* : Les gousses.)

Orchis mâle. *Orchis mascula*. L.
(Orchidées.)

Le *salep* du commerce est le *bulbe* de l'orchis mâle, plante qui croît abondamment dans les bois et les pâturages. Elle est sous la forme de petits corps ovoïdes, demi-transparens, d'une couleur grise jaunâtre, d'une odeur un peu aromatique, d'une saveur douce et légèrement saline. Une fécule amilacée, peu soluble, compose toute leur substance. (*P. us.* : Les bulbes.)

Aristoloche serpentaire *Aristolochia serpentaria*. Willd.

La *racine* de cette plante exotique, vivace, est chevelue, à radicules très nombreuses, rameuses, entremêlées, d'une couleur brunâtre, d'une forte odeur de camphre, d'une saveur amère et chaude.

Ses principes sont l'huile volatile, une matière colorante, une matière résineuse, des sels, etc. (*P. us.* : Les racines.)

Noyer ordinaire. *Juglans regia*. L.
(Juglandées.)

Le noyer, grand arbre indigène, porte un fruit qui, arrivé à maturité, présente une drupe, dont le *péricarpe* est un brou vert, très astringent. Les propriétés de ce brou sont dues au tannin qu'il contient en grande quantité. (*P. us.* : Le péricarpe, ou *brou*.)

Chêne commun. *Quercus robur*. L.
(Cupuliférées.)

L'*écorce* de chêne, lorsque l'arbre est vieux, est épaisse, crevassée au dehors, rougeâtre au dedans. Dans la jeunesse de l'arbre, elle est presque unie, revêtue d'un épiderme gris bleuâtre, d'une teinte rougeâtre à l'intérieur. C'est alors sur-tout que le tannin y abonde. (*P. us.* : Les écorces et les fruits.)

Chêne à galles. *Quercus infectoria*. Oliv.
(Cupuliférées.)

Cette espèce de chêne porte, sur ses feuilles, une excroissance nommée *noix de galle*, due à la piqûre d'un hyménoptère appelé *Cynips gallæ tinctoriæ*. C'est un corps charnu, globuleux, de la dimension d'une cerise, et toujours raboteux; sa couleur est, suivant l'âge, verdâtre ou brune, sa saveur éminemment amère et astringente.

Le tannin y domine, et l'on y trouve en outre de l'acide gallique, du mucilage et plusieurs sels. (*P. us.* : Les noix de galle.)

Pin. *Pinus*. L.
Sapin. *Abies*. De C.
Mélèze. *Larix*. De C.
(Conifèrées.)

Ces trois espèces de conifèrées fournissent, par incision, un suc propre nommé *térébenthine*. Le premier genre donne la *térébenthine de Bordeaux*, qui est épaisse, trouble, d'un jaune clair, d'une odeur particulière, pénétrante, et d'une saveur âcre. Celle *de Strasbourg*, due au genre *abies*, est un peu plus fluide, transparente ou laiteuse et d'une odeur plus forte. Enfin, le genre *larix* fournit la plus estimée, c'est-à-dire, celle *de Venise*, qui est assez liquide, d'un jaune verdâtre, d'une odeur plus supportable et d'une saveur amère et chaude.

La térébenthine contient de l'huile volatile et une grande proportion de résine ; elle est peu soluble dans l'eau, mais se dissout entièrement dans l'alcool. (*P. us.* Le suc propre.)

Genévrier commun. *Juniperus communis*. L.
(Conifèrées.)

Arbrisseau indigène, portant des *cônes* de la dimension d'un pois, noirs, charnus d'une odeur agréable quoique forte, d'une saveur chaude et amère. (*P. us.* : Les cônes, improprement appelés baies.)

Genévrier sabine. *Juniperus sabina*. L.
(Conifèrées.)

Arbrisseau indigène : toutes ses parties répandent une odeur forte et résineuse ; la saveur en est âcre, qualité due à la grande quantité d'huile essentielle qu'elles contiennent. (*P. us.* : Les feuilles et les rameaux.)

Saule blanc. *Salix alba*. L.
(Salicinées.)

Arbre indigène, couvert d'une écorce mince, d'un brun fauve, d'une saveur amère.

Ce qui nous intéresse le plus dans l'écorce du saule est la *salicine*, principe immédiat, découvert par M. Leroux, de Vitry-le-Français. Cette substance est sous forme de cristaux, en aiguilles prismatiques, d'un blanc nacré, et d'une saveur amère. (*P. us.* : L'écorce.)

Peuplier noir. *Populus nigra*. L.
(Salicinées.)

Cet arbre, indigène et commun, est muni de *bourgeons* oblongs, pointus, enduits d'une matière résineuse et répandant une odeur aromatique. (*P. us.* : Les bourgeons.)

Daphné garou. *Daphne gnidium*. L.
— mézéréon. — *mezereum*. L.
(Thymélées.)

Les *écorces* de ces deux arbustes indigènes nous sont fournies par le commerce, sous forme de lanières minces, tenaces, de plusieurs pieds de longueur, d'un extérieur grisâtre, d'un intérieur jaune fauve, et couvertes, d'un duvet soyeux, mouchetées de blanc, à odeur peu prononcée, à saveur âcre et comme poivrée.

Ces deux daphnés paraissent devoir leurs vertus à la daphnine, découverte par Vauquelin. C'est une substance alcaline, blanche, cristalline et volatile.

La plus active des deux écorces est celle du *daphne gnidium*. (*P. us.* : L'écorce.)

Polygone bistorte. *Polygonum bistorta*. L.
(Polygonées.)

Plante indigène, vivace, à *racine* de la grosseur du doigt, plusieurs fois contournée sur ses articulations, d'un extérieur brun et d'un intérieur rougeâtre, d'une saveur astringente.

Les principes actifs de cette substance sont le tannin et l'acide gallique. (*P. us.* : Les racines.)

Rumex patience. *Rumex patientia*. L.
(Polygonées.)

La patience, plante vivace, indigène, nous fournit une *racine* longue, fusiforme et fibreuse, brunâtre à l'extérieur, jaunâtre dans l'intérieur, d'une odeur presque nulle et d'une saveur âcre. (*P. us.* : Les racines.)

Rhubarbe palmée. *Rheum palmatum*. L.
(Polygonées.)

Plante de la Chine et de la Tartarie, naturalisée en France à *Rhéumpole*, dans le Morbihan.

Le *Rheum palmatum* nous fournit un médicament précieux dans sa *racine*, qu'on distingue en trois espèces, suivant les localités qui la fournissent.

La plus estimée des trois est la *rhubarbe de Moscovie*, qui se présente en morceaux volumineux, irréguliers, lisses et percés d'un grand trou, croquant fortement sous la dent, et colorant la salive en jaune safrané ; elle est jaune au dehors, veinée de blanc et de rouge à l'intérieur, d'une odeur spéciale très distincte, d'une saveur amère.

La *rhubarbe de Chine*, qui est la plus recherchée après celle de Moscovie, se trouve en morceaux arrondis, plus volumineux que ceux de la précédente, percés de petits trous, moins lisses, d'un rouge terne et nuancés de blanc à l'intérieur, croquant sous la dent, d'une saveur amère, d'une odeur semblable à la première.

La *rhubarbe de France* est fournie par trois espèces de *rheum*, et se distingue des précédentes par sa texture rayonnée, sa teinte rosée, sa saveur peu amère, son odeur faible, et en ce qu'elle ne croque pas sous la dent. C'est de toutes la moins recherchée. (*P. us.* : Les racines.)

Laurier ordinaire. *Laurus nobilis*. L. (Laurinées.)

Arbre indigène, dont les *baies* sont de petites drupes noires, douées d'une odeur aromatique, d'une saveur piquante et amère. Elles doivent leur action à la présence d'une huile volatile brune, très pénétrante. (*P. us.* : Les feuilles, les baies.)

Laurier cannellier. *Laurus cinnamomum*. L. (Laurinées.)

L'*écorce* de cet arbre, originaire des Indes Orientales, se distingue, suivant ses qualités, en trois espèces principales.

La cannelle de *Ceylan* est en lanières minces, fragiles et roulées en long sur elles-mêmes; sa couleur est d'un jaune rougeâtre, sa saveur piquante et sucrée, son odeur très aromatique. Elle a une variété appelée cannelle *matte*, qui ne la vaut pas.

La cannelle de *Cayenne* a l'odeur et la saveur de la première, mais elle en diffère en ce qu'elle est plus épaisse et d'une couleur plus pâle.

Enfin, la cannelle de *Chine*, la moins recherchée des trois, est en cylindres moins longs et plus épais; d'une couleur rouge-brune, d'une faible odeur de punaise, et laisse, après la dégustation, un arrière-goût désagréable.

Les principes actifs de la cannelle sont, d'après Vanquelin, une huile volatile très âcre et beaucoup de tannin, qui dominent dans celle de la Chine. (*P. us.* : L'écorce.)

Laurier sassafras. *Laurus sassafras*. L. (Laurinées.)

Arbre de l'Amérique Septentrionale, à *racine* légère et poreuse; sa couleur est jaunâtre, son odeur très aromatique, et sa saveur chaude et un peu âcre. Les propriétés de la racine sont encore plus prononcées dans son écorce.

Le principe actif est l'huile volatile. (*P. us.* : Les racines.)

Laurier camphrier. *Laurus camphora*. L. (Laurinées.)

Cet arbre, originaire de la Chine et du Japon, nous fournit le *camphre*, principe immédiat, qui est blanc, transparent, cassant, d'une texture cristalline, très volatil. Le camphre se trouve dans le commerce en gateaux ayant la forme d'un segment de sphère; il a une saveur âcre et réfrigérante, une odeur forte et spéciale ; il est fusible, très inflammable, et se réduit facilement en vapeur; l'alcool, l'éther et toutes les huiles essentielles et et fixes le dissolvent. (*P. us.* : Le camphre.)

Muscadier aromatique. *Myristica moschata*. Thunberg. (Myristicées.)

Arbre des Iles Moluques, portant un fruit oblong, ovale, de la grosseur et de la forme d'une petite noix, dur et compact, gris et irrégulièrement sillonné, rougeâtre et strié en noir à l'extérieur, à odeur propre, forte et agréable, à saveur piquante et chaude. La *graine* est entourée d'un *arille* développé en lanières irrégulières et étroites, appelé *macis*.

M. Bonastre y a trouvé beaucoup de stéarine, un peu d'élaïne de l'huile volatile, etc. La muscade fournit par expression une huile fixe connue sous le nom de *beurre de muscade*. (*P. us.* La graine et son arille.)

Houblon ordinaire. *Humulus lupulus*. L. (Urticées.)

Plante indigène, vivace, objet d'une culture particulière, munie de *feuilles* opposées et assez semblables à celles de la vigne. Ses *fruits* sont entourés d'écailles poilues, et chargées d'une poussière dans laquelle on a trouvé la *lupuline*, principe actif du houblon : leur couleur est d'un jaune verdâtre, leur saveur aromatique et amère.

Outre la lupuline, le houblon contient encore, comme principes intéressant, de l'huile volatile, de l'acétate d'ammoniaque, du tannin, de l'acide gallique, etc. (*P. us.* : Les feuilles et les fruits.)

Chanvre cultivé. *Cannabis sativa*. L. (Urticées.)

Le chanvre, plante très connue, fournit à la médecine sa *graine* appelée *chènevis*; elle est ovale, lisse, composée de deux petites valves qui renferment une amande oléagineuse et douce. (*P. us.* : Les graines.)

La substance textile qu'on retire de la tige du chanvre (partie corticale), outre ses usages connus pour la fabrication du fil et de la toile, fournit encore à la médecine, un nouveau mode de charpie bien préférable à l'ancien par la consistance et l'étendue de ses fibres.

L'espèce *indica* n'est regardée par les botanistes que comme une variété de la précédente, mais ses propriétés sont bien plus actives. (*P. us.* : Les feuilles.)

Euphorbes. *Euphorbiæ*. L.

(Euphorbiacées.)

Trois espèces d'euphorbes : *antiquorum*, *officinarum* et *canariensis*, plantes d'Afrique et des îles Canaries, fournissent un suc concret, qu'on trouve dans le commerce en larmes irrégulières, de la grosseur d'un pois, d'un jaune sale, souvent percées d'un ou deux trous, d'une saveur âcre et corrosive.

Ses principes actifs sont, suivant M. Pelletier, résine, malate de chaux, huile volatile, etc. (*P. us.* : Le suc propre, ou *euphorbium.*)

Une espèce indigène, l'*E. lathyris*, donne l'*huile d'épurge*, retirée de ses graines, et employée avec avantage, comme purgative, depuis plusieurs années.

Médicinier manioc. *Jatropha manihot*. L.
(Euphorbiacées.)

Plante exotique, à racine tubéreuse, féculente, volumineuse et gorgée d'un suc laiteux abondant ; son odeur est nulle, sa saveur âcre. On en retire une *fécule* qui, privée du principe vénéneux volatil, devient alimentaire et analeptique. (*P. us.* : La fécule, ou *tapioka.*)

Croton cascarille. *Croton cascarilla*. L.
(Euphorbiacées.)

Arbuste d'Amérique, dont l'*écorce* mince nous arrive en morceaux roulés, de quelques pouces de long, d'un gris cendré au dehors, brune en dedans, d'une cassure résineuse, d'une saveur âcre et aromatique, d'une odeur légèrement musquée.

On y trouve une matière extractive amère, une huile volatile et de la résine. (*P. us.* L'écorce.)

Croton tiglion. *Croton tiglium*. L.
(Euphorbiacées.)

Cet arbrisseau, des îles Moluques, porte des semences connues sous le nom de *grains de Tilly*; elles sont inégalement ovales, longues de 5 lignes environ, et revêtues d'un épiderme jaunâtre. On en retire une huile grasse, jaune orangée, d'une saveur chaude, piquante et âcre, et d'une odeur désagréable.

M. Nimmo en a isolé la *tigline*, principe actif de l'amande. (*P. us.* : Les graines.)

Ricin ordinaire. *Ricinus communis*. L.
(Euphorbiacées.)

Plante herbacée et annuelle en France, ligneuse et arborescente dans l'Afrique et dans l'Inde. Elle fournit à la médecine ses *graines*, qui sont du volume et de la forme d'un haricot, d'un gris marbré au dehors, blanches à l'intérieur, d'une saveur âcre. L'*huile* que contient cette graine est épaisse, visqueuse, inodore, et d'une couleur qui varie du blanc au jaune clair; elle est pesante et se congèle difficilement. (*P. us.* : Les graines et l'huile.)

Olivier d'Europe. *Olea europœa.* L.

(Jasminées.)

Arbre indigène méridional, qui fournit par son fruit à péricarpe charnu, une *huile* précieuse comme alimentaire et médicamenteuse. Elle est visqueuse, d'une couleur jaune verdâtre, d'une odeur et d'une saveur agréables, et se congèle facilement. (*P. us.* : Écorce, feuilles et fruits.)

Frêne. *Fraxinus.* L.

(Jasminées.)

Deux espèces de frêne, arbres d'Italie, le *f. ornus* et le *f. rotundifolia*, fournissent un *suc* concret, généralement connu sous le nom de *manne*, dont on compte trois qualités : la *manne en larmes*, qui est en morceaux irréguliers, solides et légers, d'une couleur blanche jaunâtre, d'une saveur sucrée; la *manne en sorte*, moins pure, qui se présente en grumeaux mêlés à quelques corps étrangers, moins sucrée et nauséeuse; la *manne grasse*, qui offre des masses gluantes, brunes, d'une saveur rebutante; c'est la plus impure des trois.

M. Thénard en a retiré le principe immédiat, blanc, cristallisé en houppes soyeuses, qu'il a nommé *mannite.* (*P. us.* : Le suc concret.)

Germandrée. *Teucrium.* L.

(Labiées.)

Le genre *teucrium*, indigène, à feuilles ovales crénelées, à fleurs petites, d'un rose foncé, et verticillées par quatre, fournit à la médecine quatre espèces intéressantes (*P. us.* : Les sommités.)

Le T. CHAMÆDRYS, L. *germandrée petit chêne*, est une plante vivace; son odeur est faiblement aromatique, sa saveur amère.

Le T. MARUM, L. *germandrée marum*, arbuste méridional, très voisin du précédent, contient une huile volatile abondante, qui lui communique l'odeur de citronelle et une saveur amère, âcre et piquante.

Le T. SCORDIUM, L. *germandrée aquatique*, est aromatique, amer, piquant, et contient de l'huile essentielle.

Le T. CHAMÆPITYS, L. *germandrée civette*, très commun aux environs de Paris, a l'odeur du pin et une saveur très amère.

Menthes. *Menthæ.* L.

(Labiées.)

Elles croissent en France, et ont pour caractères une tige droite de un à deux pieds, quadrangulaires, rameuses, à feuilles ovales dentées, à fleurs violacées, en épi terminal, court et serré.

La plus intéressante est la MENTHE POIVRÉE, *mentha piperita*, L., dont l'odeur est agréable et pénétrante, la saveur piquante, chaude, et ensuite réfrigérante.

Elle contient beaucoup d'huile essentielle, de l'extractif et un peu de résine.

Les autres espèces du même genre, telles que les *m. pulegium*, *m. crispa*, *m. viridis*, ont des vertus à peu près analogues, et s'emploient comme succédanées de la première. (*P. us.* : Les sommités.)

Hysope officinale. *Hyssopus officinalis.* L. (Labiées.)

Les feuilles de l'hysope sont sessiles, étroites, aiguës, les fleurs axillaires, bleues ou roses; elle a une odeur aromatique, agréable, une saveur amarescente, piquante et chaude; elle contient une huile essentielle, un extrait amer et un peu de soufre. (*P. us.* : Les sommités.)

Gléchome hédéracé. *Glechoma hederacea.* L. (Labiées.)

Herbe rampante, à fleurs violettes rouges ou blanches; son odeur est forte, sa saveur piquante et amère.

Principes actifs : matière extractive et huile essentielle. (*P. us.* : Les feuilles et sommités.)

Mélisse officinale. *Melissa officinalis.* L. (Labiées.)

Plante vivace, méridionale, à feuilles opposées, cordiformes, à fleurs blanches verticillées. Dans sa fraîcheur, elle répand une odeur de citron très prononcée; sa saveur est aromatique et légèrement âpre.

Elle doit ses vertus à la présence d'une huile essentielle et d'un extractif amer. (*P. us.* : Toute la plante.)

Gratiole officinale. *Gratiola officinalis.* L. (Scrophulariées.)

Herbe indigène, peu usitée, si ce n'est dans les campagnes (*P. us.* Toute la plante.)

Digitale pourprée. *Digitalis purpurea.* L. (Scrophulariées.)

Plante indigène, bisannuelle, dont les *feuilles* ont une odeur légèrement vireuse, une saveur âcre, amère et nauséabonde.

L'analyse y a découvert un extrait aqueux, un extrait alcoolique, une matière huileuse, des sels, de l'oxyde de fer, etc. M. le Royer, de Genève, en a isolé le principe particulier, qu'il a nommé *digitaline*. (*P. us.*: Les feuilles.)

Belladone commune. *Atropa belladona*. L.
(Solanées.)

Plante indigène, vivace, à feuilles ovales, grandes, d'une couleur verte foncée, à fleurs axillaires, d'un rouge terne; douée dans toutes ses parties d'une odeur vireuse et d'une saveur nauséabonde.

Son principe actif est l'*atropine*, substance alcaloïde cristallisable. (*P. us* : Toute la plante.)

Morelle noire. *Solanum nigrum*. L.
(Solanées.)

Herbe annuelle, indigène, à fleurs blanches et à baies noires. Elle a des vertus analogues à celle de la donce amère, à laquelle, au surplus, elle ressemble beaucoup; elle contient comme elle de la solanine. (*P. us.* : Les feuilles.)

Morelle pomme de terre. *Solanum tuberosum*. L.
(Solanées.)

Plante originaire de l'Amérique méridionale, à *racine* tubéreuse, riche en principe alimentaire, et contenant une grande quantité de fécule, parfaitement semblable à l'amidon, si ce n'est qu'elle est en poudre moins fine. (*P.us.* : Les racines.)

Morelle douce-amère. *Solanum dulcamara*. L.
(Solanées.)

Plante sous-frutescente, à *tiges* sarmenteuses, ligneuses à leur base, très longues, offrant deux lignes de diamètre, grises à l'extérieur, d'un blanc jaunâtre à l'intérieur, qui est traversé par un large canal médullaire. La douce amère, comme l'indique son nom, fait sentir un léger goût d'amertume, suivi d'une saveur douceâtre; son odeur est vireuse.

La chimie y a découvert la *solanine* et quelques sels. (*P.us.* : Les tiges.)

Jusquiames. *Hyosciami*. L.
(Solanées.)

Herbes indigènes, annuelles, à tige poilue; à feuilles alternes, grandes velues; à fleurs jaunâtres, striées de rouge, disposées en épi unilatéral; offrant pour fruit une pyxide polysperme. L'odeur des jusquiames est fétide; leur saveur âcre.

M. Brande en a isolé l'*hyosciamine*, dont cependant l'existence n'est pas encore bien constatée. On y trouve en outre de la résine, de l'extractif, de l'acide malique et quelques sels. (*P. us.* : Toute la plante.)

Stramoine pomme-épineuse. *Datura stramonium*. L. (Solanées.)

Herbe indigène, annuelle; à feuilles grandes, ovales, sinuées; à grandes fleurs blanches solitaires; capsule ovoïde à péricarpe épineux, polysperme; son odeur est vireuse et nauséabonde; sa saveur est amère et âcre.

M. Brande y a découvert la *daturine*, son principe actif. (*P. us.* : Toute la plante.)

Tabac ordinaire. *Nicotiana tabacum*. L. (Solanées.)

Herbe d'Amérique, naturalisée en France, à *feuilles* grandes, ovales, sessiles, pubescentes; grandes et belles fleurs roses; fruit capsulaire; l'odeur est vireuse et la saveur âcre. (*P. us.* : Les feuilles.)

Bourrache officinale. *Borrago officinalis*. L. (Borraginées.)

Plante indigène, bisannuelle, à feuilles caulinaires, sessiles, ovales et poilues, à fleurs bleues disposées en panicule; odeur faible, saveur mucilagineuse. (*P. us.* Toute la plante.)

Liseron jalap. *Convolvulus jalapa*. L. (Convolvulacées.)

Plante herbacée de l'Amérique méridionale; à *racine* fusiforme, lactescente, blanche, qui, telle que nous la livre le commerce, est en rouelles compactes, pesantes, rugueuses, noirâtres au dehors, brunes à l'intérieur, à cassure résineuse, d'une saveur âcre, d'une odeur légèrement nauséeuse.

Le jalap doit ses vertus à la résine qui s'y trouve en abondance. (*P. us.* : Les racines.)

Liseron scammonée. *Convolvulus scammonia*. L. (Convolvulacées.)

Plante vivace de l'Asie, qui nous fournit, soit par incision, soit par expression, une *gomme-résine* qui porte le nom de *scammonée d'Alep*.

Cette substance nous arrive en petits gâteaux, d'une couleur grise foncée, à cassure terne, d'une odeur forte et particulière, d'une saveur âcre et amère. (*P. us.* : La gomme-résine.)

Une autre espèce de *Scammonée*, celle de *Smyrne*, fournie par le *Periploca secamone*, est plus pesante, plus compacte, moins résineuse, d'une couleur plus foncée, d'une odeur plus désagréable que celle d'Alep, et par conséquent moins estimée.

Quant à celle de *Montpellier*, qu'on retire du *Cynanchum monspeliacum*, et qui se présente en morceaux durs, noirs, aplatis et sans odeur, elle est tout-à-fait inusitée.

Gentiane jaune. *Gentiana lutea*. L. (Gentianées.)

Plante herbacée, vivace, à *racine* spongieuse, alongée, de 6 à 10 lignes de diamètre, rugueuse, annelée, brune au dehors, jaune à l'intérieur, d'une saveur très amère. Son action paraît due à un principe nommé *gentianin*. (*P. us.* : Les racines.)

Erythrée petite centaurée. *Erythræa centaurium*. Rich. (Gentianées.)

Herbe indigène annuelle, à feuilles sessiles, lancéolées; petites fleurs roses, disposées en corymbe, à odeur nulle, à saveur amère. L'analyse y a trouvé un extractif amer et quelques sels. (*P. us.* : Les sommités fleuries.)

Ményanthe tréfle d'eau. *Menyanthes trifoliata*. L. (Gentianées.)

Plante marécageuse, indigene, vivace, à *tige* horizontale, articulée, forte, à *feuilles* trifoliées et longuement pétiolées, ce qui lui a valu le nom de *tréfle d'eau*, fleurs blanches rosâtres, disposées en épis; à de saveur *très* amère. Elle paraît devoir ses propriétés à une substance extractive azotée, très amère, et à quleques sels à base de potasse. (*P. us.*: Les tiges et les feuilles).

Strychnos noix vomique. *Strychnos nux vomica*. L. (Apocynées.)

Arbre de l'Inde (Ceylan et Malabar), à fruit pulpeux et uniloculaire, contenant des *graines* noirâtres, inégalement ovoïdes, dures, cornées, d'un blanc sale à l'intérieur, recouvertes en dehors de poils courts et serrés; d'une amertume forte et rebutante.

MM. Pelletier et Caventou y ont trouvé de la strychnine et de la brucine, douées toutes deux d'une action très énergique. (*P. us.*: Les graines.)

La fausse angusture, dont on a long-temps ignoré l'origine, paraît être l'écorce du *strychnos nux vomica*: elle est en morceaux roulés, épais, pesants, d'une longueur variable, à épiderme comme fongueux et rouillé, d'un intérieur gris rougeâtre, d'une odeur faible et d'une saveur très amère. Elle contient de la *brucine* et de l'*acide gallique*.

Styrax officinal. *Styrax officinale*. L.
(Diospyrées.)

Arbre de l'Orient et du midi de l'Europe, qui nous fournit un *baume* du même nom, dont on trouve deux espèces dans le commerce : 1° le *styrax en larmes*, qui se présente sous forme de grains transparens, rouges, à cassure vitrée, se ramollissant entre les doigts, d'une odeur très aromatique, et d'une saveur amère et âcre; 2° le *styrax en pains*, qu'on trouve en masses du volume du poing, d'un rouge foncé, mêlées de quelques corps étrangers, d'une odeur et d'une saveur presque semblables à celles de l'espèce précédente.

Principes actifs : acide benzoïque, résine, huile empyreumatique. (*P. us.* : Le baume.)

Styrax benjoin. *Styrax benzoe*. Dryander.
(Diospyrées.)

Arbre originaire de l'Ile de Sumatra, d'où découle le benjoin, *baume* dont on reconnaît deux espèces, 1° le *benjoin amygdaloïde*, qui se présente sous forme de larmes blanches, agglomérées en masses par l'intermédiaire d'une pâte brune, à cassure vitrée; 2° le *benjoin en sorte*, à couleur rouge foncée, sans nuance de blanc comme dans le premier.

Le benjoin est doué d'une odeur aromatique et agréable, d'une saveur chaude et aigrelette.

Le benjoin doit sur-tout ses propriétés à l'*acide benzoïque*, principe qu'on retrouve dans tous les baumes en général. (*P. us.* : Le baume.)

Houx épineux. *Ilex aquifolium*. L.
(Aquifoliacées.)

Arbuste indigène, à feuilles persistantes, alternes, ovales, ondulées, épineuses, d'une saveur amère et désagréable. On y trouve une matière amère, non cristallisable. (*P. us.* : Les feuilles.)

Camomille romaine. *Anthemis nobilis*. L.
(Synanthérées.)

Plante indigène, vivace, à fleurs radiées; demi-fleurons de la circonférence, blancs; fleurons du centre, jaunes; réceptacle garni de paillettes; d'une odeur aromatique, agréable; d'une saveur chaude et amère. On y trouve une huile essentielle, du tannin, etc. (*P. us.* : Les fleurs.)

Camomille pyrèthre. *Anthemis pyrethrum*. L.
(Synanthérées.)

Plante vivace de l'Orient, à racine longue, fusiforme, de la grosseur du doigt; rugueuse et grisâtre à l'extérieur, blanchâtre à l'intérieur; d'une odeur désagréable, mais faible; d'une saveur âcre, piquante et qui excite les glandes salivaires. Son principe actif est une huile fixe, d'une saveur caustique. (*P. us.*: La racine.)

Absinthe officinale. *Absinthium officinale*. Rich. (Synanthérées.)

Herbe indigène, vivace, tomenteuse, à feuilles tripinnatifides; fleurs petites, jaunâtres, en panicules pyramidaux; à odeur très aromatique, et à saveur très amère. Elle contient une matiere amère, de l'huile volatile, etc. (*P. us.* : Les feuilles et sommités fleuries.)

Armoise commune. *Artemisia vulgaris*. L. (Synanthérées.)

Herbe indigène, vivace, velue; feuilles sessiles, découpées, vertes eu dessus, blanchâtres en dessous; petites fleurs en épis axillaires; odeur un peu aromatique; saveur légèrement amère. Mêmes principes dominans de l'absinthe. (*P. us.* : Les feuilles et sommités fleuries.)

Armoise de Judée. *Artemisia judaïca*. L. (Synanthérées.)

Arbuste de l'Arabie et de l'Afrique, à petites fleurs jaunâtres en panicule serré, qu'on a long-temps prises dans le commerce pour des semences, sous le nom impropre de *semen-contra*.

On y trouve de l'huile essentielle, un principe amer gommo-résineux, etc. (*P. us.*: Les graines, les capitules et les ramifications supérieures.)

Arnique des montagnes. *Arnica montana*. L. (Synanthérées.)

Plante indigène, vivace, des montagnes, à grandes *fleurs* jaunes; telles que les livre le commerce, elles présentent des demi-fleurons d'un beau jaune à leur circonférence et des graines noires à aigrette dans le centre. Leur odeur forte est sternutatoire; leur saveur est amère et âcre.

La *racine* est menue, noirâtre à l'extérieur, blanche à l'intérieur, analogue aux fleurs pour l'odeur et la saveur. Elle est peu usitée. (*P. us.* : La racine, les fleurs.)

Spilanthe oléracé. *Spilanthus oleracea*. L. (Synanthérées.)

Petite plante herbacée d'Amérique, naturalisée en France, à feuilles opposées, épaisses, dentelées; à grosses fleurs solitaires; odeur aromatique, saveur poivrée. (*P. us.*: Toute la plante.)

Laitue vireuse. *Lactuca virosa*. L.
(Synanthérées.)

Plante indigène, bisannuelle, à feuilles demi-amplexicaules; à fleurs jaunes en panicules terminaux; contenant dans toutes ses parties beaucoup de suc laiteux; à odeur vireuse, à saveur amère et âcre.

Elle présente à l'analyse, de la résine, un principe amer, du caoutchouc, un acide particulier, etc. (*P. us.* : Toute la plante.)

Laitue cultivée. *Lactuca sativa*. L.
(Synanthérées.)

Plante généralement connue, à laquelle on doit la *thridace* ou *lactucarium*, suc épaissi, qui se recueille par incisions faites à la tige. On trouve ce suc sous forme d'extrait sec, absorbant promptement l'humidité, brun, assez analogue à l'opium pour l'odeur et la saveur. Les *feuilles* sont souvent usitées seules. (*P. us.* : Les tiges et feuilles.)

Valériane officinale. *Valeriana officinalis*. L.
(Valérianées.)

Plante herbacée, indigène, vivace, à *racine* chevelue, jaunâtre à l'extérieur, blanchâtre à l'intérieur; d'une odeur forte et fétide, qui se développe par la dessication; d'une saveur amère et âcre. Elle doit sur-tout son action à une huile volatile et à un principe particulier qui n'a pas encore reçu de nom. (*P. us.* : Les racines.)

Caféier d'Arabie. *Coffea arabica*. L.
(Rubiacées.)

Arbuste originaire d'Arabie et cultivé aux Antilles, dont les *graines* grisâtres, dures, cornées, ovales, ont une surface convexe, et une autre plane et sillonnée longitudinalement; d'une odeur particulière, agréable; d'une saveur aromatique et amère, qui toutes deux se développent par la torréfaction.

Les principales sortes de café sont celles de *Moka*, de *Bourbon* et de la *Martinique*. (*P. us.* : Les graines.)

Chiocoque en grappes. *Chiococca racemosa*. L.
(Rubiacées.)

Arbuste des Antilles et de l'Amérique méridionale, à *racine* rameuse, d'un rouge très foncé, offrant des stries longitudinales et des radicules longues et menues comme une plume à écrire. L'écorce de cette racine, dans laquelle seulement résident les propriétés, est mince, d'une cassure vitrée, a saveur amère, styptique, un peu âcre, et à odeur nauséabonde.

Cette racine, appelée encore *caïnca*, doit ses vertus à *l'acide caïncique*, isolé par MM. Pelletier et Caventou. (*P. us.* : Les racines.)

Ipécacuanha officinal ou annelé. Rich. *Cephælis ipecacuanha*. L.

(Rubiacées.)

Petit arbuste du Brésil : sa *racine*, telle que nous la livre le commerce, est longue de quelques pouces, épaisse de quelques lignes, noueuse et déjetée en plusieurs sens, cassante; d'une couleur brune, rougeâtre ou grise; d'une odeur faible, mais désagréable; d'une saveur âcre, amère et sur-tout nauséeuse.

La partie corticale, bien plus active que la partie ligneuse, doit ses vertus à *l'émétine*, alcaloïde signalé par M. Pelletier. (*P. us.* : Les racines.)

On trouve encore dans le commerce différentes sortes d'ipécacuanhas, telles que le STRIÉ, *psychotria emetica*, le BLANC ou ONDULÉ, *ricardia brasiliensis*, et plusieurs autres de la même famille, dont les vertus sont analogues à celles du premier, quoique plus faibles; elles sont ou peu usitées ou tout-à-fait négligées.

Quinquina. *Cinchona*. L.

(Rubiacées.)

Le genre *cinchona* est tout entier originaire de l'Amérique méridionale. Il a les feuilles opposées, les fleurs disposées en panicules.

Trois sortes principales d'*écorces*, provenant d'autant d'espèces de *cinchona*, sont usitées en médecine.

1° QUINQUINA GRIS. Il provient de l'espèce *condaminea*, qu'on trouve dans la province de *Loxa*, au Pérou. C'est une *écorce* mince, longue de 8 à 10 pouces, roulée en cylindres, grise et fendillée au dehors, jaunâtre ou rouge pâle en dedans; d'une cassure nette; d'une odeur presque nulle; d'une saveur amère, astringente d'abord, puis un peu sucrée.

Il contient de la cinchonine et un peu de quinine, combinées avec l'acide kinique.

2° QUINQUINA JAUNE. Cette *écorce* appartient à l'espèce *cordifolia*, originaire de la province de Calisaya, province du Pérou. Elle est plus ou moins roulée, de la grosseur du doigt, pesante, assez épaisse, offrant des fissures transversales, grisâtre à l'extérieur, d'un jaune clair à l'intérieur; d'une odeur peu marquée; d'une saveur amère non astringente. Elle contient de la quinine et un peu de cinchonine, combinées avec de l'acide kinique.

3° QUINQUINA ROUGE. Il est fourni par le *cinchona oblongifolia*, originaire des environs de Santa-Fé-de-Bogota. Cette *écorce* est pesante, rarement roulée, couverte de fissures irrégulières, blanchâtre à la superficie, d'un rouge-brun à sa surface interne. La partie ligneuse est d'un rouge qui tire sur la rouille; son odeur est peu marquée; sa saveur essentiellement astringente. Elle fournit de la quinine et de la cinchonine.

Le quinquina blanc, *cinchona ovalifolia*, et le quinquina orangé, *cinchona lancifolia*, étant fort rares dans le commerce et par conséquent inusités, nous nous abstiendrons d'en parler. (*P. us.* : Les écorces.)

Nauclea gambeer. *Nauclea gambeer*. Hunt.
(Rubiacées.)

Cet arbuste, des Iles de la Sonde, fournit la *gomme kino*, suc retiré de sa tige et de ses branches. Ce suc est en masses dures et fragiles, d'une cassure vitrée, d'un rouge noirâtre, d'une saveur astringente ; il abonde en extractif et en tannin. (*P. us.* : Le suc épaissi.)

Boucage anis. *Pimpinella anisum*. L.
(Ombellifères.)

Plante annuelle de l'Orient, naturalisée en France, à petites *graines* verdâtres, recourbées en croissant; à sillons longitudinaux nombreux; d'une odeur aromatique agréable; d'une saveur chaude sucrée.

On y trouve une huile fixe, une huile volatile, etc. (*P. us.* : Les graines.)

Ciguë maculée. *Conium maculatum*. L.
(Ombellifères.)

Herbe indigène, bisannuelle, à tige fistuleuse, maculée en noir; à grandes *feuilles* alternes, tripinnées; à petites fleurs blanches, en ombelles; à odeur très vireuse; à saveur âcre.

M. Brande y a découvert la *conéine*, principe alcaloïde. (*P. us.* : Les feuilles.)

Férule assa fétida. *Ferula assa fœtida*. L.
(Ombellifères.)

Plante de Perse, vivace, d'où l'on retire une *gomme-résine* qui se présente en larmes blanches, réunies par une substance analogue brune rougeâtre; d'une odeur forte, alliacée, extrêmement fétide; d'une saveur amère et âcre, contenant de l'huile volatile, de la résine, de la bassorine, et autres principes. (*P. us.* : La gomme-résine.)

Férule sagapénum. *Ferula persica*. Willd.
(Ombellifères.)

Plante asiatique, qui donne une *gomme-résine* appelée sagapénum, en masses demi-transparentes, glutineuses, rousses, impures; d'une odeur et d'une saveur analogues à celles de la précédente, quoique moins prononcée. (*P. us.* : La gomme résine.)

Panais opoponax. *Pastinaca opoponax.* L. (Ombellifères.)

Plante de l'Orient, naturalisée dans le midi de la France, fournissant une *gomme-résine* qu'on trouve en larmes opaques, irrégulières, marbrées de jaune et de rouge; à odeur forte; à saveur âcre amère. (*P. us.*: La gomme-résine.)

Sélin galbanum. *Selinum galbanum.* L. (Ombellifères.)

Plante d'Afrique, à *gomme-résine* jaune, demi-transparente, molle, grenue; d'une odeur forte spéciale; d'une saveur amère. (*P. us.*: La gomme-résine.)

Dorema ammoniacum. *Dorema ammonifera.* David. (Ombellifères.)

Ombellifère exotique, assez peu connue, à laquelle on doit la *gomme-résine ammoniaque* : suc épaissi en larmes blanchâtres d'un petit volume; d'une saveur amère et nauséeuse; d'une odeur faible, mais désagréable. (*P. us.* : La gomme-résine.)

Groseiller rouge. *Ribes rubrum.* L. (Ribésiées.)

Arbrisseau indigène, portant un fruit acidule très connu, et dans lequel l'on trouve des acide citrique et malique, du sucre; de la gomme, etc. (*P. us.*: Les fruits.)

Giroflier aromatique. *Caryophyllus aromaticus.* L. (Myrtinées.)

Arbrisseau qui croît aux îles Moluques; à *fleurs* roses, disposées en corymbe terminal; à calice tubuleux à 4 dents. Ce sont ces calices que l'on connaît dans le commerce sous le nom de *clous de girofle*; leur couleur est brune, leur saveur chaude et piquante, leur odeur agréable et très aromatique. L'analyse y a trouvé beaucoup d'huile volatile, du tannin, une matière résineuse et cristalline, etc. (*P. us.*: Les fleurs non épanouies.)

Grenadier cultivé. *Punica granatum.* L. (Myrtinées.)

Arbrisseau méridional, à belles *fleurs* rouges, à *fruit* du volume du poing, sphérique, coriace, rougeâtre, polysperme; sa *racine* est recouverte d'une *écorce* d'un gris jaunâtre, qu'on trouve dans le commerce en petits fragmens minces et fragiles. Ces trois parties de la plante sont éminemment astringentes. (*P. us.* : Les fleurs, les fruits et les écorces radicales.)

Mélaleuque cajeput. *Melaleuca leucodendron*. L. (Myrtinées.)

Arbuste qu'on trouve à Banda et à Bornéo, et des feuilles duquel on retire l'*huile* de *Cajeput*, qui est volatile, verte, diaphane, d'une odeur pénétrante camphrée, et d'une saveur fraîche et piquante. (*P. us.* : Les feuilles.)

Cerisier laurier-cerise. *Cerasus lauro-cerasus*. Loisel. (Rosacées.)

Arbre exotique, naturalisé chez nous; à feuilles toujours vertes, lancéolées, d'une odeur et d'une saveur analogues à celles de l'acide hydro-cyanique qui s'y trouve en assez grande quantité. (*P. us.* : Les feuilles.)

Amandier cultivé. *Amygdalus communis*. L. (Rosacées.)

Arbre d'Afrique et du midi de l'Europe ; à fruit charnu, à noyau, où l'on trouve une *semence* oblongue, aplatie, recouverte d'une pellicule brunâtre et terne en dessus, blanche et satinée en dessous. Cette semence est douce ou amère.

Les *amandes douces* ont une odeur presque nulle, une saveur huileuse et agréable.

Les *amandes amères*, dont la coque est toujours épaisse et dure, sont caractérisées par leur amertume : elles contiennent de l'acide hydro-cyanique. (*P. us.* : Les amandes.)

Astragale de Crète. *Astragalus creticus*. Lam. (Légumineuses.)

Arbrisseau originaire de l'Orient, qui fournit un suc nommé *gomme adragante*. Cette substance est en petites lanières minces, contournées en plusieurs sens, ou pelotonnées en grumeaux, ou enfin alongées en filets ; d'une odeur nulle ; d'une saveur mucilagineuse : elle est susceptible de se gonfler considérablement par son séjour dans l'eau. (*P. us.* : Le suc gommeux.)

Ptérocarpe sang-dragon. *Pterocarpus draco*. L. (Légumineuses.)

Arbre qui croît dans les Iles de la Sonde et à Santa-Fé-de-Bogota, d'où l'on retire un suc résineux appelé *sang-dragon*. On nous le livre en bâtons solides, d'une cassure grenue et brillante ; d'un rouge foncé; sans odeur ni saveur prononcées ; il est quelquefois sous forme de masses ovoïdes, de la grosseur d'un œuf de pigeon, et enveloppées dans des feuilles de roseau. (*P. us.* : Le suc résineux.)

Copahu officinal. *Copahifera officinalis*. L.
(Légumineuses.)

Arbre de l'Amérique méridionale, qui fournit une *oléo-résine* connue sous le nom impropre de *baume de copahu*. Cette oléo-résine est d'un blanc jaunâtre, d'une consistance et d'une transparence oléagineuses, d'une odeur repoussante, d'une saveur âcre et amère. (*P. us.*: L'oléo-résine.)

Myroxylon du Pérou. *Myroxylum peruiferum*. D. C.
(Légumineuses.)

Arbre du Pérou, duquel on retire un *suc* appelé *baume du Pérou* et dont on connaît deux espèces. L'une, d'une consistance presque molle, d'un brun foncé, d'une odeur et d'une saveur balsamique très agréables, est très rare dans le commerce. L'autre, d'un rouge noirâtre, moins ferme que la précédente, diaphane, d'une saveur amère, d'une odeur forte, est assez commune. La première s'obtient par incision, la seconde par l'ébullition des rameaux. (*P. us.* : Le suc balsamique.)

Myroxylon de Tolu. *Myroxylum toluiferum*. Humb. et Bonp.
(Légumineuses.)

Autre espèce du même genre, originaire de l'Amérique méridionale, d'où suinte le *baume de Tolu*, suc concret, de consistance variable suivant l'âge, d'une couleur rousse ou fauve, demi-transparent, d'une odeur agréable, d'une saveur chaude et douceâtre. (*P. us.* : Le suc balsamique.)

Casses sénés. *Cassiæ sennæ*. L.
(Légumineuses.)

Le genre *cassia* renferme plusieurs arbustes à *feuilles* alternes, pinnées, composées de paires de folioles en nombre variable; à *gousses* bivalves, très aplaties, polyspermes.

Les feuilles constituent le *séné* proprement dit, dont on distingue trois espèces : La plus estimée, fournie par le *Cassia acutifolia*, a les feuilles entières, lancéolées, longues de 12 lignes environ, jaunâtres en dessus, glauques en dessous ; les feuilles du *C. obovata* sont longues d'un pouce, mais obovales; celles du *C. lanceolata* sont plus longues, plus étroites, montées sur des pétioles glanduleux. Ces trois espèces sont douées d'une saveur visqueuse et amère, et d'une odeur assez agréable ; elles se trouvent fréquemment mélangées dans le commerce sous le nom de *séné de la Palthe*. Les *gousses* provenant du *cassia* sont larges, d'un vert foncé et noirâtre, aplaties et très lisses. On en connait trois espèces, celles de la *Palthe*, de *Tripoli* et d'*Alep*, qui diffèrent entre elles par les dimensions et la couleur ; elles se rapprochent des folioles pour l'odeur et la saveur.

Le principe le plus intéressant de ces différentes parties du *cassia*, est la *cathartine*. (*P. us.* : Les feuilles et fruits.)

Casse canéficier. *Cassia fistula*. L. (Légumineuses.)

Arbre originaire de l'Inde et de l'Égypte, naturalisé dans l'Amérique méridionale ; à fruit légumineux, cylindrique, long d'un pied et plus, du volume du pouce, un peu courbé, d'un brun noirâtre, à valves ligneuses, coupé de cloisons transversales nombreuses ; à semences solitaires dans chaque loge, ayant le volume d'un haricot, et environnées d'une pulpe noirâtre ; odeur nulle ; saveur douceâtre acidule. (*P. us.* : Les fruits.)

Tamarinier de l'Inde. *Tamarindus indica*. L. (Légumineuses.)

Arbre de l'Inde et de l'Égypte, à fruit légumineux, épais, à double enveloppe, de plusieurs pouces de longueur, recourbé, d'une couleur de rouille grisâtre ; graines assez grosses, tétragones, brunâtres, environnées d'une pulpe noirâtre, gluante, pâteuse; l'odeur de cette pulpe est vineuse; sa saveur est sucrée, aigrelette, astringente. (*P. us.* : Les fruits.)

Acacia. *Acacia*. L. Willd. (Légumineuses.)

Genre de plantes qui a été démembré du genre *mimosa*, dont il formait la plus grande partie, et qui fournit trois produits médicinaux, savoir, le *suc* concret appelé *acacia vrai*, les *gommes arabique* et *sénégale*, et le *cachou*.

Le premier, tiré de l'espèce *acacia vera*, nous arrive en petites boules contenues dans des morceaux de vessie, d'un rouge-brun et d'une saveur très astringente, riche en tannin et en acide gallique. Cette substance, très peu commune, est souvent remplacée par l'*acacia nostrâs*, ou suc épaissi des fruits verts du prunier sauvage : l'une et l'autre sont fort peu usitées.

Le second (*gommes arabique* et *sénégale*,) est fourni sur-tout par les *acacia vera* et *acacia senegal*. Il se présente dans le commerce sous forme de masses plus ou moins grosses, sèches, à surface rugueuse ou lisse, demi-transparentes, incolores ou colorées en jaune plus ou moins foncé et quelquefois en brun rougeâtre, inodores ; d'une saveur douce et mucilagineuse. La gomme sénégale est beaucoup plus commune aujourd'hui que la gomme arabique : les propriétés des deux espèces sont exactement les mêmes.

Le troisième (*cachou* ou *terre du Japon*) est un extrait retiré du bois de l'*acacia catechu*, Willd. Le commerce en fournit trois espèces : 1° le *cachou de Bombay*, qui est en morceaux carrés, de 3 onces au plus, d'un brun rougeâtre, friable, d'une cassure grenue et luisante; 2° le *cachou de Bengale*, en pains arrondis, un peu plus volumineux, d'une couleur plus foncée; 3° le *cachou en masses*, qu'on trouve en morceaux amorphes, d'un brun rougeâtre, luisans et enveloppés dans de grandes feuilles. La saveur de ces trois espèces est très astringente; l'odeur est tout-à-fait nulle.

Sumac vénéneux. *Rhus toxicodendron*. L. (Térébinthacées.)

Arbuste de l'Amérique septentrionale, doué de la propriété remarquable de causer une éruption cutanée à ceux qui le touchent. Il contient dans toutes ses parties, et principalement dans ses feuilles, un suc blanc, résineux, très âcre. (*P. us.* : Les feuilles.)

Pistachiers. *Pistaciæ*. L. (Térébinthacées.)

Le genre *pistacia* fournit la résine appelée *mastic*, et la *térébenthine* dite de *Chio*.

Le mastic, dû au *pistacia lentiscus*, arbrisseau originaire de l'Orient, et que l'on cultive en grand dans l'île de Chio, est solide, en larmes ovales, d'un volume indéterminé, fragiles, lisses, transparentes, à cassure vitreuse, d'un jaune pâle; odeur douce, assez suave; saveur balsamique faible.

La *térébenthine de Chio* est d'une consistance épaisse, tenace, d'un blanc jaunâtre; d'une odeur pénétrante, spéciale, moins forte que celle des autres térébenthines; d'une saveur légèrement amère : elle découle naturellement du *pistacia terebinthus*, qui croît abondamment dans les îles de l'Archipel.

Baumier kataf. *Amyris kataf*. Forskal. (Térébinthacées.)

Arbrisseau de l'Arabie, fournissant la *gomme-résine* appelée *myrrhe*, substance fragile, translucide, en larmes ou en grains irréguliers, d'un jaune tirant sur le rouge, d'une cassure vitreuse, d'une saveur aromatique amère, d'une odeur agréable. (*P. us.*: La gomme-résine.)

Nerprun cathartique. *Rhamnus catharticus*. L. (Rhamnées.)

Arbrisseau indigène, à baies noirâtres, du volume d'un pois, luisantes, contenant une pulpe verdâtre, d'une saveur amère, et d'une odeur désagréable. (*P. us.* : Les fruits.)

Anémone pulsatille. *Anemone pulsatilla*. L. (Renonculacées.)

Petite plante herbacée, indigène, tomenteuse, à belles fleurs violettes, à sépales velus en dehors, à feuilles radicales deux fois ailées; odeur nulle; saveur très âcre. (*P. us.* : Toute la plante.)

Ellébore noir. *Helleborus niger*. L. (Renonculacées.)

Plante des montagnes, vivace, indigène, à racine charnue, rameuse, grosse et longue comme le doigt, parcourue d'anneaux circulaires rapprochés, noirâtre à l'extérieur, grise ou rougeâtre à l'intérieur; odeur nulle; saveur âcre et caustique. (*P. us.*: Les racines.)

Deux autres espèces d'ellébore, le *viridis* et le *fœtidus*, fournissent des racines analogues, mais aujourd'hui inusitées.

Ménisperme colombo. *Menispermum palmatum*. Lam. (Ménispermées.)

Arbuste sarmenteux, qu'on trouve aux Indes orientales, à Madagascar et en Afrique. La racine, qu'on nous apporte coupée par rouelles, est jaune verdâtre à l'intérieur, grise à l'extérieur, d'un pouce et demi de diamètre, couverte d'une écorce épaisse et peu adhérente : sa texture est spongieuse, son odeur désagréable, sa saveur amère. (*P. us.* : Les racines.)

Pavot somnifère. *Papaver somniferum*. L. (Papavéracées.)

Plante originaire d'Orient, naturalisée en Europe, à capsules du volume et de la forme d'un gros œuf. Ces capsules, telles qu'on les trouve dans le commerce, sont sèches, d'un blanc jaunâtre, de saveur amarescente; contenant une grande quantité de petites graines blanches. Elles sont très usitées.

Le *papaver somniferum* fournit un médicament dans le *suc* qu'on retire de ses capsules et de sa tige, et que l'on connaît sous le nom d'*opium*. Il nous arrive d'Orient, en masses aplaties, circulaires, brunes noirâtres; il est doué d'une odeur vireuse spéciale, d'une saveur âcre, amère et nauséabonde.

On y trouve de la morphine unie à l'acide méconique, de la narcotine, de la codéine, une résine, du caoutchouc et autres principes. (*P. us.*: Les capsules et le suc.)

Cresson de fontaine. *Sisymbrium nasturtium*. L. (Crucifères.)

Plante indigène, vivace, aquatique; à tiges rampantes, molles, longues d'un pied; à feuilles alternes, à folioles ovales, presque cordiformes; à petites fleurs blanches, en épis terminaux; à odeur peu prononcée; à saveur amarescente, piquante et agréable. (*P. us.* : Les tiges et feuilles.)

Cochléaria de Bretagne. *Cochlearia armoracia.* L. (Crucifères.)

Plante indigène, vivace, aquatique; à tiges rameuses, glabres, longues de 2 à 3 pieds; à feuilles grandes; à fleurs blanches, disposées en épis terminaux alongés. L'odeur des racines écrasées est pénétrante; leur saveur est amère, âcre, désagréable.

Cette plante est cultivée dans les jardins. (*P. us.*: Les racines.)

Stalagmitis gutte. *Stalagmitis cambogioïdes.* Murr. (Guttifères.)

Arbre de Ceylan et de Camboge, qui fournit une *gomme-résine* appelée *gomme-gutte.* Cette substance se présente en masses cylindriques, d'un jaune foncé à l'extérieur, et d'un jaune rougeâtre intérieurement; à cassure vitreuse, devenant, quand on la mouille, d'un beau jaune clair; odeur nulle; saveur âcre. (*P. us.*: Le suc gommo-résineux.)

Oranger ordinaire. *Citrus aurantium.* L. (Aurantiacées.)

Arbre des pays chauds, à *feuilles* persistantes, ovales, luisantes, parsemées de glandes nombreuses; à belles fleurs blanches très odorantes; à fruit bacciforme, multiloculaire.

Les *feuilles* d'oranger contiennent, dans leurs vésicules, une huile essentielle très aromatique; leur saveur est amère et chaude.

Les *fleurs*, d'une odeur des plus suaves, sont douées d'une saveur assez amère. L'huile essentielle s'y trouve en abondance.

Le *fruit*, appelé *orange*, contient un suc acide sucré, et quelquefois un peu amer.

Le *péricarpe* est rugueux et comme chagriné au dehors, d'un jaune foncé. On y trouve également beaucoup d'huile essentielle. (*P. us.*: Les feuilles, les fleurs et les fruits.)

Thé de la Chine. *Thea sinensis.* L. (Théacées.)

Arbrisseau qui croît à la Chine et au Japon; à feuilles alternes, longues de quelques pouces, coriaces.

Il y a dans le commerce deux espèces principales de thé, 1° le *thé vert* dont il existe plusieurs variétés, qui sont le *thé Heysswen* ou *Hysson*, le *thé poudre à canon*, etc.; on les trouve en petits grains verts ou grisâtres, contournés, comme chiffonnés, d'une odeur aromatique très suave, d'une saveur amère et astringente; 2° le *thé noir* qui comprend plusieurs variétés, parmi lesquelles on distingue le *thé Saout-chong* et le *thé Pékao*; il est d'un brun noirâtre, et a les feuilles roulées en long : ses propriétés sont plus faibles que celles du précédent.

Le parfum du thé est d'emprunt : on l'aromatise en le mêlant avec différentes fleurs avant de nous l'envoyer. (*P. us.* : Les feuilles.)

Vigne cultivée. *Vitis vinifera.* L.
(Vinifères.)

Arbuste sarmenteux, originaire de l'Asie, naturalisé et très répandu en Europe, à baies polyspermes, disposées en grappes, de couleur blanche ou noire.

Le *raisin*, connu de tout le monde, fournit des produits précieux pour la vie domestique, pour les arts et la médecine : nous lui devons le vin, le vinaigre, l'alcool et le tartre, comme produits médiats ; comme substance immédiate, il nous fournit les raisins secs qui sont quelquefois employés en médecine. (*P. us.* : Les fruits.)

Surelle acide. *Oxalis acetosella.* L.
(Géraniacées.)

Plante herbacée, indigène, à *feuilles* radicales, touffues, trifoliées, à folioles cordiformes, entières, velues ; odeur nulle ; saveur acide très prononcée. (*P. us.* : Les feuilles.)

Les feuilles intéressent sous le rapport de l'oxalate acide de potasse qu'elles contiennent.

Guimauve officinale. *Althæa officinalis.* L.
(Malvacées.)

Plante vivace, indigène, à *feuilles* tomenteuses, cordiformes ; à *fleurs* blanches rosées, en panicules ; à *racines* qui, telles qu'on les trouve dans le commerce, sont sans épiderme, alongées, et d'une saveur mucilagineuse.

Le mucilage se rencontre dans toutes les parties de cette plante. (*P. us.* : Les racines, feuilles et fleurs.)

Cacaoyer ordinaire. *Theobroma cacao.* L.
(Malvacées.)

Arbre du Mexique, qui fournit sa *graine* au commerce et à la médecine : elle est d'une forme ovoïde, d'une couleur brunâtre, d'une odeur particulière, d'une saveur douce et agréable. Elle contient une grande proportion d'huile fixe.

Le cacao torréfié est la base du chocolat, aliment très analeptique. (*P. us.* : Les graines.)

Tilleul d'Europe. *Tilia europæa.* L.
(Tiliacées.)

Arbre indigène, à *fleurs* jaunâtres, offrant une large bractée au dessous de leur point de réunion; saveur mucilagineuse; odeur assez agréable. (*P. us.* : Les fleurs.)

Ciste de Crète. *Cistus creticus*. L.
(Cistées.)

Arbuste de l'île de Crète, qui laisse suinter de ses rameaux une *résine* connue sous le nom de *ladanum*.

Ce suc concret est en masses cylindriques, de la grosseur du pouce, très dures, présentant des sillons en spirale, d'une couleur brune, d'une odeur balsamique, d'une saveur agréable. (*P. us.* : Le suc résineux.)

Violette odorante. *Viola odorata* . L.
(Violariées.)

Plante indigène des bois, à *fleurs* penchées, calice à 5 divisions profondes, corolle irrégulière, éperonnée, violette; *racine* filiforme, noueuse, de la grosseur d'une plume, couverte d'une écorce jaunâtre. (*P. us* : Les racines et fleurs.)

Polygala de Virginie. *Polygala senega*. L.
(Polygalées.)

Plante vivace de l'Amérique septentrionale, et qui abonde sur-tout dans la Virginie; petite *racine* tortueuse, et à rugosités annulaires rapprochées; à épiderme gris; à parenchyme blanchâtre, devenant fragile par la dessication; à odeur faible; à saveur d'abord fade, puis âcre et nauséeuse. (*P. us.* : Les racines.)

Nous avons un polygala indigène, le *P. vulgaris*, qui, au besoin, peut être employé comme succédané du premier.

Kramerie triandre. *Krameria triandra*. Ruiz et Pavon.
(Polygalées.)

Arbuste du Pérou, à *racine* ligneuse, très rameuse, brune rougeâtre, à saveur astringente et à odeur nulle, connue sous le nom de *Ratanhia*. (*P. us* : Les racines.)

Gayac officinal. *Guayacum officinale*. L.
(Rutacées.)

Arbre qui croît dans l'Amérique méridionale, et dont on utilise, pour l'art médical, le *bois* et la *résine*.

Le bois nous arrive en morceaux de volume indéterminé, à écorce grise et résineuse. La partie ligneuse est dure et pesante, d'un brun verdâtre ; l'aubier est moins compact et d'un jaune clair ; l'odeur du gayac est nulle, sa saveur âcre et amère.

La résine de gayac découle immédiatement de l'arbre du même nom ; elle est friable, à cassure vitreuse, d'une couleur verdâtre, d'une odeur aromatique ; d'une saveur âcre. (*P. us.* : Le bois et la résine.)

Cusparie fébrifuge. *Cusparia febrifuga*. Humb. (Rutacées.)

Arbre de l'Amérique méridionale, à écorce recouverte d'un épiderme mince, lisse et blanchâtre ; la partie interne est brune jaunâtre ; la cassure de cette écorce est nette et résineuse ; l'odeur est spéciale et forte ; la saveur aromatique et amère. On la connaît sous le nom d'*angusture vraie*. (*P. us.* : Les écorces.)

Quassie amère. *Quassia amara*. L. (Rutacées.)

Arbre qui croît dans différentes parties de l'Amérique, à racine du volume du bras, couverte d'une écorce mince, fendillée, grisâtre. Le bois du quassia est léger, difficilement pulvérisable, d'un blanc jaunâtre, inodore, et d'une saveur franchement amère, propriété qu'il doit à la *quassine*, découverte par Thomson. (*P. us.* : Les racines et le bois.)

Simarouba de Cayenne. *Simaruba guyannensis*. Rich. (Rutacées.)

Arbre qui croît dans différentes parties de l'Amérique méridionale, et entre autres à la Guyanne. Les écorces de la racine sont roulées sur elles-mêmes, très fibreuses, légères, d'une couleur fauve au dedans, grisâtres au dehors, flexibles ; l'odeur est nulle, la saveur purement amère. Elles contiennent également de la *quassine*. (*P. us.* : L'écorce de la racine.)

Saponaire officinale. *Saponaria officinalis*. L. (Caryophyllées.)

Plante indigène, vivace, à racine noueuse, brunâtre, inodore, de saveur amère et un peu âcre ; à feuilles ovales, sessiles, glabres ; à fleurs d'un blanc rosé, disposées en panicule.

Cette plante contient, d'apès Bucholz, de la *saponine*, principe immédiat qui a quelques-unes des propriétés du savon. (*P. us.* : Les racines, feuilles et fleurs.)

Lin usuel. *Linum usitatissimum*. L. (Linacées.)

Plante indigène, annuelle, à petites graines brunâtres, luisantes, oblongues, aplaties, d'une saveur huileuse et mucilagineuse. (*P. us.* : Les graines.)

C. RÈGNE ANIMAL.

Les caractères génériques des animaux ayant été exposés précédemment dans la classification des familles naturelles, nous ne présenterons ici que les caractères particuliers qui nous paraîtront nécessaires pour l'ordre de la Pharmacologie.

Lait de femme. *Lac mulieris.* (Voyez page 114.)

Civette. *Viverra civetta.* L.

La civette, ainsi que le zibeth, qui est une espèce du même genre, nous fournit le produit qui porte son nom. Il est contenu dans une poche voisine de l'anus, et sécrété par des glandes spéciales. C'est une matière onctueuse, d'une odeur très pénétrante. La civette, telle qu'on nous l'apporte, offre une consistance ferme et une couleur brune, qualités qu'elle doit à l'ancienneté; sa saveur est âcre, son odeur musquée et suave quand elle est légère, désagréable quand elle est concentrée. La civette est insoluble dans l'eau, soluble dans l'alcool. On la sophistique dans le commerce avec du ladanum, du styrax, etc.

Castoréum. *Castoreum.*

Le castoréum du commerce a l'aspect de deux masses pyriformes, alongées, un peu comprimées, et réunies à leur sommet; ce sont deux espèces de poches qui contiennent une substance jaune, sirupeuse, fétide dans l'état frais; cette substance est sécrétée par deux glandes placées longitudinalement sous la peau de l'abdomen, et à la région inguinale, chez les castors de l'un et de l'autre sexe.

Desséché et tel qu'il nous parvient, le castoréum est d'un brun rougeâtre à l'extérieur, fauve ou jaunâtre à l'intérieur, et entrecoupé par des cloisons membraneuses; il est sec, d'une odeur plus ou moins forte et pénétrante, d'une saveur âcre, amère; il est susceptible de se ramollir dans la bouche et d'adhérer aux dents.

Le castoréum, analysé par MM. Bouillon-Lagrange et Laugier, leur a offert une huile essentielle, de l'huile benzoïque, de la résine, de l'adipocire, une matière colorante, du fer et quelques sels. M. Bizio y a reconnu la présence d'une substance particulière, qu'il a nommée *castorine.*

Il est souvent sophistiqué par des matières résineuses, injectées dans des poches d'où l'on a extrait le vrai castoréum.

Ivoire. *Ebur.*

L'ivoire est la matière des défenses de l'éléphant, qui sont implantées dans l'os incisif de sa mâchoire supérieure et sortent de la bouche, des deux côtés de la trompe, souvent avec d'énormes dimensions.

L'ivoire n'est usité aujourd'hui que pour faire certains instrumens et particulièrement des pessaires; encore n'est-il aucun de ces cas où d'autres substances ne puissent le remplacer. On l'employait autrefois en médecine aux mêmes usages que la corne de cerf, qu'on lui a depuis préférée.

Graisse de porc. *Adeps porcinus.*

Fondue et purifiée, cette graisse, sous le nom d'*axonge*, est employée en pharmacie, pour confectionner un grand nombre d'onguents et de pommades. On prend, pour la préparer, les masses de graisse qui environnent les reins et les côtes, et qui s'appellent *panne*.

Cette substance est blanche, demi-solide, grenue, d'une odeur légère et d'une saveur agréable; elle jaunit en vieillissant.

Lait d'ânesse. *Lac asellæ.* (Voyez p. 114.)

Musc. *Moschus orientalis.*

Le musc est renfermé dans une poche que le chevrotain porte-musc, porte sous l'abdomen, en avant du prépuce, et où cette sécrétion s'accumule. La bourse abdominale du porte-musc n'existe que dans les individus mâles.

Le musc, même sur l'animal vivant, forme une masse presque compacte. Il est apporté en Europe encore renfermé dans la poche où il a été sécrété. On en distingue de deux sortes; le musc *Tonquin*, qui vient du royaume de ce nom, et qui est le plus estimé; et le musc *Kabardin*, qui vient du Kabarda. Lorsqu'on fend ces poches, telles que nous les livre le commerce, on y trouve une substance d'un brun noirâtre, en grumeaux inégaux, onctueux et un peu gras au toucher, ressemblant beaucoup à du sang coagulé et séché. Son odeur est extrêmement forte, pénétrante, durable, diffusible; sa saveur est un peu âcre et amère.

L'eau, l'alcool, l'éther, etc., dissolvent, dit-on, presque en totalité le musc pur, à l'exception d'un résidu provenant des cloisons membraneuses.

Il est très rare de trouver chez nous cette substance à l'état de pureté; et c'est avec le sang de différens animaux qu'elle est le plus souvent falsifiée. On y mélange aussi diverses substances balsamiques, telles que le styrax, le benjoin, etc.; plus, du sable, de la limaille de fer, des poils, etc.

Corne de cerf. *Cornu cervi.*

Elle provient du *cervus elaphus*, beau quadrupède de 3 à 4 pieds de hauteur, d'une couleur généralement fauve. Le front du mâle est armé

8

de belles cornes rameuses qu'on appelle *bois*, qui tombent tous les ans au printemps, et repoussent pendant l'été.

Cette substance se trouve communément dans les officines à l'état de râpures et sous le nom de *corne de cerf râpée*. Long-temps mise en crédit comme analeptique, elle est aujourd'hui peu usitée.

Lait de chèvre. *Lac capræ.* (Voyez ci-dessous.)

Lait de brebis. *Lac ovis.* (Voyez ci-dessous.)

Os de bœuf, bile de bœuf, lait de vache, chair et poumons de veau. *Os bovis, fel bovis, lac vaccæ, caro et pulmones vituli.*

Os de bœuf. Les os du bœuf et de tous les mammifères fournissent en abondance la *gélatine*, qui, comme matière médicamenteuse et nutritive, est d'un emploi assez fréquent en médecine.

Bile ou *fiel de bœuf.* Liquide vert jaunâtre, onctueux au toucher, d'une consistance visqueuse et comme huileuse; d'une odeur nauséeuse, d'une saveur amère. Ce liquide est extrait de la vésicule biliaire de ce ruminant. Son emploi en thérapeutique est aujourd'hui presque abandonné.

Lait en général. *Lac.*

Le lait est un liquide d'un blanc opaque, d'une saveur douce et très agréable, d'une odeur faible; il est sécrété par les glandes mammaires des animaux mammifères, pour l'allaitement de leurs petits.

Le lait, plus pesant que l'eau distillée, est composé de trois principes qui s'y trouvent réunis sous forme d'émulsion naturelle, savoir : le *beurre*, le *caséum*, et le *petit-lait* ou le *sérum*.

Il présente à l'analyse chimique, de l'eau, une matière caséeuse, du sucre de lait, une matière grasse, une matière extractive animale, une petite quantité d'acide et quelques sels.

Lait de femme.

Sa saveur est plus sucrée que celle du lait des animaux; la crême y est moins abondante, la blancheur plus claire, le caséum dans une moindre proportion.

Lait de vache.

Il est d'une saveur douce et agréable; très facilement coagulable; sa surface se recouvre promptement d'une couche blanc jaunâtre, épaisse, nommée *crême*, d'où l'art extrait le beurre par une opération mécanique. Lorsque le lait s'aigrit, la partie caséeuse s'y concrète et flotte au milieu du petit-lait, liquide facilement acescent. C'est du lait de vache que le pharmacien retire le petit-lait et le sucre de lait.

Lait d'ânesse.

Ce lait, dans sa composition, a de l'analogie avec celui de la femme, et partage ses propriétés analeptiques. La crême et le caséum y sont moins abondans que dans le lait de vache, mais la quantité de sucre y domine comparativement.

Lait de chèvre.

Il a de la ressemblance avec le lait de vache, moins de crême et de caséum, le beurre plus consistant, la saveur plus sucrée.

Lait de brebis.

Il donne plus de crême et de caséum que le lait de vache.

Le lait, quelle que soit son origine, est à la fois alimentaire et médicamenteux.

Ambre gris. *Ambra grisea.*

On a fait une foule de versions sur l'origine de l'ambre gris. Aujourd'hui il paraît bien certain que c'est une concrétion qui se forme dans les intestins du cachalot macrocéphale, sous l'influence d'une cause morbide.

L'ambre gris se rencontre principalement sur les rivages de la mer des Indes, sur la côte du Coromandel, etc.; très souvent on trouve cette matière en masses considérables et flottantes à la surface de la mer. Sa couleur est un gris noirâtre, veiné de blanc jaunâtre, et sa consistance est presque celle de la cire. Il se ramollit par la chaleur, est fusible et presque complétement volatil, inflammable, insoluble dans l'eau, soluble en partie à chaud dans l'alcool, l'éther, les huiles fixes et volatiles, etc.; sa saveur est fade et grasse; son odeur forte, particulière.

MM. Pelletier et Caventou y ont découvert de la résine, de l'acide benzoïque, un principe immédiat qu'ils ont désigné sous le nom d'*ambréine*, etc.

Cétine. *Cetina.*

Cette matière, qui provient du cachalot macrocéphale, est un principe immédiat qui constitue en presque totalité le blanc de baleine, où elle est seulement unie à un peu d'huile qui, dans l'animal vivant, la tenait en dissolution.

Pure, cette substance est en masses translucides, d'un blanc nacré, onctueuse au toucher, presque inodore et insipide, cristallisée en lames accollées. Elle se fond à une chaleur de 44 degrés, se dissout dans les huiles fixes et volatiles, et dans l'alcol et l'éther, plus à chaud qu'à froid,

Coquille d'œuf. *Putamen ovi.*

La coquille de l'œuf de poule ressemble, quant à sa constitution chimique, à toutes les concrétions du même genre. C'est une enveloppe calcaire, solide, cassante, et qui contient du soufre uni à une matière organique, du carbonate de chaux, du phosphate de la même base, une petite quantité de sous-carbonate de magnésie, et de l'oxyde de fer.

Blanc d'œuf. *Albumen ovi.*

Le blanc d'œuf, formé sur-tout d'eau, d'albumine et de mucus, est liquide, glaireux, insipide, d'un blanc un peu verdâtre : il se coagule par la chaleur, l'alcool, les acides.

Jaune d'œuf. *Vitellus ovi.*

Le jaune d'œuf, formé d'eau, d'albumine, d'une huile grasse et d'un principe colorant, est un corps épais, de couleur jaune, d'une saveur douce et huileuse ; il se coagule par la chaleur.

Chair de tortue. *Caro testudinis.*

La tortue a une chair blanchâtre, fournissant beaucoup de gélatine, et assez semblable, pour l'aspect et le goût, à celle de veau. Cette chair est usitée quelquefois en médecine, sous forme de bouillon.

Vipère. *Vipera berus.* L.

Genre de reptile plus funeste par sa morsure que précieux par ses vertus médicinales. Anciennement préconisées, et administrées sous différentes formes, la vipère et ses différentes parties sont aujourd'hui justement abandonnées.

Cuisses de grenouilles. *Coxæ ranarum.*

La grenouille commune (*rana esculenta*) est ordinairement celle que l'on emploie. Cet animal est parfaitement reconnaissable par ses formes sveltes, sa légèreté, sa couleur verte tachetée de noir et de trois raies qui lui sillonnent le dos longitudinalement. Sa chair blanche, tendre et gélatineuse comme celle du poulet, outre ses qualités nutritives, fournit à la médecine un bouillon fade et émollient, analogue au bouillon de veau.

Morue. *Gadus morrhua.* L.

Le genre *gadus*, de la division des poissons appelés *malacoptérygiens*, ordre des *subbrachiens*, fournit l'espèce *morrhua*, qui habite sur-tout les mers du nord, et notamment les environs du banc de Terre-Neuve, où elle est l'objet d'une pêche abondante. Sous le point de vue pharmacologique, la partie de cet animal qui intéresse le plus est son foie, d'où l'on extrait une huile connue sous le nom d'huile de foie de morue. Il faut se garder de confondre cette huile avec celle de poisson ordinaire, qui sert, au reste, souvent à la sophistiquer.

Ichthyocolle ou Colle de poisson. *Ichthyocolla.*

Substance sèche, coriace, d'un blanc sale, ordinairement en cylindres contournés, formée de la vessie natatoire du grand esturgeon (*accipenser huso*), de la division des *chondroptérygiens*, ordre des *sturioniens.* Elle est inodore et insipide, se dissout presque entièrement dans l'eau bouillante, et fournit, en se refroidissant, une gelée ferme et d'une couleur opaline. L'ichthyocolle se transforme entièrement en gélatine.

Os de sèche. *Tegmen sepiæ.*

La sèche, *sepia officinalis*, mollusque céphalopode privé de coquille extérieure, abonde dans toutes les mers de l'Europe. On en retire une coquille intérieure, logée sous la peau de l'animal, et connue sous les noms d'*os de sèche* et de *biscuit de mer.* C'est un corps ovale, long, plat, blanc, léger, friable, offrant une surface très poreuse et une autre comme cornée. Aujourd'hui, elle n'est plus guère employée que dans les poudres dentifrices.

Chair de limaçon. *Caro helicis.*

Le limaçon de vigne est l'espèce médicinale d'un genre très nombreux; il est contenu dans une coquille globuleuse, d'un fauve roussâtre, creusée en forme d'hélice, et se terminant au dehors par une large ouverture. Ce mollusque, commun dans les vignes et les jardins, est pour quelques personnes un aliment agréable; l'abondance de son mucus le rend précieux en médecine, où on l'emploie sous forme de bouillon, de sirop, etc.

Coquilles d'huîtres. *Testæ ostreæ.*

L'huître commune, *ostrea edulis*, abondante sur quelques-unes de nos côtes, est un mollusque acéphale, crustacé, dont les valves sont irrégulières, parsemées de stries curvilignes et rugueuses, et offrent, à l'intérieur, une surface lisse et nacrée. L'animal entier est un aliment fort délicat, et sa coquille, formée sur-tout de carbonate et de phosphate de chaux, est la partie du mollusque dont on fait le plus d'usage en médecine.

Sangsue. *Sanguisuga* ou *hirudo.*

Les sangsues sont des vers aquatiques rangés parmi les annélides. C'est dans les eaux douces que se trouvent les seules qui soient usitées en médecine. Elles ont la propriété, pour peu qu'on les irrite, de se contracter en prenant la forme d'une olive ; on les distingue aussi à leur corps alongé, mou, rétractile, convexe en dessus et plat en dessous, composé d'un grand nombre de segmens ; leur ventouse buccale sert comme instrument de succion, de station et de progression. Leur ventouse anale sert seulement à la station et à la progression. La ventouse antérieure est munie d'une bouche armée de trois rangs de dents fort aiguës.

Deux espèces de sangsues sont employées principalement comme moyen de saigner localement.

1° Sangsue officinale. *Sanguisuga officinalis.*

Cette espèce, commune dans le midi de la France, est celle qui offre les plus grandes dimensions (de 4 à 7 pouces) ; son corps est ou verdâtre ou d'un vert noirâtre peu foncé ; le dos marqué de 6 bandes longitudinales, de couleur ferrugineuse, mouchetées de points noirs à leur partie moyenne et sur leurs bords ; le ventre vert jaunâtre sans taches, mais bordé d'une large bande noire ; les segmens très lisses. On l'appelle *sangsue verte.*

2° Sangsue médicinale. *Sanguisuga medicinalis.*

Cette espèce est plus septentrionale que la précédente ; on la distingue sous le nom de *sangsue grise* ; elle a le corps d'un vert foncé, le dos marqué de 6 bandes ferrugineuses, assez claires, maculées de taches noires le plus souvent triangulaires ; le ventre également bordé de noir, mais d'un fond verdâtre Les segmens présentent des aspérités mamelonnées. Cette espèce est la plus commune chez nous.

A ces espèces principales on peut en ajouter quelques autres, telles que la *sangsue obscure*, la *sangsue interrompue*, etc.

Il est une espèce d'hirudinées qu'il ne faut pas confondre avec les véritables sangsues. C'est l'*hæmopis vorax* de Savigny, vulgairement appelée sangsue de cheval, commune dans les marais et les eaux douces de la France. Ses dents mousses ne lui permettant pas d'entamer la peau de l'homme, elle doit être rejettée comme inutile ; c'est donc à tort qu'on l'a accusée de produire, par sa morsure, des accidents fâcheux.

Les sangsues déchirent la peau des animaux auxquels elles s'attachent, au moyen de leurs dents, et en soutirent le sang à l'aide de la succion.

On en a fait depuis quelques années une prodigieuse consommation ; elles se recueillent, soit à la main, soit au moyen de petits filets.

Les marais, les étangs et certains ruisseaux de plusieurs points de la France nous en fournissent de grandes quantités.

Yeux d'écrevisse. *Concrementa astaci fluviatilis.*

Ces concrétions, improprement appelées *yeux d'écrevisse*, sont de nature calcaire et se forment naturellement dans l'estomac de l'écrevisse, crustacé de l'ordre des décapodes.

Ces concrétions sont en forme de masses circulaires, de 3 à 4 lignes de diamètre, dont la surface inférieure présente au centre une légère dépression.

A l'état frais, ces concrétions sont d'abord d'une couleur rosée ou bleuâtre; ensuite elles deviennent blanches. Elles sont formées de différentes couches, et c'est particulièrement en cela qu'on les distingue des imitations qui en sont faites. Elles se composent de carbonate de chaux uni à du mucus qui en lie les parties.

Les concrétions de l'écrevisse, qui autrefois étaient en grand usage en médecine, ne sont presque plus employées aujourd'hui, parce qu'on a reconnu qu'on pouvait les remplacer avantageusement par des substances plus faciles à se procurer.

Cloporte. *Oniscus murarius*. Cuv.

Ce crustacé isopode habite les lieux frais, humides, à efflorescences nitrées; il est long de 6 à 10 lignes, lisse, cendré, tacheté de noir et de jaunâtre, articulé, à mandibules sans palpes; sa bouche est formée de trois paires de mâchoires; il porte 4 antennes articulées, et manque de corselet distinct; son corps est partagé en quatorze anneaux, portant chacun une paire de pieds.

Un autre oniscus, l'*armadilla*, brillant, poli, très convexe, ayant les appendices de la queue à peine distincts et se roulant en boule dès qu'on le touche, est, avec le premier, employé indifféremment dans nos officines.

Cantharide. *Meloe vesicatorius*. L.

La cantharide des officines, insecte coléoptère très commun dans le midi de la France, en Espagne et en Italie, est longue de 6 à 10 lignes sur 2 ou 3 lignes de largeur, d'un vert doré très brillant, à antennes noires; elle est assez commune sur les frênes et les lilas qu'elle dépouille quelquefois de leurs feuilles.

On les récolte de grand matin, moment de la journée où elles sont engourdies, en secouant les arbres ou les branches sur lesquels elles sont fixées. On les fait ensuite périr à la vapeur du vinaigre chaud, après quoi on les fait sécher au soleil ou à l'étuve.

La cantharide, analysée par M. Robiquet, a offert une huile verte non vésicante, une matière noire également non vésicante, insoluble dans l'eau, une matière jaune soluble non vésicante, un principe huileux volatil et vésicant, et enfin la *cantharidine*, principe essentiellement vésicant.

Mylabre de la chicorée. *Mylabris cichorii*. L.

Ce coléoptère, qui offre un moindre volume que le précédent, a tout au plus 6 à 7 lignes de longueur. Il est noir, velu, et porte sur le dos 2 bandes jaunes et dentées, et une tache jaunâtre à la base de chaque élytre. Il est sur-tout commun dans les régions chaudes de l'ancien continent. Ainsi que l'indique son nom, il se plaît sur la chicorée. Cet insecte, usité comme vésicant, en Italie, en Grèce, en Egypte, etc., peut être considéré comme un excellent succédané de la cantharide.

Cochenille du nopal. *Coccus cacti*. L.

La cochenille appartient à la famille des gallinsectes, qui fait partie de l'ordre des hémiptères. Elle se trouve, dans le commerce, sous forme de petits grains irréguliers, convexes d'un côté, concaves de l'autre, offrant encore quelques traces d'anneaux, d'une ligne de diamètre environ, légers, secs, friables, de couleur rouge-brune ou grise ardoisée mêlée de rouge, parfois recouverts d'une poussière blanche, d'une odeur fétide, d'une saveur amère et acidule.

D'un emploi médical assez borné, elle est sur-tout utilisée dans les arts, comme moyen de teinture. Cet insecte est tiré habituellement du Mexique, où il se rencontre en grande abondance sur le nopal.

Abeille. *Apis mellifica*. L.

Les abeilles, de la famille des mellifères, ordre des hyménoptères, sont dignes, à tous égards, d'attention et d'intérêt. Elles vivent en sociétés disciplinées, où se trouvent trois sortes d'individus; savoir : une femelle qui est souveraine, plusieurs centaines de mâles ou faux-bourdons, uniquement destinés à la féconder, et qui sont ensuite mis à mort par le reste de la population, et enfin les abeilles neutres, appelées ouvrières, au nombre de plusienrs milliers, lesquelles sécrètent la *cire* dont sont formées les alvéoles des rayons; elles élaborent le *miel* contenu dans ces alvéoles, et recueillent le *propolis* destiné à tapisser l'intérieur de leurs ruches et à en boucher toutes les fissures.

Miel. *Mel.*

Matière sucrée, molle ou liquide, d'un blanc jaunâtre, grenue, soluble dans l'eau, et susceptible de fermentation alcoolique; elle est recueillie par les abeilles dans la corolle des fleurs, où des glandes nectarifères la sécrètent; mais ces insectes lui font subir dans leur estomac une élaboration particulière. Le miel le plus estimé en France est celui de Narbonne et des provinces environnantes; la seconde qualité nous vient du Gâtinais, et est celle qu'on emploie le plus.

Le commerce falsifie quelquefois le miel commun en le mélangeant avec de la fécule; mais on s'en assure bientôt en faisant dissoudre un peu de ce miel suspect dans de l'eau froide, et en touchant avec la teinture d'iode l'amidon qui s'est déposé.

Cire. *Cera.*

Matière dont l'abeille construit les rayons où elle dépose son miel et ses larves. L'animal la sécrète par la partie inférieure de son abdomen. Elle forme la charpente intérieure de la ruche, autrement dit les gâteaux. L'industrie la recueille en faisant fondre ces âteaux à une douce chaleur, après en avoir retiré le miel par expression. Cette cire est jaune, d'une saveur et d'une odeur aromatiques, et se ramollit assez aisément entre les doigts; purifiée par l'action de l'eau, de l'air et de la lumière, elle devient blanche, cassante, presque insipide et inodore.

Le docteur John a trouvé dans la cire deux principes immédiats, la *cérine* soluble dans l'alcool bouillant et dans l'éther, et la *myricine* qui y est insoluble.

Propolis. *Propolis.*

Matière résineuse, poisseuse balsamique, d'un brun rougâtre, soluble en grande partie dans l'alcool, dont les abeilles tapissent leurs ruches et se servent pour en boucher les fentes. On la considère comme n'étant que le suc visqueux dont sont enduits les bourgeons des arbres; l'abeille la trouverait donc toute faite sur les végétaux. Le propolis est fort peu employé en médecine.

Coralline blanche. *Corallina officinalis.* L.

C'est une substance calcaire, rameuse, qui se trouve au fond de la mer, fixée par la base sur les rochers, et que l'on nomme *polypier*. Elle est formée d'articles homogènes, grêles, d'un ou deux pouces de longueur, sans écorce ni pores visibles. On considère cette substance comme étant l'habitation d'un polype, dont on n'a fait jusqu'à présent que soupçonner l'existence. Elle se présente sous forme de petites touffes symétriques, disposées à la manière des feuilles bipinnées. La coralline est légère, rougeâtre, brune ou verdâtre quand elle est fraîche, mais elle acquiert une couleur blanche avec le temps. Le carbonate de chaux y domine essentiellement. Tout le polypier est mis en usage.

Corail. *Isis nobilis.* L.

Le corail, autre polypier, se présente sous la forme d'un petit arbrisseau qui peut atteindre de 12 à 20 pouces de hauteur, et formant au fond des mers des rescifs immenses. Sa tige, jamais articulée, est revêtue d'une couche charnue, composée d'un nombre infini de petits polypes, et appelée écorce. Le corail contient plus des 4 cinquièmes de son poids de carbonate calcaire. C'est le squelette pierreux qui est usité en médecine; mais son emploi est aujourd'hui fort restreint.

Éponge usuelle. *Spongia officinalis.* L.

Substance marine, fibreuse, très poreuse, classée aujourd'hui parmi les polypiers flexibles, occupée dans la mer par un animal qui ne se présente que sous la forme d'un mucus homogène.

L'éponge est de grosseur et de forme variables, d'une texture fine, d'un jaune blond, molle, tenace, tomenteuse. Avant d'être livrée au commerce, l'éponge est lavée, et dépouillée de la matière animale qu'elle renferme. L'analyse de l'éponge fournit un abondant produit ammoniacal, qui décèle évidemment sa nature azotée.

Tout le polypier est mis en usage.

NOTA. Nous n'avons voulu, dans cette étude des caractères spécifiques, que passer rapidement et succinctement en revue les principales substances usitées; mais nous n'avons point eu la prétention d'en donner une description qui puisse dispenser de recourir aux traités spéciaux de matière médicale. De là, la brièvete qu'on pourrait nous reprocher pour la plupart d'entre elles.

VII. CONSERVATION

DES SUBSTANCES SIMPLES

La conservation des substances simples a pour but de les mettre dans des conditions telles, qu'elles puissent durer un certain temps sans s'altérer.

La plupart des substances minérales exigent peu de soins pour leur conservation : le plus souvent, il suffit de les envelopper dans du papier pour les préserver de la poussière. Comme la limaille de fer et d'acier est sujette à s'oxyder, on doit la renfermer bien sèche dans des vases de verre hermétiquement bouchés. Il faut préserver du contact de l'air et de la lumière certains oxydes et sels.

Il est indispensable de conserver fraîches les parties usitées de certains végétaux qui perdraient, en se desséchant, leurs propriétés. Dans ce cas sont les racines de raifort, d'arum, etc.; on les enfouit dans du sable, à la cave, en ayant soin d'enlever, quand elles en ont, leurs feuilles radicales, dont le développement n'aurait lieu qu'en nuisant aux principes de la racine. On emploie le même procédé pour les bulbes, quand on doit s'en servir à l'état frais, et qu'on n'a pas l'occasion de les employer immédiatement après leur sortie de terre.

Pour préserver les plantes desséchées de l'humidité qu en détermine la prompte altération, on a coutume de les placer à l'étage de la maison le plus élevé : là, des boîtes couvertes, garnies à l'intérieur de papier enduit d'une colle à laquelle on a mêlé $\frac{1}{100}$ de deutocolorure de mercure et un peu d'aloès, reçoivent toutes les parties des végétaux ; on peut, de plus, les vernir à l'extérieur. De cette manière, les insectes n'auront que peu de prise sur les substances. On en fait autant pour les coffres et les tonneaux destinés à recevoir celles de ces mêmes substances que l'on récolte en grande quantité. On peut conserver ainsi les racines, les bois, les feuilles, les sommités et les fleurs. Nous plaçons ici ces parties de plantes dans l'ordre de leur plus longue conservation. On voit, dès lors, que les soins doivent être proportionnés à la plus ou moins grande disposition qu'elles ont à s'altérer.

Quant aux graines, amandes et tout ce qui est compris sous le nom collectif de fruits, à fort peu d'exceptions près, on les conserve de la même manière.

On a quelquefois besoin de conserver des animaux vivans. Pour y parvenir, on a soin, autant que possible, de ne pas les sortir de leurs habitudes naturelles.

On conserve les sangsues dans l'eau, en les tenant très proprement et changeant cette eau tous les deux ou trois jours, et même plus souvent si le temps est chaud et orageux. Dans tous les cas, il faut avoir soin que l'eau nouvelle soit à la même température que celle que l'on retire. Il suffit, pour de petites quantités de sangsues, de les tenir dans des vases de grès ou de verre. Pour de grandes quantités, le meilleur moyen est d'établir, dans une cour ou un jardin, un bassin, au fond duquel on dépose une couche formée de terre glaise, ou d'un mélange de mousse, de tourbe et de charbon végétal concassé. L'eau doit être toujours entretenue à la même hauteur, et, en cas de gelée, il faut recouvrir sa surface avec des paillassons posés sur un châssis, pour éviter qu'ils ne trempent dans l'eau.

On conserve les limaçons pendant tout l'hiver dans des caisses ou des paniers, en ayant soin de les garantir d'une trop grande chaleur, de même que des fortes gelées.

Les grenouilles peuvent se conserver dans un baquet avec de l'eau et de l'herbe, en ayant soin de le recouvrir d'un grillage en fil de fer, ou simplement d'un filet.

Le meilleur moyen de conserver les tortues est de les mettre, soit dans un jardin, soit dans une cour garnie de gazon. On peut aussi les parquer dans les caves.

Les œufs se conservent très bien par leur immersion dans l'eau de chaux. Quelques personnes, pour arriver au même but, les frottent avec de l'huile ou bien de l'axonge; d'autres les couvrent de cendre, ou de sciure de bois, ou simplement de paille : mais le premier de ces moyens est certainement préférable.

Les substances animales sèches, telles que les cloportes, les cantharides, le musc, le castoréum, sont celles qui ont le plus particulièrement besoin d'être préservées de l'humidité et de l'atteinte des insectes. Il est fort difficile d'y parvenir; mais le moyen qui réunit le plus de chances de succès consiste à les renfermer dans des vases de verre, hermétiquement bouchés, ou dans des boîtes de bois garnies à l'intérieur de plomb, ou enfin dans des bocaux et des pots garnis d'un cercle luté.

Pour certaines de ces matières qui s'altèrent avec une grande rapidité, comme les graisses, la cétine, etc., il convient de les renouveler souvent.

DEUXIÈME LIVRE.

PHARMACOTECHNIE.

La Pharmacotechnie a pour but d'initier le médecin aux opérations pharmaceutiques qui peuvent l'éclairer dans l'exercice de son art.

Elle est tout entière empruntée à la Pharmacie, qui diffère de la Pharmacotechnie, en ce qu'elle approfondit tous les détails relatifs à la confection et à la préparation des médicamens.

Les médicamens résultent de la préparation qu'on a fait subir aux substances simples, pour les mettre en état d'agir avec efficacité dans le traitement des maladies.

Ce second livre sera divisé en cinq chapitres, que nous traiterons successivement dans l'ordre suivant :

1° Des formes générales des médicamens.
2° De leurs modes généraux de préparation.
3° De leur classification.
4° De leur préparation particulière.
5° De leur conservation.

PLAN

DE LA PHARMACOTECHNIE

ET DU DEUXIÈME LIVRE.

PHARMACOTECHNIE, intéressant le médecin, le pharmacien,

- ÉTUDE DES FORMES GÉNÉRALES.
- MODES GÉNÉRAUX DE PRÉPARATION . . .
  - Division.
  - Extraction.
  - Mixtion.
  - Combinaison.
  - Manutention.
- CLASSIFICATION DES MÉDICAMENS . . . .
  - Anokémie.
  - Délokémie.
  - Pocilokémie.
  - Ánomalie.
- PRÉPARATIONS PARTICULIÈRES OU EXÉCUTION DES FORMULES.
- CONSERVATION.

I. ÉTUDE

DES FORMES GÉNÉRALES.

Les médicamens, que l'on distingue en *officinaux* et en *magistraux*, suivant qu'on les tient tout prêts dans les officines ou qu'on les prépare instantanément sur l'ordonnance des médecins; en *internes* et en *externes*, selon qu'on les porte dans l'intérieur du corps ou qu'on les applique à sa surface; et enfin en *simples* et en *composés*, suivant le nombre des ingrédiens dont ils sont formés, sont susceptibles de revêtir différentes formes que nous allons passer en revue.

Notre but, en exposant les diverses formes médicamenteuses, est simplement de faciliter l'intelligence des mots qui les expriment, et, par conséquent, de rendre claire la lecture du chapitre suivant, où nous aurons quelquefois occasion d'en parler à titre d'exemples. Nous ne prétendons pas ici amener ces formes générales dans un ordre essentiellement méthodique : ce travail sera l'objet spécial du chapitre consacré à la classification, et, pour le présent, nous nous servirons de l'ordre alphabétique, comme le plus propre aux recherches.

Alcoolats.

On donne ce nom à l'alcool chargé, par distillation, des principes volatils d'une ou plusieurs substances. Ces médicamens étaient appelés autrefois *esprits*, *eaux*, *eaux spiritueuses*, *élixirs*, *baumes*, *quintessences*, *gouttes*, *alcools*. Mais ces dénominations peu précises ont été remplacées avec raison par celle que nous indiquons.

Alcoolés.

Ce sont des médicamens liquides, résultant, soit de l'action dissolvante de l'alcool sur des substances diverses, soit de son mélange avec un liquide qui s'unit à lui en toutes proportions.

On leur donnait autrefois des noms très variés; ainsi, c'est à eux qu'il faut rapporter les *teintures alcooliques*, les *hydromels*, les *ratafias*, les *acides dulcifiés*, et un bon nombre d'*élixirs*, d'*essences*, de *quintessences*, d'*eaux*, de *gouttes*, de *liqueurs*, etc. Il est facile de sentir qu'une dénomination uniforme, faisant connaître dès l'abord la nature de tous ces médicamens, est de beaucoup préférable et prévient sûrement les erreurs auxquelles la confusion du langage pouvait donner lieu dans l'exécution des formules magistrales.

Brytolés.

Les brytolés, ou *bières médicinales*, sont des médicamens liquides, qui résultent de l'action dissolvante de la bière sur une ou plusieurs substances.

Candis.

C'est le nom par lequel on désigne des médicamens solides, formés de sucre pur ou aromatisé, et amené par la cuisson à l'état cristallin.

Cataplasmes.

On appelle ainsi des médicamens de composition très variable, de consistance molle et pâteuse, toujours destinés à l'usage externe.

On les désignait autrefois sous les noms d'*épicarpes*,

quand ils devaient être appliqués aux poignets; de *suppédanes*, lorsqu'ils étaient préparés pour la plante des pieds; de *sinapismes*, quand ils étaient faits avec la farine de moutarde. Mais, aujourd'hui, les deux premières dénominations sont tombées en désuétude; la troisième seule est restée en usage.

Condits.

Ce sont des médicamens solides, formés de substances végétales, entières ou divisées en fragmens plus ou moins gros, pénétrées et recouvertes de sucre cristallisé. On leur donnait autrefois le nom de *conserves sèches*.

Elæolés.

Les élæolés, ou *huiles médicinales*, sont des médicamens liquides résultant de l'action dissolvante d'une huile fixe sur une ou plusieurs substances.

On y rapporte les élæocératés (*cérats* ou *oléo-cérats*), qui n'en diffèrent que par une consistance plus forte, due à l'addition d'une certaine proportion de cire et quelquefois d'eau, etc.

Électuaires.

Ce sont des saccharolés de consistance de pâte molle, et de composition très variée.

Les électuaires simples, c'est-à-dire qui ne sont formés que de l'excipient et d'une seule substance médicamenteuse, portaient autrefois les noms de *conserves* ou *marmelades* : les composés étaient appelés *électuaires*, *confections*, *opiats*, *marmelades*, *crêmes*. Mais toutes ces dénominations, dont le choix ne reposait sur rien de précis, et qui s'appliquaient d'ailleurs à des médicamens ne formant en réalité qu'un seul et même genre, ont été abandonnées avec raison.

Espèces.

On appelle ainsi le mélange, à parties égales, de plusieurs plantes ou parties de plantes sèches, ordinairement incisées ou concassées, et jouissant de propriétés analogues.

Éthérolés.

Les éthérolés, ou *teintures éthérées*, sont des médicamens liquides résultant, soit de l'action dissolvante d'un éther (le plus souvent c'est l'éther hydratique) sur des substances diverses, soit de son mélange avec un liquide qui peut s'unir avec lui.

Extraits.

Ce sont des médicamens composés des principes solubles d'une substance végétale ou animale quelconque, principes d'abord dissous à l'aide d'un liquide approprié, puis ramenés par l'évaporation du dissolvant à une consistance molle ou tout-à-fait sèche.

Fécules.

On nomme ainsi la partie amylacée, ou amidon, contenue dans les végétaux, et que l'on en retire en déchirant les cellules dans lesquelles elle est renfermée.

Les fécules, en général, appartiennent plutôt à la pharmacomathie qu'à la pharmacotechnie. Néanmoins, comme il en est quelques-unes qui doivent être préparées dans le laboratoire du pharmacien, par exemple, celles d'arum et de bryone, et qu'elles constituent véritablement une forme particulière sous laquelle ces substances peuvent être prescrites, il nous a semblé convenable de suivre à leur égard la marche tracée par nos devanciers, et de les mentionner ici.

Gelées.

On connaît sous ce nom des médicamens formés principalement de sucre et d'une matière gélatineuse ou gommeuse. Ces préparations jouissent de la propriété de se liquéfier par l'action de la chaleur, et de prendre, en se refroidissant, une consistance tremblante.

Hydrolats.

Les hydrolats, ou *eaux distillées de plantes*, *eaux distillées*, sont des médicamens liquides formés d'eau ordinaire et de principes volatils qui y ont été unis au moyen de la distillation.

Hydrolés.

Ce sont des préparations liquides résultant de la solution ou de la suspension dans l'eau de substances médicamenteuses très variées. Ces médicamens sont nombreux : les principaux sont les solutés aqueux proprement dits, les tisanes, les apozèmes, les limonades, les émulsions, les bouillons médicinaux.

1° On appelle *solutés aqueux* les produits de la solution directe d'une ou plusieurs substances dans l'eau. Certains d'entre eux portaient autrefois les noms de *solution, eau*, *liqueur*, comme la *solution arsénicale de Pearson*, l'*eau mercurielle*, la *liqueur de Van Swieten*. On les nommait *mucilages*, et on en faisait une forme particulière, lorsqu'ils avaient une consistance épaisse et visqueuse, due à la présence d'un principe gommeux dissous dans l'eau.

2° Le mot de *tisane* ne conviendrait, dans l'acception rigoureuse du mot, qu'à une boisson préparée avec l'orge mondé ou perlé : mais, aujourd'hui, on le prend dans un sens beaucoup plus étendu, et on l'emploie généralement pour désigner l'eau ordinaire chargée d'une très petite proportion de principes médicamenteux, et destinée à servir de boisson ordinaire aux malades.

3° Les *apozèmes* ne diffèrent des tisanes que parce qu'ils contiennent une plus grande somme de principes actifs, et qu'ils ne peuvent, par conséquent, être prescrits comme boisson habituelle. Toutefois, cette distinction n'étant pas toujours suivie dans la pratique, et le mot tisane étant souvent mis en usage pour désigner de véritables apozèmes, cette dernière dénomination n'est que rarement employée aujourd'hui par les médecins.

4° On donne le nom de *limonades* à des boissons aqueuses, de saveur à la fois acidule et sucrée.

5° Les *émulsions* sont des médicamens liquides, laiteux, de couleur blanche ou blanc-jaunâtre, formés d'eau et d'huile ou de résine, ces deux dernières substances se trouvant dans un état de division extrême, et restant en suspension dans l'excipient, au moyen d'un intermède dont la nature varie.

6° Les *bouillons médicinaux* sont des hydrolés tenant en solution des principes immédiats de nature animale, et en petite proportion seulement.

Enfin, outre les différens genres d'hydrolés que nous venons de mentionner, la plupart des auteurs leur rapportent encore les *potions*, les *macérés*, les *digestés*, les *infusés* et les *décoctés*. Mais les potions, quoique généralement aqueuses, pouvant offrir quelquefois un excipient autre que l'eau, et demandant d'ailleurs des développemens un peu étendus, à cause des subdivisions qu'elles présentent, nous en parlerons à leur ordre alphabétique. Quant aux macérés, etc., comme ils ne sont, à proprement parler, que le résultat de la macération, de la digestion, de l'infusion ou de la décoction d'une substance dans un liquide qui doit varier suivant la nature de cette dernière, ils n'appartiennent point exclusivement aux hydrolés, et doivent être rapportés aux différentes classes de médicamens à excipient liquide.

Liparolés.

Ce sont des médicamens qui résultent, soit de l'action dissolvante d'un ou plusieurs corps gras sur une ou plusieurs substances, soit de leur mixtion avec ces dernières.

Ils renferment les élæolés et les élæocératés dont nous avons déja parlé, les liparolés proprement dits et les lipo-rétinolés.

Les *liparolés* proprement dits, ou graisses médicamenteuses du *Codex*, portent vulgairement le nom de pommades, et sont généralement composés de graisses animales unies à différens principes non résineux. Ils sont d'une consistance ordinairement molle.

Les *lipo-rétinolés* ne diffèrent des liparolés proprement dits, sous le rapport de la composition, que parce qu'ils contiennent des substances résineuses. Ils sont, ou de consistance molle, et on les appelle communément alors *onguents* ou *baumes*; ou de consistance solide, et, dans ce dernier cas, ils portent les noms *d'onguents solides* ou *onguents-emplâtres*.

Mélitolés.

Ce sont des médicamens liquides, visqueux, résultant de la solution d'une forte proportion de miel dans un liquide de nature variable, le plus souvent aqueux. On leur donnait autrefois et on leur donne le plus souvent encore les noms de *miels médicinaux* ou de *mellites.*

Lorsque le liquide dans lequel le miel est dissous est le vinaigre, le médicament est appelé *oxéo-mélitolé* (*oximel* ou *oximellite* de l'ancienne nomenclature).

Myrolés.

On appelle ainsi des médicamens liquides qui ont une ou plusieurs huiles volatiles pour excipient. On leur donne vulgairement le nom de *baumes*.

Œnolés.

Les œnolés, ou *vins médicinaux*, sont des médicamens liquides, résultant de l'action dissolvante du vin sur une ou plusieurs substances.

Oxéolats.

On donne ce nom au vinaigre chargé par distillation des principes volatils d'une ou plusieurs substances

Ces médicamens portent encore le nom de *vinaigres médicinaux distillés.*

Oxéolés.

Les oxéolés, ou *vinaigres médicinaux*, sont des médicamens liquides résultant de l'action dissolvante du vinaigre sur une ou plusieurs substances.

Pastilles.

Ce sont des médicamens solides, de forme hémisphérique, composés de sucre et de principes aromatiques, préparés avec l'aide de la chaleur.

Pâtes.

Les pâtes sont des médicamens de consistance molle,

mais n'adhérant pas aux doigts. Elles sont formées principalement de sucre et de gomme.

Pilules.

On donne ce nom à des médicamens d'une consistance de pâte ferme, non adhérens aux doigts, de forme sphérique, et d'une pesanteur qui ne dépasse pas six grains.

Lorsque ces médicamens sont d'un volume plus considérable, ils prennent le nom de *bols* : on leur donne généralement alors une consistance moindre, et souvent on les dispose en olives pour en faciliter l'ingestion.

Potions.

On donne en général ce nom à des médicamens liquides (hydrolés), d'un volume peu considérable, et destinés à être pris intérieurement en une ou plusieurs fois.

Les potions renfermant un très grand nombre d'espèces, très différentes les unes des autres par les propriétés et le mode d'administration, on a établi parmi elles plusieurs sous-divisions destinées à rendre leur étude plus facile. Ainsi, on distingue les loochs, les juleps, les potions proprement dites, les mixtures et les médecines. Il est bon de se rappeler toutefois que ces définitions sont, dans beaucoup de cas, purement arbitraires, et qu'elles n'offrent guère qu'un seul avantage au praticien, celui de pouvoir varier de temps en temps les noms des médicamens qu'il prescrit dans les maladies chroniques, où les cliens ne tardent pas à se lasser des remèdes, même différens, auxquels ils voient donner la même dénomination.

1° *Looch*, mot arabe qui a passé dans notre langue, est le nom que l'on donnait autrefois à une préparation mucilagineuse et sucrée, intermédiaire aux électuaires et aux sirops pour la consistance, et que l'on administrait aux malades à l'aide d'une racine de réglisse effilée. De nos jours, il s'applique à des potions sucrées, de quatre à six onces, dont le véhicule est toujours émulsif, et dont la viscosité est augmentée par l'addition d'une certaine quantité de mucilage.

2° *Julep*, autre mot arabe qui désignait jadis un mélange formé de deux parties de sucre et de trois parties d'eau distillée aromatique. Aujourd'hui on le donne à des potions transparentes, d'odeur et de saveur agréables, composées d'hydrolats et de sirops en proportions variables, et du poids de cinq à six onces environ.

3° Les *potions* proprement dites sont des médicamens liquides, du poids de quatre à six onces, résultant du mélange de décoctés, d'infusés, de digestés, de macérés, d'hydrolats, de sirops, etc., dans lequel on introduit souvent, avec ou sans intermède, des substances actives, solides, qu'elles soient douées ou non de la propriété de se dissoudre dans le véhicule composé qui forme le corps de la préparation.

4° Pour bien définir la *mixture*, et la différencier des trois sortes de potions dont nous venons de parler, il faut n'attribuer ce nom qu'à un mélange liquide de médicamens très actifs, du poids de trois onces au plus, et destiné à être pris en très petite quantité à la fois, à la dose de quelques gouttes, par exemple, soit sur du sucre, soit dans une tasse de boisson appropriée.

5° Enfin, la *médecine*, ou *potion purgative*, doit sa dénomination aux propriétés cathartiques des substances qui en font la base. Elle est généralement prise en une seule fois, ce qui la fait différer des loochs, des juleps et des potions proprement dites que l'on donne par cuillerées à bouche, à des intervalles plus ou moins éloignés, et des mixtures que l'on administre à doses plus faibles encore.

Poudres.

On donne ce nom au produit de la division des substances médicamenteuses solides en particules plus ou moins ténues.

Pulpes.

On appelle ainsi des médicamens mous, composés de la partie molle et parenchymateuse des végétaux que l'on a divisée à l'aide d'une force mécanique.

Saccharolés.

C'est le nom qu'on donne, en général, à tous les médicamens qui ont une matière sucrée pour excipient, comme les condits, les électuaires, les gelées, les pastilles, les pâtes, les saccharures, les sirops, les tablettes, etc.

Saccharures.

Les saccharures sont des médicamens solides, résultant du mélange du sucre avec un ou plusieurs principes médicamenteux. C'est parmi eux que viennent se ranger naturellement les *oléo-sucres* des auteurs.

Sirops.

On appelle sirops des médicamens officinaux liquides, d'une consistance oléagineuse, résultant de la solution concentrée du sucre dans un liquide aqueux, vineux ou acéteux, pur ou chargé des principes actifs d'une ou plusieurs substances médicamenteuses.

Solutés.

Les solutés sont des médicamens officinaux ou magistraux liquides, qui résultent de l'action dissolvante d'un véhicule aqueux, vineux, alcoolique, éthéré, etc., sur une ou plusieurs substances. Aussi, ne peuvent-ils être considérés comme constituant une forme particulière, et doivent-ils être rapportés, suivant la nature de leur excipient, aux alcoolés et alcoolats, aux éthérolés, aux oxéolés et oxéolats, aux myrolés, etc. C'est parmi eux, comme nous l'avons dit plus haut, en parlant des hydrolés, que figurent les macérés, les digestés, les infusés, les décoctés, dénominations qui indiquent seulement le mode opératoire employé, sans définir la forme donnée à la substance qui fait la base de la préparation.

Sparadraps.

Ce sont des médicamens anomaux, officinaux ou magistraux, consistant en une bande de toile, de taffetas ou de papier, recouverte uniformément d'une couche emplastique mince. Ils sont toujours destinés à l'usage externe.

Stéaratés.

On donne ce nom à des médicamens officinaux solides, qui ont pour excipient, ou au moins pour principe prédominant, un savon de plomb.

Ces préparations ont été appelées successivement *emplâtres métalliques*, *oléo-stéaratés*, *stéaratés*.

Sucs d'herbes.

On appelle ainsi des médicamens essentiellement magistraux, liquides, retirés par expression des végétaux entiers ou de quelques-unes de leurs parties.

Tablettes.

Les tablettes sont des médicamens officinaux solides, résultant du mélange de poudres médicamenteuses et de sucre, et devant leur consistance à l'addition d'une quantité suffisante d'un mucilage.

On les divise en portions auxquelles on donne des formes variables : lorsque cette forme est sphérique, le médicament porte le nom de *grains ;* il retient celui de *tablettes* proprement dites, quand il est en lamelles aplaties, rondes, carrées ou rhomboïdales.

Trochisques.

Ce sont des médicamens officinaux solides, de composition très variée, et divisés en petites masses sphériques, coniques, pyramidales, tétraédriques, en grains d'avoine, etc.

Outre les formes médicamenteuses que nous venons de passer en revue, la plupart des pharmacologues qui ont écrit sur la matière, ont mis sur le même rang d'autres préparations particulières qu'il nous est inpossible d'envisager de la même manière. Ce sont, par exemple, les *bougies*, les *sondes*, les *passaires*, les *suppositoires*, les *sachets*, etc., qui sont pour nous des médicamens anomaux dont nous aurons à nous occuper spécialement dans une autre partie de notre ouvrage.

Enfin, il est encore certaines formes admises par le plus grand nombre des auteurs, mais que nous sommes loin de considérer comme telles. Les *bains*, les *embrocations*, les *fomentations*, les *lotions*, les *collyres*, les *gargarismes*, les *linimens*, etc., sont pour nous de simples modes d'administration qui, par conséquent, doivent trouver place dans la pharmacodynamie. Aussi, est-ce dans ce 3e livre de notre ouvrage que nous exposerons ce qui leur est relatif.

II. MODES GÉNÉRAUX

DE PRÉPARATION.

La préparation consiste à faire subir aux drogues simples, après qu'elles ont été mises en état d'être employées, les modifications nécessaires pour en composer des médicamens. On ne doit donc entendre ici par *préparation* que la confection même des médicaments; les soins pris auparavant pour la conservation des substances employées n'en font point partie.

La préparation comporte cinq modes principaux; savoir : la *division*, qui produit une solution de continuité entre les parties des corps sans rien changer le plus ordinairement à leur état chimique; l'*extraction*, qui opère la séparation d'une substance simple ou composée, du corps dont elle faisait partie; la *mixtion*, qui est le mélange de plusieurs substances simples, à l'effet d'obtenir un médicament composé, considéré pharmaceutiquement comme un tout homogène; la *combinaison*, qui est l'union intime des molécules des corps par affinité chimique; et enfin, la *manutention*, qui s'applique à un ordre de médicamens dus à une opération purement manuelle.

Nous allons entrer pour chacun de ces modes dans les explications qu'ils exigent.

A. DIVISION.

Les opérations dépendantes de la division sont : l'*immersion*, la *rasion*, la *section*, la *quassation*, l'*épistation*, la *pulvérisation*.

1° IMMERSION.

L'immersion est une opération au moyen de laquelle on divise un corps, en le plongeant dans l'eau froide, après l'avoir préalablement soumis à l'action d'une température très élevée. Elle comprend elle-même deux opérations, savoir : l'*extinction* et la *granulation*.

Si le corps à diviser est rouge de chaleur au moment de l'immersion, l'opération est appelée *extinction*. On s'en sert pour les corps d'une excessive dureté et qui resteraient réfractaires aux moyens ordinaires de division, comme les pierres quartzeuses. Les molécules de ces corps, en raison du changement de température brusque et considérable auquel elles sont exposées en passant du feu dans le liquide froid, se désunissent et cèdent ensuite plus aisément aux autres procédés de pulvérisation. Cependant, une seule extinction suffit rarement pour atteindre le but désiré, et il est presque toujours indispensable de la répéter plusieurs fois.

Lorsque le corps a été chauffé au point d'entrer en fusion, l'immersion prend le nom de *granulation*. On l'emploie pour certains métaux, comme le zinc, l'étain, le plomb, qui, versés dans l'eau tandis qu'ils sont fondus, se divisent en grenailles plus ou moins fines, suivant la manière dont ils ont été jetés dans le liquide. On les fait passer à travers un vase perforé, et on les reçoit dans un autre vase rempli d'eau : quelquefois on se contente de les verser directement, sans l'intermédiaire du premier vase. De quelque manière que la granulation soit pratiquée, elle est toujours accompagnée de dangers, et le manipulateur doit prendre des précautions pour s'en garantir. Ainsi, le métal ne doit être projeté que sous la forme d'un filet que l'on promène à la surface du liquide, et l'opérateur doit placer, entre lui et le vase où l'eau est contenue, une planche assez élevée pour qu'elle puisse le mettre à l'abri de la projection du liquide bouillant et des globules métalliques.

Dans les arts, où une grande quantité de métal doit être réduite en grenailles, on opère dans un baquet fermé d'un couvercle, sur lequel est pratiquée une seule ouverture. C'est par cette dernière que le métal en fusion est introduit, et un axe, qui tourne au milieu, met le liquide en mouvement.

2° RASION.

La rasion consiste à diviser certains corps en parties plus ou moins ténues, en les frottant avec la lime ou la râpe. On emploie la lime pour le fer, l'acier et quelques autres métaux; on se sert de la râpe pour la corne de cerf, la noix vomique, les santaux, les racines de bryone, la pomme de terre, etc. Pour faciliter cette opération, on fixe dans un étau les corps que l'on veut diviser, ou bien on les serre fortement avec des pinces, et on les frotte sur des tables dont la surface est garnie de râpes. La limaille ou la râpure obtenue par cette opération sont ensuite, s'il est nécessaire, réduites en poudre plus fine à l'aide d'autres moyens. La rasion offre sur-tout de l'avantage pour la division de certaines substances qui doivent être soumises à l'action dissolvante d'un liquide; les fragments qu'elle fournit sont plus spongieux que ceux qui sont le résultat de la quassation, et, par conséquent, ils cèdent mieux leurs principes solubles aux menstrues avec lesquels on les met en contact.

3° SECTION.

La section est l'opération par laquelle on réduit les corps solides en petites parties, à l'aide d'instruments tranchants. On se sert d'un couteau ordinaire pour les racines fraîches, les fruits entiers, les bulbes et autres parties charnues des végétaux; de ciseaux pour les feuilles, les sommités fleuries, les herbes entières; de haches, de ciseaux, de scies pour les os, la corne de cerf, les bois durs; et enfin, d'un couteau à manche pour les racines sèches, les tiges, etc.

Ce couteau, que l'on nomme encore *couteau de boulanger, couteau à racines, coupe-racines, cisailles,* a varié dans sa construction. Le plus simple de tous, et qui suffit pour les plantes récentes ou peu ligneuses, se compose d'un madrier en chêne, portant un écrou dans lequel tourne une vis surmontée d'une fourchette : entre les deux jambages de cette fourchette, est fixé, au moyen d'un boulon, un couteau en forme de hache, qui tombe perpendiculairement sur une planche de bois ajoutée au madrier. Ce couteau, qui constitue un levier inter-résistant ou du second genre, peut être placé au-dessus d'un tonneau, dans lequel tombent les substances à mesure qu'elles sont coupées.

Deux autres couteaux ont été proposés depuis quelques années, l'un par M. Guilbert, l'autre par MM. Arnheiter et Petit. Le dernier est du même genre que celui que nous avons décrit, mais son tranchant est circulaire, et s'abaisse sur l'arête d'un plan d'acier de même forme, qu'il dépasse de quelques lignes, de sorte que les racines que l'on pousse au-delà du plan sont coupées très nettement par l'abaissement du levier. C'est un instrument d'une force considérable, et qui est sur-tout utile pour diviser les substances ligneuses.

4° QUASSATION.

La quassation est une opération qui consiste à réduire les corps solides et ténaces ou durs, en fragments plus ou moins volumineux, au moyen du marteau ou du mortier et du pilon.

Son but est exactement celui de la section, dont elle diffère en ce qu'elle ne permet pas de donner aux fragments le volume et la forme qu'on désire. On la met généralement en usage pour toutes les substances solides qu'on veut soumettre à l'action dissolvante d'un liquide; en multipliant les points de contact, elle rend l'extraction des principes solubles et plus facile et plus prompte. Mais le degré de division à donner aux corps, par ce moyen, ne doit pas être le même pour tous : il sera d'autant plus considérable que la texture sera plus compacte et plus serrée : ainsi, les feuilles n'auront pas besoin d'être concassées aussi finement que les racines ou les écorces.

5° ÉPISTATION.

L'épistation est une opération par laquelle on détruit la cohésion des corps mous et parenchymateux, en les écrasant dans un mortier, au moyen d'un procédé particulier d'où elle tire son nom (επι στειβω, je foule dessus). Elle diffère essentiellement de la pulvérisation par contusion ou par trituration, non-seulement par la nature pâteuse des substances qui en réclament l'emploi, mais encore par la manière particulière de faire mouvoir le pilon. Dans la contusion, le pilon tombe verticalement sur le fond du mortier; dans la trituration, il est mû circulairement sur la paroi inférieure du vase; dans l'épistation, au contraire, il frappe obliquement, en glissant de la circonférence au centre, et écrase, dans le trajet qu'il parcourt, les portions de substance qui se trouvent sur son passage.

L'épistation a le plus souvent pour complément une autre opération, appelée *pulpation*, et qui consiste à faire passer, à travers le tissu d'un tamis, les parties les plus divisées des corps qui ont été épistés. On facilite et on active ce passage au moyen d'un instrument particulier, nommé *pulpoir*, qui a quelque analogie avec une spatule. On fait ensuite repasser la pulpe au travers du même tamis, ou d'un autre plus serré, afin de l'obtenir plus homogène et plus fine.

6° PULVÉRISATION.

La pulvérisation est une opération par laquelle on amène les corps secs et solides à un état de division plus ou moins grand, à l'aide d'une force mécanique. Son but unique est la disgrégation des molécules intégrantes d'un solide, mais son action s'étend quelquefois jusqu'aux molécules constituantes : ainsi, plusieurs principes immédiats végétaux, le sucre, la gomme, la fécule, semblent éprouver pendant la pulvérisation une modification dans leur constitution chimique.

La pulvérisation s'opère avec ou sans intermède. Dans le dernier cas, c'est par *contusion*, par *trituration*, ou par *attrition* que l'on agit.

L'option à faire de chacun de ces procédés, dépend de la nature des substances. On a de plus égard au degré de tenuité qu'il convient de donner aux poudres, selon l'usage auquel on les destine.

Pulvérisation par contusion.

La contusion, qui s'effectue en soumettant la matière à pulvériser au choc répété de corps contondants, est employée pour toutes les substances dures ou flexibles et dont les parties sont douées d'une grande ténacité. Elle se pratique à l'aide du mortier ou du tonneau.

Le *mortier* est un vase profond, de forme hémisphérique inférieurement, ordinairement évasé supérieurement, et dans lequel on fait mouvoir une masse alongée, plus ou moins pesante, qui a reçu le nom de *pilon*. L'intérieur d'un mortier doit être lisse et uni, et ne présenter ni fissure, ni trou; car les poudres s'y incrusteraient et y laisseraient des particules peut-être odorantes ou douées de propriétés toxiques, que l'on ne pourrait ensuite enlever qu'avec beaucoup de difficulté.

La forme du mortier n'est pas indifférente; le fond doit être large et légèrement concave, et l'inclinaison de ses parois latérales telle, que les matières retombent d'elles-mêmes quand on enlève le pilon. Un mortier trop plat serait défectueux, car la substance à piler n'étant pas soulevée, ne pourrait ni retomber, ni être retournée. Des parois trop inclinées amèneraient au contraire une trop grande quantité de matière sous le pilon, et l'épaisseur de la masse interposée entre les deux corps durs nuirait à la pulvérisation.

Le pilon doit avoir une tête légèrement convexe; si elle était trop aplatie, la pulvérisation ne s'opérerait qu'avec lenteur, et chaque coup ferait dissiper une partie de la poudre la plus ténue.

La matière du mortier et du pilon doit varier suivant la nature de la substance à pulvériser. Les mortiers de fer sont employés pour tous les corps résistants qui ne peuvent les attaquer ou s'y colorer. On se sert des mortiers de marbre pour les matières friables, blanches, qui ne sont ni trop dures, ni acides; les mortiers de verre et de porcelaine sont mis en usage pour les poudres corrosives; ceux d'agathe sont employés pour les corps d'une excessive dureté : quant à ceux de cuivre, de bronze, de plomb, ils sont, les premiers, trop facilement oxydables, et le dernier trop mou, pour que l'on puisse les employer à la préparation des médicamens.

Le *tonneau* se compose d'un cylindre en fort bois de chêne, doublé intérieurement d'une tôle épaisse. Il a trois pieds de diamètre sur huit pouces environ de profondeur, et sa circonférence intérieure présente des saillies espacées de huit pouces. Un axe de fer, qui le traverse, est supporté horizontalement à ses extrémités, sur deux montans, et muni d'une manivelle qui sert à le mettre en mouvement. Deux portes placées, l'une à la circonférence, l'autre à l'un des fonds, et qui se ferment très exactement, servent, la première à mettre et retirer les substances, la seconde à nettoyer l'appareil. Pour se servir de cet instrument, on y introduit la matière à pulvériser avec trois fois autant, en poids, de balles de fonte très aigre, pesant six à huit onces chacune. On referme les portes avec soin, et on donne un mouvement de rotation à la machine. Les balles, en rebondissant contre les angles rentrants de l'intérieur, frappent en tous sens la substance, et la pulvérisent. Cet appareil, fort analogue à celui employé par M. Champy, pour la pulvérisation des matériaux propres à la fabrication de la poudre à canon, a été amélioré dans sa construction par M. Petit, de Corbeil, qui lui a donné les dimensions que nous venons d'indiquer. Il est d'un emploi fort avantageux par l'économie de temps et de main-d'œuvre, car, en douze heures, on peut, avec lui, sans aucune fatigue, réduire en poudre impalpable, six livres d'une écorce, celle de quinquina, par exemple.

La pulvérisation par contusion se fait, tantôt avec résidu, tantôt, au contraire, sans aucun résidu.

Pendant sa durée, les parties les plus ténues s'élèvent en l'air, si l'on opère avec le mortier, et occasionent une perte plus ou moins forte. Elles font, en outre, courir des dangers au pileur, si la substance sur laquelle on agit est très active ou vénéneuse. On obviait autrefois à cet inconvénient, en ajoutant aux matières à pulvériser un peu d'eau ou d'huile, ou seulement quelques amandes douces; mais Baumé et tous les pharmacologues qui l'ont suivi ont, avec raison, proscrit ces différentes additions : celle de l'eau, parce qu'elle retarde considérablement la pulvérisation, et qu'elle donne un produit humide qui s'altère bientôt ; celle de l'huile ou des amandes, parce que ces substances, en rancissant, modifient les propriétés naturelles des poudres, et peuvent même leur en communiquer de nuisibles. Toutes les substances doivent être pilées sans addition aucune, et le plus sèches possible. D'ailleurs, pour éviter la perte et se garantir des dangers qui pourraient résulter des émanations pulvérulentes, on emploie un sac en peau de mouton, souple et disposé en cône, dont la base est fixée solidement au rebord extérieur du mortier par plusieurs tours de corde très serrés, tandis que le sommet est attaché à la partie supérieure du pilon. Il est indispensable de se servir de sacs de peau différents, lorsque l'on a à préparer des poudres de nature et de propriétés tout-à-fait opposées. Enfin, outre ce moyen, le pileur peut encore en employer un second, qui consiste à se couvrir la figure d'une gaze ou de tout autre tissu clair.

La pulvérisation par contusion doit toujours être suivie d'une opération complémentaire ; c'est la *cribration* ou *tamisation*. Elle a pour objet de séparer les parties les plus divisées d'avec celles qui sont plus grossières, et s'exécute à l'aide d'un instrument particulier, nommé *tamis*. On donne ce nom à un tissu de crin, de soie ou de fil métallique, tendu à la manière d'une peau de tambour, sur un cercle de bois sans fond, au moyen d'un autre cercle qui entre à frottement sur le premier, et le recouvre en partie à l'une de ses extrémités. Ainsi disposé, le tamis est dit *simple;* il est *complet*, lorsqu'il est fermé supérieurement par un couvercle, et inférieurement par un tambour destiné à recevoir la poudre qui traverse le tissu.

Pour activer l'opération, on imprime au tamis un mouvement horizontal de va-et-vient, en le faisant glisser entre les mains, et le secouant légèrement, ou le frappant doucement sur un corps solide : mais il faut éviter avec soin de le frapper brusquement et verticalement; car, par-là, on forcerait la poudre grossière à passer au travers des mailles de la toile. Le mouvement que nous avons indiqué, dispose au contraire la matière pulvérulente de telle façon que les particules les plus ténues sont continuellement appliquées sur la toile, et que les plus grossières occupent le dessus, ce qui permet d'obtenir de prime abord une poudre aussi fine qu'on le désire.

La cribration n'est pas seulement employée après la pulvérisation, on s'en sert aussi comme complément de la quassation; mais alors on remplace le tamis par le *crible*, qui est construit sur le même principe, et formé d'une peau de sanglier percée de trous plus ou moins grands. On peut d'ailleurs, dans ce cas, agiter fortement la substance concassée, parce qu'il n'y a point à craindre, comme dans la tamisation, le passage de fragments trop gros; le diamètre des ouvertures de la peau reste toujours le même, et ne cède pas comme les mailles d'un tissu.

Pulvérisation par trituration.

La trituration, qui s'opère toujours dans un mortier, et qui consiste à broyer, circulairement et par une pression ménagée, un corps entre le fond de ce vase et l'extrémité du pilon, s'emploie en général pour toutes les substances friables, et nécessairement pour les résines et les gommes-résines que la chaleur développée par la contusion ramollirait et réduirait en masse pâteuse.

Elle doit également être suivie de la cribration.

Pulvérisation par attrition.

L'attrition, qui consiste à diviser les substances solides par le frottement et l'écrasement simultanés, ou par le frottement seul, s'opère à l'aide du tamis, du moulin, ou du porphyre.

La pulvérisation au *tamis* est usitée pour les substances qui ont déjà été obtenues très divisées, soit à l'aide d'une opération mécanique, soit par précipitation, et qui, ayant ensuite été mouillées et séchées se sont agglomérées en masses peu cohérentes, et cédant facilement à la pression, comme le carbonate de magnésie. On use ces corps en les frottant sur le tissu d'un tamis de crin ou de fer, à mailles serrées, et au-dessous duquel est placé un vase ou simplement une feuille de papier.

Les *moulins* employés pour la pulvérisation sont de trois sortes. Les uns sont formés de deux meules horizontales en pierre ou en fer, dont la supérieure mobile, tourne sur l'inférieure immobile, en écrasant les corps placés entre les deux. Ces moulins, que l'on met en mouvement au moyen de diverses forces, suivant leur grandeur, à bras d'homme, ou à l'aide de chevaux, du vent, d'un courant d'eau, de la vapeur, sont employés pour les substances sèches et farineuses d'une grande consommation. Les autres sont formés également de deux meules, mais la supérieure, placée verticalement, tourne sur sa circonférence, et décrit un cercle autour du centre de la meule inférieure, horizontale et immobile, sur laquelle est posée la substance à pulvériser. Ces moulins, mus comme ceux de la première sorte, sont employés aux mêmes usages; ils sont d'une grande utilité dans les arts dépendants de la pharmacie, pour pulvériser les semences huileuses qui se mettraient e pâte entre les meules horizontales, et empêcheraient leur action. On dit généralement que les produits qu'ils fournissent, sont moins fins que ceux obtenus avec les moulins précédents ; cependant, en Angleterre où on les emploie pour la préparation des poudres médicinales, on en obtient de la plus grande beauté. Enfin, la troisième sorte de moulins consiste dans une noix d'acier sillonnée, sur toute sa circonférence, d'arêtes obliques tranchantes, et tournant sur son axe, dans une trémie sillonnée en sens contraire. La matière, prise entre la noix et la trémie, est coupée, déchirée, lacérée, et tombe à l'état de poudre dans un récipient placé au-dessous. Ce moulin est employé pour les semences huileuses ; on s'en sert aussi pour le riz, le poivre, le café, etc.

Les poudres sèches obtenues à l'aide des moulins doivent être soumises à la cribration.

La pulvérisation au *porphyre*, nommée *porphyrisation* ou *lévigation*, s'opère avec une table lisse, bien égale et d'une matière très dure, sur laquelle, après avoir placé le corps à diviser, on fait mouvoir une petite masse de même nature et d'une forme à peu près conique, appelée *molette*. La face inférieure de cette molette doit offrir une très légère convexité; car, si elle était tout-à-fait plane, elle repousserait la poudre en dehors de sa circonférence, et ne la comprimerait point entre elle et la table.

La table et la molette sont ordinairement de porphyre, mais quelquefois aussi elles sont de granit ou de verre; on en trouve même de marbre. Cette dernière matière ne peut convenir, parce qu'elle se laisse rayer par plusieurs corps, et qu'elle s'use par le frottement avec la plus grande facilité : toutefois, si l'on se trouvait dans l'obligation de se servir d'une table de cette espèce, il faudrait la choisir, autant que possible, d'une égale dureté dans tous les points de sa surface, afin qu'elle ne vînt pas à s'user inégalement. Suivant M. Recluz, le grès dur l'emporte de beaucoup sur le marbre pour cet objet.

On emploie la porphyrisation pour réduire en poudre impalpable des corps déja divisés, et on reconnaît qu'elle a été poussée assez loin, lorsque la molette se meut sans faire entendre aucune espèce de bruit, et que la masse porphyrisée ne craque plus sous la dent, ou ne présente plus d'aspérités par le frottement sur l'ongle.

Cette opération se pratique de deux manières, à sec ou avec de l'eau. On porphyrise de la première manière les sels solubles et les métaux que l'eau pourrait attaquer; on termine par la cribration. Les substances que l'on porphyrise avec l'eau sont celles qui ne peuvent être altérées par ce liquide. Ce second mode de porphyrisation doit toujours être suivi d'une opération complémentaire, à laquelle on a donné le nom de *dilution*, et qui a pour but de séparer, par la suspension dans l'eau, les parties les plus ténues d'avec les plus grossières. Elle est donc, à proprement parler, une véritable cribration pratiquée au moyen d'un liquide. On l'effectue en délayant la substance dans une grande quantité d'eau ; on laisse reposer pendant quelques instants, afin que les particules les plus pesantes se précipitent, puis on incline le vase, et on reçoit le liquide encore trouble sur un tamis très serré, placé au dessus d'un récipient dans lequel l'eau est abandonnée à elle-même, jusqu'à ce qu'elle soit devenue parfaitement claire. Le dépôt qui s'est formé est le produit de l'opération ; on le sépare et on le fait sécher convenablement.

La dilution est elle-même suivie ordinairement d'une autre opération nommée *trochiscation*, et qui consiste à diviser les corps réduits en pâte, en un grand nombre de petites masses de forme conique, afin de faciliter leur dessication, en leur faisant présenter une surface beaucoup plus étendue. On la pratique en mettant la pâte encore molle dans un entonnoir de fer-blanc, ou mieux de verre, supporté par un manche en bois muni d'un pied de même matière et assez long pour que, lorsqu'il touche le plan solide sur lequel on le frappe, le tube de l'entonnoir en soit encore à trois ou quatre lignes de distance. Par là, on imprime un mouvement à la portion de pâte qui occupe l'extrémité de l'entonnoir, et comme cette portion n'est pas retenue par le choc, elle s'échappe et tombe sur une feuille de papier placée au-dessous, en prenant une forme conique. La totalité de la pâte est réduite successivement en petits cônes auxquels on donne le nom de *trochisques*, et que l'on fait sécher à l'étuve.

Pulvérisation avec intermède.

Le secours d'un intermède est nécessaire, lorsque les substances à pulvériser ne peuvent être divisées par aucun des procédés ci-dessus, ou qu'elles ne peuvent l'être que très difficilement. Par exemple, quand une matière est sèche et membraneuse, elle résiste au pilon, qu'on veuille procéder par contusion ou par trituration; d'autres fois, c'est l'état d'élasticité des corps qui s'oppose à leur pulvérisation. La difficulté peut aussi provenir d'un état de mollesse qui fait que les parties, au lieu de se diviser, se convertissent en pâte; enfin, la ductilité de certains corps permet à leurs particules de glisser les unes sur les autres sans se désunir, lorsqu'elles sont frappées par le pilon.

Dans tous ces cas, on est obligé de recourir à un intermède, en ayant soin que le corps choisi pour cet objet, ne puisse affaiblir les propriétés médicinales, ni changer, notablement du moins, la constitution chimique de la substance à diviser.

Les corps employés comme intermèdes, sont susceptibles, suivant la nature particulière de chacun d'eux, d'agir de quatre manières différentes : comme *absorbants*, comme *interposants*, comme *rdpants*, et comme *précipitants*. Ainsi, l'humidité de la vanille est absorbée par le sucre; le camphre est divisé par l'interposition de l'alcool; les feuilles d'argent sont broyées par le sulfate de potasse qui, trituré avec elles, agit sur le métal à la manière d'une râpe; enfin, l'émétique en solution aqueuse est précipité par l'alcool.

Toutes les fois que la poudre obtenue est sèche, elle doit être séparée, par la cribration, des parties grossières qu'elle peut encore contenir.

Une précaution qu'on ne doit jamais omettre, lorsque l'on agit sur une grande quantité de matière, quel que soit le mode de pulvérisation employé, c'est de réunir en dernier lieu tous les produits partiels de la même substance, pour confondre ensemble, par le mélange, toutes les qualités de poudres que l'on a pu obtenir aux diverses époques de l'opération, et arriver ainsi à n'en avoir qu'une seule. Pour cela, il faut, après avoir remué le tout dans le fond d'un tamis ou sur un papier, le faire passer de nouveau à travers un autre tamis d'un tissu plus lâche que celui dont on s'est servi d'abord; sans cela, le mélange ne serait pas exact, parce que les parties les plus légères ne passeraient pas assez vite.

B. EXTRACTION.

L'extraction a pour but de séparer d'un corps une ou plusieurs des substances qui le composent. Dans certains cas, elle sert à concentrer les principes actifs; dans certains autres, elle en sépare des principes inertes. Ce mode opératoire comprend plusieurs opérations secondaires qui sont :

1° La *solution*; 2° la *lixiviation*; 3° la *lotion*; 4° la *balnéation*; 5° la *macération*; 6° la *digestion*; 7° l'*infusion*; 8° la *décoction*; 9° l'*élixation*; 10° l'*expression*; 11° la *clarification*; 12° la *décoloration*; 13° l'*évaporation*; 14° la *distillation*; 15° la *sublimation*; 16° la *fusion*;

17° l'*assation ;* 18° la *torréfaction ;* 19° la *cristallisation ;* 20° et la *congélation.*

1° SOLUTION.

Faire une solution, c'est diviser un corps dans un liquide, de manière que la transparence de ce dernier n'en soit aucunement altérée.

Cette opération, fort simple, ne consiste souvent qu'à jeter un solide dans un liquide, et à l'agiter, en ayant soin toutefois d'employer des instruments d'une matière telle qu'ils ne soient pas altérés par le corps projeté, et ne puissent pas réagir sur lui. Ces instruments sont ordinairement en verre ou en porcelaine.

Si l'intervention de la chaleur est nécessaire, on opère sur le feu.

Le produit prend le nom de *soluté.*

2° LIXIVIATION.

La lixiviation est une opération qui a pour but d'enlever, par la solution dans l'eau, les sels solubles mélangés avec d'autres corps qui ne le sont point.

Elle consiste à mettre la matière à lessiver dans un vase cylindrique, ou mieux conique, percé inférieurement d'une ouverture qu'on ferme au moyen d'une cheville : on met au fond, soit une couche de cailloux recouverts d'un lit de sable, soit un tampon de paille, de foin, de filasse, de laine, ou une éponge, pour empêcher que l'ouverture ne soit obstruée par la substance; quand cette dernière est en fragments inégaux, les plus gros placés à la partie inférieure produisent le même effet. On verse de l'eau dessus, et au bout d'un certain temps, on donne issue, par l'ouverture, au liquide chargé de la matière soluble. S'il est nécessaire, on renouvelle cette opération un nombre de fois suffisant pour effectuer un épuisement complet, en agissant à chaud ou à froid, suivant le degré de solubilité des principes.

3° LOTION.

La lotion a lieu quand on prive un corps insoluble d'un principe étranger et soluble qui lui est interposé, en traitant la masse au moyen d'un liquide approprié, qui n'agit que sur le dernier.

On l'opère à froid ou à chaud, suivant que le degré de solubilité de ce principe l'exige.

4° BALNÉATION (1).

La balnéation a pour but de modifier l'état d'un corps qu'on plonge, pendant quelques instants, dans l'eau chaude ou bouillante ; par exemple, le lichen, les amandes, les limaçons, etc.

5° MACÉRATION.

La macération est une opération dans laquelle on fait séjourner, pendant un temps plus ou moins long, une ou plusieurs substances solides, dans une liqueur froide quelconque, soit pour les ramollir, soit pour les imprégner de divers principes, soit enfin, et c'est ce qui a lieu le plus souvent, pour en extraire d'autres et en charger le liquide.

On donne au produit le nom de *macéré*.

6° DIGESTION.

C'est une macération qui ne diffère de la première que par le concours de la chaleur. Elle se fait dans des vases d'étain ou de verre, qu'on chauffe modérément de différentes manières, en les posant sur des cendres chaudes, sur un bain de sable peu chauffé,

---

(1) Nous croyons devoir adopter cette nouvelle dénomination, pour remplacer celle d'*immersion*, consacrée à désigner une autre opération que nous avons décrite plus haut en traitant de la division.

sur la cucurbite d'un alambic, sur le marbre d'un poêle, dans des matières organiques en fermentation, ou bien en les exposant aux rayons directs du soleil; enfin tous les moyens sont avantageux quand ils produisent la caléfaction du liquide, sans dépasser la température de 35 degrés.

On appelle *digesté* le produit qui en résulte.

7° INFUSION.

L'infusion consiste à verser, sur une ou plusieurs substances solides, un liquide bouillant, le plus fréquemment l'eau, et à le laisser refroidir lentement.

Les poteries, les porcelaines, les vases d'étain, d'argent et, à la rigueur, de bois, sont propres à cette opération : ceux de verre sont trop fragiles et se casseraient par le brusque changement de température. Comme on a le plus souvent pour but de conserver, dans la liqueur, les principes volatils des substances, il y a nécessité de tenir bien close l'ouverture du vase dans lequel on opère.

Le produit qu'on en retire est un *infusé*.

8° DÉCOCTION.

La décoction s'effectue en faisant bouillir, plus ou moins long-temps, une ou plusieurs matières solides dans un liquide, presque toujours aqueux, pour en extraire tout ce qu'elles ont de soluble. Mais, en raison de l'élévation de température long-temps soutenue, plusieurs principes immédiats organiques peuvent être altérés ou modifiés dans leur nature.

On obtient ainsi un *décocté*.

9° ÉLIXATION.

L'élixation est un mode particulier de décoction, dans lequel on a pour but d'obtenir deux produits utiles, savoir : le solide, à l'état de coction, et le liquide, chargé des principes solubles du premier. On peut citer, pour exemple de cette opération, la coction de tous les cataplasmes de plantes émollientes que l'on réduit ensuite en pulpe.

10° EXPRESSION.

Cette opération consiste à extraire d'une substance, molle ou solide, les liquides qu'elle renferme. Elle se pratique à froid ou à chaud.

A froid.

Pour exprimer le liquide contenu dans un corps, il faut d'abord déchirer les vaisseaux qui le renferment, et ensuite lui donner issue au dehors par une pression plus ou moins forte. Quelquefois ces deux opérations se font simultanément ; c'est ainsi que les moulins à sucre écrasent en même temps les tiges de la canne à sucre (*saccharum officinarum*), et en font sortir le suc qu'elles contiennent.

Le plus souvent, il faut déchirer, par la contusion, le corps dont on veut exprimer le suc.

Pour les plantes, on procède à cette opération en les pilant dans un mortier de bois, ou mieux de pierre non calcaire, telle que le porphyre, avec un pilon de bois : exemple, l'oseille, la chicorée, la joubarbe, etc.

On déchire, au moyen d'une râpe en fer-blanc, tous les fruits d'un parenchyme ferme, tels que les pommes, les coings, qu'on soumet ensuite à l'action de la presse.

On se contente de malaxer les baies de consistance faible, telles que les mûres, les groseilles, les framboises, qu'on passe ensuite dans un linge avec expression.

Les fruits à huile volatile, tels que les citrons et les oranges, sont dépouillés préliminairement de leurs péircarpes et de leurs graines, divisés, enfermés dans un tissu, puis soumis à l'action de la presse.

A chaud.

Si les sucs à exprimer sont trop consistants pour être extraits à la température ordinaire, on emploie l'aide du calorique. Pour y parvenir, il faut faire chauffer, dans un vase convenable, le corps sur lequel on agit. En même temps, on chauffe, en les plongeant dans l'eau bouillante, deux plaques métalliques entre lesquelles sera exercée la pression; après quoi, la masse est introduite dans un sac de toile forte, placée entre ces plaques, et soumise à une pression graduée. C'est ainsi qu'on extrait le beurre de cacao, le beurre de muscade, l'huile d'œufs, etc.

On a même conseillé, pour l'extraction des huiles de cacao et de muscade, d'ajouter à la masse un quart de son poids d'eau bouillante; mais ce procédé est essentiellement défectueux, en ce qu'il ne fournit qu'une portion de l'huile que l'on peut obtenir si l'on opère par expression sans eau.

11° CLARIFICATION.

La clarification consiste à amener à l'état de limpidité un liquide dont la transparence est troublée par des corps solides tenus en suspension. On arrive à ce résultat au moyen de divers procédés, qui sont : la *dépuration*, la *décantation*, la *coagulation*, la *despumation* et la *filtration*.

a. *Dépuration.*

Dépurer, c'est laisser un liquide en repos pour que les particules hétérogènes s'en séparent plus ou moins lentement, et gagnent le fond du vase. Cette opération peut être considérée comme préliminaire de la clarification en général, car elle seule ne suffirait pas toujours pour obtenir un produit parfaitement pur. Dans tous les cas, elle doit être suivie de la *décantation* ou *soutirage*.

b. *Décantation.*

Pour décanter, on retire la partie supérieure du liquide que l'on a dépuré, et l'on arrive à ce résultat, soit en inclinant le vase avec précaution pour verser le liquide sans troubler le dépôt, soit en se servant du siphon, d'une mèche en tissu perméable, ou d'une cannelle si l'on opère en grand.

Le siphon est un tube de verre ou de métal, recourbé en forme d'U ou de V, et à branches inégales. La manière de s'en servir consiste à plonger dans le liquide la branche la plus courte pour le faire sortir par l'autre au moyen de l'aspiration, et l'écoulement continue par l'effet de la pression atmosphérique.

Le siphon a quelquefois une forme plus avantageuse, en ce qu'il empêche d'arriver jusqu'à la bouche le liquide qui peut être doué de propriétés caustiques. Il porte alors, vers l'extrémité de sa plus longue branche, un tube parallèle à cette dernière, par lequel se fait l'aspiration, en même temps qu'on bouche avec le doigt l'ouverture de cette longue branche.

Il est un siphon préférable encore, en ce qu'il dispense de l'aspiration ; c'est celui de *Bunten*. Il ressemble au premier que nous avons décrit, si ce n'est qu'il porte une boule creuse aux trois quarts supérieurs de la longue branche. On remplit d'eau cette branche et la boule, on en bouche l'extrémité avec le doigt, et l'on plonge l'autre branche dans le liquide que l'on veut soutirer. Quand on a retiré le doigt, l'eau contenue dans la boule descend et force le liquide à monter dans la petite branche; puis, en obéissant à la loi de pesanteur, ce dernier chasse la colonne d'air dans toute l'étendue de la longue branche, et continue à s'écouler.

On conçoit que cet instrument, s'amorçant avec de l'eau, ne peut être employé au soutirage de tous les liquides, des acides concentrés, par exemple, qui s'en trouveraient affaiblis. M. Leydecker a fait disparaître cet inconvénient en construisant un siphon, dans les branches duquel on fait le vide au moyen d'une boule creuse que l'on échauffe avec la flamme d'une bougie.

c. *Coagulation.*

On entend par coagulation la concrétion d'un corps dissous dans un liquide, soit à l'aide de la chaleur, soit à l'aide d'agens chimiques. Ses molécules, en se rapprochant lentement et graduellement, forment un réseau qui empâte les impuretés du liquide et les entraîne avec lui.

La coagulation s'opère avec ou sans intermède. Dans ce dernier cas, comme, par exemple, pour la clarification des sucs exprimés des plantes, on se contente de chauffer le produit dont la matière végéto-animale, analogue à l'albumine, se coagule en enveloppant les fibrilles et le principe colorant.

Dans l'autre cas, c'est-à-dire lorsque le produit ne contient point de substance coagulable, il faut nécessairement, pour arriver au même résultat, employer d'autres moyens de coagulation.

Le plus souvent on a recours à l'albumine, que l'on emprunte, soit à l'œuf (blanc d'œuf), soit au sang (et de préférence à celui de bœuf). Le blanc d'œuf s'emploie pour la clarification des sirops, et en général pour tous les usages de la pharmacie. L'albumine du sang est usitée dans les raffineries de sucre. Dans l'un et l'autre cas, on ajoute quelquefois à l'albumine du charbon en poudre, qui en même temps opère la décoloration du produit. Le lait écrêmé sert parfois pour clarifier les liqueurs spiritueuses : l'alcool s'empare du sérum contenu dans le lait, et la substance caséeuse mise à nu se coagule, enveloppe les impuretés tenues en suspension dans le liquide, et les précipite avec elle. La gélatine n'est guère usitée que pour la clarification et la décoloration des vins blancs : à cet effet, on la dissout dans une petite quantité de vin, et l'on verse le soluté dans la pièce. La matière colorante du vin coagule la gélatine, et toutes deux se précipitent avec les corps étrangers.

On a recours aux acides ou aux sels acides, dans certaines circonstances où la matière à précipiter est coagulable par ces corps, comme l'albumine végétale ou animale, le gluten et le caséum, en s'unissant avec eux et formant une combinaison insoluble que la filtration sépare du liquide. C'est par ce moyen qu'on peut, dans quelques cas, clarifier les sucs d'herbes, et que, pour la préparation du petit-lait, on enlève la partie caséeuse.

d. *Despumation.*

C'est une opération fort simple, dans laquelle, à l'aide d'un instrument appelé *écumoire*, on enlève l'écume ou les fèces qui surnagent à la surface d'un liquide.

e. *Filtration.*

Dans la filtration, on fait passer un liquide à travers un tissu de toile ou de laine peu serré, pour en séparer les corps étrangers les plus grossiers, tels que le marc des plantes qu'on y a fait macérer, infuser ou bouillir, etc.

Mais, pour obtenir le liquide dans un état parfait de transparence, il faut avoir recours à d'autres moyens.

a. Filtration à l'étamine.

Pour filtrer les macérés, infusés ou décoctés aqueux, on pose ordinairement sur un cadre de bois, avec ou sans pieds, une étamine, c'est-à-dire un carré de toile ou de laine claire, dont chacun des angles est retenu par une pointe fixée aux angles correspondans du cadre, et on verse au centre de l'étamine, modérément tendue, le produit à filtrer.

b. Filtration au blanchet.

Pour la filtration du sirop, on se sert de *blanchets* ou carrés de molleton, qui retiennent les substances floconneuses que contient toujours le sirop, quelque bien despumé qu'il soit.

Quand le liquide est très épais et chargé de matières extractives abondantes, ou quand on en doit filtrer une quantité assez considérable, il vaut mieux se servir d'une *chausse*, espèce de sac de même étoffe, et affectant la forme d'un cône renversé. A son fond et intérieurement est fixée une corde, à l'aide de laquelle on relève la pointe, lorsque le tissu est trop obstrué par les matières qui s'y déposent.

c. Filtre *Taylor*.

Une heureuse modification apportée à cet appareil est celle qu'on doit à M. *Taylor*. Dans son filtre, la chausse, qu'on peut faire en laine ou en coutil de coton croisé, est fort longue et renfermée dans un cylindre de cuivre étamé, de dimensions proportionnées, et posé verticalement.

Trois causes contribuent à la filtration rapide obtenue par ce moyen; d'abord, le cylindre de cuivre qui s'oppose au refroidissement du sirop, et conséquemment maintient sa fluidité; ensuite, la hauteur de la colonne du liquide, qui, par la pression, favorise et hâte le passage des couches inférieures; enfin, l'étendue de la surface filtrante, résultant des plis nombreux qui existent à l'intérieur de la chausse.

d. Filtration au papier.

Pour filtrer *au papier*, on plie une grande feuille de papier non collé, en forme de cône plissé, et on la place dans un entonnoir. Ce filtre est employé pour la clarification des solutés salins, des acides et des alcalis étendus, des solutés alcooliques ou éthérés, des huiles, soit fixes, soit volatiles, des sucs végétaux, et même de certains sirops. Il y a cette seule observation à faire, que, quand le produit est très volatil, il faut obturer la base de l'entonnoir avec un couvercle ou tout autre moyen de clôture. Quant aux acides et aux alcalis concentrés, comme ils dissoudraient ou détruiraient le papier, on a recours à un autre mode de filtration que nous mentionnerons ci-après.

M. Desmarets est auteur d'un moyen particulier, qui donne des produits beaucoup plus abondants que le précédent: il consiste à employer de la pâte de papier, et à la délayer dans la masse du liquide à filtrer. La matière ainsi disposée est versée à la surface d'une étamine, où la pâte se dépose en formant un réseau feutré, très analogue à la texture de la feuille de papier. C'est sur-tout à la clarification des sirops que ce procédé peut être appliqué avec avantage.

e. Filtration au charbon, au grès, au verre pilé, etc.

On tasse dans un entonnoir de verre ou de porcelaine, ou encore, comme nous l'avons vu pratiquer en grand par M. Barruel, dans des formes à sucre, une de ces substances concassée, dépoudrée et lavée, en ayant soin de mettre à la partie inférieure les fragmens les plus gros, ensuite les moyens, et en dessus les plus menus. Quelquefois on fait de ces différens corps des couches alternées, et l'on verse doucement par dessus le liquide à filtrer. Le lavage seul ne suffit pas pour le grès, qui, chargé de parties calcaires, alumineuses et ferrugineuses, doit être d'abord traité par l'acide hydro-chlorique étendu, puis lavé à grande eau. On emploiera le même procédé à l'égard du charbon animal, si on le destine à la filtration des acides. Mais quand ces derniers, ainsi que les alcalis, sont concentrés, le verre pilé est ce qui convient le mieux pour leur filtration.

f. Filtration par pression.

Le comte Réal a fait connaître un appareil, nommé *filtre-presse*, dont l'utilité a été constatée dans le principe, et qui cependant, bien que pouvant rendre de très grands services à la pharmacie, est tombé dans l'oubli. C'est à M. Boullay qu'on doit de l'avoir rappelé, et aujourd'hui, c'est un instrument fréquemment employé dans les laboratoires pour l'extraction de diverses substances, qui, sans lui, seraient peut-être encore inconnues dans leur état de pureté. L'avantage immense qu'il présente se rencontre sur-tout dans la facilité du travail et l'abondance des produits.

Approprié aux usages de la pharmacie, il consiste dans un cylindre de quinze à dix-huit pouces de long, sur un à trois de diamètre. La partie supérieure, qui est rétrécie en col de flacon, se ferme à volonté par un bouchon à l'émeri. L'extrémité inférieure est étirée en bec d'entonnoir, à la base duquel est adapté transversalement un bouchon en cristal, percé dans son diamètre et faisant les fonctions d'un robinet. Le bec s'adapte par frottement au col d'une caraffe qui sert de récipient. Pour s'en servir, on commence par tamponner le cylindre inférieurement, comme pour la lixiviation; puis on place, sur le tampon, la substance que l'on recouvre enfin du liquide avec lequel on veut l'attaquer. On a donné à ce mode de filtration la dénomination de *filtration par déplacement.*

12° DÉCOLORATION.

Décolorer un corps, c'est lui enlever les principes auxquels il doit sa couleur.

En pharmacie, l'agent employé à cet effet est le charbon animal, qui s'empare de la matière colorante. On s'est servi, dans le principe, du charbon végétal, signalé comme décolorant par Lowitz ; mais aujourd'hui, depuis les expériences de Figuier et de M. Derosne, on emploie le charbon animal, et spécialement le charbon d'os, comme jouissant éminemment de cette utile propriété.

13° ÉVAPORATION.

Dans l'évaporation, on a pour but de séparer en totalité une substance dissoute dans un liquide, ou seulement de dissiper une partie du dissolvant.

L'évaporation se fait, ou à l'air libre et à la température ordinaire, ou bien à l'aide du feu, ou enfin par le moyen du vide.

a. *Evaporation à l'air libre*, ou *spontanée.*

Elle consiste simplement à exposer le liquide au contact de l'air, dans un vase à large surface. On a soin de couvrir ce vase, soit d'une gaze, soit d'une feuille de papier, pour l'abriter contre la poussière et les insectes.

b. *Evaporation à l'aide du feu.*

On l'opère par différens procédés, c'est-à-dire, à feu nu, au bain-marie, à la vapeur, au bain de sable, et par le secours de l'étuve.

a. Evaporation à feu nu.

On met le liquide dans une bassine qu'on pose immédiatement sur le feu, et quelquefois on accélère son évaporation en l'agitant avec une spatule. Le liquide est échauffé jusqu'à l'ébullition, toutes les fois que ce degré de chaleur n'est pas assez fort pour décomposer la matière en dissolution. Il faut encore avoir la précaution d'employer des vases sur lesquels les liquides à évaporer n'exercent aucune action.

b. Evaporation au bain-marie.

On se sert d'une capsule d'étain, de grès, de porcelaine, etc. Cette capsule est posée sur une cucurbite contenant de l'eau en ébullition, qu'on entretient toujours au même niveau.

c. Évaporation à la vapeur.

On a recours à ce genre d'évaporation principalement quand on a plusieurs liquides différens à faire évaporer à la fois. Alors, des capsules à double fond sont placées à côté ou à la suite les unes des autres, et reçoivent à volonté la vapeur produite par une chaudière, et qui leur arrive au moyen de robinets adaptés à un tuyau qui se ramifie autant de fois qu'il y a de capsules.

Certains liquides, par leur évaporation, laissent déposer des matières organiques qui adhèrent au fond des chaudières, s'y brûlent plus ou moins, et communiquent au produit un goût empyreumatique, en même temps que la chaudière s'altère, comme dans la fabrication du sucre de betteraves, du sirop de fécule, etc. On a obvié à ce grave inconvénient par la construction de nouveaux appareils, dans lesquels on évapore à gros bouillons et très rapidement, sans s'exposer à brûler le produit. On opère au moyen de la vapeur comprimée au moins à trois atmosphères. C'est incontestablement la plus heureuse des applications du mode dont nous parlons.

d. Évaporation au bain de sable.

Une capsule de porcelaine, de verre ou de métal, est remplie du liquide à évaporer, et posée sur un bain de sable ; le tout est soumis à la chaleur d'un fourneau convenablement disposé.

e. Évaporation à l'étuve.

Ce mode est spécialement usité pour l'évaporation des sucs dont on veut conserver l'arome. Ces liquides sont mis sur des assiettes et exposés à l'étuve, dont la température doit être au plus de 40 à 45 degrés centigrades.

c. *Evaporation dans le vide.*

Ce procédé consiste à placer sous la cloche de la machine pneumatique une capsule contenant la liqueur à évaporer, et à côté un corps très avide d'humidité, tel que l'acide sulfurique concentré, le chlorure de calcium, la chaux vive, le plâtre calciné, etc. On fait le vide, et on laisse en repos jusqu'à consistance voulue. Ce moyen donne peu de produit, mais il fournit sans contredit ceux dans lesquels on retrouve les propriétés de la substance au plus haut degré.

Depuis quelque temps, il s'est fait une grande révolution dans l'art du raffineur. Les sirops se cuisent jusqu'à la preuve, à 60 et quelques degrés de chaleur, dans des chaudières à la surface desquelles on fait constamment le vide.

L'évaporation, quel que soit son mode, amène la *concentration*, si elle doit avoir pour résultat un produit dense et très chargé de principes, et l'*inspissation*, dans le cas où le produit se trouve à un état de consistance molle ou solide, comme dans les extraits végétaux et dans les pâtes.

14° DISTILLATION.

La distillation consiste à isoler les principes volatils liquides d'un corps. Dans cette opération, le principe à extraire s'élève en vapeurs dans des vases clos, et va se condenser dans une partie de l'appareil éloignée du feu, d'où il se rend dans un récipient.

Graduer convenablement le degré de chaleur, favoriser l'ascension de la vapeur et accélérer son refroidissement, sont les trois conditions nécessaires pour toute bonne distillation. L'économie du temps et du combustible et la qualité parfaite du produit dépendent de la réunion de ces trois conditions.

On peut distiller de deux manières, à la cornue ou à l'alambic.

Distillation à la cornue.

Ce premier mode s'opère à l'aide d'un vase de forme particulière, appelé *cornue*, et d'un ballon ou globe de verre à long col, servant de *récipient*, c'est-à-dire qui reçoit le produit de l'opération.

Si l'on veut opérer à *feu nu*, on assied la base ou fond de la cornue sur une coupe en fer, immédiatement au-dessus du feu. Si l'on veut opérer au *bain de sable*, la cornue doit être placée dans une chaudière de tôle, ou de préférence dans une terrine ordinaire, que l'on remplit ensuite de sable.

Dans la distillation au *bain-marie*, le sable est remplacé par l'eau. Une espèce de bourrelet en paille, ou mieux en linge, ou encore un anneau en bois, soutient la panse de la cornue, et l'empêche de toucher le fond de la chaudière. Le récipient doit être à une distance suffisante du foyer, ce que l'on peut faire à l'aide d'une alonge, si l'on n'a pas de récipient à col assez long. Si la vapeur est d'une condensation difficile, le ballon doit plonger dans un vase rempli d'eau froide : on renouvelle cette eau par un courant continu, ou par l'application d'un linge que l'on entretient constamment mouillé.

Dans ce mode de distillation, il est indispensable d'établir une communication entre l'air extérieur et celui du récipient, ordinairement au moyen d'un tube de verre ouvert à ses deux extrémités : quelquefois, c'est l'ouverture même de ce récipient qui sert de moyen de communication. Dans tous les cas, cette ouverture a pour but de donner issue à l'air dilaté par le calorique et à certains gaz qui doivent s'échapper, et en outre, par suite d'un refroidissement, de permettre à l'air de rentrer pour rétablir l'équilibre de la pression atmosphérique. Du reste, toutes les pièces de l'appareil doivent être convenablement jointes.

A cet effet, on réunit tous les assemblages avec du papier, ou préférablement un ruban de fil, enduit de colle : cette opération s'appelle *luter*. Ce lut suffit dans ce genre de distillation où la tension des vapeurs n'est pas extrêmement grande.

Distillation à l'alambic.

L'instrument distillatoire appelé *alambic* peut se réduire à trois pièces principales, savoir la *cucurbite*, le *chapiteau* et le *réfrigérant*, quand on opère à feu nu; et à quatre, c'est-à-dire comprenant le *seau* en sus, quand on opère au bain-marie.

1° La *cucurbite* ou *chaudière* reçoit immédiatement l'action du feu; c'est elle qui contient la matière à distiller, toutes les fois qu'on doit opérer à feu nu. Sa forme est celle d'un cylindre, que surmonte un rebord renflé et arrondi, destiné à reposer sur le fourneau par tous les points de sa circonférence. Ce rebord est terminé supérieurement par un collet plus étroit que le fond de la chaudière. Sur un des points du pourtour de ce collet est une douille, qui sert à introduire dans la chaudière une nouvelle quantité de liquide, quand cela est nécessaire.

2° Le *seau* ou *bain-marie* est un vase en étain ou en cuivre étamé, de forme et de volume à entrer dans la cucurbite, et dont le collet s'adapte sur celui de cette dernière et a exactement le même diamètre.

Cette pièce n'est nécessaire que dans le cas où on opère au bain-marie, comme le dit son nom; alors, la cucurbite ne reçoit que de l'eau, et l'on verse dans le seau la matière à distiller.

3° La *tête* ou *chapiteau* est une espèce de couvercle qui peut s'appliquer sur la cucurbite dans la distillation à feu nu, et sur le seau dans l'opération au bain-marie. Ce chapiteau forme une espèce de dôme, d'un des points duquel part un large tuyau recourbé, destiné à conduire la vapeur dans le réfrigérant. Au sommet de ce dôme est une ouverture que l'on tient fermée durant l'opération, et qui remplit pour le bain-marie la même fonction que la douille pour la cucurbite.

4° Le *réfrigérant* ou *serpentin* est un long tube d'étain, contourné en spirale, qui plonge dans un cylindre de bois ou de métal que l'on remplit d'eau froide. Le sommet de ce tube est disposé de façon à s'adapter par recouvrement à l'extrémité du tuyau conducteur du chapiteau. Ce serpentin reçoit les vapeurs qui lui arrivent par sa partie supérieure, les condense au moyen de l'eau froide qui l'environne, et les verse sous forme liquide, par la partie inférieure, dans un récipient, que l'on doit choisir de préférence en verre.

Toutes les parties de cet appareil doivent être lutées

comme nous l'avons dit, en exceptant toutefois la jointure de la cucurbite au bain-marie.

La distillation à feu nu s'emploie dans tous les cas où la chaleur appliquée immédiatement n'est pas capable d'altérer le liquide à distiller. Le degré d'ébullition est variable selon que ce liquide est plus ou moins chargé de principes solubles et fixes ; c'est ainsi qu'il ne faut que 100° centigrades pour faire bouillir l'eau pure, et qu'il en faut davantage quand elle contient, soit des sels, soit quelques principes organiques, comme le sucre, etc., en solution.

Dans tous les autres cas, c'est-à-dire lorsque le liquide contient des principes insolubles ou des principes qu'il abandonne par suite de son évaporation, et qui, en se déposant au fond de la chaudière, y éprouveraient une température capable de donner naissance à des produits pyrogénés, on a recours au bain-marie, qui, alors, joue le rôle d'un véritable régulateur du calorique, et transmet toujours, sous la même pression, le même degré de chaleur, de manière à ne jamais donner d'odeur et de goût empyreumatiques.

Dans certaines circonstances, une première distillation est insuffisante, et il devient nécessaire de la réitérer; on lui donne alors les noms de *cohobation*, *rectification* et *déphlegmation.*

Dans la *cohobation*, le produit distillé est reversé sur une nouvelle quantité de substance, et le tout est distillé de nouveau, pour que le produit définitif soit chargé d'une plus forte proportion de principes volatils.

La *rectification* consiste à distiller une seconde fois un produit pour rappocher davantage ses principes actifs. Pour rectifier, on reverse le produit distillé dans le vase qui le contenait d'abord, après avoir eu soin de vider et de nettoyer ce dernier. Enfin on distille de nouveau et lentement, pour obtenir seulement les parties les plus volatiles. On peut, dans quelques cas, ajouter au produit à rectifier une substance capable de fixer les parties les moins volatiles.

La *déphlegmation* est une distillation à laquelle on soumet une liqueur *obtenue à l'aide du feu*, pour en séparer les parties les plus aqueuses, qui passent les premières, et auxquelles on donne le nom de *phlegme*. Le liquide restant est le produit que l'on recherche dans cette opération, qui, à la rigueur, pourrait se faire au contact de l'air.

15° SUBLIMATION.

Sublimer, c'est réduire, au moyen du calorique, un corps solide en vapeurs, lesquelles en se refroidissant se condensent et affectent le plus ordinairement la forme cristalline. Cette opération a beaucoup d'analogie avec la distillation, qui n'en diffère qu'en ce qu'elle agit sur les corps liquides.

On sublime dans des vases de verre ou de grès destinés à cet usage, et appelés *matras à sublimation*. Ce sont de grandes fioles à dôme surbaissé, dont le fond reçoit le calorique par l'intermédiaire d'un bain de sable.

On proportionne, dans la sublimation, le degré de chaleur à la nature du corps sur lequel on agit et à la forme que l'on veut lui faire prendre ; le feu, ainsi gradué, fait gazéifier la substance, qui va se fixer contre la paroi supérieure du vase.

16° FUSION.

La fusion consiste à rendre liquide, à l'aide du calorique, un corps solide.

Il y a deux espèces de fusion : l'une, où le feu agit seul,

et que l'on appelle *ignée*; l'autre, où il agit à l'aide de l'eau, et qui est à la fois ignée et aqueuse, mais que, pour abréger le langage, on appelle simplement *aqueuse*.

On se sert de la fusion ignée toutes les fois qu'il s'agit de séparer un corps fusible d'un autre qui l'est moins, ou qui ne l'est pas du tout, soit seulement dans le but de l'isoler, soit pour l'obtenir sous une autre forme.

Par la fusion aqueuse, ou bien on cherche à enlever aux sels une partie de leur eau de cristallisation, ou bien on veut en changer la forme.

L'une et l'autre espèce de fusion s'opère dans des vases très réfractaires, lorsque les corps sont difficiles à fondre, et, pour les autres, dans des vases qui peuvent supporter une chaleur rouge cerise: ce sont, par exemple, les chaudières et bassines, les capsules de terre, de porcelaine, de platine, etc., pour les sels, et les creusets pour les métaux.

17° ASSATION.

C'est la cuisson d'un corps organique succulent dans ses propres sucs, à l'aide du four ou des cendres chaudes.

18° TORRÉFACTION.

Dans la torréfaction, on chauffe à feu nu et modérément un corps organique sec, afin d'en volatiliser ou d'en modifier quelques principes.

On opère la torréfaction, soit en soumettant une substance contenue dans un vase de terre ou de métal à l'action immédiate du feu, soit en la renfermant dans un cylindre de tôle ou *brûloir* qui tourne sur son grand axe, au-dessus d'un foyer ardent.

C'est ainsi qu'on torréfie la rhubarbe par le premier moyen, et le cacao ou le café par le second.

19° CRISTALLISATION.

La cristallisation est une opération dans laquelle un corps fluidifié abandonne son dissolvant et se solidifie en affectant une forme anguleuse et régulière.

Cette forme régulière des cristaux est due à l'arrangement des molécules intégrantes qui, en s'unissant par la loi d'aggrégation, doivent nécessairement donner lieu à des dispositions symétriques.

Les molécules, pour obéir à cette loi, ont besoin d'un repos parfait, le moindre mouvement pouvant les détacher avant leur solidification complète.

Le calorique et l'eau, tels sont les dissolvans principaux des substances cristallisables; d'où il suit que le refroidissement et l'évaporation déterminent la plupart des cristallisations.

Elle s'opère sur tous les métaux, sur le soufre, le phosphore, l'iode, etc., et en général sur tous les sels solubles. Elle est fréquemment le résultat de quatre opérations, qui sont : la fusion, la sublimation, la solution et l'évaporation.

La cristallisation par *fusion* a lieu quand un corps fondu est abandonné à lui-même et refroidi lentement jusqu'à solidification de sa couche extérieure; après quoi, il faut faire écouler la portion centrale encore fluide.

Dans la cristallisation par *sublimation*, les molécules du corps volatilisé arrivent au sommet du vase sublimatoire, où, le calorique cessant de les isoler, leur rapprochement s'opère selon les lois de l'affinité que nous avons signalées.

Après ces deux modes de cristallisation, qui sont les plus simples, vient celui par voie liquide, et dans lequel les molécules isolées, d'abord par le dissolvant, se rapprochent à mesure que celui-ci se volatilise. C'est ce qu'on appelle la cristallisation par *solution*. Alors, on le liquide a été saturé de principes cristallisables, à la température de l'ébullition, et il suffit du refroidissement pour que les molécules salines se rapprochent; ou la matière dissoute est trop peu abondante, et il faut faire évaporer une partie du dissolvant. On arrive à ce dernier résultat en opérant l'évaporation, soit à l'air libre, soit à l'étuve, soit au bain-marie, soit enfin à feu nu.

Mais comme nous avons reconnu que les cristallisations étaient d'autant plus belles qu'elles s'opéraient plus lentement, il en résulte que de tous ces modes d'évaporation le meilleur est l'évaporation à l'air libre ou spontanée.

Dans beaucoup de cas, il y a une précaution à prendre pour obtenir de beaux cristaux : quand on estime que la cristallisation est assez avancée, on perce la croûte solide pour donner issue au liquide, sinon la matière saline qu'il contient empâte les formes cristallines en se solidifiant.

20° CONGÉLATION.

La congélation fait passer à l'état solide, par la soustraction du calorique latent, un corps naturellement liquide à la température ordinaire.

On s'en sert pour faire de la glace ; on peut y parvenir au moyen d'un appareil dans lequel un liquide susceptible de se réduire très rapidement en vapeurs sous la pression ordinaire de l'atmosphère, se vaporise à la surface d'un vase, et soustrait par là le calorique à une quantité déterminée d'eau contenue dans l'intérieur de ce vase.

Nous croyons à propos de signaler ici le procédé le plus avantageux dont on puisse user en pareil cas ; il a été inventé par M. Decourdemanche, et modifié par M. Boutigny, d'Évreux. Nous en empruntons au *Bulletin de Thérapeutique* la description suivante.

« 1° Une boîte en bois de chêne, de treize pouces six lignes de longueur, de trois pouces de largeur et de six pouces de hauteur; toutes ces mesures prises de dedans en dedans;

« 2° Deux boîtes en fer-blanc, construites dans la même forme, mais ayant chacune douze pouces de longueur, sept lignes de largeur et six pouces six lignes de hauteur.

« La boîte en bois est destinée à recevoir le mélange frigorifique; les deux boîtes en fer-blanc devront contenir l'eau qu'on se propose de convertir en glace.

« Le mélange frigorifique se compose de trois livres d'acide sulfurique affaibli par une addition d'eau telle qu'il ne marque plus que quarante et un degrés à l'aréomètre ou pèse-acide. Dans le cas où on n'aurait pas cet instrument à sa disposition, on arriverait à ce résultat en mêlant ensemble sept parties en poids d'acide sulfurique du commerce, qui indique en général soixante-six degrés à l'aréomètre, et cinq parties d'eau également en poids.

« Quelques réflexions sont indispensables sur cette première opération.

« Au moment où se fera le mélange d'acide et d'eau qui vient d'être indiqué, il se manifestera un très grand dégagement de calorique, et la température de la liqueur s'élèvera considérablement. Il faudra donc éviter toute précipitation en versant l'eau dans l'acide, ou l'acide dans l'eau, et sur-tout n'employer pour cette opération qu'un vase de grès qui présentera une résistance convenable.

« Lorsque la température du mélange aura été ramenée à celle de l'atmosphère dans laquelle on opérera, ou, en d'autres termes, lorsqu'il sera refroidi, il sera propre à l'usage auquel il sera destiné. On le versera, à la dose de trois livres, dans la boîte de bois, et on y ajoutera à l'instant même quatre livres de sulfate de soude bien pulvérisé ; on agitera un moment ce mélange à l'aide d'un bâton, et on y plongera les deux boîtes de fer-blanc, préalablement remplies d'eau pure et nette.

« Ces deux boîtes devront être placées de manière à laisser entre elles et les parois intérieures de la boîte en bois un léger intervalle, afin que le mélange d'acide et de sel puisse circuler librement autour des boîtes de fer-blanc.

« L'effet de ce mélange est tel, qu'un thermomètre qui y serait plongé indiquerait presque à l'instant un abaissement de treize degrés et au-delà : au bout de dix minutes, l'eau contenue dans les boîtes de fer-blanc commencera à se troubler, et bientôt des glaçons se formeront contre les parois intérieures. Quinze minutes après, l'eau des boîtes et le mélange frigorifique seront ramenés à une température commune, et dès lors ce dernier ne sera plus utile pour la continuation de l'opération.

« Il conviendra donc de procéder à un nouveau mélange qu'on substituera au premier, et dans lequel les boîtes de fer-blanc devront être plongées de nouveau. Les glaçons augmenteront bientôt de volume ; ils seront adhérens aux parois intérieures, et il sera indispensable de les en détacher soigneusement. Cette opération se fera avec une grande facilité en pressant plusieurs fois entre les doigts, pour les rapprocher l'une de l'autre, les feuilles de fer-blanc qui composent les grands côtés des boîtes ; par ce moyen, la partie de l'eau qui ne sera point encore convertie en glace se mettra directement en contact avec les parois de fer-blanc, et elle recevra immédiatement l'effet des mélanges frigorifiques : cette petite opération est de la plus grande importance, et le succès dépend presque entièrement de son exécution.

« En général, après quarante ou cinquante minutes, l'eau est totalement convertie en glace. Si, contre toute attente, on n'était arrivé qu'imparfaitement à ce résultat,

12.

il faudrait recourir à un troisième mélange, et procéder comme on l'a indiqué pour les deux premiers.

« Chacune des deux boîtes contiendra une tablette de glace très pure et très solide, du poids d'une livre et demie.

« Il reste, pour compléter cette note, à présenter quelques observations générales.

« Lorsqu'on opérera pendant l'été, il sera très utile de préparer ses mélanges dans une cave dont la température constante est à peu près de dix degrés au-dessus de zéro ; on emploiera l'eau sortant du puits, et on mettra à la cave, avant d'en faire usage, l'acide et le sulfate de soude.

« Enfin, on devra apporter quelque soin dans le choix du sulfate de soude, et éviter d'employer celui qui serait effleuri. L'inobservation de cette recommandation a dû contribuer à faire échouer l'opération. »

Depuis, on a reconnu que l'acide hydrochlorique produit un abaissement de température plus grand que l'acide sulfurique.

On emploie encore la congélation, quand l'hiver le permet, pour concentrer le vinaigre et le vin, et pour isoler des substances qui sont congelables à des degrés de température différens. Lorsque l'on soumet le vinaigre à la gelée, c'est la partie restée liquide que l'on conserve, les glaçons n'étant formés que d'eau congelée. Il en est de même à l'égard du vin, et nous dirons à ce sujet que des propriétaires aisés de quelques vignobles emploient ce moyen pour avoir du vin qui conserve tout son parfum et sa délicatesse, quoique acquérant un degré de vinosité inconnu jusqu'alors. Des vins fins de Bourgogne, réduits au quart par ce procédé, fournissent un véritable nectar.

La solidification est une opération qui se rapproche beaucoup de la congélation, en ce qu'elles amènent toutes deux un état dépendant du plus ou moins du calorique soustrait aux corps. La synonymie peut en être assez bien tranchée de la manière suivante. Dans la congélation, on soustrait du calorique ; dans la solidification, on cesse d'en introduire. Ainsi, on congèle le mercure en le soumettant à une action réfrigérante, et on solidifie le plomb fondu en le laissant refroidir. Dans le premier cas, l'opérateur est actif ; dans le second, il est passif.

Il est des substances qui peuvent, comme la graisse, passer par les deux états de solidification et de congélation.

C. MIXTION.

La mixtion s'opère en unissant, par voie de mélange, soit plusieurs drogues, soit plusieurs médicamens simples ou composés.

Dans la mixtion, on ne cherche point à obtenir une combinaison, et si elle a lieu, on n'en tient pas compte. Toutefois, quand elle arrive, elle ne doit pas faire perdre aux corps leurs propriétés thérapeutiques.

Elle peut s'opérer, comme nous l'avons dit, sur des médicamens simples ; ainsi, le mélange de plusieurs plantes douées de vertus analogues et que l'on a nommées espèces, celui de plusieurs poudres minérales, végétales ou animales, ont lieu par mixtion.

Souvent cette mixtion résulte du mélange de plusieurs médicamens composés ; par exemple : le mélange d'eaux distillées, d'alcoolés et de sirops.

La mixtion, enfin, peut s'effectuer en mélangeant à la fois un nombre variable de médicamens simples et composés, comme dans le mélange d'une ou plusieurs poudres et divers liquides médicamenteux.

Dans l'union de ces divers médicamens, nous ne distinguons pas la base de l'excipient, lequel, par parenthèse, peut jouer aussi, dans le produit, un rôle plus ou moins important, en ce qu'il ajoute presque toujours à l'action de la base.

Comme on le voit, la mixtion est une opération en général très facile; mais elle exige de l'attention et de l'exactitude sous le rapport des quantités. Il est donc urgent d'apporter un soin scrupuleux dans les moyens de doser.

Comme c'est dans la mixtion que les poids et mesures jouent le rôle le plus important, nous allons faire connaître les moyens de les évaluer. On se sert à cet effet de balances, de mesures de pesanteur ou poids, et de mesures de capacité proprement dites.

De la balance.

La balance est un instrument symétrique fort connu, composé d'un levier en métal, divisé en deux parties égales par un axe qui sert à l'élever, et supportant par chacune de ses extrémités un plateau qui s'y suspend de diverses manières. Une balance est exacte toutes les fois qu'en élevant son axe de manière que les plateaux soient suspendus en l'air, ces bassins sont dans un équilibre parfait chargés de poids égaux, et que ces derniers changés de plateaux ne dérangent rien à l'équilibre. On dose une substance en mettant, dans un plateau, une masse connue représentant le poids auquel on veut l'amener, et, dans l'autre, la substance elle-même, dont on gradue la quantité de manière à ce qu'elle soit en équilibre avec cette masse.

Des poids.

On s'est long-temps servi en pharmacie de la *livre*, d'abord divisée en douze onces, ce qui constituait la *livre médicinale*; plus tard elle le fut en seize, c'est-à-dire qu'elle rentra, pour ses divisions, dans la livre marchande. Mais, depuis l'établissement du système décimal en France, la livre médicinale a été remplacée par le demi-kilogramme, et toutes ses subdivisions ont de même été graduées métriquement et par dixièmes, de la manière suivante :

Le *gramme*, pris pour unité de poids, a été divisé en *décigrammes*, *centigrammes* et *milligrammes*, ou en dixièmes, centièmes et millièmes de gramme, et ses multiples ont été :

Le *décagramme* ou 10 grammes.
L'*hectogramme* ou 100.
Le *kilogramme* ou 1,000.
Le *myriagramme* ou 10,000.

Cependant, comme la division de la livre par moitié, quart, huitième et seizième, est d'un usage général et consacré par le temps, on a établi des tables de rapport entre l'unité métrique nouvelle et les divisions de la livre ancienne.

TABLEAU COMPARATIF

DES ANCIENS POIDS AVEC LES NOUVEAUX

ET DES NOUVEAUX AVEC LES ANCIENS.

RAPPORT

des anciens poids avec les nouveaux.

grains.	hect.	décag.	gram.	décig.	cent.
1 égale.	»	»	»	»	5
2	»	»	»	1	»
4	»	»	»	2	»
6	»	»	»	3	»
8	»	»	»	4	»
10	»	»	»	5	»
12	»	»	»	6	»
14	»	»	»	7	»
16	»	»	»	8	»
18	»	»	»	9	»
scrupule.					
1	»	»	1	3	»
gros.					
1	»	3	4	»	»
4	»	1	6	»	»
5	»	2	»	»	»
onces.					
1	»	3	2	»	»
2	»	6	4	»	»
3	»	9	6	»	»
4	1	2	8	»	»
6	1	9	2	»	»
8	2	3	6	»	»
9	2	8	6	»	»
10	3	2	»	»	»
11	3	5	2	1	»
12	3	8	4	»	»
13	4	1	6	»	»
14	4	4	4	»	»
15	4	7	6	»	»
livres.					
1	4	9	4	»	2
2	9	8	8	»	5

RAPPORT

des nouveaux poids avec les anciens.

centigr.	livres.	onces.	gros.	scrup.	grains.
1 égale.	»	»	»	»	0,2
2	»	»	»	»	0,4
5	»			»	1
décigrammes.					
1	»	»	»	»	2
2	»	»	»	»	4
3	»	»	»	»	6
4	»	»		»	8
5	»	»	»	»	10
6	»	»	»	»	12
7	»	»	»	»	14
8	»	»	»	»	16
9	»	»	»	»	18
grammes.					
1	»	»	»	»	18
2	»	»	»	»	36
4	»	»	1 ou	»	72
6	»	»	1 1/2 ou		108
8	»	»	2 ou	»	144
décagrammes.					
1	»	»	2	1	12
2	»	»	5	»	»
3	»	»	7	1	12
4	»	1	2	»	»
5	»	1	4	1	12
6	»	1	7	»	»
7	»	2	1	1	12
8	»	2	4	»	»
9	»	2	6	1	12
hectogrammes.					
1	»	3	1	»	»
2	»	6	2	»	»
3	»	9	3	»	»
4	»	12	4	»	»
5	1	»	4	»	»
kilogramme.					
1	2	»	5	1	11

Des mesures.

On se servait aussi en France d'une mesure de capacité appelée *pinte*, divisée graduellement par moitiés nommées *chopines*, *demi-setiers* et *poissons*. Mais la capacité de la pinte avait le très grave inconvénient de varier suivant les localités.

Lors de la réforme métrique, la pinte a été changée également et remplacée par le *litre* et ses divisions. Il en résulte, en établissant un rapport entre les mesures nouvelles et anciennes, que :

Le demi-litre répond à peu près au setier, et contient 500 grammes ou une livre métrique d'eau ;

Le quart de litre, ou demi-setier, contient 250 grammes ou 8 onces d'eau ;

Le huitième de litre, ou poisson, renferme 125 grammes ou 4 onces d'eau ;

Le décilitre égale 100 grammes ou 3 onces 1 gros 43 grains d'eau.

TABLEAU COMPARATIF

Des anciennes mesures de capacité avec les nouvelles, et des nouvelles avec les anciennes.

MESURES ANCIENNES.	grammes.		litre.	décilitres.	centilitres.
1 poisson égale	125	ou	»	1	2
1 demi-setier	250	ou	»	2	5
1 chopine	500	ou	»	5	»
1 pinte	1000	ou	1	»	»

MESURES NOUVELLES.	grammes.		livres.	onces.	gros.	grains.	
1 centilitre égale	10	ou	»	»	1/2	»	environ 1 cuillerée
1 décilitre	100	ou	»	3	1	»	environ 3/4 de poisson.
1 litre	1000	ou	2	»	3	36	un peu plus d'une pinte.

Pesanteur spécifique.

On entend par là le rapport qui existe entre le poids et le volume d'un corps. La pesanteur spécifique des liquides s'obtient au moyen de trois instrumens, qui sont : *la balance* et les *aréomètres*.

Balance.

On détermine, à l'aide de cet instrument, le poids spécifique d'un liquide en pesant d'abord le vase qui doit le contenir ; on le remplit d'eau distillée : la différence des deux poids donne celui de cette eau, considéré comme poids régulateur. On remplace ensuite ce liquide par celui dont on veut évaluer la pesanteur spécifique ; on pèse encore le tout, et la différence du poids des deux liquides détermine la pesanteur du dernier.

Aréomètres.

Les aréomètres sont des instrumens dont la construction est basée sur ce qu'un corps plongeant dans un liquide et surnageant en partie, le poids du volume déplacé égale le poids du corps entier. Ils sont à volume constant ou à volume variable.

1° *Aréomètres à volume constant.* — L'aréomètre de Farenheit est de ce genre. Il consiste dans un tube de verre d'un à deux pouces de diamètre, surmonté d'une tige épaisse d'une demi-ligne et longue de quatre à six pouces, supportant un plateau destiné à recevoir des poids ; inférieurement, il se termine par une boule remplie de mercure ou de plomb, afin que le centre de gravité se trouvant dans le point le plus bas, l'aréomètre soit dans un équilibre stable.

L'instrument devant, dans chaque expérience, plonger

jusqu'à un trait marqué sur la tige, il est disposé de telle manière que, placé dans le liquide le plus léger, il ne s'enfonce point jusque là. On met dans le plateau supérieur des poids qui, réunis à celui de l'instrument, représentent le poids du volume du liquide déplacé; et, comme le dernier est constant dans chaque expérience, on a les élémens nécessaires pour parvenir à la connaissance des densités.

L'usage de cet aréomètre a été étendu, par Nicholson, au moyen d'un bassin adapté à la partie inférieure de l'instrument, qui devient alors une véritable balance hydrostatique, avec laquelle on peut prendre la densité des solides. Il suffit pour cela de les peser successivement dans l'air en les posant sur le plateau supérieur, et dans l'eau en les plaçant dans le bassin inférieur ; si le corps est plus léger que l'eau, il doit être fixé. Le poids du corps pris dans l'air, divisé par la perte qu'il éprouve dans l'eau, donne la densité cherchée.

2° *Aréomètres à volume variable.* — Ces instrumens, qui sont à poids constant, ont la tige graduée, et donnent immédiatement la densité sans le secours de poids. Leur forme est à peu près la même que celle de l'aréomètre de Farenheit, seulement la tige est moins fine, car elle a deux à trois lignes de diamètre : tout l'instrument est en verre.

Il en existe plusieurs espèces; l'une des plus généralement usitées est due à Beaumé : elle consiste dans un tube de verre bien cylindrique, terminé inférieurement par deux renflemens étagés, dont le dernier contient du mercure servant de lest à l'instrument. Selon la densité des liquides que l'on veut peser, cet aréomètre a son point de départ en bas ou au sommet de sa tige; ainsi, pour les liquides plus légers que l'eau, ce point est à l'extrémité inférieure ; pour ceux plus pesans, il se trouve à l'extremité opposée.

D. COMBINAISON.

La combinaison est une opération dans laquelle on réunit intimement, et molécules à molécules, certains corps de nature différente, en vertu du rapport d'intensité de leur état électrique, pour en former des corps doués de propriétés tout-à-fait nouvelles.

La chimie a classé les corps, sous le rapport du nombre de leurs parties constituantes, en *simples* et en *composés*.

On entend par *corps simples* ceux dont on n'a pu jusqu'ici retirer que des atomes homogènes, par exemple les métaux, etc. On appelle *composés* ceux où l'on retrouve des principes différens, comme les acides, les oxides, les sels, etc. On donne à ces principes le nom d'*élémens*.

Quand on divise à l'infini un corps simple ou composé, on donne lieu à des *molécules intégrantes*, dont chacune est tout-à-fait de la même nature que la masse entière; mais quand un corps contient des molécules hétérogènes, et par conséquent susceptibles d'être isolées par l'action chimique, on leur donne le nom de *molécules constituantes*.

Les molécules intégrantes sont unies entre elles par une force spéciale dont est douée la matière, et à laquelle on a donné le nom générique d'*attraction* : cette force prend, dans ce cas, celui de cohésion ; et les molécules constituantes le sont par une force analogue qui, pour être distinguée de la première, est appelée affinité. Ainsi, nous définirons la *cohésion*, la force qui réunit, sans en changer les propriétés, des molécules simples ou composées, mais toujours de même nature, pour en former des solides, le plus fréquemment réguliers; et l'*affinité*, celle qui réunit entre eux des principes d'une nature différente et donnant des composés jouissant de propriétés toutes différentes de celles des composans. L'affinité nous intéressant davantage, sera l'objet d'un plus grand développement.

Elle peut avoir lieu entre deux, trois, quatre corps élémentaires, rarement davantage.

Un phénomène général attaché à la combinaison des corps, est le changement de température en plus ou en moins, phénomène qui peut s'expliquer par le changement de capacité pour le calorique dans les produits formés.

L'affinité s'exerce généralement avec d'autant plus de facilité entres deux corps, que la force de cohésion qui unit les molécules intégrantes de chacun d'eux est moins considérable ; mais la diminution de cohésion ne doit pas dépasser certaines limites.

Il résulte de cette loi que, dans beaucoup de cas, l'intervention du calorique, qui, en pénétrant les corps, éloigne leurs molécules, favorise puissamment l'affinité.

Les liquides, par la propriété qu'ils ont de dissoudre certains corps, jouissent de propriétés analogues.

Combiner les corps entre eux, décomposer un corps pour en retirer les élémens, sont deux opérations inverses qui ont reçu les noms de *synthèse* et d'*analyse*.

Parmi les procédés employés pour obtenir l'action chimique, qu'elle amène soit une analyse, soit une synthèse, les principaux et ceux qui nous intéressent le plus sont au nombre de neuf, savoir : la *carbonisation*, l'*incinération*, la *calcination*, l'*oxidation*, la *désoxidation*, la *gazéification*, la *dissolution*, la *précipitation* et la *fermentation*.

L'effervescence, la combustion et l'ignition n'étant vraiment que des phénomènes, ne seront pas considérées par nous comme des opérations.

1° CARBONISATION.

Cette opération consiste à isoler, à l'aide du calorique, une grande partie du carbone d'un corps des autres élémens qui étaient combinés avec lui. On la pratique spécialement sur les corps organiques, dont on sépare ainsi l'oxigène, l'hydrogène et l'azote à différens états de combinaison, et l'on obtient le carbone sous forme de charbon.

Pour pratiquer la carbonisation, on emploie ordinairement des appareils où le corps sur lequel on opère peut éprouver l'action de la chaleur sans avoir le contact de l'air, et l'on se sert pour combustible d'une matière de valeur moindre que la substance à carboniser.

En pharmacie, on carbonise différens bois et écorces et quelques substances animales, telles que les os et les éponges : on opère alors dans des creusets ou dans des cylindres de fer.

Quand cette opération s'exécute en grand, elle se fait le plus souvent au détriment d'une portion de la matière elle-même, en modérant l'action comburante de l'air, soit au moyen de fosses disposées à cet usage, soit à l'aide de gazon dont on revêt la masse à carboniser.

2° INCINÉRATION.

L'incinération a pour but de réduire, au moyen de la combustion, un corps organique à l'état de cendre, dans l'intention d'utiliser ce résidu.

Cette opération doit toujours se faire lentement et à feu modéré, dans le but d'éviter deux graves inconvéniens : le premier, celui de volatiliser une partie du principe actif du produit; le second, celui de fritter la matière, et, par suite, de la rendre insoluble et conséquemment inerte.

Cette opération se fait quelquefois très en grand; ainsi, on réduit des forêts en cendres pour en extraire de la potasse; on brûle sur le bord de la mer, dans des fosses pratiquées en terre, les plantes marines destinées à la fabrication de la soude. En pharmacie, l'incinération se pratique presque toujours dans des chaudières de fonte, sur-tout lorsqu'il s'agit de retirer une substance alcaline. Elle se fait dans des fours à réverbère pour incinérer les matières osseuses.

3° CALCINATION.

Cette opération consiste à séparer d'un corps, à l'aide du feu, ses principes volatils, en totalité ou en partie.

La calcination s'applique sur-tout aux substances minérales, dont elle change entièrement la nature, et souvent la forme. Elle diffère, sous ce double rapport, de la torréfaction, que nous avons traitée précédemment.

On s'en sert : 1° pour priver, comme nous l'avons dit, un corps de l'un de ses élémens ; par exemple, quand on enlève par le feu l'eau à un sel, comme le plâtre ; ou l'acide carbonique au carbonate de chaux, pour obtenir la chaux caustique ;

2° Pour opérer le même effet, et, de plus, pour fixer l'oxigène sur le corps restant, ce qui s'exécute sur les minerais : cette opération se nomme alors *grillage*, et s'emploie quelquefois en pharmacie, par exemple, pour la conversion du sulfure d'antimoine en protoxide d'antimoine sulfuré : le sulfure perd une partie de son soufre et se combine avec l'oxigène de l'air.

4° OXIDATION.

L'oxidation est une combustion qui résulte de la combinaison de l'oxigène avec un corps quelconque, et dans laquelle le dégagement du calorique est le plus souvent sensible, tandis que le dégagement de lumière l'est au contraire très rarement.

Suivant la plus ou moins grande quantité d'oxigène qui entre en combinaison avec certains corps, on obtient des oxides ou des acides, parmi lesquels on distingue encore plusieurs degrés déterminés d'oxidation. De là, la nécessité dans laquelle se sont trouvés les chimistes de varier les dénominations de ces divers produits, afin d'indiquer leurs degrés relatifs d'oxigénation.

Pour favoriser la combinaison des molécules des deux corps, on les soumet, soit à l'action de la chaleur, soit à celle d'un dissolvant approprié.

On a fréquemment occasion, en pharmacie, de former des oxides et des acides. On y procède au moyen d'opérations et d'instrumens qu'il serait trop long de détailler ici, et que nous décrirons à la chimicobasie, en faisant connaître les acides et les oxides usités en médecine. Nous en dirons autant de toutes les opérations qui dépendent de la combinaison, et que l'on pourrait trouver trop imcomplétement exposées.

5° DÉSOXIDATION OU RÉDUCTION.

C'est l'opération inverse de l'oxidation, et qui consiste à enlever à un corps l'oxigène qu'il contient. Le moyen d'arriver à ce but consiste à présenter, dans certaines conditions, à l'oxigène un autre corps pour lequel il ait plus d'affinité que pour celui auquel il est uni.

6° GAZÉIFICATION.

La gazéification est une opération dans laquelle on amène à l'état de vapeurs un corps qui était auparavant liquide ou solide.

La gazéification s'obtient, soit sans calorique, soit à l'aide de cet agent. Dans le premier cas, on retire, par exemple, l'acide carbonique du carbonate de chaux, au moyen d'un acide étendu. Dans le second cas, le procédé consiste à soumettre le corps à l'action de la chaleur, par exemple, le soufre, l'iode, le sulfure de mercure, etc.

7° DISSOLUTION.

Dans cette opération, la substance n'est pas seulement distendue par un liquide comme dans la solution, mais elle est combinée avec lui, et le plus souvent après avoir éprouvé un changement d'état. Ainsi, l'union d'un alcali et d'un acide est une dissolution, et il n'y a qu'une opération analytique qui puisse les séparer, au lieu que dans la solution d'un extrait végétal dans l'eau, l'évaporation seule amène ce résultat.

8° PRÉCIPITATION.

La précipitation est une opération qui consiste :

1° A séparer d'un liquide un corps qui y était tenu en dissolution, à l'aide d'un autre liquide qui s'empare du dissolvant, et dont le mélange dès lors ne peut plus retenir la matière qui y était dissoute : exemple, le soluté aqueux de proto-tartrate de potasse et d'antimoine précipité au moyen de l'alcool ;

2° Ou à décomposer le soluté d'un sel en en séparant l'oxide insoluble par lui-même, au moyen d'un agent qui s'empare de l'acide avec lequel il était combiné; exemple, l'oxide d'or que l'on obtient en précipitant l'hydro-chlorate de ce métal, soit par la potasse, soit mieux par la magnésie ;

3° Ou bien encore, à produire une combinaison insoluble par le mélange du soluté de deux sels; exemple, les proto-nitrates d'argent et de mercure précipités par le soluté de sel marin ;

4° Ou enfin à décomposer un oxide métallique combiné avec un acide, par un courant d'acide hydro-sulfurique qui le fait passer à l'état de sulfure insoluble ; exemple, le soluté de proto-hydrochlorate d'antimoine ou d'acétate de plomb précipité par l'acide hydro-sulfurique.

De là, on peut distinguer deux espèces de précipitation; l'une, dans laquelle le corps précipité se trouvait tout formé dans le liquide, l'autre, dans laquelle il se forme instantanément pendant l'opération.

9° FERMENTATION.

On appelle fermentation un mouvement spontané qui, sous l'influence de certaines circonstances, se développe dans les substances organiques, avec des phénomènes remarquables, tels que dégagement de chaleur, effervescence et formation d'un précipité.

Dans cette opération, il se produit une réaction chimique des principes constituans les uns sur les autres, et son résultat est de donner naissance à des composés tout-à-fait nouveaux. Elle est ou accidentelle ou intentionnée.

Dans le premier cas, elle altère la qualité des substances qui l'éprouvent, et conséquemment elle est nuisible; exemple, l'altération des sirops qui fermentent pendant l'été.

Dans le second cas, elle est déterminée par le pharmacien, qui l'excite pour en obtenir des produits médicamenteux toujours alcooliques.

On distingue quatre espèces de fermentation, suivant la nature et l'état des matières organiques sur lesquelles elle s'exerce: nous allons les examiner successivement.

A. La *détrition*.— C'est la décomposition des végétaux séparés du sol et abandonnés à eux-mêmes, décomposition accompagnée des phénomènes indiqués plus haut, et qui amène pour résultat un *détritus*, lequel n'offre plus aucune trace d'organisation.

B. La *fermentation putride*. — Elle s'exerce sur des substances organiques très azotées, et sous la condition d'une grande humidité. Alors, les principes obéissant aux lois chimiques, forment des composés nouveaux, toujours nombreux, et parmi lesquels il en est d'infects.

C. La *fermentation alcoolique*. — C'est celle qui a lieu dans la décomposition des corps sucrés, et qui donne, pour principaux produits, de l'alcool et de l'acide carbonique. Quatre conditions sont nécessaires pour la déterminer. 1° L'influence d'une petite quantité d'oxigène ou d'air; 2° la présence de l'eau; 3° une température de 10 à 30 degrés centigrades, et 4° l'intervention d'un ferment ou matière azotée; le plus ordinairement on emploie la levure de bière, substance peu connue dans sa nature. Les sucs des fruits sucrés, susceptibles d'éprouver la fermentation alcoolique, contiennent naturellement tous les élémens nécessaires à son développement. Le vin, le cidre, le poiré proviennent de sucs de cet ordre: la bière est le résultat de la fermentation des grains que l'art a amenés, à l'aide de diverses opérations, dans des conditions analogues.

D. Enfin, la *fermentation acide*.—C'est celle qui donne pour produit l'*acide acétique*. Le plus souvent elle vient à la suite de la fermentation alcoolique. Elle est quelquefois provoquée dans les liqueurs alcooliques, pour les convertir en vinaigre. Alors la liqueur se trouble, prend une odeur piquante, et s'échauffe. Dans ce mouvement, elle enlève à l'air une quantité notable d'oxigène, principe de l'acide acétique qui se forme. Les conditions de cette fermentation sont le contact de l'air et une température de 20 à 30°.

Nous avons dit que la fermentation alcoolique précédait presque toujours la fermentation acide. Un cas qui fait exception, est celui où cette dernière est déterminée dans le sucre par le gluten, ainsi que l'a prouvé Vauquelin.

C'est pour nous conformer aux divisions suivies par

nos maîtres, que nous avons admis cette dernière fermentation. Pour nous, c'est une opération nouvelle, que nous aurions voulu appeler *acétification ;* car, pendant qu'elle s'exécute, loin de dégager un gaz quelconque, elle absorbe l'oxigène de l'air, et ce n'est qu'une véritable oxigénation de l'alcool. Aussi, elle se produit d'autant plus promptement que l'air qui est à la surface de la liqueur, est plus fréquemment renouvelé ; condition essentielle et dont l'application, dans ces derniers temps, a fait faire des progrès d'amélioration si grands à l'art du vinaigrier.

Nous pourrions encore citer, à l'appui de l'opinion que nous venons d'émettre, la fabrication de cette énorme quantité d'acide acétique par la réaction des élémens du ligneux, sous l'influence de la chaleur ; exemple, la carbonisation des bois en vaisseaux clos.

E. MANUTENTION.

Jusqu'à ce jour, les auteurs, à l'instar du savant Carbonnell, ont rapporté toutes les opérations pharmaceutiques à quatre sections ; savoir : la *division,* l'*extraction,* la *mixtion* et la *combinaison.* Cependant il est un certain nombre de préparations qui ne sauraient entrer dans ce cadre. Où placera-t-on, par exemple, l'éponge préparée, soit à la cire, soit à la ficelle ? est-ce à la *division ?* on ne divise rien ; à l'*extraction ?* on n'extrait rien ; à la *mixtion ?* pas davantage ; enfin elle ne revient pas avec plus de droit à la *combinaison.* Néanmoins, dans une bonne classification, toutes les espèces doivent trouver leur place. Laquelle donc assigner, non-seulement au médicament qne nous avons cité, mais encore à plusieurs autres, tels que le sparadrap, les sachets, les bougies, les suppositoires, les pois à cautère, etc.

Si l'on porte son attention sur la manière dont sont préparés ces médicamens, on reconnaîtra que toujours cette opération a lieu par la seule intervention de la main ; et ici il ne faut pas confondre la composition des ingrédiens du médicament avec le médicament lui même. En effet, si l'emplâtre qui fait partie essentielle d'un sparadrap est composé par mixtion, ce n'est pas une raison pour qu'on rapporte le sparadrap à la mixtion ; car le sparadrap et l'emplâtre employé pour sa confection, sont deux médicamens différens. Ces réflexions nous ont conduit à établir une nouvelle section de médicamens considérés sous le rapport de leurs modes généraux de préparation, et à la distinguer des autres sous le nom de *manutention.*

La manutention est donc un mode opératoire, dans lequel on compose un médicament à l'aide de la main, ou seule ou munie d'instrument.

Les produits de cette opération sont ou pharmaceutiques, c'est-à-dire préparés par le pharmacien lui-même, ou industriels, c'est à dire fournis par le commerce.

Ceux que le pharmacien peut préparer lui-même sont, entre autres, les sachets, les sparadraps, le taffetas épispastique, les papiers vésicans et à cautère, l'éponge à la cire, l'éponge à la ficelle, la charpie, etc.

Parmi ces médicamens, il en est qui, bien qu'essentiellement du ressort de la pharmacie, sont cependant empruntés à l'industrie, parce qu'alors étant confectionnés en grand, ils sont fournis mieux conditionnés et à meilleur marché qu'on ne pourrait les établir dans les officines. Tels sont le taffetas d'Angleterre, qu'on trouve chez une foule de commerçans, le papier vésicant et le papier à cautère, qui sont la spécialité de quelques pharmaciens, lesquels, à cet égard, rentrent dans la catégorie des négocians.

Enfin, dans cet ordre de médicamens, il en est que les pharmaciens ne peuvent aucunement préparer eux-mêmes, comme les pois d'iris et d'orange, les bougies, les sondes élastiques, les pessaires, etc. On trouvera aux préparations particulières la description de ces médicamens, et de plus leurs modes de préparation, toutes les fois qu'ils rentreront dans les attributions de la pharmacie.

III. CLASSIFICATION

DES MÉDICAMENS.

On s'est long-temps tourmenté pour ranger les médicamens dans un ordre méthodique. En vain les a-t-on classés tour-à-tour en officinaux et magistraux, en internes et externes, et en galéniques et chimiques; il a fallu renoncer à ces modes de classement, comme trop peu exclusifs, plusieurs médicamens pouvant se rapporter également à deux classes différentes. Une autre raison non moins puissante est celle-ci, que ces coupes n'étant pas assez fécondes en subdivisions, ne peuvent point servir de départ pour les embranchemens successifs de la classification.

Dans un siècle comme le nôtre, qui a créé ou perfectionné des méthodes si savantes, telles que celles de la Chimie, de la Botanique, de la Zoologie, etc., la manière jusqu'ici arbitraire de ranger les médicamens laissait, dans cette partie des sciences médicales, une véritable lacune. C'est dans l'intention de la combler qu'un esprit sévère et ingénieux à la fois, M. Chéreau, a imaginé de ranger les médicamens en un certain nombre d'ordres, d'après la nature des préparations. Nous rendons à son travail toute la justice qu'il mérite, et cet aveu sincère nous mettra en droit, peut-être, de signaler, dans l'intérêt de la science, ce que sa méthode peut avoir de fautif. D'abord, il ne nous paraît pas avoir été heureux dans le choix de ses deux grandes coupes qui représentent, sous d'autres noms, l'une, les médicamens officinaux, l'autre, les médicamens magistraux, point de départ vicieux qui exposera toujours à des erreurs ; en second lieu, sa méthode est loin de pouvoir embrasser toutes les espèces de médicamens ; enfin, il a adopté pour les espèces qui se rapportent aux subdivisions de ces deux classes, des finales analogues : grave inconvénient qui empêche de les distinguer. Mais comme l'esprit humain n'arrive au parfait que graduellement, dans la succession des tentatives qui auront été faites pour réaliser une bonne classification pharmacologique, M. Chéreau, en mettant, le premier, sur la voie du vrai, aura acquis une belle part à la reconnaissance de la médecine.

M. Béral, venu après M. Chéreau, a su, en développant sa méthode, éviter l'inconvénient vicieux du point de départ, et nous avons regretté que dans sa classification, il soit retombé, en désignant les médicamens externes par une finale particulière, dans un défaut qu'il avait semblé d'abord reconnaître. En général, les médicamens internes et externes ne diffèrent entre eux que par leur mode d'application et non par leur nature. Enfin, nous signalerons dans sa méthode, sous le rapport du complément, le même inconvénient qu'à la première, puisque ne trouvant pas à y ranger tous les médicamens, il a été contraint d'en reléguer un certain nombre dans un appendice supplémentaire. M. Béral a néanmoins le mérite de s'être maintenu dans la voie du progrès.

Avant ces deux auteurs, l'illustre Carbonnell avait donné une excellente méthode que nous croyons avoir complétée en y ajoutant la *manutention*. Mais cette classification ne range que les modes de préparation et non les médicamens ; et bien que, dans ce sens, elle soit précieuse et qu'il importe de la conserver, elle ne peut servir de cadre pour ranger ces derniers. En vain a-t-il annoncé que tous les médicamens pourraient y rentrer dans un ordre méthodique, la preuve du contraire, c'est qu'il ne l'a pas fait, et quel autre homme que lui était capable de réaliser cette conception ! la conclusion à tirer de cet argument, c'est que la chose était impossible.

Un mot convaincra nos lecteurs ; c'est que, dans la nomenclature de Carbonnell, la combinaison qui renferme les produits chimiques et les fait connaître, vient après la mixtion qui embrasse des médicamens où entrent fréquemment ces mêmes produits. Il en résulte qu'il parle de l'emploi de ces produits avant d'avoir dit quels ils sont, et que, suivant un ordre vicieux, il expose le composé avant le simple.

Une autre preuve, qui vient confirmer la première, c'est que deux hommes de mérite, MM. Henry et Guibourt, l'ont tenté sans succès. Quand nous disons sans succès, nous ne portons de jugement que sur la classification suivie par ces auteurs, laquelle ne devait se rapporter qu'aux modes généraux de préparation. Quant au mérite intrinsèque et à la sévérité des détails, nous reconnaissons leur pharmacopée irréprochable.

Enhardi par l'exemple de ces devanciers, nous n'avons pas reculé devant l'idée, peut-être téméraire, d'embrasser tout le domaine pharmaceutique et de ranger les médicamens, sans exception, dans un ordre naturel. Il nous a semblé qu'une première coupe qui diviserait les médicamens en réguliers et irréguliers, nous permettrait de rapporter à ces derniers, tous ces médicamens anomaux qui ont jusqu'ici nécessité un appendice, tels que les sachets, les sparadraps, les éponges préparées, la charpie, etc. Nous en formerons la dernière classe de notre méthode, sous le nom d'*anomalie*. Débarrassé de cette irrégularité, nous n'avons plus vu, vis-à-vis de nous, que des médicamens réguliers, et nous nous sommes trouvé plus à l'aise dans le choix du moyen déterminateur.

La base et l'excipient nous ont paru non-seulement

heureux sous le rapport des premières divisions, mais encore féconds en développemens pour les divisions secondaires. En conséquence de cette idée, nous avons rangé les médicaments réguliers en trois sections, comprenant: 1° les médicamens où l'on trouve une ou plusieurs bases, mais sans excipient; 2° les médicaments à excipient fixe; 3° les médicaments à excipient variable, c'est-à-dire qu'on peut remplacer par un autre, sans changer en aucune façon la forme du produit. Il nous a été facile de trouver des noms significatifs de ces caractères, et nous avons désigné en conséquence ces trois sections sous les noms de ANOKÉMIE, DÉLOKÉMIE, POCILOKÉMIE. Si à ces trois sections, nous ajoutons celle qui comprend les médicamens irréguliers, sous le nom d'ANOMALIE, où la base et l'excipient sont le plus souvent indéterminables, on aura en quatre mots les grandes divisions de cette classification nouvelle.

L'ANOKÉMIE, comme nous l'avons dit, est signalée par l'absence de l'excipient; il reste donc la base qui sera ou simple ou multiple, selon, par exemple, qu'une poudre sera unique ou mêlée avec d'autres; la base simple sera naturelle ou artificielle, suivant qu'elle sera fournie par la nature, comme, par exemple, un extrait végétal, ou empruntée à l'art, comme un produit chimique; enfin, cette base simple et naturelle pourra être minérale, comme un sel natif; végétale, comme une résine; animale, comme l'extrait de fiel de bœuf.

Avec ces cinq considérations, nous avons formé nos cinq premières classes sous les noms de MINÉROBASIE, PHYTOBASIE, ZOOBASIE, CHIMICOBASIE, POLYBASIE.

On pourrait nous contester la place que nous assignons aux produits chimiques composés dans la chimicobasie, et à la section des médicamens sans excipient; mais si l'on réfléchit que nous considérons ici ces produits sous le rapport pharmaceutique, et non sous le rapport chimique, on reconnaîtra qu'un sel, par exemple, est un médicament sans excipient; puisque en pharmacie on appelle excipient, un véhicule destiné souvent à favoriser l'ingestion du médicament, et toujours à en déterminer la forme. D'ailleurs, comme toute classification bien entendue doit porter ses fruits pour l'étude de la science à laquelle elle se rapporte, nous recueillerons déjà de cette disposition, à part l'importance de l'ordre, l'avantage de faire connaître ces produits avant de parler des préparations composées dont ils feront souvent partie.

Le tableau ci-joint présentera plus clairement toute cette première section avec ses embranchemens et ses cinq classes.

ANOKÉMIE. — BASE	simple.	naturelle.	minérale.	— Minérobasie.
			végétale.	— Phytobasie.
			animale.	— Zoobasie.
		artificielle.		— Chimicobasie.
	multiple.			— Polybasie.

La DÉLOKÉMIE présentait naturellement ses subdivisions, puisque, l'excipient étant invariable, il ne s'agissait plus que de déterminer le nombre des excipiens usités en pharmacie, pour en former autant de classes. Le tableau suivant présentera la seconde section et les dix classes qui la composent.

DÉLOKÉMIE. MÉDICAMENS ayant pour excipiens fixes,	le vin.	—ŒNOLIE.
	la bière	—BRYTOLIE.
	l'alcool	—ALCOOLIE.
	l'éther	—ÉTHÉROLIE.
	le vinaigre.	—OXÉOLIE.
	le sucre et le miel. . .	—SACCHAROLIE.
	l'eau	—HYDROLIE.
	les huiles essentielles. .	—MYROLIE.
	les graisses et les huiles.	—LIPAROLIE.
	les savons	—STÉATIE.

On voit, d'après ce que nous venons d'exposer, que nous ne reconnaissons en pharmacie que dix excipiens fixes. On pourrait nous objecter que nous en avons omis quelques-uns, tels que la gomme, le jaune d'œuf, la mie de pain, etc.; mais, outre que ces substances ne servent le plus souvent que d'intermèdes, on peut presque toujours, quand on les emploie comme excipiens, les remplacer par d'autres; ce qui les relègue à la troisième section que nous allons exposer.

POCILOKÉMIE. — On a vu, à la troisième section, que nous y avons rapporté les médicamens à excipiens variables. Comme ces médicamens sont peu nombreux, il nous a suffi, pour les embrasser tous, d'une seule classe que nous avons dénommée en répétant le nom de la section.

Nous en dirons autant de l'ANOMALIE.

Un tableau synoptique fera mieux comprendre cet ensemble. On y verra que dix-sept classes embrassent tous les médicamens possibles : les quatre premières renfermant les *médicamens simples*, et les treize autres les *médicamens composés*,

PLAN

DE LA CLASSIFICATION

DES MÉDICAMENS.

	SECTIONS.				CLASSES.	
MÉDICAMENS sans excipient.	ANOXÉMIE.	Base	unique. .	naturelle. . minérale. .	Minérobasie.	MÉDICAMENS SIMPLES.
				naturelle. . végétale . .	Phytobasie. .	
				naturelle. . animale . .	Zoobasie . . .	
				artificielle	Chimicobasie	
			multiple		Polybasie. . .	
MÉDICAMENS à excipient fixe.	DÉLOXÉMIE. .	ayant pour excipiens fixes,	le vin.		Œnolie. . . .	MÉDICAMENS COMPOSÉS.
			la bière.		Brytolie. . . .	
			l'alcool		Alcoolie. . . .	
			l'éther.		Ethérolie . . .	
			le vinaigre		Oxéolie	
			le sucre et le miel		Saccharolie. .	
			l'eau.		Hydrolie . . .	
			les huiles essentielles . .		Myrolie. . . .	
			les graisses et les huiles.		Liparolie. . .	
			les savons.		Stéatie. . . .	
MÉDICAMENS irréguliers à excipient variable.	POECILOXÉMIE.				Pocilokémie.	
	ANOMALIE. .	excipient et base le plus souvent indétermin.			Anomalie. . .	

IV. PRÉPARATIONS PARTICULIÈRES,

OU

EXÉCUTION DES FORMULES.

A. MINÉROBASIE.

MÉDICAMENS SIMPLES A BASE UNIQUE, NATURELLE, MINÉRALE.

Nous allons rapporter ici, pour mémoire seulement, toutes les substances minérales natives, nous proposant, comme nous l'avons dit, de les rattacher pour la description aux substances minérales artificielles, c'est-à-dire aux produits chimiques. De cette manière, nous conservons le cadre complet de cette dernière science, sans détruire l'ensemble de notre plan.

Ces substances sont :

Acide carbonique.
Carbonate de chaux.
Carbonate de fer (*fer spathique*).
Carbonate de plomb.
Carbonate de soude hydraté (*natron*).
Acide hydro-chlorique.
Hydro-chlorate d'ammoniaque (*sel ammoniac*).
Nitrate de potasse (*salpêtre*).
Nitrate de soude.
Nitrate de chaux.
Acide sulfurique.
Sulfate de magnésie.
Sulfate de potasse.
Sulfate d'alumine et de potasse (*alun*).
Sulfate de soude.
Sulfate de fer.
Sulfate de zinc.
Sulfate de cuivre.
Phosphate de chaux.
Acide borique.
Borate de soude (*borax*).
Or.
Argent.
Mercure.
Cuivre.
Fer.
Bismuth.
Antimoine.
Arsenic.
Oxides de fer.
Oxide de manganèse.
Oxide d'étain.
Sulfure de mercure (*cinabre*).
Sulfure d'antimoine.
Sulfures d'arsenic.
Chlorure de sodium (*sel marin*).
Chlorure de mercure.
Chlorure d'argent.
Soufre.
Carbone.
Hydrogène.
Bitumes divers.
Succin.

B. PHYTOBASIE.

MÉDICAMENS SIMPLES A BASE UNIQUE, NATURELLE, VÉGÉTALE.

I. *Poudres simples.*

Une poudre simple n'est rien autre chose qu'une substance amenée à un grand état de ténuité à l'aide de moyens mécaniques.

1° *Non modifiées par la chaleur.*

a. Poudres de Racines.

La *Racine de Valériane*, assez menue pour n'avoir pas besoin d'être soumise d'abord à la section, doit être choisie récemment séchée. Avant de la pulvériser, on la frappe légèrement dans un mortier, et on la secoue sur un tamis de crin, pour la dépoudrer et en séparer les particules terreuses qu'elle peut contenir entre ses radicules. On l'expose ensuite à la chaleur de l'étuve, jusqu'à ce qu'elle devienne cassante. Alors on la pile dans un mortier de fer couvert; après quoi on passe la poudre à travers un tamis de soie serré. Mais comme cette racine est composée de deux parties, l'une corticale assez facile à réduire en poudre, et dans laquelle résident sur-tout les principes actifs; l'autre centrale, ligneuse, moins active et plus difficile à pulvériser, on doit s'arrêter aussitôt que l'on observe que la poudre commence à devenir moins sapide, moins odorante, et à offrir une coloration plus faible. On rejette le résidu ligneux inerte.

On procède de la même manière à la pulvérisation des racines d'*angélique*, d'*arnique*, d'*asaret*, de *benoîte*, de *contrayerva*, d'*ellébore noir*, de *polygala*, de *serpentaire de Virginie*, etc.

La racine d'*aunée*, coupée en tranches très minces, est ensuite mise à l'étuve jusqu'à dessication parfaite, puis réduite en poudre.

On pulvérise de la même manière celles d'*ache*, d'*acore*, de *bardane*, de *galanga*, de *garance*, de *gentiane*, de *patience*, de *pivoine*, de *pyrèthre*, de *ratanhia*, de *salsepareille*, etc.

La racine de *fougère*, après avoir été réduite en morceaux très menus, à l'aide de sections transversales, doit être séparée, au moyen du van, des écailles foliacées dont elle est garnie; puis on la fait sécher fortement à l'étuve, et on la pulvérise, comme nous venons de le dire en parlant de la valériane.

La racine de *guimauve*, privée de son épiderme, doit être coupée en petites tranches qu'on fait dessécher. Elle fournit à la pulvérisation un résidu fibreux, très abondant, qui traverse en grande partie le tamis, et vient altérer la poudre. Pour le séparer de cette dernière, il faut tamiser de nouveau avec précaution, c'est-à-dire en agitant le tamis légèrement.

Le mode de pulvérisation est le même pour la racine de *réglisse*.

La racine d'*ipécacuanha gris-brun et annelé* (*Cephœlis Ipecacuanha*), choisie de première qualité, bien nourrie, privée des prolongemens ligneux non revêtus d'écorce qu'elle présente ordinairement, et bien desséchée, est pilée dans un mortier de fer couvert, à l'aide d'une percussion modérée; on passe au travers d'un tamis de soie très fin, et on arrête l'opération lorsque le produit obtenu est de 12 onces pour une livre de la racine.

La nécessité de laisser un résidu aussi considérable est fondée sur l'existence, dans cette racine, d'un cœur ligneux, ou *meditullium*, qui ne possède la propriété vomitive qu'à un degré bien inférieur à la partie corticale. On a même conseillé, pour la séparation de ces deux parties si différentes par la proportion de leurs principes actifs, de frapper légèrement chaque racine dans un mortier, puis de trier à la main, pour ne pulvériser que l'écorce: mais ce triage a le double inconvénient d'être très long et de fatiguer au point de devenir souvent tout-à-fait insupportable par l'irritation bronchique à laquelle il donne lieu. On peut en outre lui reprocher de fournir quelquefois un produit moins actif que celui donné par la pulvérisation directe, parce qu'il s'exerce particulièrement sur les racines les plus grosses, dont la majeure partie appartient à la variété d'ipécacuanha connue sous le nom de *grise rougeâtre*, qui contient davantage de fécule et moins d'émétine que la variété *grise-brune*. Il vaut donc mieux pulvériser directement, comme nous l'avons dit, en n'omettant toutefois aucune des précautions indiquées; c'est l'opinion d'un grand nombre de pharmacologistes distingués, et entre autres de MM. Henri et Guibourt, qui se sont convaincus que le corps ligneux se trouvait presque en entier dans le résidu.

La racine d'*iris de Florence* doit être d'abord concassée dans un mortier, puis séchée à l'étuve, et enfin pulvérisée comme celle de valériane. On traite de même celles d'*arum*, de *bistorte*, de *bryone*, de *colombo*, de *curcuma*, de *gingembre*, de *tormentille*, de *vératre blanc*, de *zédoaire*, etc.

La racine de *jalap*, non piquée, doit être concassée et séchée à l'étuve, puis on la pile à mortier couvert, jusqu'à ce qu'elle ait passé, en totalité, au travers d'un tamis de soie très fin. Cette précaution de ne laisser aucun résidu est indispensable, parce que la résine contenue dans cette racine, et à laquelle est due la propriété cathartique, se réduit moins facilement en poudre que le ligneux et la partie amylacée, et finit par s'accumuler dans le résidu auquel elle communique un haut degré d'activité. — Cette poudre étant dangereuse à respirer, il est nécessaire de se garantir avec soin de son introduction dans les fosses nasales et dans les yeux.

La poudre des racines de *turbith* et de *méchoacan* se prépare de la même manière.

La racine de *rhubarbe*, soit de Moscovie, soit de Chine, ratissée, mondée au vif, et séparée des cordes qui la traversent, ainsi que des parties noires qui se sont trouvées en contact avec ces dernières, est concassée dans un mortier, puis déposée à l'étuve jusqu'à parfaite dessication : on la pulvérise ensuite, et on la passe au travers d'un tamis de soie, à tissu très serré. La pulvérisation doit être arrêtée lorsqu'il ne reste plus qu'un résidu ligneux ou de couleur blanchâtre, dont la quantité est d'autant moins forte que la qualité de la racine est meilleure.

Le *salep de Perse* se pulvérise assez difficilement, à raison de sa grande élasticité. On doit le laisser tremper dans l'eau pendant douze heures, tant pour le bien laver que pour en faciliter le brisement ; après quoi on l'essuie un peu fortement, puis on le pile encore humide dans un mortier de fer, et on le fait sécher dans une étuve chauffée à 40 ou 50 degrés centig. ; enfin, on le réduit en une poudre très ténue que l'on passe au tamis de soie.

La racine de *sassafras* doit être soumise d'abord à l'action de la râpe, et la poudre grossière qui en résulte exposée pendant un jour à la chaleur de l'étuve : on pulvérise ensuite dans un mortier de fer, et le produit est passé au tamis de soie serré. On agit de la même manière avec les racines de *pareira brava* et de *quassia amara*, avec les bois, comme le *gayac*, les *santaux*, etc.

b. Poudres d'écorces.

Les écorces de *quinquina* gris doivent être privées, au moyen d'un couteau avec lequel on les ratisse, de l'épiderme qui les recouvre, parce qu'il jouit de propriétés peu marquées, et qu'il est ordinairement altéré par la présence de plusieurs lichens. On les concasse ensuite dans un mortier, on les fait sécher à l'étuve, puis on les pulvérise jusqu'à la fin.

On réduit en poudre de la même manière les écorces de *quinquina rouge*, de *quinquina jaune*, d'*angusture vraie*, de *fausse angusture* et de *cascarille*. Il faut seulement observer qu'avec le quinquina jaune, les dernières portions de poudre étant sur-tout formées des fibres ligneuses, doivent être mises à part comme moins actives; et, qu'avec cette espèce comme avec le quinquina rouge, les couches épidermoïdales qu'on a d'abord enlevées ne sont pas complétement dénuées de vertus médicinales. Ainsi, 500 grammes de quinquina jaune dépouillé d'épiderme ayant donné à MM. Henri et Guibourt 12,5 grammes de sulfate de quinine, ils en ont retiré ensuite 8,5 grammes d'un pareil poids d'épiderme séparé de ce même quinquina; et cette quantité paraît réellement considérable eu égard à l'absence de saveur dans la substance dont elle a été extraite. Quoi qu'il en soit, cette partie extérieure doit être séparée, parce qu'elle contient toujours une quantité de quinine beaucoup moindre que celle contenue dans le liber, et sans doute aussi combinée avec le principe astringent seulement; car on sait que le produit de cette combinaison est complétement insipide. D'ailleurs, ces portions d'écorce ne sont point perdues; on peut les utiliser pour la fabrication du sulfate de quinine.

Quant à la fausse angusture, qui contient un principe immédiat doué, à un haut degré, de propriétés toxiques, la *brucine*, on doit se garantir avec le plus grand soin des émanations de sa poudre.

La pulvérisation de la *cannelle de Ceylan*, de la *cannelle blanche* et de l'*écorce de Winter*, ne diffère de celle dont nous venons de parler, qu'en ce que ces écorces n'ont pas besoin d'être préalablement râclées avec le couteau.

L'écorce de *garou*, l'une des plus difficiles à pulvériser, en raison de l'excessive ténacité de ses fibres, doit être choisie nouvellement séchée : on la coupe transversalement et très menue avec des ciseaux, et on la dépose pendant quelque temps à l'étuve ; après quoi on la pulvérise dans un mortier bien fermé, et on la tamise avec de grandes précautions, parce qu'elle est douée d'une action irritante et épispastique très marquée. On arrête la pulvérisation lorsqu'il ne reste plus sur le tissu du tamis qu'une partie cotonneuse formée de fibrilles très déliées.

c. Poudres de feuilles et plantes entières.

Les feuilles de *digitale*, bien mondées de leurs tiges et des portions altérées qu'elles peuvent offrir, sont soumises à la chaleur de l'étuve, jusqu'à ce qu'elles deviennent friables ; alors on les pile dans un mortier de fer couvert, et on passe la poudre avec précaution à travers un tamis de soie très serré, en ayant soin d'arrêter la pulvérisation lorsqu'on remarque qu'il ne reste plus que des pétioles et des nervures, que l'on rejette comme dénués de propriétés.

On pulvérise de même les feuilles d'*aconit*, de *belladone*, de *ciguë*, de *jusquiame*, de *sabine*, de *séné*, de *stramoine*, etc.

d. Poudres de fleurs.

Les fleurs d'*arnique* doivent être passées sur un crible pour en séparer les parties étrangères et les insectes qu'elles peuvent contenir : on les met à l'étuve, puis on les pulvérise, et on tamise la poudre avec précaution, parce qu'elle provoque de violens éternuemens. La pulvérisation doit être suspendue, lorsqu'il ne reste plus que le duvet soyeux des fleurs.

On prépare de la même manière les poudres de fleurs de *camomille*, de *roses rouges*, de *semen-contra*, et celles de *stigmates de safran*. (Ces stigmates doivent être préliminairement mondés des étamines jaunes avec lesquelles ils sont toujours mélangés.)

e. Poudres de fruits.

Les *coloquintes*, suivant plusieurs pharmacopées, doivent être d'abord pilées dans un mortier de marbre, avec un mucilage de gomme adragante ; on fait ensuite sécher la masse obtenue, et on la réduit en poudre. L'emploi de la gomme a pour objet, dit-on, de rendre le produit moins actif ; mais Baumé a remarqué avec raison que l'on pouvait également atteindre ce but en ajoutant la gomme après la pulvérisation. Il ajoute, de plus, que ce moyen ne facilite point la division de la coloquinte, et qu'il expose le fruit à s'altérer, parce que, suivant lui, à la chaleur de l'étuve, le mucilage entre ordinairement en fermentation, et passe à l'aigre avant de sécher. Sans partager cette dernière opinion, bien qu'émise par un aussi habile praticien, nous pensons que ce procédé doit être tout-à-fait abandonné. Les coloquintes parfaitement séchées et mondées de leur écorce, doivent être déchirées, et la chair séparée des semences à l'aide du crible ; on les soumet à la chaleur de l'étuve, après quoi on les pulvérise dans un mortier de fer couvert, et on passe la poudre au tamis de soie.

La *vanille* est divisée d'abord par section transversale, en petits morceaux, pulvérisée dans un mortier de marbre par trituration, avec l'intermède du sucre, dans la proportion de 4 parties en poids de ce dernier pour une partie de la première. La totalité du sucre ne doit pas être employée de prime abord : on en réserve la moitié environ pour diviser la poudre la plus grossière qui reste sur le tamis après la première cribration.

f. Poudres de semences.

Les *amandes douces*, mondées de leur pellicule au moyen de la balnéation, sont plongées aussitôt dans l'eau froide, puis essuyées dans un linge, et placées dans une étuve chauffée à 35° centig. au plus. Lorsqu'elles sont entièrement desséchées, on les triture dans un mortier de marbre, et on passe la poudre à travers un tamis de soie peu serré ou de crin. Cette poudre, d'une préparation difficile, peut être obtenue un peu plus aisément par l'addition d'une petite quantité de sucre. Comme elle rancit très vite en raison de l'huile qu'elle contient, il importe de ne la préparer qu'à mesure du besoin.

On pulvérise de la même manière les semences de *citrouille*, de *concombre*, de *pavot*, et les *pignons*.

Ces poudres, que nous ne mentionnons ici que parce qu'elles sont indiquées par les auteurs, sont des préparations essentiellement défectueuses.

Les semences des *amomes* doivent être débarrassées de leurs capsules, soit en déchirant cette partie avec les doigts, soit au moyen d'une légère trituration dans un mortier, puis nettoyées, à l'aide du van, des débris de cette enveloppe et de pellicules minces qui existent à l'intérieur. On les fait ensuite sécher à l'étuve, et on les pile dans un mortier de fer.

On pulvérise de la même manière les semences de *maniguette*; mais la décortication est inutile avec elles, parce que le commerce de la droguerie nous les offre toutes mondées.

Les semences de *cumin* doivent être d'abord vannées, pour les priver de la poussière, des pédoncules brisés, des grains de mauvaise qualité ou rongés par les insectes, et des autres impuretés qu'elles peuvent contenir: on les expose ensuite à l'étuve, puis on les pile dans un mortier de fer, et on passe la poudre au tamis de soie. On procède de la même manière à la pulvérisation des semences d'*agnus castus*, d'*anis*, d'*ammi*, d'*aneth*, d'*angélique*, de *badiane*, de *carvi*, de *chervi*, de *cévadille*, de *coque du Levant*, de *coriandre*, de *daucus*, de *fenouil*, de *fénu-grec* , de *phellandre*, de *piment de la Jamaïque*, des diverses espèces de *poivre*, de *psyllium*, de *staphisaigre*, etc. Mais celles de cévadille, de coque du Levant et de staphisaigre, doivent être pulvérisées et passées à mortier et à tamis couverts, par des motifs analogues à celui que nous avons indiqué en parlant de la fausse angusture.

Quant aux diverses espèces de poivre, la même précaution est utile, mais seulement à cause de l'action irritante de la poudre folle qui s'élève pendant l'opération.

Les semences de *lin* étaient pilées autrefois dans un mortier couvert, mais aujourd'hui on les broye au moulin, et on les passe ensuite au travers d'un tamis en tissu métallique. Par ce dernier moyen, l'enveloppe propre de la graine se trouve dans un état de division beaucoup plus parfait que par le premier procédé. Cette farine de lin, que les pharmaciens doivent toujours préparer eux-mêmes, l'emporte de beaucoup sur celle du commerce, et parce qu'elle peut être préparée aussi souvent qu'on le désire, et parce qu'elle est pure; tandis que la farine de lin des herboristes est mélangée de poudres étrangères, telles que des recoupes, du son, etc., et que la quantité de ces substances est quelquefois considérable.

Comme elle rancit avec une excessive promptitude, au bout de quelques heures par exemple, parce que l'huile qu'elle contient est une des plus siccatives, ainsi que le prouve l'emploi qu'on en fait en peinture, on a conseillé d'employer, pour la préparer, le tourteau que l'on obtient dans l'extraction en grand de l'huile de lin. Mais une farine ainsi préparée ne doit pas être mise en usage, car le tourteau d'où l'on a extrait l'huile pour les besoins des arts a été soumis à l'action d'une chaleur assez forte qui a torréfié la matière végéto-animale, base de la semence, et l'a altérée dans sa nature. Il en serait tout autrement si l'huile en avait été exprimée à froid, c'est-à-dire sans torréfaction préalable. Si l'on pense que l'huile récente de lin peut ajouter quelque propriété émolliente à celle des cataplasmes de lin, on doit alors se servir de farine de lin préparée extemporanément, ce que l'on obtient facilement au fur et à mesure des besoins au moyen du moulin à noix.

La farine de *moutarde* se prépare de la même manière que la précédente; mais elle doit être fabriquée seulement avec la moutarde noire qui possède une action rubéfiante bien plus forte que la blanche.

M. Robinet a proposé de soumettre à l'expression la farine de moutarde destinée à la préparation des sinapismes, enfin d'en extraire l'huile grasse, et cela en raison de l'absence d'âcreté dans cette dernière, qui ne sert qu'à étendre le principe actif et à affaiblir ses effets. Cette pratique mérite d'être adoptée.

Les *myrobolans citrins* sont cassés un à un, soit avec le marteau, soit dans un mortier; on rejette le noyau, et on pulvérise seulement la chair friable dont il est entouré.

On pulvérise de la même manière, les *myrobolans chébules* et *bellérics*; quant à ceux dits *indiens*, comme ils ne contiennent pas de noyau, on les pile sans aucune préparation antérieure.

Les *noix vomiques* doivent, dit-on, être râpées avant d'être soumises à la pulvérisation. Quelques pharmacologues ont conseillé, pour remplacer ce moyen, de les exposer à la vapeur de l'eau bouillante dans un vase fermé, pendant une demi-heure, de les laisser ensuite à l'air, puis de les piler dans un mortier de fonte couvert; mais ce procédé, loin de faciliter leur réduction en poudre, leur donne une élasticité qui doit rendre la pulvérisation plus difficile. Il est donc préférable de recourir à la rasion, ou mieux encore, selon nous, de se borner à la simple contusion.

Le *riz*, suivant les auteurs du *Codex Parisiensis*, doit être soumis à la balnéation, pendant quelques instans, pour l'empêcher de rebondir sous le pilon; mais il suffit, sans avoir recours à cette opération préalable, de le dépoudrer au moyen du van, de le faire sécher à l'étuve, enfin de le piler à mortier couvert. En grand, la farine de cette semence est préparée à l'aide du moulin, ce qui est préférable, sous tous les rapports, à la pulvérisation au mortier.

g. Poudres de cryptogames.

L'*agaric blanc*, lorsqu'il est friable à un degré suffisant, peut être pulvérisé par le frottement sur un tamis de crin, en ayant soin de repasser la poudre au tamis de soie. Dans le cas contraire, c'est-à-dire lorsqu'il est d'un tissu trop résistant pour céder à ce mode de division, on le coupe en tranches minces, on le pile à mortier couvert, et l'on passe au tamis de soie. M. Bataille a proposé un procédé qui nous semble préférable, en ce qu'il donne un produit d'une bien plus grande ténuité. Il consiste à écraser, dans un mortier de fer bien propre, une quantité quelconque d'agaric choisi, et à ajouter peu à peu en pilant toujours, de petites quantités d'eau pure, jusqu'à ce que le tout soit parfaitement divisé et ne laisse plus voir de filamens: on étend la pâte sur un tamis, et on la fait sécher à une douce chaleur; après quoi, on la triture dans un mortier de fer couvert, et on la passe au tamis de soie. Selon M. Boullay, la poudre ainsi obtenue manque de cette amertume très prononcée qui caractérise le bon agaric, particularité que l'on doit attribuer à ce qu'en pulvérisant ce champignon par le frottement, on a pour résidu une grande quantité de matière fibreuse peu sapide, dont la plus grande partie se trouve introduite dans la poudre faite par le dernier mode opératoire. Si cette observation était fondée, le procédé de M. Bataille ne pourrait être employé avec avantage qu'en l'appliquant à la poudre déjà obtenue par l'un des deux autres moyens, et non à l'agaric entier : mais le fréquent usage que nous en faisons dans notre pratique, comme moyen de réprimer les sueurs des phthisiques, nous a prouvé que la poudre ainsi préparée avait une action supérieure à celle de l'agaric pulvérisé d'une autre manière.

On conseille de priver le *lichen d'Islande* de la plus grande partie de son principe amer, au moyen d'une macération de vingt-quatre heures dans de l'eau commune qu'on change à plusieurs reprises, de l'exprimer ensuite, et de le faire sécher complétement à l'étuve; après quoi on le pile fortement par contusion, dans un mortier de fer, et on passe la poudre au travers d'un tamis de soie. Quelques pharmacologues ont même proposé de le faire macérer dans une eau alcaline, pour arriver plus sûrement à la disparution de l'amertume. Mais, comme il ne paraît point indifférent de l'employer avec ou sans ses principes amer et astringent, auxquels on ne peut nier une action réelle dans certains cas, il convient de se borner à la dessication à l'étuve avant la pulvérisation.

La *mousse de Corse*, imprégnée des sels de l'eau de mer, est toujours humide et en outre mélangée d'une grande quantité de sable et de coquillages dont il faut la débarrasser avec soin. Pour cela, on l'étend sur une table, on la bat avec le plat d'une spatule, puis on la sépare à la main des parties terreuses qui tombent à la partie inférieure ; on termine l'émondation en la pilant à plusieurs reprises dans un mortier avec un pilon de bois, et en la criblant chaque fois. On la fait ensuite sécher complétement à l'étuve ; enfin, on la pulvérise dans un mortier de fer et on fait passer la poudre au travers d'un tamis de soie serré.

h. Poudres de produits végétaux.

L'*aloès* doit être choisi de la plus belle qualité et aussi transparent que possible : après l'avoir pilé grossièrement dans un mortier de fer, on le soumet pendant quelque temps à la chaleur de l'étuve, puis on en achève la pulvérisation, et on le passe au travers d'un tamis à tissu de soie serré. Cette poudre doit, du reste, être préparée en petite quantité, parce qu'elle s'agglomère bientôt et se réunit en une seule masse.

On pulvérise de la même manière l'*extrait sec de réglisse*, le *cachou* et le *kino*, en observant toutefois que ces deux derniers produits sont assez secs naturellement pour n'avoir pas besoin d'être mis préalablement à l'étuve.

L'*amidon*, fourni par le commerce sous la forme de prismes irréguliers assez solides, doit être écrasé sur une table propre à l'aide d'un rouleau de bois, puis passé au tamis de soie.

Le *sucre* est pulvérisé par la trituration dans un mortier de marbre, et la poudre passée au tamis de soie.

Le *camphre* se pulvérise avec la plus grande facilité en humectant seulement la tête du pilon avec de l'alcool ou de l'éther, ou encore en laissant tomber quelques gouttes de l'un de ces liquides dans le mortier : cette simple addition suffit pour rendre la trituration de cette substance aussi facile qu'elle aurait été difficile auparavant.

La *gomme adragante* doit être d'abord concassée, puis séchée à l'étuve ; enfin on la pulvérise sans qu'il soit besoin de faire chauffer le mortier, comme on le conseillait autrefois. Il est convenable de séparer les premières portions de poudre obtenues, parce qu'elles sont toujours colorées, et que celles qui leur succèdent deviennent de plus en plus blanches.

La *gomme arabique*, d'après M. Jéromel, acquiert un goût d'échauffé, par la dessication et par une forte percussion, sur-tout lorsqu'on la pile dans un mortier de métal. Il est donc nécesaire de ne la point exposer à l'étuve pour la réduire en poudre; il suffit de la pulvériser par un temps sec, et en ménageant l'action du pilon. Il n'est pas besoin non plus de pousser jusqu'à la fin la pulvérisation de la totalité de la gomme sur laquelle on opère, les dernières portions pouvant être utilisées pour la préparation des solutés aqueux de cette substance.

La *gomme résine ammoniaque*, ou *ammoniacum*, choisie en larmes de belle qualité, que l'on gratte, s'il est nécessaire, pour enlever les impuretés qui peuvent adhérer à la surface, doit être pilée grossièrement dans un mortier, et étendue sur des feuilles de papier qu'on porte dans une étuve chauffée modérément. Là, elle se ramollit ordinairement, et se réunit en une masse qu'il faut triturer de nouveau et remettre à l'étuve une seconde fois; on réitère ces opérations jusqu'à ce que la substance, devenue bien sèche et bien friable, ne s'agglomère plus. Alors on la triture une dernière fois, et on passe la poudre au tamis de soie.

On prépare par le même procédé, et toujours en très petite quantité, les poudres d'*assa fœtida*, d'*euphorbe*, de *galbanum*, de *gutte*, de *myrrhe*, d'*oliban*, d'*opopanax* et de *scammonée*, en prenant des précautions convenables pour se garantir de l'action de celles d'euphorbe, de gutte et de scammonée, qui sont dangereuses.

La *résine de gayac* ou *gayacine*, mondée des impuretés qu'elle peut contenir, est triturée dans un mortier de fer et passée au tamis de soie.

On pulvérise de même les résines sèches, employées en médecine, et le *succin*.

2° *Modifiées par la chaleur.*

Nous ne pouvons guères mentionner ici, parmi les poudres dont les propriétés ont été changées par l'action de la chaleur, que celle de *rhubarbe torréfiée*. Sa préparation consiste à la chauffer à feu nu, dans un vase de terre à vernis non métallique, dans une capsule de porcelaine, ou encore, et de préférence, dans une bassine d'argent, et en l'agitant constamment avec une spatule, jusqu'à ce qu'elle ait acquis une teinte brune ferrugineuse. Dans cette opération, le principe purgatif de la rhubarbe est détruit, dit-on, et la poudre ne retient que l'agent de la médication tonique.

II. *Pulpes.*

Les pulpes sont des médicamens de consistance molle, formés par la division de la partie parenchymateuse des végétaux ou de quelques-uns de leurs organes.

On les prépare avec ou sans le secours d'intermèdes, et par des procédés divers.

1°. *Pulpes sans intermède.*

a. Préparées par rasion.

PULPE DE POMMES DE TERRE.

Prenez des pommes de terre bien lavées et dépouillées de leur épiderme, réduisez-les en pulpe au moyen d'une râpe, et passez à travers un tamis de crin à larges mailles.

Préparez de la même manière les pulpes des racines de *carotte*, de *patience* et d'*aunée*, et celles de *coings*, de *pommes*, etc.

b. Préparées par épistation.

PULPE DE ROSES ROUGES.

Prenez les pétales des roses rouges non épanouies, détachez-en l'onglet, pilez-les dans un mortier de marbre avec un pilon de bois, et après les avoir réduits en pâte très fine, passez-les à travers un tamis de crin bien serré.

On prépare de la même manière les pulpes de feuilles de *cresson*, de *cochléaria*, de *ciguë*, etc.

c. Préparées par assation.

PULPE DE LIS.

Placez le bulbe de lis entre deux capsules, et exposez-le à la chaleur d'un foyer ou d'un fourneau. Après sa coction, épistez-le dans un mortier de marbre, et passez la pulpe au tamis de crin.

Préparez de la même manière la pulpe de *scille*.

MM. Henry et Guibourt ont proposé de remplacer l'assation dans la préparation de ces pulpes, par la coction dans un vase couvert, et à la vapeur. Ce vase se compose : 1° d'une cucurbite dans laquelle on met l'eau à bouillir; 2° d'un seau de cuivre étamé ou d'étain, qui s'emboîte exactement dans la première pièce, et dont le fond, percé de trous à la manière d'un crible, donne passage à la vapeur, et lui permet de traverser de toutes parts la substance que l'on veut cuire; 3° enfin d'un couvercle muni d'une ouverture pour le dégagement de la vapeur.

Cet appareil est, sans contredit, d'un avantage réel dans la préparation des pulpes qui exigent une coction. Mais il est des substances végétales, et la scille en particulier que nous avons citée plus haut, qui perdent la majeure partie de leurs propriétés lorsqu'elles sont soumises à l'action de la chaleur. Il faut donc, lorsque l'on veut réduire en pulpe une substance contenant des principes volatils ou facilement altérables, recourir de préférence à l'emploi de la rasion ou de l'épistation.

2° *Pulpes avec intermède.*

a. Préparées avec le vin.

PULPE DE CYNORRHODONS.

Prenez les fruits du rosier sauvage, un peu avant leur parfaite maturité; séparez-en les lobes persistans du calice et le pédoncule, y compris le petit renflement qui est à son sommet; ouvrez-les en deux, dans le sens de la longueur, et rejetez avec soin les semences et les poils raides qui les accompagnent; mettez le reste dans un vase de faïence, et versez dessus un peu de vin blanc généreux; mêlez au moyen d'une spatule non métallique, et laissez reposer à la cave pendant deux ou trois jours, ou mieux jusqu'à ramollissement. Alors, pilez dans un mortier de marbre, et passez à travers un tamis de soie serré.

b. Préparées avec l'eau.

a. Par humectation.

I. A FROID.—PULPE DE CASSE.

Après avoir lavé et essuyé les légumes de la casse, on les appuie sur un corps résistant, et on les divise en deux parties, en frappant légèrement avec la tranche d'un marteau sur l'une de leurs sutures longitudinales. On en retire la pulpe, les cloisons et les graines, à l'aide d'une petite spatule en argent ou en ivoire, avec laquelle on ratisse le canal de la gousse. On met le tout dans un vase de faïence avec un peu d'eau, pour ramollir et gonfler la pulpe et en faciliter la séparation. Enfin, on passe au tamis de crin, et s'il est nécessaire, on réduit à consistance convenable, à l'aide d'une douce chaleur.

II. A CHAUD.—PULPE DE TAMARIN.

Elle se prépare en mettant le tamarin du commerce dans un vase de faïence ou d'argent avec une petite quantité d'eau, et laissant digérer le tout sur les cendres chaudes jusqu'à ramollissement suffisant. Pendant ce temps, on a soin d'agiter la masse avec une spatule non métallique. On termine l'opération comme nous venons de le dire pour la pulpe de casse.

b. Par élixation simple.

PULPE DE PRUNEAUX.

On met les pruneaux dans la partie supérieure du vase à coction décrit plus haut; on fait bouillir l'eau jusqu'à parfait ramollissement, et l'on passe à travers un tamis de crin serré.

c, Par élixation suivie d'épistation

PULPE DE PLANTES ÉMOLLIENTES.

On choisit ces plantes récentes; on les monde, et on fait cuire les feuilles dans le vase à coction. Quand le ramollissement est parfait, on les soumet à l'épistation dans un mortier de bois, puis on passe la pulpe à travers un tamis de crin.

Préparez de la même manière les pulpes de *racines*, et *feuilles de guimauve*, de *feuilles de molène*, etc.

III. *Fécules.*

La fécule, considérée autrefois comme un principe immédiat des végétaux, est regardée aujourd'hui comme un organe particulier formé d'une enveloppe membraneuse insoluble et d'une partie intérieure soluble. La fécule existe sur-tout dans les semences de la famille des graminées et dans les racines tubéreuses. On l'en retire en déchirant les cellules qui la renferment.

La fécule pure jouit de propriétés toujours identiques, quelle que soit la plante qui l'a formée. Cependant, comme elle entraîne parfois des principes étrangers qui lui communiquent leurs propriétés particulières, on en distingue de deux sortes : les fécules *alimentaires* et les fécules *médicinales*.

1°. *Fécules alimentaires.*

Ces fécules sont assez nombreuses; mais toutes nous sont fournies par le commerce : ce sont l'amidon des céréales et celui de la pomme de terre, l'arrow-root, le tapioca, le sagou, le salep, etc. Nous citerons, comme exemple du procédé d'extraction, la préparation de la fécule de pomme de terre.

Les pommes de terre, débarrassées, par le lavage, de la terre qui peut adhérer à leur surface, sont réduites en pulpe à l'aide de râpes, et, quand on agit en grand, au moyen de moulins à râper. La pulpe est délayée avec de l'eau et jetée sur un tamis de crin serré. Le liquide, en traversant le tissu, entraîne la fécule qui se dépose : o lave cette dernière à plusieurs reprises, on la passe au travers d'un tamis de soie pour la débarrasser entièrement des portions fibreuses très divisées qui peuvent être mélangées avec elle. On laisse en repos, puis on sépare le liquide par décantation. On fait alors égoutter la fécule dans des baquets profonds et légèrement coniques, percés de trous comme une passoire, et garnis intérieurement de toile. Au bout de vingt-quatre heures, on renverse le baquet, et l'amidon, dont le linge a empêché l'adhésion au bois, se détache facilement en tirant la toile par un des angles. On achève la dessication en émiettant la masse sur des tablettes placées dans une étuve chauffée graduellement avec beaucoup de ménagement, afin d'éviter que la fécule, qui contient encore de l'eau interposée, ne se transforme en empois.

2°. *Fécules médicinales.*

Les fécules médicinales ne pouvant rien présenter de positif et de constant sous le rapport des proportions de principes actifs qu'elles contiennent, on en prépare rarement aujourd'hui dans les officines. Néanmoins, comme elles sont toujours mentionnées par les auteurs, et que quelques praticiens les prescrivent encore, nous indiquerons leur mode de préparation, en prenant celle d'arum pour exemple.

Les racines récentes d'arum sont réduites en pulpe, puis exprimées dans un sac de toile. Le suc obtenu, passé au tamis, laisse déposer la fécule par le repos. On décante, et l'on fait sécher le précipité à l'ombre; enfin on le réduit en poudre. Le résidu de l'expression retient de la fécule que l'on peut extraire au moyen du lavage avec le suc décanté, et en opérant de nouveau, comme nous venons de le dire. Mais il importe que l'on ne se serve point d'eau pour délayer la pulpe ou le marc, car ce liquide ferait perdre au produit la majeure partie de ses propriétés, en dissolvant les principes auxquels on doit les rapporter.

On prépare par le même procédé les fécules de *bryone*, d'*iris*, etc.

IV. *Sucs végétaux.*

On donne ce nom aux divers liquides réunis qui se trouvent dans les végétaux. On les divise, suivant leur nature, en quatre genres : les *sucs aqueux*, les *sucs huileux*, les *sucs myroliques*, et les *sucs résineux*.

1°. *Sucs aqueux.*

Ces sucs ont l'eau pour véhicule : ils sont d'une composition très variée, d'après laquelle ils ont été distingués en *aqueux proprement dits*, en *sucrés*, en *gommeux*, en *acides*, en *salins*, etc.; mais toutes ces subdivisions nous paraissent trop peu importantes pour que nous nous y arrêtions; elles s'appuient d'ailleurs sur des propriétés qui ne sont point exclusives. En effet, si l'on essaie un suc aqueux végétal quelconque, on le verra constamment rougir la couleur bleue du tournesol. Ces sucs sont donc tous acides, mais à un degré différent.

On les extrait en divisant préalablement la substance dans laquelle ils sont contenus, par des moyens divers, suivant la nature de cette substance, et en la soumettant ensuite à l'expression. Dans tous les cas, les instrumens que l'on emploie pour ces opérations doivent être tels, qu'ils ne puissent altérer les sucs avec lesquels ils se trouvent en contact.

Lors de l'expression, il est quelquefois nécessaire de

mélanger la masse avec de la paille de seigle coupée, et préalablement épuisée de ses principes solubles par la macération dans l'eau. On lui donne ainsi de la porosité, et on facilite l'écoulement du liquide.

Ces sucs se clarifient dans le plus grand nombre des cas. On emploie pour cet objet, soit la dépuration, soit la coagulation, soit enfin la fermentation, suivies toutes trois de la filtration. Nous rendrons ces diverses manipulations plus faciles à comprendre, par les exemples des principaux sucs que l'on prépare en pharmacie.

a. Sucs aqueux de racines.

SUC DE BETTERAVES.

Les betteraves sont râpées, et la pulpe renfermée dans un sac de crin ou de toile est exprimée fortement. Le suc, après quelques heures de repos dans un lieu frais, est filtré au papier joseph.

On prépare de la même manière les sucs de *carottes* et de *navets*.

b. Sucs aqueux de feuilles, ou sucs d'herbes.

SUC DE LAITUE.

On prend les feuilles bien développées et récemment cueillies de cette plante. On les monde avec soin ; on les lave, on les secoue, puis on les presse doucement dans une serviette, pour absorber l'eau qui les mouille encore. On les pile ensuite dans un mortier de bois ou de porphyre, et immédiatement on les enveloppe dans une toile et on les exprime.

Le suc ainsi obtenu est chargé de beaucoup de chlorophylle et du parenchyme très divisé de la plante ; et, comme ces substances sont difficiles à digérer pour beaucoup d'estomacs, on est souvent dans la nécessité de le clarifier : c'est à quoi l'on parvient, sans l'altérer dans sa nature, en le filtrant.

Nous nous gardons de recommander la macération de la plante pilée dans son propre suc, en l'abandonnant à elle-même dans le mortier avant son expression, comme les auteurs l'indiquent sous le motif de l'action dissolvante du suc sur les principes extractifs. Selon nous, cette opinion est erronée ; et si, par cet abandon, le suc acquiert de la couleur, ce n'est point en dissolvant une plus grande quantité de principes actifs, c'est seulement en éprouvant une altération dans sa composition moléculaire, par l'effet de l'oxygène de l'air.

Lorsque les plantes dont on doit extraire le suc, sont d'une texture fibreuse et naturellement sèche, comme la petite centaurée et la plupart des labiées, etc., ou encore lorsqu'elles contiennent du mucilage en proportion notable, par exemple, la bourrache, la buglosse, la bardane, la consoude, etc., il faut ajouter une petite quantité d'eau pour étendre le suc propre ou pour le diluer et faciliter l'expression. Du reste, cette addition devient inutile dans les sucs d'herbes composés de plusieurs plantes parmi lesquelles il s'en trouve de très aqueuses ; mais on ne peut point s'en dispenser dans les autres cas, bien que les feuilles retiennent toujours, ainsi qu'on l'a dit, un peu de l'eau de lavage, parce que cette quantité est trop insuffisante.

Pour la clarification, elle peut être faite non-seulement comme nous l'avons déjà dit, mais encore en soumettant le suc à la température du bain-marie, pour coaguler la matière végéto-animale, et en filtrant ensuite. Mais il faut s'abstenir soigneusement d'employer le blanc d'œuf à cet usage, car cette matière forme, avec plusieurs principes immédiats tenus en solution dans les sucs, des combinaisons insolubles, et diminue par là les propriétés du médicament. Si les plantes contiennent des principes actifs volatils, la coagulation doit s'opérer dans des vases clos; mais il est alors préférable de se borner à l'emploi du premier moyen, à moins que la matière azotée coagulable ne soit de trop difficile digestion pour certains malades.

Enfin, une dernière précaution à prendre consiste à ne préparer les sucs d'herbes composés qu'en opérant sur toutes les plantes simultanément. On évite ainsi d'en troubler la transparence, comme cela arrive très souvent lorsque l'on mêle, après la filtration, les sucs de diverses plantes préparés isolément. La réaction mutuelle n'en a pas moins lieu de cette dernière manière, mais au moins les sucs passent clairs au travers le filtre.

c. Sucs aqueux de fruits.

SUC DE CERISES.

Écrasez les cerises entre les mains, et séparez le suc de la partie parenchymateuse, au moyen de la pression. Placez ce suc dans de grandes bouteilles bouchées avec du papier, et que vous déposez dans un lieu frais; puis, quand il est éclairci, décantez et filtrez.

Préparez de la même manière les sucs d'*épine vinette* et de *verjus*.

SUC DE CITRONS.

On enlève l'écorce (zeste et partie blanche sous-jacente) des citrons; on déchire la chair avec les mains, puis, on la mélange, par couches alternatives, avec de la paille préparée comme nous l'avons dit précédemment; on renferme le tout dans un linge, et on exprime promptement. Le suc est abandonné à lui-même, dans des vases de verre ou de grès, et dans un lieu chaud, jusqu'à ce qu'une fermentation légère se soit établie et l'ait dépuré. Alors on décante, et l'on filtre au papier.

SUC DE COINGS.

Ces fruits, recueillis un peu avant leur maturité, doivent, suivant les auteurs, être frottés avec un linge rude pour enlever le duvet qui les recouvre, et mondés avec soin des taches noirâtres qui existent souvent à leur surface. De ces deux précautions, la première est tout-à-fait inutile, puisque le suc sera filtré, et quant à la seconde, comme les coings sont récoltés avant d'être complétement mûrs, elle ne peut que rarement être mise en pratique, attendu qu'à ce point les fruits ne sont point encore tachés ordinairement. On râpe jusqu'à ce qu'on soit parvenu à quelques lignes de la capsule membraneuse centrale dans laquelle les semences sont contenues, parce que cette partie est extrêmement riche en mucilage glaireux dont il faut éviter la dissolution. La pulpe qui en résulte est soumise promptement à la presse, pour éviter la coloration du suc; et ce dernier, qu'on laisse éclaircir par fermentation, est ensuite filtré au papier.

On obtient, de la même manière, les sucs de tous les fruits charnus, tels que *pommes*, *poires*, etc.

SUC DE GROSEILLES.

On enlève et on rejette le rachis (vulgairement *rafle*), et l'on écrase ensuite les grains avec les mains. Le suc obtenu par expression est placé à la cave, jusqu'à ce qu'une sorte de fermentation l'ait séparé en deux parties, l'une gélatineuse, l'autre liquide. Enfin, on passe le tout au blanchet et l'on filtre. En laissant les enveloppes des baies en contact avec le suc, pendant la fermentation, on obtient un produit plus coloré.

Quelques pharmaciens favorisent la séparation de la partie gélatineuse, en même temps qu'ils enrichissent la couleur du suc, par l'addition d'une petite proportion de cerises noires. Nous approuvons cette pratique, car elle ne change rien à la nature et aux propriétés du suc de groseilles.

On prépare de la même manière les sucs de *fraises* et de *mûres*. On peut encore obtenir les uns et les autres à l'aide d'un procédé différent : on met ces fruits dans une bassine de cuivre rouge parfaitement récurée, ou mieux encore dans une bassine d'argent, et l'on chauffe modérément, après avoir eu la précaution d'en écraser légèrement une partie, et avec l'attention de remuer constamment avec une spatule de bois, jusqu'à ce que le bouillon se développe à la surface. Le suc en se dilatant brise les aréoles qui le contiennent. On passe alors au travers d'un tamis de crin. Si les sucs extraits de cette dernière manière retiennent moins de mucilage, et se conservent plus long-temps que les autres sans s'altérer, ils ont l'inconvénient d'être moins aromatiques et moins agréables au goût.

SUC DE BAIES DE SUREAU.

On écrase ces baies avec les mains, et on les laisse macérer pendant quelques jours dans leur suc ; après quoi, on les exprime. Le suc, introduit dans des bouteilles bouchées avec du papier, est abandonné à lui-même pendant deux ou trois jours, puis passé au blanchet et filtré.

On prépare de même les sucs de baies d'*yèble*, de baies de *nerprun*, etc.

2°. *Sucs huileux.*

Les sucs huileux, vulgairement *huiles grasses*, sont d'une composition beaucoup plus simple et plus constante que les sucs aqueux. Ils sont formés, presque en totalité, de deux principes immédiats, l'élaïne et la stéarine. Ils contiennent toujours un peu d'eau et de mucilage, mais en très petite quantité. D'ailleurs, ces deux substances leur sont étrangères ; elles s'y sont trouvées seulement mélangées pendant le travail de l'extraction. Ces sucs existent dans les végétaux à l'état fluide ou à l'état solide ; de là résulte la nécessité de modifier les procédés d'expression à l'aide desquels on se les procure.

a. Sucs huileux fluides.

HUILE DE RICINS.

Les semences de ricins, récentes autant que possible et bien mûres, sont privées de leur enveloppe au moyen de deux cylindres cannelés et du vannage, puis réduites en pâte, soit au moulin à noix ou sous une meule verticale, soit au mortier ; on les renferme alors dans des toiles de coutil (qu'on a eu le soin de lessiver préalablement, si elles sont neuves), ou, ce qui est préférable, comme cela se fait en grand, dans des tissus de crin ou de laine ; et après en avoir formé des gâteaux carrés qu'on empile les uns sur les autres entre les deux plaques d'une presse, on les soumet, à plusieurs reprises, à une pression très forte mais graduée. Si la température est basse, on doit opérer dans un lieu chauffé à + 15 à 20 degrés centigrades, et cela à cause de la viscosité de l'huile ; sans cela son écoulement n'aurait lieu qu'avec une excessive lenteur. On filtre au papier, soit à l'étuve, soit dans des entonnoirs à doubles parois entre lesquelles on entretient de l'eau chaude, ou mieux on fait arriver un jet de vapeur.

On s'est servi de la torréfaction, de l'ébullition de la pâte de ricins dans l'eau, et encore de l'alcool, pour obtenir cette huile. Mais ces procédés ne peuvent être mis en parallèle avec celui que nous venons d'indiquer, parce que, dans le premier, la torréfaction des graines produit des matériaux pyrogénés qui altèrent l'huile et facilitent sa rancidité; dans le second, par l'ébullition de la pâte dans l'eau, on n'obtient qu'une portion de l'huile de la graine, et la température qu'elle a éprouvée dans cette opération la dispose à se rancir; dans le troisième enfin, outre que le procédé est dispendieux, il est impossible, quoi que l'on fasse, d'avoir une huile qui n'ait pas un goût alcoolique toujours désagréable.

On prépare de la même manière les huiles de *croton tiglium*, d'*euphorbe*, d'*épurge*, d'*amandes douces et amères*, de *lin*, de *noix*, d'*olives*, de *pavots blancs*, de *semences froides*, etc.

Toutefois, nous ferons observer que pour celles de ces substances qui contiennent une grande quantité de mucilage, on conseille comme avantageux de les réduire en poudre seulement, sans les amener à l'état de pâte. En oubliant cette précaution, on obtiendrait, dit-on, un produit trop mucilagineux et qui s'altérerait aisément: mais nous ajouterons que, dans ce cas, on est loin d'extraire toute la quantité d'huile que les semences sur lesquelles on opère sont susceptibles de rendre. Nous ne devons pas non plus omettre de prévenir ici que les amandes doivent être employées sans avoir été soumises à la balnéation; car, en les privant de leur enveloppe extérieure par cette opération, la chaleur de l'eau bouillante suffit pour disposer le produit à la rancidité. Avec les amandes amères, la réaction de l'eau est plus remarquable encore, par le développement d'une certaine quantité d'acide hydrocyanique. D'ailleurs, l'enveloppe de l'amande ne peut rien communiquer de nuisible à l'huile obtenue.

Nous nous dispensons à dessein de parler d'une manipulation particulière que l'on recommandait autrefois pour l'huile des semences de lin, l'exposition de la poudre de ces graines à la vapeur de l'eau bouillante. Ce procédé doit être abandonné avec raison, par les motifs que nous avons exposés en traitant de la préparation de la farine de lin, et, d'un autre côté, parce que l'expression à froid suffit pour obtenir l'huile qui, de cette manière, est plus douce, et jouit à un plus haut degré de toutes ses propriétés.

b. Sucs huileux solides, ordinairement appelés *beurres*.

BEURRE DE CACAO.

On prend le cacao des îles comme plus riche en matière grasse on le vanne et on le torréfie ; on brise les amandes au rouleau de bois et on les monde de leurs enveloppes et des corps étrangers avec lesquels elles peuvent être mélangées. On les soumet alors à la pulvérisation dans un mortier de fer chauffé, puis on les broie sur une pierre; après quoi, sans y ajouter le cinquième en poids d'eau bouillante, comme les auteurs du *Codex* le conseillent, on met la masse dans un sac de toile, et on l'exprime graduellement entre deux plaques épaisses d'étain ou de fer, préalablement chauffées à la température de la vapeur.

Pour purifier le beurre de cacao de l'eau et de quelques parties parenchymateuses qu'il contient encore, on le fait fondre dans un vase au bain-marie. Après cette opération, l'eau et le parenchyme de l'amande se précipitent sous forme de dépôt, et l'on en sépare l'huile, lorsqu'elle s'est solidifiée. Alors on la fait fondre de nouveau, et on la filtre au papier joseph, dans un entonnoir à doubles parois, comme nous l'avons indiqué plus haut, ou simplement dans le bain-marie d'un alambic.

On prépare de la même manière l'huile concrète ou beurre de *muscades*.

HUILE DE LAURIER.

Les baies récentes du *laurier ordinaire* sont réduites en pâte dans un mortier de marbre, puis délayées avec de l'eau et introduites dans la cucurbite d'un alambic: l'appareil disposé, on chauffe, on distille pendant quelque temps, et l'on arrête le feu. Lorsque l'appareil est refroidi, on enlève le chapiteau; l'on recueille une matière grasse verte, très odorante, qui s'est solidifiée à la surface de l'eau contenue dans la cucurbite, et on la mêle avec l'huile essentielle qui a passé dans le récipient.

3°. *Sucs myroliques.*

Les sucs myroliques sont ce que l'on appelait *huiles volatiles* ou *essentielles*, *essences*, *oléules*. Ils existent souvent en très grande abondance, et dans le plus grand nombre des cas, à l'état liquide, dans des organes particuliers des végétaux; ils sont composés de plusieurs principes immédiats encore très peu connus dans leur nature. Ces sucs sont ou plus légers ou plus pesants que l'eau : parmi les premiers, il en est qui sont constamment fluides, et d'autres qui, au contraire, sont susceptibles de se figer et de prendre la forme cristalline par un certain abaissement de température. Cette propriété et quelques autres, par exemple la fugacité de leur arome, ou encore leur très grande abondance, font varier les procédés d'extraction. Ainsi, on se sert de l'expression, de la distillation ou de la solution, pour les obtenir.

a. Sucs myroliques obtenus par expression.

HUILE VOLATILE DE CITRONS.

Râpez l'épicarpe ou zeste du citron ; renfermez cette râpure dans un sac de crin, et soumettez-la à la presse, entre deux fortes glaces ou deux plaques d'étain ; laissez déposer, et filtrez.

Préparez de la même manière les huiles essentielles d'écorce de *cédrat*, de *bergamottes*, d'*oranges*, et de tous les fruits de la famille des hespéridées.

Ce procédé très simple ne peut être employé que pour des parties de végétaux très riches en sucs de ce genre. Il donne des produits d'une odeur très suave, mais qui ont l'inconvénient d'être toujours louches, par suite du mélange de l'huile essentielle avec d'autres principes, comme du mucilage, des matières colorantes, de l'eau. Par le repos, ces essences se séparent en deux couches, l'une inférieure formée de l'eau et des matières fixes non dissoutes, l'autre supérieure composée d'huile volatile et de substances colorantes. Malgré cette séparation, ces sucs ont toujours une grande disposition à s'altérer.

b. Sucs myroliques obtenus par distillation.

1. *Huiles volatiles plus légères que l'eau et toujours fluides.*

HUILE VOLATILE DE ROMARIN.

On met des sommités fleuries de romarin dans la cucurbite d'un alambic, avec une suffisante quantité d'eau pour les baigner entièrement. On place le chapiteau auquel on adapte le serpentin dont on fait rendre l'extrémité dans un récipient particulier, appelé *florentin*, et qui consiste dans une espèce de carafe de verre portant, vers sa partie inférieure, une sorte de bec en forme d'S, dont la courbure supérieure ne sélève point aussi haut que le col du vase; le bec recourbé verse, dans un second récipient, l'eau fournie par la distillation, après sa séparation d'avec l'huile essentielle. On lute avec soin les jointures de l'appareil distillatoire, et l'on chauffe de manière à porter l'eau à l'ébullition et à obtenir un filet non interrompu dans le récipient.

Le liquide qui a passé avec l'huile volatile, et qui est chargé de principes aromatiques, est employé pour distiller de nouvelles quantités de la substance sur laquelle on opère. Déjà saturé d'essence, il n'en dissout plus dans les distillations suivantes, et on obtient ainsi une plus forte proportion de ce produit.

Lorsque la distillation est terminée, on laisse le liquide contenu dans le récipient en repos pendant 24 à 36 heures, afin que l'huile volatile abandonne les petites gouttelettes d'eau qui s'y trouvent suspendues; puis on la sépare par décantation, ou mieux à l'aide d'un entonnoir à robinet ou d'une pipette.

Nous ferons observer ici que, suivant quelques auteurs, l'huile essentielle est plus suave et plus légère, lorsqu'elle est retirée de la plante fraîche, mais qu'elle est en plus grande quantité quand on l'extrait de la plante sèche, du moins avec certains végétaux, ainsi que Beaumé l'a prouvé en opérant sur l'origan.

On distille de la même manière les essences d'*absinthe*, d'*ache*, d'*ammi*, d'*aneth*, d'*aurone*, de *basilic*, de *camomille*, de *carvi*, de *coriandre*, de *cumin*, de *genièvre*, d'*hysope*, de *lavande*, de *mélisse*, de *menthe*, de *marjolaine*, de *marrube*, de *matricaire*, d'*origan*, de *rue*, de *sabine*, de *semen-contra*, de *serpolet*, de *spilanthe oléracé*, de *tanaisie*, de *thym*, de *valériane*, etc, et de toutes les écorces des fruits de la famille des hespéridées. On extrait de même aussi celles d'*amandes amères*, de *laurier-cerise* et de *moutarde noire*, bien qu'elles soient plus pesantes que l'eau.

II. *Huiles volatiles plus légères que l'eau et facilement solidifiables.*

Le procédé d'extraction ne diffère de celui que nous venons de décrire, qu'en ce que l'eau du serpentin ne doit pas être entièrement refroidie, afin de prévenir la solidification de l'essence. Il est nécessaire aussi de liquéfier cette dernière dans le récipient florentin, avant de l'en retirer.

On prépare de cette manière les huiles volatiles d'*anis*, d'*aunée*, de *bénoite*, de *fenouil* et de *roses*.

III. *Huiles volatiles plus pesantes que l'eau.*

HUILE VOLATILE DE CANNELLE.

On prend la cannelle concassée, et on la met macérer pendant deux jours dans la cucurbite de l'alambic, avec le triple de son poids d'eau commune. Après ce temps, on ajoute du chlorure de sodium dans la proportion d'un cinquième de la cannelle employée; on dispose l'appareil, et on chauffe vivement. Quand on a obtenu ainsi la moitié de l'eau dans le récipient, on la reverse dans la cucurbite, et on réitère cette opération, jusqu'à ce que l'on s'aperçoive que la quantité d'huile volatile n'augmente plus.

Après vingt-quatre heures de repos, on sépare l'essence de l'eau, par la décantation, à l'aide des moyens que nous avons fait connaître plus haut.

C'est en distillant de la même manière, qu'on obtient les huiles volatiles de *bois de Rhodes*, de *girofles*, de *sassafras*, etc.

c. Sucs myroliques obtenus par solution.

L'huile essentielle ou plutôt le principe aromatique encore inconnu des liliacées, des jasminées, etc., est tellement fugace qu'on ne peut l'obtenir par les procédés dont nous venons de parler; il faut alors recourir à l'intermède d'une huile fixe qui le dissout et s'en sature. Pour cela, on cueille les pétales de ces fleurs, par un temps très sec et quelques heures après le lever du soleil, et on les dispose par couches, dans un vase de terre ou de verre, ou encore dans une boîte de fer-blanc, et on les alterne avec des lits d'un tissu particulier de coton imbibé d'huile d'olives : on a soin d'exercer sur le tout une légère pression, de fermer exactement, et même de luter. Au bout de vingt-quatre heures ou plus, on remplace les pétales par de nouveaux. Après avoir réitéré cette opération un certain nombre de fois, et lorsque l'huile s'est bien imprégnée de l'odeur, on l'exprime du tissu, et on filtre.

Si l'on veut préparer les alcoolés de ces diverses fleurs, on agite avec de l'alcool rectifié et de goût fin, l'huile grasse ainsi chargée de leurs principes aromatiques. L'alcool s'en empare, et laisse l'huile grasse dépouillée de l'arome.

Un procédé opératoire particulier, que l'on peut rapporter à celui que nous venons de décrire, est le suivant proposé pour retirer du *gayac* une essence à odeur de vanille. On fait macérer, pendant deux heures, de la racine de gayac râpée dans six fois son poids d'eau froide; on chauffe ensuite pendant un quart d'heure, à feu modéré, et on passe au travers d'un tamis ou d'une toile, en conservant, autant que possible, la même température. On introduit le liquide dans un matras de verre à col long et étroit, qu'on remplit jusqu'à moitié de cette dernière partie, et l'on verse par dessus une couche d'un demi-pouce environ d'huile fixe et inodore. Enfin, on abandonne le tout dans un lieu frais. Au bout de quelques jours, l'huile grasse s'est chargée du principe aromatique.

Nous avons plusieurs fois essayé d'obtenir ce produit, mais nous n'avons jamais réussi.

4°. *Sucs résineux.*

Les sucs résineux ne sont, le plus souvent, que des oléorésines, c'est-à-dire des résines rendues fluides par des huiles volatiles; exemple : toutes les térébenthines employées en médecine. D'autres fois ce sont des résines proprement dites. Les unes et les autres nous sont fournies généralement par le commerce, et le pharmacien n'en a qu'un très petit nombre à préparer. Nous allons faire connaître les procédés opératoires à l'aide desquels on peut obtenir celles dont l'extraction se fait dans les laboratoires.

RÉSINE DE SCAMMONÉE.

On prend une partie de scammonée d'Alep, et on la fait digérer en vase clos, à une douce chaleur, dans quatre parties d'alcool à trente-six degrés. Après vingt-quatre heures de contact, on passe avec expression, et on soumet le résidu à un second et même à un troisième traitement semblable au premier. On réunit les digestés, on les filtre, et on distille de manière à retirer les trois-quarts de l'alcool. Ce qui reste dans le seau de l'alambic est mêlé avec un grand volume d'eau propre, qui précipite la résine. Lorsque le dépôt est bien formé, on le réunit, on le lave à grande eau, on l'exprime, on le dissout dans une nouvelle quantité d'alcool, et on fait évaporer jusqu'à siccité dans une capsule au bain-marie, au bain de vapeur, ou à l'étuve.

On prépare de la même manière les résines de *gayac*, de *jalap*, de *méchoacan*, de *turbith*, etc.

On doit à M. Planche un procédé particulier pour l'extraction de la résine de jalap. Ce procédé, qui fournit un peu moins de résine que le précédent, la donne plus pure, et est peu dispendieux; en voici la description.

On divise les racines de jalap en petits fragmens, et on les met dans un vase de faïence ou de grès, avec huit ou dix fois leur poids d'eau pure froide. On laisse macérer pendant douze heures, puis on décante la liqueur, et l'on répète la macération jusqu'à ce que l'eau sorte sans saveur et sans couleur marquées.

Le jalap ainsi épuisé est pilé dans un mortier de marbre avec un pilon de bois, de manière à réduire la masse en une espèce de pulpe bien déliée. Pendant cette opération, il s'attache au pilon beaucoup de résine dont la quantité augmente par la trituration légère de cette matière pultiforme avec dix à douze fois son poids d'eau froide. On passe le tout avec expression au travers d'un linge neuf et peu serré. La liqueur qui s'écoule est laiteuse; elle dépose, après quelques heures, une forte proportion d'amidon mêlé de fibres végétales et d'un peu de résine seulement.

La résine adhérente au pilon ainsi qu'aux parois du mortier est enlevée avec une spatule d'ivoire, et mise dans un vase de faïence. Alors, on reprend le marc exprimé, on le pile une seconde fois en ajoutant encore de l'eau, et l'on en sépare de nouveau une petite quantité de résine que l'on réunit à celle déjà recueillie.

Mais cette résine, qui se présente sous forme d'une masse de consistance molle et de couleur grise brunâtre, est loin d'être pure; elle contient des parties ligneuses, un peu d'amidon et de matière extractive.

On parvient à la purifier de la manière suivante : on l'agite au milieu d'une grande masse d'eau froide à l'aide d'une spatule d'ivoire : on en sépare ainsi l'amidon, la partie extractive et la presque totalité de la matière ligneuse; elle offre, après cette manipulation, l'aspect satiné de la térébentine cuite. On achève de la dépouiller de ses parties hétérogènes en la chauffant au bain-marie, avec trois fois son poids d'alcool très rectifié; on filtre le soluté à demi-refroidi, et l'on en précipite la résine par une addition d'eau, d'après méthode ordinaire. Le produit, desséché avec les précautions nécessaires, est la résine de jalap friable, transparente, de couleur jaune verdâtre tirant légèrement sur le brun, soluble à froid et sans résidu dans l'alcool absolu.

Si l'on voulait obtenir une résine presque blanche, il faudrait opérer seulement sur la substance charnue du jalap, c'est-à-dire, sur cette racine dépouillée de la partie corticale; car c'est dans cette dernière que réside surtout le principe colorant.

Le procédé de M. Planche, qui n'exige que le quarantième de l'alcool nécessaire à l'extraction de la résine par le mode opératoire indiqué en premier lieu, peut être appliqué à toutes les matiéres résineuses.

V. *Extraits végétaux.*

On donne le nom d'*extrait végétal* au produit qu'on retire, soit d'une plante entière, soit de quelqu'une de ses parties, à l'aide d'un véhicule approprié, et qu'on ramène ensuite par l'évaporation du dissolvant jusqu'à consistance molle ou sèche.

Ces produits, dont la composition est très variée, en raison du grand nombre de principes solubles qui existent dans les substances végétales, et des réactions qui peuvent avoir lieu pendant l'évaporation entre quelques-uns de ces principes, contiennent, entre autres matériaux, des parties gommeuses, gommo-résineuses, résineuses, grasses, colorantes, aromatiques, du sucre, du tannin, des sels, des acides organiques, de la fécule, etc.

Ils ont l'avantage d'offrir sous un petit volume les principes les plus actifs du végétal employé.

Les véhicules dont on se sert pour les préparer, sont ou l'eau de végétation de la plante elle même, quand elle est fraîche, ou l'eau, le vin, l'alcool, quand elle est sèche.

On facilite l'action dissolvante du véhicule, 1° par la macération, 2° par la digestion, 3° par l'infusion, 4° par la décoction. En général, les propriétés des extraits sont en raison inverse du degré de température auquel ils ont été préparés.

On conçoit dès lors que l'on doit éviter autant que possible l'emploi de la décoction, parce que, dans un grand nombre de cas, elle altère à la fois et les propriétés physiques et les propriétés médicamenteuses. Aussi, ne connaissons-nous jusqu'ici qu'un seul extrait qui doive être préparé de cette manière; c'est celui de gayac. Le principe actif de ce bois, insoluble par lui-même, n'est entraîné qu'à la faveur des autres principes que le liquide bouillant dissout, et par conséquent, sans l'ébullition, il ne pourrait devenir partie constituante de l'extrait.

1° *Extraits hydroliques.*

a. Avec les sucs exprimés.

a. De feuilles.

EXTRAIT D'ACONIT.

On prend le suc exprimé de feuilles d'aconit, dépuré par coagulation, et filtré au blanchet. On le fait évaporer au bain-marie ou à la vapeur, en ayant soin de l'agiter continuellement avec une spatule de bois ou d'ivoire; on 'amène ainsi à consistance presque solide.

On prépare de la même manière les extraits de *belladone*, de *bourrache*, de *ciguë*, de *fumeterre*, de *jusquiame*, de *laitue vireuse*, de *pissenlit*, de *rhus toxicodendron*, de *trèfle d'eau*, de *stramoine*, etc.

Quelques auteurs, à l'imitation de Stoerck, conseillent de préparer les extraits de plantes vireuses avec leur suc non dépuré, dans l'intention de les obtenir doués de vertus plus énergiques. Mais la matière colorante verte et la partie coagulable peu connue, qui en font alors partie, étendent en pure perte leurs principes actifs, car toutes deux sont inertes. Pour conserver aux extraits de ces végétaux les propriétés qu'ils doivent posséder, le meilleur moyen sans contredit est l'évaporation sous le récipient de la machine pneumatique.

Ainsi préparés, ces médicaments, qui n'ont point éprouvé l'action de la chaleur, se montrent beaucoup plus efficaces que les autres; mais ils ont l'inconvénient d'attirer fortement l'humidité de l'air, aussi doivent-ils être renfermés dans des flacons hermétiquement bouchés.

Quant à l'évaporation par la chaleur de l'étuve, qui a été citée comme fournissant des produits d'excellente qualité, nous nous bornerons à faire observer ici que, si le suc est en grande quantité, il ne peut être amené au degré de consistance requise qu'après un temps assez long, et que souvent il s'aigrit avant d'arriver à ce point, à moins, toutefois, qu'il ne soit évaporé en couche très mince et sur une grande surface.

b. De fruits.

Les extraits préparés avec le suc des fruits ont reçu jadis le nom particulier de *robs*, et, à l'exemple de MM. Henry et Guibourt, nous croyons qu'il doit leur être conservé, parce qu'il permet de distinguer plus aisément, dans les prescriptions, l'extrait du fruit d'avec celui des feuilles d'un même végétal ; par exemple, les deux extraits de belladone, préparés, l'un avec le suc des feuilles, l'autre avec le suc des baies de cette plante.

EXTRAIT OU ROB DE BAIES DE NERPRUN.

Écrasez les baies à la main, et exprimez fortement à la presse ; clarifiez le suc par coagulation et par filtration au blanchet, et faites-le évaporer au bain-marie, en l'agitant continuellement, jusqu'à consistance de miel épais.

Préparez de la même manière les robs de *belladone*, d'*élatérium*, de *sureau* et d'*yèble*.

b. Avec l'intermède de l'eau.

a. Par macération.

EXTRAIT DE GENTIANE.

On prend de la racine de gentiane sèche et bien conservée ; on la concasse et on la met dans un vase propre. On verse dessus 4 fois son poids d'eau à + 15 ou 20 degrés centigrades : on laisse en contact pendant 24 heures, et l'on passe avec expression. Le résidu de la macération est soumis à un second traitement semblable au premier. On décante les deux macérés, on les réunit, et on les évapore au bain-marie jusqu'à réduction de moitié ; alors, on laisse refroidir, puis on passe au blanchet, et l'on continue enfin l'évaporation jusqu'à consistance de miel épais.

Si l'on veut obtenir un extrait sec, appelé improprement autrefois *sel essentiel de Lagaraye*, on se contente de pousser l'évaporation jusqu'à consistance de sirop épais, et on l'étend en couche mince sur des assiettes que l'on expose à l'étuve ; on en applique des couches successives, jusqu'à ce que la totalité soit desséchée. On détache alors l'extrait avec une lame de couteau, et on le renferme promptement dans un flacon bouché hermétiquement, en raison de sa propriété hygrométrique.

On prépare de la même manière les extraits hydroliques d'*aunée*, de *chiendent*, de *genièvre*, de *patience*, de *polygala*, de *réglisse*, de *rhubarbe*, de *valériane*, etc.

L'extrait aqueux d'opium se prépare aussi par macération ; mai s la manipulation étant différente, nous devons l'exposer à part.

On met dans un vase non métallique de l'opium de bonne qualité et divisé en tranches très minces. On ajoute six fois son poids d'eau froide, et on laisse en contact pendant un certain nombre d'heures, en ayant soin d'agiter le vase de temps en temps. On passe avec forte expression, et on traite le résidu de la même manière. On réunit alors les deux macérés, on les filtre, et on les évapore au bain-marie jusqu'à consistance pilulaire. L'extrait est de nouveau dissous à froid dans huit parties d'eau, filtré et évaporé en consistance solide : cette solution et cette évaporation sont repetées une seconde fois.

Ce procédé, qui a été indiqué en 1781 par Cornet, fournit un extrait débarrassé, suivant MM. Henry et Guibourt, de narcotine, d'huile vireuse et de résine : il nous paraît préférable, par sa simplicité, à ceux qui ont été successivement proposés par Josse, Baumé, Lemery et Quincy, Langelot, etc.

Si on désirait un extrait privé plus complétement encore de narcotine, il faudrait, d'après le conseil de M. Robiquet, le traiter, lorsqu'il est évaporé en consistance de sirop épais, par l'éther sulfurique bien rectifié. Le mélange serait agité fréquemment dans un flacon bien bouché, et, après quelque temps, l'éther serait décanté et distillé, puis rémis sur l'extrait, jusqu'à ce que le résidu de la distillation n'offrît plus de traces de narcotine; alors, on évaporerait l'extrait en consistance solide.

b. Par infusion.

Ils se préparent, comme nous venons de le dire pour l'extrait de gentiane : la seule différence, c'est que l'on opère avec de l'eau bouillante.

Les extraits qu'on obtient de cette manière sont ceux d'*absinthe*, de *cainça*, de *camomille*, de *cascarille*, de *chamœdris*, de *chardon-bénit*, de *douce-amère*, de *houblon*, de *narcisse des prés*, de *pensée sauvage*, de *petite centaurée*, de *ratanhia*, de *quassia*, de *quinquina*, de *rue*, de *salsepareille*, de *saponaire*, de *scordium*, de *séné*, de *simarouba*, etc.

L'extrait de *casse* se prépare aussi par infusion, mais avec de l'eau chauffée seulement à 60 degrés. On se sert d'un vase d'étain pareil à celui dont nous avons parlé pour la purification du suc de réglisse (p. 31). Après 12 heures de contact, on soutire le liquide qu'on filtre au blanchet, et on le fait évaporer au bain-marie jusqu'à consistance molle.

c. Par décoction.

EXTRAIT DE GAYAC.

On fait bouillir le gayac râpé, pendant une demiheure, dans quatre fois son poids d'eau. On passe avec expression et l'on soumet le résidu à un second traitement semblable au premier; on réunit les décoctés, on les passe au blanchet, et l'on évapore au bain-marie jusqu'à ce qu'il ne reste plus qu'un seizième du liquide employé. On laisse alors refroidir et reposer; et, après décantation, on continue l'évaporation jusqu'à consistance pilulaire.

2° *Extraits œnoliques.*

EXTRAIT D'OPIUM VINEUX.

Coupez de l'opium de bonne qualité par tranches minces, ajoutez une suffisante quantité de bon vin blanc, et faites dissoudre à la chaleur du bain-marie; passez avec expression, laissez déposer, décantez et faites évaporer avec les précautions indiquées plus haut, jusqu'à consistance pilulaire.

Dans l'extrait ainsi préparé il existe, outre les élémens du vin, moins l'alcool, une proportion de morphine, de codéine, de narcotine, de résine, et en général de tous les autres élémens de l'opium, beaucoup plus considérable que dans l'extrait aqueux.

3° *Extraits œno-alcooliques.*

EXTRAIT D'ELLÉBORE NOIR DE BACHER.

Prenez :			
Poudre de racine d'ellébore noir,	8 onces	(250 grammes).	
Carbonate de potasse sec	2 »	(64 »).	
Alcool à 18 degrés	1 livre 2 »	(564 »).	

Mélangez dans un matras, et laissez en macération pendant vingt-quatre heures. Ajoutez alors :

Vin blanc généreux, 2 livres 8 onces (1250 grammes).

Laissez macérer de nouveau pendant quarante-huit heures, puis faites bouillir pendant une demi-heure; passez avec expression, et remettez le marc dans le matras avec une nouvelle quantité de vin égale à la première. Faites encore macérer; chauffez et exprimez comme il vient d'être dit; réunissez les deux colatures, filtrez-les, et faites-les évaporer en consistance d'extrait solide.

Cet extrait contient, suivant MM. Feneulle et Capron, l'huile grasse, la matière résineuse, le principe amer et les sels, qui existent dans l'ellébore, moins le sel ammoniacal dont la base a été chassée, et quelques sels calcaires dont la base a été séparée par l'action de l'alcool employé; il renferme de plus du tartrate neutre de potasse, dû à la saturation de l'acide tartarique du bitartrate de cette base que le vin contenait par le carbonate ajouté.

4° *Extraits alcooliques.*

Les extraits alcooliques, très peu usités autrefois, sont aujourd'hui généralement préférés par les praticiens, et avec raison, parce que, suivant le degré de l'alcool employé, ils constituent des médicamens plus actifs et plus constans dans leurs effets que les extraits des mêmes substances obtenus avec l'intermède de l'eau.

Les cas où l'on doit avoir recours à l'alcool pour la confection des extraits, ont été suivant nous parfaitement spécifiés par l'un des pharmaciens les plus habiles de notre époque, M. le professeur Soubeiran. D'après lui, il est convenable de s'en servir:

1° Quand on veut extraire des principes qui ne sont pas solubles dans l'eau, mais qui peuvent se dissoudre dans l'alcool; par exemple, les principes de nature résineuse;

2° Quand les principes qui doivent constituer l'extrait, solubles dans l'eau et dans l'alcool, se trouvent mêlés naturellement à d'autres principes solubles dans l'eau, mais insolubles dans l'alcool, et que l'on a intérêt à éliminer; exemple : l'albumine végétale, dans les plantes de la famille des solanées, dans la ciguë, etc.

3° Enfin, quand on veut avoir en même temps dans l'extrait des principes solubles dans l'eau, et des principes solubles dans l'alcool; exemple : les principes actifs et les parties extractives et gommeuses de la valériane, de la serpentaire, du jalap.

Les extraits alcooliques peuvent être préparés avec les alcoolés de sucs exprimés, ou avec les substances sèches et l'alcool.

a. Avec les alcoolés de sucs exprimés.

EXTRAIT ALCOOLIQUE DE TIGES DE LAITUE.

Prenez une quantité indéterminée de tiges de laitue cueillies au moment de la floraison, mondez-les de leurs feuilles, coupez-les par tranches, pilez-les dans un mortier convenable, et soumettez-les à la presse; filtrez le suc obtenu et mêlez-le avec partie égale d'alcool à 35 degrés; introduisez le tout dans un matras, agitez et laissez en contact pendant quelques heures; filtrez enfin et faites évaporer au bain-marie, dans une capsule de porcelaine, en ayant l'attention de remuer sans cesse avec une spatule d'ivoire ou d'argent, jusqu'à consistance d'extrait sec.

Si l'on agissait sur une grande quantité, on devrait retirer l'alcool par distillation au bain-marie.

L'extrait de laitue ainsi préparé offre un médicament doué de propriétés réelles, tandis que, obtenu par l'évaporation du suc exprimé, comme cela a lieu ordinairement dans les officines, il est inerte.

On peut préparer de la même manière les extraits de sucs d'*aconit*, de *belladone*, de *ciguë*, de *digitale*, de *jusquiame*, de *laitue vireuse*, de *stramoine*, etc.

b. Avec les substances sèches et l'alcool.

On pulvérise la substance, et on la met dans le bain-marie d'un alambic fermé, avec 4 ou 5 fois son poids d'alcool. On chauffe lentement, et, lorsque la température a été élevée presque au degré de l'ébullition, on laisse refroidir; au bout de vingt-quatre heures, on passe avec expression, et on traite le résidu de la même manière et à plusieurs reprises, pour l'épuiser complétement de ses principes solubles. On réunit enfin les liquides, on les filtre et on en retire l'alcool par distillation. Après quoi, on fait évaporer au bain-marie, comme nous avons dit en parlant de l'extrait précédent.

On prépare de la même manière les extraits alcooliques d'*absinthe*, de *camomille*, de *cascarille*, de *colombo*, de *coloquinte*, d'*ellébore*, de *fève de St-Ignace*, de *houblon*, d'*ipécacuanha*, de *jalap*, de *narcisse des prés*, de *noix vomique*, de *paréira-brava*, de *pavot*, de *petite centaurée*, de *polygala de Virginie*, de *quassia amara*, de *quinquina*, de *ratanhia*, de *rhubarbe*, de *scille*, de *séné*, de *valériane*, etc., en ayant soin toutefois, d'opérer avec un alcool dont le degré de rectification soit approprié à la nature des principes que l'on veut extraire; à 22 degrés, par exemple, pour les substances qui contiennent à la fois de la résine et des parties gommeuses; à 35, au contraire, pour celles qui sont essentiellement résineuses.

C. ZOOBASIE.

MÉDICAMENS SIMPLES A BASE UNIQUE, NATURELLE, ANIMALE.

I. *Poudres simples.*

POUDRE DE CANTHARIDES.

Prenez les cantharides sèches et mondées; mettez-les dans un mortier de fer couvert d'une peau, et pilez. Passez ensuite à travers un tamis fermé, d'un tissu plus ou moins serré, selon que vous voulez obtenir une poudre plus ou moins fine. Arrêtez l'opération lorsque le résidu paraît ne plus consister que dans les parties extérieures et résistantes du corps de l'insecte.

Cette poudre est fort dangereuse à préparer, et exige de la part du pileur les plus grandes précautions pour se garantir des émanations, soit pendant la contusion, soit pendant la tamisation.

Pulvérisez de même les *cloportes*, la *cochenille*, etc. Mais ces dernières substances peuvent être pilées à mortier découvert, sans qu'on ait rien à redouter de leur action.

POUDRE DE CASTORÉUM.

Le castoréum, bien sec, est divisé en fragmens, soit à la main, soit à l'aide du couteau ou du pilon ; les parties membraneuses sont séparées autant que possible, et la matière résineuse, séchée à l'étuve, est pulvérisée par trituration, dans un mortier de fer, et passée au tamis de soie.

POUDRE DE CORAIL.

Après avoir été lavé et séché, le corail est pilé dans un mortier de fer et passé au tamis de soie. La poudre est lavée à plusieurs reprises à l'eau bouillante ; elle est ensuite porphyrisée, puis soumise à la dilution, et le produit de cette dernière opération est réduit en trochisques.

Pulvérisez de même les *coquilles d'œuf*, les *écailles d'huîtres* et les *yeux d'écrevisses*.

POUDRE DE CORNE DE CERF CALCINÉE.

On remplit un fourneau à réverbère d'andouillers ou cornichons de corne de cerf, en ayant soin de ne point les tasser, afin que l'air et la flamme puissent circuler librement entre eux. On couvre le fourneau de son dôme que l'on termine par un tuyau de quelques pieds de longueur. On lute la bouche du foyer et les autres ouvertures du fourneau, le cendrier et la cheminée seuls exceptés; puis on fait un feu clair de bois dans le cendrier. La flamme passe à travers la grille et la corne de cerf, porte bientôt celle-ci au rouge, et la matière animale ne tarde pas à être charbonnée. On l'entretient ainsi à la même température, jusqu'à ce que l'air qui pénètre dans le fourneau ait consumé en totalité le charbon qui se trouve contenu dans l'intérieur de la matière osseuse; ce que l'on reconnaît à la couleur blanche que les cornichons placés le plus loin du foyer acquièrent jusque dans leur centre. Lorsque le fourneau est refroidi, on enlève la corne de cerf, et on brise tous les fragmens les uns après les autres, en mettant de côté les morceaux qui contiennent encore de la matière charbonneuse.

La corne de cerf ainsi calcinée, on la pulvérise dans un mortier de fer, on la passe au tamis de soie, et on la soumet enfin successivement à la porphyrisation avec l'intermède de l'eau, à la dilution et à la trochiscation.

Toutes les substances osseuses doivent être calcinées et mises en poudre de la même manière; et c'est même avec elles qu'on remplace presque exclusivement aujourd'hui la corne de cerf.

POUDRE D'OS DE SÈCHE.

Ratissez avec un couteau la surface friable de cette coquille, et rejetez la première poudre qui est toujours salie par des corps étrangers; continuez à pulvériser de même tout le reste de la partie poreuse, jusqu'à la substance dure et osseuse qui forme l'autre surface et qu'on doit laisser de côté. Porphyrisez la poudre ainsi obtenue, et traitez-la par dilution et trochiscation.

II. *Sucs animaux.*

Les sucs fournis par les animaux sont ou *aqueux* ou *huileux*.

1° *Sucs aqueux.*

Ces sucs sont en très petit nombre, et le pharmacien n'est appelé à en préparer qu'un seul, le *petit-lait*, dont nous allons donner le mode de préparation.

PETIT-LAIT CLARIFIÉ.

Mêlez avec le lait une suffisante quantité de vinaigre, ou mieux encore de crême de tartre pulvérisée, pour coaguler la partie caséeuse; chauffez jusqu'au point d'ébullition. Passez à travers une étamine claire, et sans expression. Clarifiez par coagulation avec le blanc d'œuf, et filtrez au papier non collé.

Ce moyen de clarification s'emploie aussi pour purifier le petit-lait spontané, c'est-à-dire celui qui s'est formé naturellement.

On peut coaguler le lait avec la présure, et obtenir ainsi le petit-lait sans se servir de vinaigre ou de crême de tartre; mais alors la préparation est plus longue, et le produit acquiert un goût désagréable.

2° *Sucs huileux.*

Ces sucs, plus nombreux que les sucs aqueux, sont divisés, sous le rapport de la consistance, en *fluides* et en *solides*.

a. Sucs huileux fluides.

HUILE D'OEUFS.

Prenez des jaunes d'œufs récents et cuits à dur, écrasez-les entre les doigts, et faites-les dessécher dans un poêlon d'argent, ou mieux dans une capsule de porcelaine, en agitant sans cesse jusqu'à ce que, par la compression entre le pouce et l'index, vous voyiez l'huile suinter. Alors, enfermez dans un sac de coutil, et exprimez promptement entre deux plaques métalliques chauffées à la température de l'eau bouillante. Filtrez à l'aide de la chaleur.

Le procédé que nous venons de décrire, et qui est le plus généralement suivi, a l'inconvénient d'exposer les jaunes d'œufs à une chaleur assez forte et prolongée, ce qui pourrait nuire à la qualité de l'huile; mais avec quelques précautions dans la dessication, on parvient à s'en garantir.

Nous croyons devoir faire connaître ici le mode d'extraction suivant, dû à MM. Mialhe et Walmé, et modifié par M. Thubeuf.

Prenez:	Jaunes d'œufs durs, N° 64, ou...	(1000 grammes).
	Eau froide 6 livres..	(3000).
	Éther hydratique 1 livre 8 onces	(750).

Les jaunes d'œufs, délayés avec soin dans l'eau et passés à l'aide d'un pulpoir au travers d'un tamis de crin un peu serré, sont introduits dans un flacon bouché à l'émeril, et l'éther est versé dessus. Dans cet état, le flacon est agité fortement, à cinq ou six reprises dans l'espace d'une heure, et ensuite abandonné à lui-même pendant quatre à cinq heures. Au bout de ce temps, le mélange s'est divisé en trois couches bien distinctes, la première formée de l'éther qui tient l'huile en solution, la seconde de l'eau légèrement colorée, et la troisième enfin de toute l'albumine qui s'est précipitée à la partie inférieure.

Décantez alors le soluté huileux, et retirez l'éther par une distillation ménagée au bain-marie dans une cornue de verre; traitez le résidu par de l'alcool rectifié bouillant, et filtrez pour enlever quelques traces d'éther et une petite quantité d'albumine que l'huile retient encore;

puis, à l'aide de deux décantations successives et de l'exposition à la chaleur du bain-marie dans une capsule de porcelaine ou de verre, privez complétement l'huile des dernières portions d'éther, d'alcool et d'eau. Filtrez enfin au papier joseph, à l'aide de la chaleur.

Ce procédé a l'avantage de donner une quantité presque double de produit, selon les auteurs. Mais nous pensons qu'à moins d'une température haute et long-temps soutenue, on ne peut priver l'huile d'alcool et d'éther, et ce médicament n'étant employé que comme adoucissant, il en résulte nécessairement un changement désavantageux dans ses propriétés.

HUILE DE FOIE DE MORUE.

Bien que cette huile soit fournie par le commerce, et que le pharmacien n'ait jamais à la préparer dans son officine, nous croyons qu'il n'est pas inutile de faire connaître ici le mode d'extraction suivi à Berg, en Norwége, où on la fabrique en grand.

Les pêcheurs, après avoir extrait les foies des morues prises récemment, les entassent dans de grandes cuves exposées à l'action des rayons solaires; et bientôt, sous l'influence de la chaleur, on en voit s'écouler un liquide transparent, de couleur légèrement ambrée, assez ressemblant à l'huile de pavot. Ce produit a reçu le nom d'*huile limpide blanche*, et il est le seul qui doive être porté dans l'estomac, ou employé comme topique dans les maladies de l'œil.

Les foies contenus dans les cuves ne tardent pas à éprouver la putréfaction, et il en sort alors une seconde qualité d'huile, brune, plus abondante que la première, et connue dans le commerce sous le nom d'*huile limpide brune*. Elle ne doit être employée que pour l'usage extérieur.

Enfin, en plaçant le reste des foies dans de grandes

marmites de fer, et les soumettant à l'action du feu, on obtient encore une troisième et dernière qualité d'huile, de couleur plus ou moins foncée, selon l'état de putréfaction des matières ou le degré de cuisson; mais elle ne doit jamais être appliquée aux besoins de la médecine.

b. Sucs huileux solides.

Quatre de ces sucs seulement sont employés en pharmacie, le beurre, le suif, la graisse de porc et la moelle de bœuf. Les deux premiers nous étant fournis par le commerce exclusivement, et la préparation de la graisse de porc ayant été indiquée en traitant de la purification des substances simples (voyez page 54), nous n'avons à mentionner ici que le dernier.

MOELLE DE BOEUF.

Prenez une quantité indéterminée de moelle de bœuf; faites-la liquéfier au bain-marie, dans un vase de porcelaine ou de faïence; passez au travers d'un linge fin, et coulez dans le vase où elle doit être conservée.

III. *Extraits animaux.*

Les extraits de nature animale sont en très petit nombre : nous nous bornerons à en indiquer trois : deux hydroliques et un alcoolique.

a. Hydroliques.

EXTRAIT DE FIEL DE BOEUF.

Délayez le fiel frais dans une égale quantité d'eau, faites bouillir, filtrez, puis faites évaporer au bain-marie, en remuant fréquemment pour éviter que la pellicule qui se forme à la surface ne s'oppose à l'évaporation ; amenez ainsi à consistance solide.

GÉLATINE SÈCHE.

Elle est ordinairement fournie par le commerce, sous les noms de *colle de poisson en tablettes* et de *colle de Flandre*. Quoiqu'on la prépare peu dans les officines, nous allons indiquer le procédé dont on peut se servir à cet effet, lorsqu'il est besoin de la faire entrer dans des médicamens destinés à l'usage interne.

On met, dans un vase couvert, des pieds de veau bien nettoyés ; on ajoute une quantité d'eau suffisante, et l'on fait bouillir jusqu'à cuisson parfaite. Le bouillon, écumé et passé, est abandonné à lui-même jusqu'à ce qu'il soit refroidi ; alors on en sépare la graisse qui surnage, on clarifie au blanc d'œuf, on passe au blanchet, puis on fait évaporer jusqu'à consistance très visqueuse. On coule sur un plan uni, et l'on divise en tablettes que l'on fait sécher en partie à l'air, et dont on termine enfin la dessication à l'étuve.

b. Alcooliques.

Ces extraits sont préparés, comme nous l'avons indiqué en parlant des extraits végétaux, avec l'intermède de l'alcool : celui de cantharides est presque le seul que l'on emploie encore de nos jours.

D. CHIMICOBASIE.

MÉDICAMENS SIMPLES A BASE UNIQUE, ARTIFICIELLE.

Nous avons répondu, en exposant notre classification, aux objections qu'on pourrait élever sur la place que nous assignons à tous les produits chimiques rangés parmi les médicamens simples. Nous rappellerons ici les raisons que nous avons émises à ce égard.

1° Ces produits, tout composés qu'ils sont sous le rapport analytique, sont véritablement simples envisagés pharmaceutiquement. En effet, si l'on nous accorde, avec quelque raison, qu'un médicament doit être considéré comme composé seulement lorsqu'il y a présence d'un excipient qui en détermine la forme et en favorise l'administration, il en résulte qu'un sel pulvérisé, par exemple, bien que *substance* composée, est néanmoins un *médicament* simple.

2° En admettant ce mode de classement, l'étude en recueille un avantage important, celui de faire connaître les produits chimiques avant de parler des préparations pharmaceutiques composées dont ils font souvent partie.

Avant d'entrer en matière, il nous reste à prévenir nos lecteurs que nous ne parlerons pas ici des agens impondérables, le calorique, la lumière, le fluide électrique, que la médecine utilise quelquefois, mais que le pharmacien ne prépare jamais.

Nous omettrons également certains autres corps, tels que l'oxygène l'hydrogène, le carbone, l'azote, etc., conseillés parfois comme agens thérapeutiques, mais d'un effet si douteux et d'un emploi si rare qu'ils ne doivent point trouver place dans un livre élémentaire.

Quant à l'ordre dans lequel nous avons exposé les diverses préparations chimiques, nous devons faire observer que nous n'avons rien voulu innover à cet égard, et qu'ayant à choisir entre les classifications usitées aujourd'hui, nous avons cru devoir donner la préférence à celle que notre illustre maître, M. Orfila, suit dans son traité de chimie. Nous nous y sommes donc rattaché autant que le cadre de notre ouvrage nous l'a permis, et nous y avons trouvé un avantage réel, celui de présenter aux élèves les substances que nous avons à étudier dans un ordre qui leur est déja rendu familier par les leçons de ce savant professeur.

I. *Médicamens chimiques d'origine inorganique.*

PHOSPHORE.

Ce corps, que la nature ne nous offre jamais isolé, s'y rencontre fréquemment à l'état de combinaison dans chacun des trois règnes, spécialement dans le minéral et l'animal. A l'état de pureté, il est solide et à peu près de la consistance de la cire, rarement incolore, le plus souvent d'une couleur plus ou moins ambrée, transparent quand il est récemment distillé, mais ordinairement translucide seulement; d'une odeur *sui generis*, très prononcée, que quelques personnes comparent à celle de l'ail, mais qui, selon nous, a la plus grande analogie avec les émanations des étincelles électriques; d'une saveur particulière rappelant l'odeur; d'une pesanteur spécifique de 1,770.

Préparation.—Prenez du phosphate acide de chaux, de consistance mielleuse : mélangez-le exactement avec le quart de son poids de charbon pulvérisé; chauffez le mélange dans une bassine de fonte, non-seulement jusqu'à le faire rougir obscurément, mais encore jusqu'à ce qu'il s'en dégage des lueurs phosphorescentes. Faites-le refroidir rapidement sur des dalles en pierre; et, dès qu'il sera possible de le toucher avec la main sans se brûler, remplissez-en, aux trois quarts ou au plus aux quatre cinquièmes, la panse d'une cornue en grès revêtue d'une couche assez épaisse de lut terreux. Disposez cette cornue sur un fourneau à réverbère, mais avec l'attention de ne la pas faire supporter par des barres de fer, parce que la haute température à laquelle elles sont soumises les ramollit et les fait fléchir sous la charge de la cornue, qui ordinairement se casse à la naissance de son col. M. Barruel emploie, comme meilleur support, une brique réfractaire, taillée dans le sens de sa hauteur et placée debout sur la grille du fourneau.

Le col de la cornue doit être embrassé étroitement par une alonge en cuivre brâsé, d'un même diamètre intérieur, et qui, à l'aide d'une courbure arrondie, va plonger verticalement dans un bocal en verre, aux deux tiers rempli d'eau. L'extrémité de l'alonge affleure seulement le liquide. Le bocal est fermé par un bouchon de liége traversé encore par deux autres tubes en verre, qui débouchent simplement au niveau du bouchon. L'un de ces tubes, très court, et libre à ses deux extrémités, dont la supérieure seule est fermée avec un bouchon, est destiné à retirer de l'eau du bocal, à mesure qu'elle est élevée par le phosphore qui tombe au fond. L'autre, aussi long que possible et d'un diamètre de six à huit lignes au moins, est recourbé à angle droit à ses deux extrémités, et va plonger, comme l'alonge en cuivre dans un second bocal disposé de la même manière que le premier, à l'exception du petit tube vertical qui cesse d'être nécessaire. Deux autres bocaux sont encore réunis à l'appareil par le même moyen, et le dernier enfin est muni d'un large tube vertical, à l'extrémité supérieure duquel est fixée, à l'aide d'un bouchon, une alonge en verre contenant environ un pouce d'eau.

Surmontez le fourneau d'un tuyau de deux à trois pieds. Lutez les jointures, et lorsque le lut est sec, chauffez graduellement de manière à faire rougir presque à blanc la cornue, au bout de trois à quatre heures. Alors, il faut avoir soin de maintenir la chaleur au même degré, en tenant la cornue constamment recouverte de charbon. Le phosphore se volatilise, se condense dans l'alonge, et tombe au fond de l'eau du premier flacon sous forme de gouttelettes qui, vers les deux tiers de l'opération, sont complétement incolores et d'une transparence parfaite.

L'opération dure ordinairement de 24 à 30 heures, et pendant tout ce temps, il se dégage continuellement des gaz, et la rapidité de ce dégagement est en raison de l'intensité de la chaleur à laquelle la cornue est exposée. Ces gaz sont de nature combustible, et ce n'est guères qu'une heure après leur apparition, que le phosphore commence à passer. Dès ce moment, il se dépose, dans toute l'étendue des divers tubes de communication, une matière floconneuse, de couleur orangée, qui n'est autre chose que du phosphore dans un grand état de division; ce phosphore, tenu en suspension par les gaz, est abandonné par eux à mesure qu'ils s'éloignent du point où ils ont été produits. A leur sortie, les gaz ont une odeur phosphorée très forte, parce qu'ils contiennent encore une très forte proportion de ce corps; aussi, lorsqu'on en approche une bougie, ils s'enflamment et brûlent en blanc comme le phosphore, en répandant une fumée blanche d'acide phosphorique.

On reconnaît que l'opération est terminée, d'une part, quand, la cornue restant au rouge-blanc, on ne voit pas tomber de gouttelettes de phosphore par l'extrémité de l'alonge, et de l'autre, quand il ne se dégage plus aucun gaz.

Le phosphore ainsi obtenu, est fondu sous l'eau, dans une capsule de verre, de manière à lui donner une forme hémisphérique; et, quand il est froid, on procède à sa purification en l'enfermant dans une peau de chamois au travers de laquelle on l'oblige à passer, en le faisant fondre et l'exprimant sous l'eau. Plusieurs auteurs conseillent d'employer pour cette expression une pince plate; mais ce mode d'opérer offre de grands dangers, ainsi que l'expérience l'a prouvé; car, la résistance ne pouvant être appréciée exactement, on comprime quelquefois plus fort qu'il n'est besoin, le nouet se déchire, et le phosphore, projeté hors de l'eau, retombe sur l'opérateur.

Comme le phosphore n'exige qu'une température de quarante et quelques degrés pour se fluidifier, condition nécessaire pour le passer, il est préférable de l'exprimer sous l'eau, avec les mains que l'on amène graduellement à supporter cette température.

L'opérateur doit avoir la plus grande attention de ne retirer ses mains de l'eau, qu'après avoir détaché de la surface des doigts les petites gouttelettes de phosphore qui peuvent y adhérer.

Pour le mouler en cylindres ou baguettes, le meilleur moyen et le plus prompt consiste à plonger, verticalement à travers l'eau et jusqu'au fond de la couche de phosphore, un tube de verre que l'on tient de la main droite; puis on aspire graduellement et avec précaution, par un mouvement de succion, jusqu'à ce que le tube soit rempli aux trois quarts de sa hauteur. Alors, on obture l'orifice supérieur avec la langue, et ensuite l'inférieur avec l'index de la main gauche; puis on ôte le tube de la bouche, on soulève lentement le doigt qui ferme le tube inférieurement, et, après l'avoir secoué doucement et toujours dans l'eau pour en détacher la lame de phosphore appliquée à sa surface, on le refroidit en faisant couler sur toute sa longueur un filet d'eau froide. On a l'attention de ne retirer l'index qui bouche l'orifice inférieur qu'après la solidification du phosphore, changement d'état qui est indiqué par un retrait subit que celui-ci éprouve dans le tube, et qui est accompagné d'un petit choc facile à sentir.

Quelquefois les médecins font entrer dans leurs prescriptions le phosphore pulvérisé. Les pharmaciens l'amènent à cet état en le faisant fondre en petite quantité dans un flacon, aux deux tiers plein d'eau, et la proportion de celle-ci doit être à celle du phosphore au moins comme 50 : 1. Le flacon, bien fermé, est agité rapidement et sans discontinuer, jusqu'au refroidissement complet du liquide.

Suivant M. Casaseca, on obtient un résultat préférable, sous le rapport de la ténuité et de la promptitude, en substituant l'alcool rectifié à l'eau. Mais, dans ce cas, on ne doit pas oublier que l'on obtient aussi de l'alcool saturé de phosphore, autre forme sous laquelle on administre encore ce médicament.

SOUFRE.

Le soufre se rencontre abondamment à l'état natif, aux environs des volcans et sur-tout dans les terrains volcaniques, sous forme cristalline, amorphe ou pulvérulente. On le trouve en outre très répandu à l'état de combinaison, dans certains terrains où il forme des couches, souvent d'une grande puissance, de sulfures ou de sulfates. Nous ne parlons point ici de celui qui existe comme principe constituant de certaines matières organiques : la proportion en est trop minime pour qu'il soit nécessaire de le mentionner autrement que sous le rapport scientifique.

Il est solide, dur, très fragile, à cassure brillante, d'une couleur jaune citrine spéciale et qui sert de type; transparent lorsqu'il est cristallisé; doué d'une odeur *sui generis*, qui se manifeste par la chaleur ou par le frottement; insipide; d'une pesanteur spécifique de 1,99.

Préparation. — On extrait le soufre, soit des substances terreuses avec lesquelles il est mélangé, soit des sulfures de fer et de cuivre. Mais cette extraction étant tout-à-fait du domaine de l'industrie qui, depuis plusieurs années, livre au commerce le soufre dans un état parfait de pureté, nous n'avons point à nous en occuper ici.

Toutefois, si le pharmacien, par susceptibilité, veut n'employer que du soufre qu'il a purifié lui-même, il y parvient facilement en en remplissant aux deux tiers la panse d'une cornue de verre à long col, plaçant celle-ci dans un fourneau à réverbère, et la chauffant graduellement jusqu'à ce que le soufre distille à petit filet par le bec de la cornue. On le reçoit dans un vase contenant de l'eau.

La *fleur de soufre* ou *soufre sublimé* nous est également livrée par l'industrie, privée de tous corps étrangers, à l'exception d'un peu d'acide sulfurique qui s'est produit pendant la préparation. On l'en débarrasse en la lavant à plusieurs reprises avec de l'eau bouillante, ou mieux jusqu'à ce que l'eau du lavage ne rougisse plus le papier bleu de tournesol. Il faut ensuite la porphyriser à l'eau, pour l'amener à un degré plus grand de ténuité, et enfin la faire sécher.

Nous croyons devoir parler ici de la préparation du *soufre précipité*, ou *magistère de soufre* des anciens. On prend le soluté d'un sulfure de l'un des métaux de la première section (par motif d'économie, on emploie de préférence celui de calcium), et on l'étend d'eau s'il est trop concentré. On le verse dans une terrine, et on ajoute peu à peu un léger excès d'acide hydrochlorique, en ayant soin d'agiter continuellement le mélange avec un tube de verre, et d'enflammer, par l'approche d'une bougie, le gaz acide hydro-sulfurique qui se dégage, pour éviter l'influence délétère de cet agent sur les organes de la respiration. Après quarante-huit heures de repos à l'air libre, on décante, puis on lave le soufre à grande eau, et on le reçoit sur un filtre pour le faire sécher. Dans cet état, le soufre est très divisé, d'une couleur blanche, et probablement hydraté : il contient en outre un peu d'hydrure de soufre, dont la présence se décèle par l'odeur.

CARBURE DE SOUFRE.

(Liqueur de Lampadius.)

Il est constamment produit par l'art. C'est un liquide d'une extrême fluidité, incolore, transparent et réfractant fortement la lumière; d'une odeur particulière, désagréable; d'une saveur très piquante, spéciale; très volatil et entrant en ébullition à la température de 42 degrés centigrades, propriété que l'on a mise à profit pour produire des refroidissemens extraordinaires, en le vaporisant dans le vide; très inflammable, et donnant pour résultat de sa combustion, de l'acide carbonique et du gaz acide sulfureux; excessivement peu soluble dans l'eau, à laquelle il communique cependant une odeur et une saveur désagréables; soluble dans l'alcool, l'éther et les huiles essentielles. Une de ses propriétés les plus remarquables est celle de dissoudre abondamment le soufre, et lorsque ce soluté, qui a une couleur jaune, est abandonné à une évaporation spontanée et lente, comme dans un flacon mal bouché, le carbure de soufre se volatilise et abandonne le soufre qui se dépose sous forme de cristaux octaédriques, réguliers, transparens et aussi beaux que ceux que l'on rencontre dans la nature.

Préparation. — On peut l'obtenir par plusieurs procédés : 1° en distillant, dans une cornue de grès, un mélange à parties égales de persulfure de fer et de charbon préalablement bien calciné, et en recevant les produits dans des éprouvettes plongées dans un bain réfrigérant. L'opération se fait au rouge-blanc.

2° En faisant passer lentement du soufre à travers du charbon chauffé au rouge-blanc dans un tube de porcelaine, et recevant le produit, à l'aide de tubes recourbés, dans une ou deux cloches plongées dans la glace.

Par l'un ou l'autre procédé, le carbure de soufre n'est point pur : il tient toujours en solution une certaine quantité de soufre, aussi est-il coloré en jaune. On le purifie par une nouvelle distillation à une très douce chaleur, et recevant le produit dans un bain réfrigérant.

IODE.

Ce corps, qui n'a jamais été trouvé libre dans la nature, existe à l'état d'iodure dans les *eaux-mères* de la soude de varec, dans plusieurs eaux minérales salines et sulfureuses, dans certaines variétés de chlorure de sodium, enfin dans plusieurs productions marines végétales et même animales. Vauquelin l'a trouvé à l'état d'iodure d'argent dans une mine de ce métal du Mexique, et depuis, des chimistes Allemands ont annoncé l'existence d'autres iodures métalliques naturels.

Sa consistance est solide, sa ténacité faible, sa forme variable selon les circonstances qui accompagnent sa solidification, le plus souvent en lames d'un gris bleuâtre à éclat métallique; d'une odeur pénétrante ayant de l'analogie avec celle du chlore; d'une saveur chaude et âcre; d'une pesanteur spécifique de 4,946. Il est susceptible de cristalliser en dodécaèdres triangulaires aigus et en octaèdres; il colore en jaune les tissus végétaux et animaux; il se volatilise à l'air à toutes les températures, et, au-dessus de 30 degrés centigrades, en donnant une vapeur d'un beau violet, couleur qui est d'autant plus intense que la vapeur est plus abondante. Il est peu soluble dans l'eau, mais très soluble dans l'alcool et sur-tout dans l'éther.

Préparation. Comme on ne l'extrait en France que de la soude de varec, et qu'il y est contenu en très petite quantité, son extraction est, pour ainsi dire, la propriété exclusive de trois maisons qui exploitent des masses énormes de ces soudes, pour en retirer les divers sels. C'est par un travail particulier, qu'elles font subir aux eaux-mères, qu'elles l'obtiennent.

Néanmoins, si les pharmaciens voulaient le préparer eux-mêmes, ils y parviendraient par le procédé suivant.

Rapprochez les eaux-mères de la soude de varec, pour en séparer la plus grande quantité possible de sulfate de potasse et de chlorure de potassium; introduisez-les, avec une certaine quantité d'acide sulfurique concentré, dans une cornue au col de laquelle vous adapterez un ballon à deux tubulures: chauffez ensuite à feu doux, et bientôt l'iode se volatilisera et ira se condenser dans le col de la cornue et dans le récipient. Retirez-le, et, pour le débarrasser des acides sulfureux et sulfurique qu'il a entraînés, lavez-le avec de l'eau pure, et non pas, comme beaucoup d'auteurs l'ont indiqué, probablement sans réflexion, avec un soluté léger de potasse qui ne ferait qu'altérer sa pureté, en donnant naissance à des produits qui exigeraient beaucoup plus d'eau que ces deux acides pour être enlevés. Enfin faites-le sécher en le pressant entre deux papiers non collés.

SULFURE D'IODE.

Ce corps, toujours préparé par l'art, est solide, fragile, d'une structure rayonnée, quelquefois lamelleuse. Sa couleur est d'un gris noirâtre; son odeur semblable à celle de l'iode.

Préparation. On l'obtient par la fusion, dans un matras, de 8 parties de soufre et d'une partie d'iode; mais on ne doit ajouter ce dernier que lorsque le soufre est fondu et parfaitement fluide. Cette observation a pour objet de rappeler que la température du soufre ne doit pas être portée très loin; s'il en était autrement, ce corps perdrait, comme on le sait, sa fluidité, et acquerrait une consistance poisseuse.

BRÔME.

Il n'existe dans la nature qu'à l'état de bromure, et se rencontre ainsi combiné dans l'eau de la mer, dans les *eaux-mères* des salines et de la soude de varec, dans quelques eaux minérales, et enfin, suivant M. Balard, dans les végétaux et animaux de la Méditerranée.

Ce corps est liquide à la température ordinaire, rouge noirâtre par réflexion, rouge hyacinthe par réfraction; d'une odeur suffocante, assez analogue à celle de certaines combinaisons de chlore; d'une saveur chaude et âcre; d'une pesanteur spécifique de 2,966. Il décolore la teinture de tournesol et le sulfate d'indigo en les détruisant; il jaunit fortement la peau en la corrodant profondément et, sous ce rapport, c'est un des caustiques les plus puissans que nous possédions. Il fournit, en se volatilisant, une vapeur rutilante très foncée, propriété qu'il partage avec l'acide nitreux. Il est plus soluble dans l'eau que l'iode, et son soluté est plus coloré que celui de ce dernier.

Préparation. M. Balard, qui l'a découvert, conseille de faire passer un courant de chlore à travers l'eau-mère des salines de la Méditerranée, d'agiter le liquide avec de l'éther hydratique qui dissout le brôme mis à nu, de séparer le soluté éthéré par le repos et à l'aide d'un entonnoir, enfin d'agiter le produit avec de la potasse caustique qui le convertira en bromure de potassium et bromate de potasse. Alors, on fait évaporer, on pulvérise le résidu, on le mélange avec du bioxyde de manganèse, on introduit le tout dans un appareil distillatoire, on ajoute de l'acide sulfurique affaibli, on chauffe et on recueille les vapeurs de brôme dans un récipient presque rempli d'eau froide. On sépare ensuite le brôme qui s'est condensé et précipité, et on le distille sur du chlorure de calcium pour en séparer l'eau qu'il peut retenir.

Jusqu'à présent, M. Ballard est le seul, en France, qui ait extrait le brôme des eaux-mères des salines pour les besoins du commerce; et depuis peu, les chimistes Allemands l'ont extrait des eaux-mères de la purification de certains sels gemmes. Malgré ces deux ressources, le prix de ce corps s'est toujours maintenu à dix francs l'once. Mais nous savons pertinemment que M. Barruel, chef des travaux chimiques de la faculté de médecine, a découvert récemment une source nouvelle et si abondante de brôme, et qu'en outre il a trouvé un procédé d'extraction tellement simple, que la fabrique à laquelle il a abandonné cette extraction le donne aujourd'hui à cinquante francs la livre, et peut en livrer plusieurs centaines de livres par mois.

A cette occasion, nous ajouterons que le même chimiste extrait des soudes de varec, par un moyen à lui, une quantité d'iode quatre à cinq fois plus considérable que celle qu'on en retirait autrefois.

CHLORE.

Le chlore ne se trouve point à l'état natif, mais combiné avec des métaux sous forme de chlorures, les uns solubles, les autres insolubles.

Son état vrai est celui du gaz (non permanent); son état liquide, à la température et à la pression atmosphériques ordinaires, n'est dû qu'à sa solution dans l'eau, et il porte alors le nom de *chlore liquide* ou mieux d'*hydrochlore*.

La couleur du chlore est jaune verdâtre, son odeur vive et très suffocante, sa saveur âpre et désagréable, sa pesanteur spécifique de 2,470. Il détruit, en les jaunissant, toutes les couleurs végétales, et anéantit les odeurs organiques.

La couleur, l'odeur, la saveur et l'action sur les matières colorantes et odorantes organiques se retrouvent dans l'hydrochlore.

Préparation. — Mettez du bioxyde de manganèse pulvérisé dans un matras muni d'un tube recourbé ; ajoutez de l'acide hydro-chlorique liquide concentré, et chauffez légèrement. Faites arriver le gaz au fond d'un flacon ; le chlore, par sa pesanteur, déplacera et remplira le vase.

Pour obtenir l'hydrochlore, faites passer le gaz dans l'eau qui le dissoudra en proportion plus ou moins forte, suivant le plus ou moins grand abaissement de température, et suivant le degré de pression.

On peut remplacer le mélange que nous venons d'indiquer par celui de sel marin, de bioxyde de manganèse, d'acide sulfurique et d'une certaine quantité d'eau. C'est ainsi que l'on opérait autrefois; mais, aujourd'hui, le premier mode est plus économique.

CHLORURE D'IODE.

Le chlore et l'iode se combinent en deux proportions, et donnent naissance à un protochlorure et à un perchlorure.

1°. Protochlorure. — C'est un liquide d'une couleur brune rougeâtre très foncée ; d'une odeur excessivement pénétrante et tenant tout à la fois de celle du chlore et de celle de l'iode, qui déjà sont très analogues; d'une saveur forte et très désagréable.

Préparation.—On l'obtient en mettant dans un flacon,

contenant du gaz chlore sec, un excès d'iode également sec, et en agitant rapidement.

2°. Perchlorure.—Il est solide, d'une couleur orangée foncée, d'une odeur excessivement pénétrante et analogue à celle du précédent, d'une saveur extrêmement forte et désagréable, presque brûlante; très soluble dans l'eau qu'il décompose, en se transformant en acide hydrochlorique et en acide iodique.

Préparation. — Il s'obtient en faisant arriver dans un flacon, dans lequel on a placé de l'iode sec, un courant de gaz chlore sec. Il se forme d'abord un protochlorure qui bientôt se solidifie en absorbant une plus grande proportion de gaz. On suspend le dégagement, on détache le chlorure d'iode du flacon, et, à l'aide d'un gros tube fermé, on le divise, dans le flacon même, en fragmens aussi petits que possible, et on continue à y faire arriver le gaz chlore lentement, jusqu'à ce que la masse refuse d'en absorber.

EAU OU PROTOXYDE D'HYDROGÈNE.

L'eau est peut-être le composé le plus répandu dans la nature; l'air seul peut lui être comparé sous le rapport de l'abondance. On la trouve, suivant le degré de température, sous les trois états de vapeur, d'eau proprement dite, et de glace.

Pure, et au-dessus de zéro, elle est liquide, limpide, incolore, inodore, insipide, et, à cet état, elle sert de point de comparaison pour l'évaluation des poids et mesures métriques et de la pesanteur spécifique des corps solides et liquides.

Elle jouit de la propriété de pénétrer et de dissoudre un très grand nombre de corps.

Préparation. — Dans certaines contrées, et sur-tout dans les terrains primitifs, on voit sourdre des rochers de l'eau parfaitement pure. Dans d'autres, on recueille l'eau de pluie après avoir laissé laver les toits, et on la conserve dans des citernes : cette eau peut encore être considérée comme pure. Dans les autres cas, en raison des corps étrangers que l'eau tient toujours en solution, il est indispensable de la purifier pour certaines opérations. Le premier soin qu'il faut avoir pour procéder à cette purification consiste à choisir une espèce d'eau propre à la subir, car toutes ne le sont pas également : on doit donner la préférence à l'eau de source, et, à son défaut, à celle des grandes rivières, puisée au-dessus des villes. On en remplit aux trois quarts la cucurbite d'un alambic, et, l'appareil étant monté suivant les règles connues, on chauffe. Les deux premiers centièmes de liquide distillé sont rejetés, et l'on continue ensuite l'opération jusqu'à ce que les 88 centièmes de l'eau employée aient passé dans le récipient; le résidu est rejeté.

Mais, pour les besoins journaliers de la pharmacie, il n'est pas besoin de recourir à ce mode de purification, qui serait beaucoup trop coûteux et presque inutile pour la préparation des macérés, des digestés, des infusés, des décoctés et de beaucoup de solutés. Il faut seulement employer les eaux les plus limpides possible et exemptes de toute odeur, ce qu'il est assez difficile d'obtenir dans toutes les saisons, lorsqu'on les puise dans les rivières. Il est utile alors de les clarifier, et l'on y parvient par la filtration : elle se pratique avec des appareils plus ou moins avantageux, et qui atteignent en même temps les deux buts que l'on se propose, de séparer les corps hétérogènes qui troublent la limpidité, et d'enlever les principes odorans et, de plus, souvent colorans.

Tout récemment, et d'après les conseils de mon ami M. Barruel, on a fait établir dans deux des casernes de

Paris, et sur une application nouvelle et tout-à-fait ingénieuse de ce principe, des filtres qui fournissent en abondance de l'eau de l'Ourcq comparable pour la qualité à celle de l'établissement du quai des Célestins.

EAUX MINÉRALES MÉDICAMENTEUSES NATURELLES.

Elles sont au nombre des composés qui, dans une classification, trouvent difficilement une place rigoureuse. En effet, comme ces eaux, fournies par la nature, sont la plupart imitées par l'art, il s'en suit qu'on devrait les rapporter à deux sections différentes ; mais l'inconvénient résultant de la séparation de produits à peu près identiques conduit à les grouper dans un même article. Quant aux lieux qu'elles peuvent occuper collectivement, comme toutes les eaux naturelles sont plus ou moins chargées de principes minéraux, celles dont il est question viennent donc assez convenablement après l'eau proprement dite, qui est elle-même le plus souvent minéralisée avant sa purification artificielle.

Les eaux minérales médicamenteuses sont celles qui, provenant de sources naturelles, contiennent une assez grande proportion de matières minérales pour exercer sur notre économie une influence bien appréciable. Leurs propriétés physiques sont fort variables et dépendent de la nature des substances qu'elles tiennent en solution. Quant à leur classification, sur laquelle on a été fréquemment partagé, la plus satisfaisante jusqu'à ce jour est, selon nous, celle que MM. Mérat et Delens ont consignée dans leur Dictionnaire de matière médicale. Nous croyons ne pouvoir mieux faire que de leur emprunter cet aperçu qui nous semble moins incomplet que tous les autres, bien que cependant nous n'admettions pas leur classification dans tous ses points.

A leur exemple donc, nous diviserons les eaux minérales médicamenteuses en :

1° *Eaux simplement thermales*, ne différant de l'eau commune que par la température ;

2° *Eaux gazeuses*, sous-divisées en *eaux aérées*, c'est-à-dire chargées d'air ou de l'un de ses principes; *eaux hydrogénées ; eaux acidules*, rendues telles par le gaz acide carbonique ;

3° *Eaux acides*, rendues telles par les acides sulfureux, sulfurique, hydrochlorique, nitrique, hydrosulfurique ou borique ;

4° *Eaux alcalines*, riches en sous-carbonate de soude, et souvent unies à beaucoup d'acide carbonique, d'où leur vient encore le nom d'*alcalino-acidules* ;

5° *Eaux salines*, dans lesquelles prédominent des sels, et qui, en raison des autres principes qu'elles contiennent plus ou moins abondamment, sont sous-divisées en *salino-acidules*, *salino-acides* et *salino-alcalines* ;

6° *Eaux sulfureuses*, dans lesquelles abonde le soufre, et sous-divisées ensuite, d'après la nature de quelques autres principes qu'on y rencontre, en *eaux sulfo-acidules*, *eaux sulfo-salines et eaux sulfo-glaireuses* ;

7° *Eaux iodurées*, confondues jusqu'ici avec les précédentes;

8° *Eaux bromurées*, qu'on n'avait pas non plus distinguées de celles qui précèdent ;

9° *Eaux métalliques*, sous-divisées, à raison de la nature des sels qu'elles contiennent, en *eaux ferrugineuses*, chargées ou non d'acide carbonique, et en *eaux cuivreuses* ;

10° Enfin, *Eaux bitumineuses*, surnagées par une couche de pétrole.

Nous ne parlerons ici que des principales eaux minérales usitées en thérapeutique.

I. Eaux gazeuses acidules.

Ces eaux sont limpides et incolores, d'une odeur faiblement piquante, d'une saveur aigrelette et fraîche. Elles rougissent la teinture de tournesol. Elles doivent sur-tout leurs propriétés à la présence du gaz acide carbonique. On y rencontre plusieurs sels, tels que des carbonates, des sulfates et des hydrochlorates de soude, de magnésie et de chaux, dissous, les uns par leur propre solubilité, les autres à la faveur de l'excès d'acide carbonique. Relativement à leur température, on les distingue en froides et en thermales.

Les principales sources qui fournissent ces eaux, sont, parmi les froides, celles de Bar, Châteldon, Pougues, Saint-Myon, Seltz, etc. Parmi les thermales, on compte celles du Mont-Dore, de Néris, d'Ussat, etc.

II. Eaux alcalines.

Elles sont généralement limpides et incolores, souvent d'une odeur piquante, d'une saveur toujours alcaline et quelquefois acidule, savonneuses au toucher, d'une température variée.

Les plus connues sont celles de Chaudes-Aigues et de Vichy, toutes deux thermales.

III. Eaux salines.

Ces eaux, limpides, incolores, et en général inodores, sont douées d'une saveur salée, et quelquefois amère ou âpre, suivant la nature des sels dont elles sont chargées. Les sulfates et les hydrochlorates de chaux, de magnésie et de soude y dominent; du reste, elles offrent, dans leur composition, une grande variété.

Ces eaux sont froides, comme celles d'Epsom, de Pullna, de Pyrmont, de Sédlitz, de Seydchutz, etc.; ou thermales, comme celles d'Aix, de Bagnères, de Balaruc, de Bourbon-Lancy, de Bourbonne-les-Bains, de Dax, de Plombières, etc.

IV. Eaux sulfureuses.

Prises à la source, elles sont généralement limpides, mais elles se troublent promptement par leur exposition à l'air; leur odeur et leur saveur sont très désagréables et analogues à celles d'œufs pourris. Elles offrent une grande onctuosité au toucher. L'analyse chimique y démontre la présence du soufre à l'état d'hydrosulfate alcalin, auquel elles doivent leurs propriétés.

Quelques-unes sont froides, comme celles d'Enghien et de La bassère; mais la plupart sont thermales, par exemple, celles d'Aix-la-Chapelle, de Bagnères, de Luchon, de Bagnols, de Barèges, de Bonnes, de Cauteretz, de Saint-Amand, de Saint-Sauveur, etc.

V. Eaux métalliques ferrugineuses.

Au sortir de la source, elles sont en général limpides, inodores, et d'une saveur atramentaire. Mises en contact avec l'air, elles en absorbent bientôt l'oxygène, ne tardent pas à se couvrir d'une pellicule irisée, et laissent précipiter une poudre ochracée qui est du sous-percarbonate de fer hydraté. Dans leur état naturel, elles tiennent en solution du proto-carbonate ou du proto-sulfate de fer, principale cause de leurs propriétés toniques. Elles sont presque toutes froides, comme celles de Bussang, de Contrexeville, de Cransac, de Forges, de

Passy, de Spa, de Vals, etc. Quelques-unes, en petit nombre, sont thermales; par exemple, celles de Bourbon-l'Archambault, de Montferrand, etc.

EAUX MINÉRALES MÉDICAMENTEUSES ARTIFICIELLES.

L'art est parvenu à fabriquer ces eaux d'une manière presque parfaite. Nous ne les signalons à la suite des premières que pour compléter le cadre de ce genre de médicamens; car la place de ces préparations, qui sont de véritables *hydrolés*, devrait être à la classe *Hydrolie*, dans notre grande section de la *Délokémie*. La préparation de ces eaux factices s'opère par un double procédé, mécanique pour l'introduction des gaz, et chimique pour les combinaisons salines.

L'appareil le plus simple, pour la première opération, surtout lorsqu'on ne veut préparer qu'une petite quantité d'eau gazeuse, est celui qu'on doit à M. Planche. Il se compose d'un vase cylindrique en cuivre étamé, portant à sa base un robinet. Dans l'intérieur, et à un centimètre environ au-dessus du robinet, est soudée une espèce de double fond ou de diaphragme, pareillement étamé, et percé de trous très rapprochés, à la manière d'un crible. Une ouverture plus large, pratiquée au centre, donne passage à un tuyau vissé à la paroi supérieure du vase, ouvert à ses deux extrémités, et traversant perpendiculairement le cylindre jusqu'à une ligne à peu-près du fond. A la partie supérieure de ce tube est ajusté, à vis, un robinet communiquant avec une pompe foulante, et, à trois centimètres de là, un autre ajutage à robinet se trouve vissé sur la voûte du cylindre.

Pour se servir de cet appareil, on le remplit d'eau convenablement, puis on y introduit du gaz acide carbonique préparé à l'avance et contenu dans des vessies que l'on adapte successivement au corps de pompe, en faisant jouer le piston, jusqu'à ce que l'eau soit chargée de la quantité de gaz nécessaire. Autant que possible, on doit opérer dans un lieu frais, et suspendre par intervalles l'action du piston, en profitant de ce repos pour brasser fortement le liquide.

Lorsque l'on se propose de n'obtenir que de l'eau acido-carbonique, l'opération est terminée à ce point; on remplit de ce liquide des bouteilles qui doivent être aussitôt bouchées, ficelées et cachetées. Mais si l'on a dessein d'y ajouter des sels solubles, il faut dissoudre préalablement ces derniers, dans une petite quantité d'eau, et l'on verse dans chaque bouteille, avant de la remplir, la dose nécessaire de ce soluté. Si les sels sont insolubles par eux-mêmes, on détermine leur dissolution en les mettant, immédiatement après leur précipitation et encore humides, dans le cylindre à compression.

Quand on opère en grand, l'appareil diffère de celui que nous venons de décrire. Parmi ceux que l'on met en usage dans ce cas, nous ferons connaître celui qui est dû à M. Boissenot, de Châlons, et nous en emprunterons la description au mémoire adressé par lui, à la société de pharmacie. Cet appareil se compose.

1° De deux grands flacons à trois tubulures, de 20 pintes. Dans le premier, on introduit des fragmens de marbre, de l'eau, de l'acide hydrochlorique, puis on le fait communiquer avec le second, au moyen de deux tubes en plomb plongeant dans un soluté très chargé de potasse qui sert à laver le gaz; la troisième tubulure du second flacon communique par un tube plus gros avec la partie inférieure d'une grande cuve à eau.

2°. D'un gazomètre, ou cloche en cuivre étamé, qui séjourne dans la cuve et reçoit le gaz qui traverse toute la colonne d'eau où il éprouve un second lavage: cette cloche est de la capacité de deux cent quarante litres.

3°. D'un tonneau en cuivre de deux lignes et demie d'épaisseur, de la contenance de 120 litres et étamé fortement avec l'alliage de Biberel (fer 1 partie, étain 6 parties).

Un moussoir à palettes est établi dans son intérieur : son axe traversant une boîte à cuirs, porte à son extrémité un volant en fonte, de 2 pieds de diamètre, pour faciliter par sa force excentrique un mouvement des plus rapides.

4°. D'une pompe foulante et aspirante, dont le cylindre est de la capacité d'un litre, communiquant, au moyen d'un tube de plomb, avec l'intérieur du gazomètre. Le piston en cuir est mis en mouvement par un balancier de cinq pieds de long, ce qui n'exige qu'un seul homme.

5°. Enfin, de la pièce essentielle, le robinet.

M. Boissenot, qui croit le robinet d'autant meilleur qu'il est plus simple, en emploie un tout-à-fait ordinaire. Il le garnit seulement d'un bouchon fortement conique et revêtu d'une couche épaisse de filasse retenue par du gros fil. Comme la douille est très courte, il peut l'adapter au col de toutes les bouteilles où il n'entre que d'un demi-pouce.

M. Soubeiran, qui regarde comme un point de la plus haute importance, de pouvoir mettre l'eau gazeuse en bouteilles, sans qu'elle soit lancée avec violence, se sert, pour y parvenir, d'un robinet très ingénieusement construit et qui, au moyen de deux conduits intérieurs, permet en même temps l'écoulement du liquide et la communication de l'intérieur de la bouteille avec l'atmosphère du tonneau.

Lorsque le tonneau est rempli d'eau et scellé, on comprime le gaz et l'on tire six litres de liquide, afin de laisser dans l'intérieur un espace indispensable pour la dissolution du gaz et pour l'agitation qui doit être continue et rapide. Plus cette agitation est prompte, plus le contact de l'eau est intime par la plus grande division du liquide, et plus alors aussi la compression est facile. Il est bon aussi d'ajouter qu'une des conditions les plus essentielles dans ce cas, c'est l'emploi du gaz acide carbonique complétement privé d'air; car la moindre quantité de ce dernier gaz rend le jeu des pompes très pénible.

On comprime dans le tonneau quatre gazomètres, c'est-à-dire huit fois le volume de l'eau, ou bien 960 litres de gaz. Cette opération dure une heure et demie.

Après douze heures de repos, on procède à l'embouteillage, avec la précaution de presser fortement la bouteille contre le robinet, pour intercepter toute communication avec l'extérieur. A l'instant où la bouteille est complétement pleine, et pendant que l'on ferme le robinet, l'eau de claire, qu'elle paraissait, devient opaque et comme laiteuse, en raison du nombre infini de petites bulles de gaz qui se manifestent dans toute sa masse; c'est alors sur-tout qu'une forte pression de la bouteille contre le robinet devient indispensable. Au bout d'une à deux secondes, l'eau recouvre sa transparence par la disparition subite des bulles; c'est l'instant où le bouchon doit être adapté, car sans cela les bulles se reproduiraient de nouveau.

Dans la préparation des eaux sulfureuses factices, on chargeait autrefois l'eau d'acide hydrosulfurique, comme nous l'avons indiqué plus haut, en parlant de ce gaz. Aujourd'hui, on a recours à l'hydrosulfate de soude pur, que l'on prend en proportions exactement déterminées, et que l'on dissout dans l'eau.

ACIDE BORIQUE.

On le trouve pur dans les eaux de quelques lacs de Toscane, et combiné avec la soude dans plusieurs lacs des Grandes-Indes.

Cet acide est solide et se présente sous forme d'écailles d'un blanc nacré, douces au toucher, inodores, d'une saveur très faiblement acide. Sa pesanteur spécifique est de 1,479. Il contient deux cinquièmes de son poids d'eau de cristallisation. Chauffé, il perd son eau; à la température rouge, il entre en fusion parfaite, et coulé alors il donne une matière d'apparence vitreuse très dure, transparente et incolore, susceptible d'attirer l'humidité de l'air, et de perdre sa transparence en se recouvrant d'une poussière cristalline d'acide borique hydraté: on le dit alors effleuri, bien que la cause de cette efflorescence soit tout-à-fait opposée à celle qui produit l'efflorescence des sels. Il se dissout dans 25,66 parties d'eau à + 20 degrés et dans 2,97 d'eau bouillante; il est soluble dans l'alcool auquel il communique la propriété de brûler avec une flamme verte, ce qui constitue, conjointement avec son incoloration, un de ses meilleurs caractères distinctifs.

Préparation. — Autrefois, on prenait une partie de borate de soude (*borax*) et on la dissolvait dans trois parties d'eau bouillante; on y versait peu à peu un excès d'acide sulfurique concentré, pour décomposer le sel. Cet acide s'empare de la soude et met l'acide borique à nu. L'eau n'étant pas en quantité suffisante pour dissoudre à froid ce dernier, le laisse précipiter par le refroidissement de la liqueur, sous forme de cristaux, et retient seulement le sulfate de soude. On filtre, on lave à l'eau froide, et on fait égoutter l'acide borique, puis on le sèche à l'air.

L'acide borique ainsi préparé n'est point pur; il retient, comme MM. Thénard et Gay-Lussac l'ont prouvé, une certaine proportion d'acide sulfurique en combinaison intime, et c'est pour ce motif qu'ils l'ont appelé *acide sulfo-borique*. On ne peut le purifier de cet acide qu'en le fondant dans un creuset, jusqu'à ce qu'il ne répande plus de vapeurs irritantes, en le dissolvant ensuite dans l'eau bouillante jusqu'à saturation, et le laissant enfin cristalliser par le refroidissement.

Si, au lieu d'acide sulfurique, on emploie l'acide hydrochlorique pour décomposer la dissolution de borax, on obtient l'acide borique pur; mais, dans ce dernier cas, il faut ajouter plus d'eau pour dissoudre le borax, qu'il n'en a fallu dans le précédent, parce que le chlorure de sodium qui se forme est moins soluble que le sulfate de soude.

Aujourd'hui, on a beaucoup plus d'avantage à purifier l'acide borique naturel, que l'on trouve abondamment et à très bas prix dans le commerce, en le dissolvant dans l'eau, et le faisant cristalliser à deux ou trois reprises différentes.

ACIDE CARBONIQUE.

Cet acide existe fréquemment et abondamment dans la nature, soit libre et à l'état de gaz (non permanent), soit en dissolution dans l'eau, soit combiné avec une base et formant tous les carbonates. Il est le produit de la décomposition spontanée de toutes les matières végétales; il est un des résultats les plus abondans de toute fermentation alcoolique, de la combustion, de la respiration, etc.

L'acide carbonique gazeux, état naturel de ce composé, est élastique, incolore, transparent, d'une odeur piquante particulière, d'une saveur aigrelette, et d'une pesanteur spécifique de 1,5240. Il est soluble dans l'eau à volume égal, à la température et à la pression ordinaires, et dans cet état il forme l'eau *acido-carbonique* faible.

Préparation. Introduisez dans un appareil convenablement disposé un carbonate métallique, de préférence le carbonate de chaux en raison de son abondance et de son bas prix, et sur-tout les débris de marbre blanc dont les ateliers des statuaires sont encombrés.

Versez par dessus une assez grande quantité d'eau, puis ajoutez par petites portions à la fois de l'acide hydrochlorique.

On recueillera le gaz résultant de la décomposition du carbonate, au moyen d'un tube recourbé qui se rendra sous des cloches pleines d'eau et disposées sur la cuve pneumatique. Il est bon de laisser perdre quelques litres de gaz pour être certain de l'avoir plus pur.

Nous renvoyons, pour la préparation de l'eau acidocarbonique, à celle des eaux minérales dont nous avons traité plus haut (Voyez page 280).

ACIDE PHOSPHORIQUE.

On ne le rencontre dans la nature que combiné avec des bases.

Il est solide, incolore, inodore, d'une saveur très acide, quoique très distincte de celle des acides minéraux, et se rapprochant plutôt de celle des acides organiques puissans; d'une pesanteur spécifique plus considérable que celle de l'eau. Chauffé jusqu'au rouge, il se fond, et, par le refroidissement, il se prend en une masse vitriforme, parfaitement transparente et incolore, dure, cassante, attirant fortement et rapidement l'humidité de l'air, en se résolvant en liquide. Il se dissout pour ainsi dire en toutes proportions dans l'eau, et donne par là des solutés d'une consistance plus ou moins visqueuse auxquels on donne le nom d'*acide phosphorique liquide*.

Préparation. Le chimiste a plusieurs moyens à sa disposition pour préparer l'acide phosphorique pur, parmi lesquels on doit préférer à tous les autres les deux suivans:

1° Décomposer le phosphate de baryte par un léger excès d'acide sulfurique étendu de sept à huit fois son poids d'eau; filtrer et évaporer dans une capsule de platine, jusqu'à ce que le produit ait acquis une chaleur rouge obscure; dissoudre dans la quantité d'eau que l'on voudra, et filtrer de nouveau.

2° Décomposer le phosphate de plomb, délayé dans cinq à six fois son poids d'eau, par un courant de gaz acide hydrosulfurique, jusqu'à ce que la liqueur en contienne un excès; filtrer, et évaporer dans une capsule de platine pour volatiliser l'excès d'acide hydrosulfurique; enfin, filtrer de nouveau.

ACIDE SULFUREUX.

Très rare dans la nature, il ne se trouve qu'autour des volcans en activité et dans les solfatares.

Son état naturel est celui de gaz (non permanent); il est élastique, incolore, transparent; d'une odeur irritante, excessivement suffocante, et d'une saveur très piquante, âpre et désagréable; d'une pesanteur spécifique de 2,222. À la température de 20° centigrades et sous la pression barométrique de 0,m 76, l'eau en dissout trente-sept fois son volume, soluté auquel on donne le nom d'*acide sulfureux liquide*.

Préparation.—On obtient le gaz acide sulfureux en chauffant le soufre à l'air libre; mais si l'on veut le recueillir, il faut avoir recours au procédé suivant:

Introduisez dans une petite fiole munie d'un tube recourbé, une partie de fragmens de cuivre et quatre parties d'acide sulfurique concentré; chauffez le mélange, et recueillez le gaz sous des cloches et sur la cuve hydrargyro-peumatique.

Pour obtenir son soluté aqueux, on peut employer les mêmes substances; mais on préfère décomposer, dans une cornue de verre, l'acide sulfurique au moyen de fragmens de charbon. Dans ce cas, il faut adapter au col de la cornue un petit matras tubulé, destiné à recevoir une portion d'une liqueur brune qui distille. De la tubulure du matras part un tube de sûreté qui conduit le gaz dans une série de trois flacons de Woulf au moins, dans lesquels on a mis de l'eau distillée. On continue l'opération jusqu'à saturation du liquide.

ACIDE SULFURIQUE.

(Huile de vitriol.—Acide vitriolique.)

Dans son état de pureté absolue, cet acide est anhydre et toujours le produit de l'art : on ne le trouve dans la nature que combiné avec différentes bases, et formant le genre sulfate. Quelques auteurs ont annoncé qu'on le rencontrait dans certaines grottes creusées dans des terrains volcanisés ; mais l'analyse chimique a démontré que ce soi-disant acide sulfurique libre n'était autre chose que des sursulfates, et sur-tout celui d'alumine · en effet, on conçoit qu'il n'en pourrait être autrement. Nous ne signalerons que les caractères du composé auquel il donne naissance en se combinant avec l'eau ou *acide sulfurique liquide hydraté.*

Dans son plus grand état de concentration, il est d'une consistance oléagineuse, incolore, inodore, d'une saveur extrêmement acide, d'une pesanteur spécifique de 1,89, et alors il marque 66° à l'aréomètre de Baumé.

Préparation.—L'acide sulfurique ne peut se préparer avec avantage que dans des appareils d'une dimension très grande, et composés d'une série de vastes chambres en plomb, en communication les unes avec les autres.

Cette préparation constitue à elle seule une branche d'industrie qui fournit au commerce l'acide sulfurique pour tous les besoins. Mais, comme cet acide ne peut point être livré pur par les manufactures, et que d'ailleurs les arts ne le réclament pas tel, le pharmacien est obligé de le purifier avant de l'employer à la confection de certains médicamens. Il y parvient par le moyen de la distillation. Pour cela, il introduit dans une cornue de verre de l'acide sulfurique du commerce, jusqu'à la moitié ou aux deux tiers au plus de la capacité de sa panse, et il y ajoute quelques morceaux ou rognures de fil de platine. Il place cette cornue dans une capsule de fer qui est posée sur deux barreaux dans un fourneau à réverbère surmonté ensuite de son dôme. Il fait entrer le col de la cornue dans celui d'un matras tubulé, assez court et assez large pour que le bec de la cornue parvienne jusqu'au centre. L'appareil ainsi disposé, on met le feu sous la cornue, et on l'augmente lentement et progressivement jusqu'à ce que l'acide sulfurique entre en ébullition, se distille et tombe goutte à goutte dans le récipient. Le feu doit être conduit de manière que l'ébullition soit toujours continue, et qu'il ne se dégage point de vapeurs blanches par la tubulure du matras.

Les fils métalliques introduits dans la cornue, ont pour but de régulariser le bouillon et de l'empêcher d'avoir lieu par soubresauts, accident qui peut déterminer la rupture du vase et exposer l'opérateur à de grands dangers.

On continue l'opération jusqu'à ce que l'on ait obtenu les sept huitièmes de l'acide soumis à la distillation. Tous les corps étrangers, qui ne sont que des matières salines que l'acide du commerce tenait en solution, restent dans la cornue et forment un résidu que l'on ne jette pas, mais que l'on utilise dans plusieurs cas, par exemple pour la préparation de l'hydrogène.

———

ACIDE NITRIQUE OU AZOTIQUE.

Cet acide, qui n'existe jamais libre dans la nature, s'y rencontre à l'état de combinaison avec plusieurs bases, spécialement la chaux, la potasse et la soude, combinaisons salines qui constituent le genre nitrate.

A l'état de pureté, il est toujours liquide, transparent et incolore, quand il a été conservé à l'abri de la lumière; mais quelques jours d'exposition à la lumière, même diffuse, quand il est très concentré, suffisent pour lui donner une teinte ambrée, et, à l'action des rayons solaires, quelques heures suffisent pour lui faire acquérir une couleur jaune orangée : ces colorations dépendent d'une altération chimique ou décomposition partielle d'une portion de cet acide. Son odeur est spéciale, sa saveur très acide et très caustique, sa pesanteur spécifique de 1,554 à son maximum de concentration. Exposé au contact de l'air, il répand de légères vapeurs blanches.

Préparation. — Introduisez dans une cornue deux cents parties de nitrate de potasse, cent quatre parties d'acide sulfurique concentré, et vingt-trois parties d'eau. Adaptez, à l'aide d'un bouchon percé, le col de la cornue avec un matras à long col et tubulé, en ayant soin que le bec de la cornue dépasse le bouchon d'un pouce et demi au moins. A la tubulure du matras, on adapte un tube de sûreté de Welter, dont la grande branche vient plonger au fond d'un flacon de plusieurs litres de capacité et à fond plat, et affleure une couche de trente-deux parties d'eau qu'on y a mises. Placez la cornue dans une capsule de fer posée sur les barreaux d'un fourneau à réverbère, recouvrez ce dernier de son dôme, et chauffez graduellement jusqu'à ce qu'il ne distille plus rien.

Les proportions d'eau que nous avons indiquées pour ajouter dans la cornue ont pour but de maintenir le plus possible les élémens de l'acide nitrique, et d'empêcher que celui-ci ne se décompose lorsqu'il est éliminé de sa combinaison par l'acide sulfurique.

Mais, malgré cette addition, une portion d'acide nitrique se décompose toujours vers la fin de l'opération, et se dégage à l'état d'oxigène et de vapeur d'acide nitreux; aussi, la proportion d'eau que nous avons ajoutée dans le flacon est-elle destinée, par son affinité pour l'acide nitrique, à déterminer la combinaison de l'oxigène et de l'acide nitreux qui y sont amenés par le tube de Welter.

Lorsque l'opération est terminée et que l'appareil est refroidi, on le démonte; on retire le produit du matras, on rince celui-ci par agitation avec l'eau du flacon, et on réunit cette liqueur à la première; c'est ce qui constitue l'acide nitrique du commerce.

Cet acide n'est jamais pur; il contient une petite quantité d'acide nitreux, et toujours une certaine dose d'acide hydrochlorique, parce qu'il est impossible d'employer, pour sa fabrication, du nitrate de potasse exempt de chlorures. On l'amène à son plus grand état de pureté en versant dedans une dissolution de nitrate d'argent · il n'est point nécessaire que celle-ci soit pure; elle peut se faire indifféremment avec une pièce de monnaie d'argent, car le nitrate de cuivre qu'elle contient ne nuit nullement à l'opération. Tout l'acide hydrochlorique que contenait l'acide nitrique est précipité à l'état de chlorure d'argent. Lorsque celui-ci est complétement déposé, ce qui a lieu d'autant plus promptement que l'on place le flacon sur la table d'un poêle et qu'on l'agite fréquemment, on verse l'acide nitrique ainsi purifié dans la panse d'une cornue de verre, à l'aide d'un entonnoir et d'un tube qui descend assez bas pour que le liquide ne touche point les parois du col. On ajoute quelques fils ou rognures de platine, on dépose la cornue dans un fourneau à réverbère, on adapte à son bec un matras à long col et tubulé, et l'on procède à la distillation au moyen d'un feu très modéré; car il faut que la liqueur ne soit portée qu'à une très faible ébullition, et pendant tout son cours, il est nécessaire de maintenir constamment un linge mouillé, tant sur le col que sur le ventre du matras.

On arrête seulement la distillation lorsqu'on a obtenu les onze douzièmes de l'acide employé. Le nitrate de cuivre et le nitrate d'argent en excès restent dans la cornue, et le produit distillé est de la plus grande pureté.

Nous ne dirons rien des moyens que les auteurs ont indiqués pour le purifier de l'acide sulfurique qu'ils disent être contenu dans le produit de la décomposition du nitrate de potasse. Nous affirmons qu'en observant les proportions de matières que nous avons conseillées, l'acide nitrique ne contient et ne peut contenir d'acide sulfurique, sur-tout lorsqu'on a eu la précaution de porter ce dernier sur le nitre, préalablement introduit dans la cornue à l'aide d'un entonnoir et d'un long tube.

ACIDE HYDROCHLORIQUE.

(Esprit de sel, Acide marin, Acide muriatique.)

On dit qu'il se trouve à l'état libre dans plusieurs eaux minérales d'Amérique ; mais ce fait est douteux pour nous, attendu que nous ne pouvons concevoir l'existence et la nature de terrains sur lesquels cet acide soit sans action. On ne le rencontre en Europe que combiné avec des bases : s'il est uni quelquefois à l'eau, ce n'est qu'en petite quantité, et seulement aux environs des volcans en activité ; encore dans ce dernier cas n'est-il jamais pur.

A son état le plus simple, il est toujours gazeux (non permanent), transparent, incolore, d'une odeur fortement irritante, d'une saveur excessivement acide, d'une pesanteur spécifique de 1,278 ; il répand à l'air des vapeurs blanches, d'autant plus abondantes que celui-ci est plus humide. De tous les gaz connus, il est le second sous le rapport de la solubilité dans l'eau, et sa dissolution dans celle-ci constitue l'*acide hydrochlorique liquide.*

Préparation. — Pour l'obtenir, on introduit dans un matras, de douze litres au moins de capacité, deux kilogrammes de sel marin; on place ce matras dans une terrine, au bain de sable; on le ferme avec un bouchon de liége fin, traversé par un tube en S et par un tube conducteur à gaz qui vient se rendre dans un très petit flacon bitubulé, dans lequel on a mis une couche d'eau de trois à quatre lignes au plus de profondeur: cette quantité d'eau est destinée à laver le gaz acide hydrochlorique, afin de le priver d'une certaine quantité de matière huileuse qui doit se former pendant la décomposition du sel. De la seconde tubulure du petit flacon part un tube, de deux lignes et demie de diamètre au moins, qui vient se rendre dans un flacon à une seule tubulure, dans lequel on a mis quinze cents grammes d'eau distillée pure; et malgré cette quantité, le flacon ne doit être qu'à moitié plein, parce que l'eau, en se saturant du gaz, augmente beaucoup de volume. Ce tube est maintenu dans le flacon à l'aide d'un bouchon, d'où part un second tube qui va plonger dans un troisième flacon contenant une petite quantité d'eau également pure. Ce dernier flacon est destiné à condenser les portions de gaz qui peuvent s'échapper lorsque l'eau du second flacon est arrivée à un degré voisin du point de saturation. Les bouchons, nous le répétons, doivent entrer avec force dans les tubulures des flacons, car il est important de ne point employer de lut pour cette opération.

Comme le gaz hydrochlorique, en se dissolvant dans l'eau, élève considérablement la température de celle-ci, et l'amène même jusqu'au point de se vaporiser, lorsqu'elle contient assez d'acide, cette vapeur se condense à la partie supérieure du flacon, attaque le bouchon, et redescend dans l'acide qu'elle colore en brun rougeâtre ou jaunâtre. On obvie à cet inconvénient, et on obtient de l'acide hydrochlorique parfaitement incolore, en plaçant les trois flacons chacun dans une terrine, et les tenant plongés dans de l'eau froide qu'on renouvelle aussi souvent qu'elle s'échauffe.

L'appareil disposé avec les précautions que nous venons d'indiquer, on introduit sur le sel, au moyen du tube en S, dix-sept cent soixante grammes d'acide sulfurique concentré du commerce. Immédiatement, le sel est décomposé, l'acide hydrochlorique se volatilise avec une très grande vélocité; et, comme la capacité du ballon renferme une assez grande masse d'air atmosphérique, celui-ci, étant insoluble dans l'eau, entraîne une petite quantité de gaz hydrochlorique au-dehors du dernier flacon, en répandant des vapeurs blanches. Mais bientôt cet effet cesse, et le gaz acide se dissout dans l'eau, au fur et à mesure qu'il se présente à l'extrémité de chaque tube. Quelquefois ce dégagement est si abondant et si rapide, qu'il produit un bruissement considérable à l'extrémité du tube plongeant dans le grand flacon, mais qui n'a rien de dangereux, pourvu toutefois que le diamètre du tube soit assez grand pour offrir un passage suffisant au gaz produit, et ce diamètre doit être toujours proportionné à la quantité de sel que l'on décompose.

Nous ne devons pas oublier non plus de dire ici qu'il n'est pas nécessaire que les tubes qui apportent le gaz hydrochlorique dans l'eau, plongent jusqu'au fond de celle-ci, afin d'éviter la pression qu'elle déterminerait contre les parois du matras, ce qui pourrait en occasioner la rupture. D'ailleurs, le soluté de l'acide, ayant une densité beaucoup plus grande que celle de l'eau, descend toujours au fond de celle-ci à mesure qu'il se produit.

Dès que le dégagement du gaz hydrochlorique diminue, on met quelques charbons allumés sous le bain de sable, et bientôt il reprend une nouvelle énergie. On doit conduire le feu de manière à obtenir un dégagement continu et sans aucun ralentissement; et, afin de servir de guide, nous dirons qu'une opération sur deux kilogrammes de sel n'est terminée qu'après un espace de sept heures. Il est entendu que le feu doit être augmenté graduellement, et qu'il doit être plus fort à la fin qu'au milieu de l'opération.

Un inconvénient très grand qu'il faut redouter dans cette opération, c'est, lorsqu'elle est parvenue à peu près aux trois quarts de sa marche, la propension extrême qu'a la matière en décomposition à s'élever dans le matras et à parvenir jusqu'aux tubes; et comme alors elle s'y solidifierait, elle les obstruerait, et le matras ferait promptement une explosion dangereuse pour l'opérateur. On évite cette tuméfaction, et on la circonscrit aux trois quarts de la capacité du matras, en promenant sur le dôme de celui-ci une éponge humectée d'eau fraîche. Si, cependant, le cas arrivait par suite de négligence ou d'un feu trop fortement poussé, la seule chose qu'il y aurait à faire serait de briser le col du matras avec une tige de fer et de s'éloigner ensuite du laboratoire.

L'acide hydrochlorique ainsi obtenu est d'une pureté parfaite.

EAU RÉGALE.

(Acide chloro-nitreux de quelques chimistes.)

L'*eau régale* est toujours un produit de l'art. C'est un liquide jaune orangé, plus ou moins foncé suivant le degré de concentration des acides employés sa préparation qui est des plus simple, car elle consiste à mélanger l'acide nitrique et l'acide hydrochlorique dans diverses proportions selon les auteurs. Mais l'eau régale qui dissout la plus grande quantité de platine ou d'or, est celle qui est formée par quatre parties d'acide hydrochlorique contre une partie d'acide nitrique, tous les deux dans leur plus grand état de concentration,

---

ACIDE HYDROSULFURIQUE.

(Hydrogène sulfuré.)

On a dit qu'il existait à l'état de dissolution dans certaines eaux minérales ; mais il paraît bien démontré aujourd'hui qu'il y est à l'état d'hydrosulfate : il s'exhale de toutes les matières animales en putréfaction, mais jamais à l'état de pureté, et toujours combiné avec l'ammoniaque.

Dans son état naturel, il est gazeux (non permanent), transparent, incolore; d'une odeur fétide, analogue à celle des œufs pourris ; d'une saveur particulière, désagréable, amère et faiblement acide; d'une pesanteur spécifique de 1,1912. L'air humide le décompose peu à peu ; l'eau en dissout trois fois son volume à la température ordinaire, et ce soluté constitue l'*acide hydrosulfurique dissous* ou *eau hydrosulfurée*.

Préparation. — Pour l'obtenir à l'état de gaz, le meilleur moyen consiste à introduire dans un flacon une certaine quantité de protosulfure de fer artificiel concassé, à emplir le flacon d'eau aux trois quarts, à y verser un peu d'acide sulfurique concentré, et à le fermer avec un bouchon traversé par un tube propre à recueillir les gaz. Immédiatement, la réaction entre les corps employés commence, et se manifeste par une effervescence due à la production et au dégagement du gaz acide hydrosulfurique que l'on reçoit sous des cloches ou dans des flacons pleins d'eau. Cette opération doit toujours se faire en plein air, et jamais dans l'intérieur d'un laboratoire, quel que soit le tirage de sa cheminée, afin d'éviter tout accident; car on ne doit jamais perdre de vue que ce gaz est un de ceux qui possède les propriétés les plus délétères : aussi, a-t-il déjà occasioné, par suite de la négligence de cette précaution, plusieurs accidens très graves.

Pour l'obtenir à l'état liquide, ou mieux de soluté aqueux, je l'ai vu préparer en assez grande quantité, au laboratoire de chimie de l'école de médecine, en mettant à volonté le même flacon dont nous venons de parler, en communication avec une série de trois grands flacons remplis d'eau distillée, et réunis par des tubes recourbés dont une branche portait le gaz au fond de chacun d'eux. Chaque fois qu'il était nécessaire d'ajouter de nouvelles quantités d'acide sulfurique sur le sulfure de fer, ou lorsqu'il était convenable de retirer la solution du sulfate de fer produit, pour renouveler l'eau ou pour ajouter une nouvelle quantité de sulfure de fer, on déplaçait facilement le flacon en retirant le support qui le soutenait, ce qui permettait de le déboucher et de l'enlever.

L'acide hydrosulfurique liquide étant le plus généralement employé comme réactif, dans les cas de recherches toxicologiques, nous recommandons bien de ne pas oublier qu'il doit être préparé avec de l'eau parfaitement distillée; car, pour peu que celle-ci contienne des bases, il se forme des hydrosulfates dont l'action fait errer l'expérimentateur. Ainsi, l'acide hydrosulfurique pur est sans action sur les solutés de protosels de fer, de cobalt, de nickel, etc., tandis que celui fait avec l'eau de fontaine ou de rivière, quoique parfaitement limpide et incolore, les précipite en noir.

Des préparations de magnésium.

MAGNÉSIE.

(Oxide de magnésium, Magnésie calcinée.)

Ce composé ne se trouve dans la nature qu'à l'état de sel ou en combinaison avec d'autres oxides métalliques.

La magnésie est pulvérulente, très douce au toucher, blanche quand elle est pure, inodore et presque insipide, d'une pesanteur spécifique de 2,3. Elle est tellement peu soluble dans l'eau, que généralement on la dit insoluble dans ce liquide, et cependant elle verdit le sirop de violettes.

Préparation. — C'est toujours avec le carbonate de magnésie que l'on prépare la magnésie, en le décomposant au moyen de la chaleur. Pour cela, il suffit d'en emplir complétement un creuset, de le couvrir et de le chauffer jusqu'au rouge. Quelques auteurs conseillent de porter la température jusqu'au rouge-blanc, mais cela est complétement inutile. Nous nous sommes assuré qu'il suffisait de la porter au rouge-cerise, pour décomposer en entier le carbonate. Ce qui les aura peut-être induit en erreur, c'est qu'ils se seront servis d'un creuset d'un grand diamètre. On conçoit que, pour que le centre soit arrivé au rouge-cerise, il est nécessaire que la circonférence ait atteint le rouge-blanc. Il faut donc, pour cette opération, prendre un creuset très profond, mais d'un petit diamètre.

Il est nécessaire aussi de n'employer que du carbonate de magnésie d'Angleterre, ou du moins celui qui provient de la décomposition des sulfates de cette base, soit retirés des eaux minérales naturelles, soit préparés avec certaines roches magnésiennes (calcaire magnésien);

car le carbonate de magnésie fait avec les sulfates de magnésie du Piémont, quoique aussi blanc que le premier, donne une magnésie rosée, couleur qui dépend de ce qu'il contient une petite quantité de carbonate de manganèse.

On enferme la magnésie, lorsque le creuset est refroidi, dans des flacons que tous les auteurs recommandent de remplir parfaitement et de boucher à l'émeril. Mais cette recommandation est complétement inutile, selon nous. Nous nous sommes convaincu par l'expérience, que la magnésie pouvait se conserver, pendant des années, dans son état de pureté et sans absorber le plus petit atome d'acide carbonique, dans des flacons bouchés avec le liége, et ne perdait rien de son intégrité jusqu'à la consommation des dernières portions.

CARBONATE DE MAGNÉSIE.

Il existe dans la nature, mais peu abondamment et jamais à l'état de pureté. On le trouve, dans le commerce, sous forme de pains cubiques, très doux au toucher, d'une grande légèreté, s'écrasant facilement entre les doigts, d'un beau blanc, inodores et insipides. Il est inaltérable par l'air, et excessivement peu soluble dans l'eau.

Préparation.—Pour l'obtenir, on traite le soluté bouillant de sulfate de magnésie par le soluté de carbonate de soude; on décante, on lave le précipité, on le fait égoutter, on le divise en pains, et on le fait sécher. Il paraît que, pour l'obtenir doué de la légèreté et de la blancheur dont nous avons parlé plus haut, il y a un coup de main particulier que les fabricans anglais possèdent seuls : aussi, leur carbonate est-il préféré à celui préparé ailleurs.

SULFATE DE MAGNÉSIE.

(Sel d'Epsom, Sel de Sédlitz, etc.)

Ce sel existe en petite quantité dans l'eau de la mer, et très abondamment dans celle de quelques sources, par exemple, celles d'Epsom, de Sédlitz, de Seydshutz, de Pullna, etc; mais de toutes, c'est l'eau de cette dernière qui en contient la plus forte proportion.

Il cristallise en prismes à quatre pans, quelquefois d'une grande dimension; mais on ne l'estime, dans le commerce, qu'autant qu'il est en masses formées de petits prismes aiguillés, blancs, brillans : il est inodore, d'une saveur amère et désagréable, ce qui, joint à ses propriétés thérapeutiques, l'avait fait nommer par les anciens *sel cathartique amer*. Il est très soluble dans l'eau, et plus à chaud qu'à froid.

Préparation. — Elle consiste :

1°. Ou à faire évaporer jusqu'au point de saturation les eaux des sources qui le tiennent en solution, et à faire cristalliser par refroidissement.

2°. Ou à le produire en traitant par l'acide sulfurique certaines roches magnésifères, après les avoir calcinées.

Ce second procédé s'exécute aujourd'hui dans la fabrique de M. Bonnaire, à Vaugirard, où on en fabrique de grandes quantités, d'une pureté parfaite, avec une roche magnésienne tirée d'une contrée d'Amérique.

3°. Ou enfin, à calciner légèrement et à faire effleurir à l'air un schiste pyriteux magnésifère, à lessiver le produit effleuri, à concentrer les liqueurs, et à les faire cristalliser. Ce dernier procédé, qui est usité en Piémont, donne du sulfate de magnésie qui, ainsi que nous l'avons déjà dit, contient uue certaine quantité de sulfate de manganèse.

Des préparations de calcium.

SULFURE DE CALCIUM.

Le soufre peut se combiner avec le calcium en plusieurs proportions définies; deux de ces combinaisons sont employées en médecine, et ce sont les seules que nous avons à mentionner.

1°. L'une, beaucoup moins sulfurée que l'autre, se rencontre dans les soudes brutes naturelles, et très abondamment dans les soudes brutes factices, dont elle constitue en grande partie la portion insoluble: on la trouve encore en petite quantité dans les coquilles d'œufs calcinées à vaisseau clos.

Préparée par l'art, elle est en masse poreuse, assez friable, de couleur grise verdâtre, d'une odeur de foie de soufre et d'une saveur d'œufs pourris. Elle est très peu soluble dans l'eau.

Préparation. — On l'obtient en faisant chauffer jusqu'au grand rouge, dans un creuset parfaitement clos, un mélange intime de trois parties de sulfate de chaux et d'une partie de noir de fumée. On laisse refroidir, puis on se hâte de l'introduire dans un flacon susceptible de le garantir complétement du contact de l'air.

2°. L'autre est également un produit d'art. Elle est toujours liquide; de couleur jaune orangée plus ou moins foncée, suivant son degré de dilution; d'une odeur semblable à celle de la précédente, mais d'une saveur beaucoup plus forte, âpre et légèrement amère.

Préparation. — On l'obtient en faisant bouillir, dans une chaudière de fer, une partie de chaux caustique avec deux parties et demie à trois parties de soufre, et une suffisante quantité d'eau. Lorsqu'on juge la liqueur convenablement saturée, on la filtre, et on la renferme dans des flacons bien bouchés.

Ce sulfure de calcium remplace avantageusement le foie de soufre dans les bains sulfurés.

BRÔMURE DE CALCIUM.

Ce composé, qui est toujours le résultat d'une opération chimique, est solide, cristallisable en aiguilles, incolore, d'une odeur légère d'eau de mer, d'une saveur analogue à celle du chlorure de calcium, déliquescent, et conséquemment très soluble.

Préparation.— On l'obtient en traitant, à l'aide de l'ébullition, un soluté de proto-bromure de fer par un excès de chaux éteinte.

On le purifie par cristallisation.

CHLORURE DE CALCIUM.

(Muriate ou hydrochlorate de chaux.)

Il se trouve dans les décombres salpêtrés et dans quelques eaux de puits. Il cristallise en prismes incolores; inodore; d'une saveur piquante, chaude et amère; très déliquescent, et très soluble dans l'eau et l'alcool.

Préparation. — Il est le résidu d'un grand nombre d'opérations, spécialement de l'extraction de l'ammoniaque et de la préparation du carbonate de cette base. Mais, dans ces deux cas, il est combiné avec un excès de chaux; de sorte que, pour le retirer de ces résidus, il faut nécessairement les casser par petits fragmens, et les abandonner dans une terrine pendant assez longtemps exposée à un air humide. Peu à peu, l'acide carbonique de l'air se porte sur l'excès de chaux, et le chlorure de calcium devenant neutre, attire puissamment l'humidité et se résout en une liqueur que l'on sépare du carbonate de chaux par le moyen du filtre.

Dans les laboratoires de chimie, on obtient, dans le cours des travaux d'une année, plus de chlorure de calcium que l'on n'y en peut consommer, en extrayant l'acide carbonique du carbonate de chaux au moyen de l'acide hydrochlorique.

On peut en préparer des quantités énormes en décomposant, au moyen de l'hydrate de chaux, le proto-chlorure de manganèse, résidu de la fabrication du gaz chlore, et que, dans les fabriques, on jette ordinairement.

Pour obtenir le chlorure de calcium pur et parfaitement blanc, il faut l'évaporer dans des vases de terre ou de porcelaine, jusqu'à siccité, et chauffer le produit de cette évaporation jusqu'au rouge, dans un creuset de terre, afin de détruire le peu de matières organiques que le soluté contenait. On dissout dans l'eau distillée, on filtre, puis on évapore jusqu'à siccité dans une capsule de platine, et on fond le produit de cette évaporation dans un creuset de même métal, en le chauffant jusqu'au grand rouge. Lorsque la matière est en fusion tranquille, on la coule dans une capsule d'argent ou de platine placée dans un bain d'eau froide. Dès que le chlorure est refroidi, on le fait glisser sur une feuille de papier, on le casse par fragmens avec un marteau, et on se hâte de le renfermer dans des flacons hermétiquement bouchés.

CHAUX.

(Protoxide de calcium.)

La nature offre la chaux en très grande abondance, mais toujours à l'état de sel, et sur-tout de carbonate, si ce n'est peut-être dans certaines déjections volcaniques récentes.

Elle est en masses amorphes lorsqu'elle est anhydre (*chaux vive*), en fragmens friables ou en poudre lorsqu'elle est hydratée (*chaux éteinte*); d'un blanc grisâtre dans le premier cas, et d'un blanc de neige dans le second; inodore; d'une saveur âcre et alcaline; d'une pesanteur spécifique de 2,3. Elle a la plus grande affinité pour l'eau, qui la fait passer à l'état d'hydrate, avec un grand dégagement de chaleur; elle est néanmoins très peu soluble dans ce liquide, et insoluble dans l'alcool.

Préparation. — La préparation, fort simple et qui se fait en grand pour les besoins du commerce, consiste à calciner, dans de vastes fourneaux, les divers carbonates de chaux ou *pierres à chaux*.

Dans les laboratoires, on l'obtient en chauffant, au grand rouge et pendant plusieurs heures, du marbre blanc dans un creuset.

On ne peut la conserver que dans des vases où l'air atmosphérique ne peut aucunement pénétrer; car pour peu qu'il y entre, elle en attire assez rapidement l'humidité, se délite, se gonfle et brise le flacon.

SOUSCHLORURE DE CHAUX.

(Hypochlorite de chaux mélangé de chlorure de calcium.)

Ce composé, toujours artificiel, est sous forme d'une poudre grossière, d'un blanc grisâtre; il a une forte odeur de chlore, et une saveur chaude, piquante, âpre, et laissant dans la bouche l'impression qu'y produisent certains poissons de mer, spécialement le carrelet. Il est soluble dans l'eau.

Préparation.—On fait arriver dans un appareil fermé, contenant de la chaux délitée, un courant de chlore gazeux, jusqu'à saturation complète. On l'obtient encore en faisant passer un courant de gaz chlore à travers un lait de chaux.

CARBONATE DE CHAUX.

Il existe en grande abondance dans la nature sous les noms de *craie*, *pierre à chaux*, *marbre*, *stalactites*, *stalagmites*, etc.

Dans les officines, il se trouve en trochisques ou à l'état pulvérulent, de couleur blanche, inodore, insipide, happant à la langue, insoluble dans l'eau.

Préparation—On le sépare des corps étrangers avec lesquels il est mêlé, par le moyen de la dilution, puis on le réduit en trochisques et on le fait sécher.

Les anciens pharmacologues indiquaient des carbonates de chaux puisés à différentes sources, tels que ceux de la coquille d'œuf, des écailles d'huîtres, des perles, des yeux d'écrevisses, du corail, etc. De nos jours, on a considéré toutes ces préparations comme ridicules, et on leur a substitué la craie ordinaire. Cependant, pour peu que l'on veuille réfléchir, on voit qu'il n'y a pas identité : la craie ne contient rien d'organique, tandis que les carbonates de chaux que nous venons de citer contiennent une proportion d'une matière organique, plus ou moins azotée, qui doit nécessairement leur communiquer des propriétés particulières.

Des préparations de baryum.

IODURE DE BARYUM.

Ce composé, qui n'est jamais natif, cristallise en aiguilles soyeuses et en petits prismes; il est blanc, inodore, d'une saveur nauséabonde, très déliquescent.

Préparation. —On l'obtient en décomposant, au bain

de sable, un soluté d'iodure de fer par le carbonate de baryte. L'iodure de baryum cristallise par le refroidissement.

BRÔMURE DE BARYUM.

Ce bromure, toujours préparé par l'art, est cristallisable en prismes rhomboïdaux, blancs, d'une odeur légère d'eau de mer, d'une saveur amère et nauséeuse; il est soluble dans l'eau et dans l'alcool.

Préparation. — Faites bouillir le proto-bromure de fer avec un excès de carbonate de baryte récemment préparé, filtrez, évaporez et faites cristalliser.

CHLORURE DE BARYUM.

(Muriate ou hydrochlorate de baryte.)

Il est toujours le produit de l'art. Il cristallise en tables rhomboïdales, incolores, diaphanes, inodores, d'une saveur légèrement piquante et très désagréable. Il est soluble dans l'eau, et plus à chaud qu'à froid.

Préparation. — Faites fondre du sulfate de baryte pulvérisé avec du chlorure de calcium; dissolvez le produit dans la moindre quantité d'eau bouillante possible, afin d'enlever tout le chlorure de baryum formé, sans toucher sensiblement au sulfate de chaux; filtrez promptement.

On le prépare encore, et c'est même le procédé le plus ordinairement suivi dans les laboratoires, en dissolvant dans l'acide hydrochlorique le sulfure de baryum provenant de la décomposition du sulfate de baryte par le charbon, à une haute température. On filtre, on évapore, on fait cristalliser, et on purifie les cristaux par une nouvelle solution.

En Angleterre, on le prépare par un procédé beaucoup plus simple, qui consiste à dissoudre dans l'acide hydrochlorique affaibli le carbonate de baryte naturel, très abondant dans ce pays.

Des préparations de potassium.

POTASSIUM

Ce métal est toujours un produit de l'art ; dans la nature, on ne le trouve qu'à l'état de combinaison avec l'oxigène, dans certains sels, etc.

Il est solide, et, à 15° + o du thermomètre centigrade, il est plus mou que la cire; il est doué d'un éclat métallique analogue à celui de l'argent, comme on peut s'en convaincre en le coupant, mais cet éclat se ternit et disparaît promptement par son exposition à l'air. Sa pesanteur spécifique est de 0,865 à la température ci-dessus mentionnée. Jeté à la surface de l'eau, il la décompose subitement avec dégagement de calorique et de lumière, et en absorbe l'oxigène pour former de la potasse ou oxide de potassium qui, par la haute température produite, est maintenu sur le liquide pendant un certain temps, à l'état de globule rouge de chaleur, et se dissout ensuite en fesant entendre un bruissement semblable à celui d'un fer rouge que l'on plonge dans l'eau.

L'extraction facile de ce métal est due aux chimistes français: elle est suffisamment expliquée dans nos traités de chimie et trop connue pour que nous en donnions la description. D'ailleurs, si nous mentionnons ici le potassium que les pharmaciens n'ont jamais à préparer, c'est seulement parce qu'il a été proposé en Allemagne comme un agent de cautérisation ; mais nous ne pensons pas que la chirurgie française, qui a des moyens plus prompts et plus puissans, ait jamais recours à lui.

SULFURE DE POTASSIUM SULFATÉ.

(Sulfure de potasse, Foie de soufre.)

Le soufre forme avec le potassium plusieurs combinaisons définies ; mais on n'emploie en médecine que celle dont nous parlons ci-dessous.

Le foie de soufre n'existe pas et ne peut exister dans la nature ; conséquemment, il est toujours préparé par l'art.

Il est solide, fragile, à cassure glaceuse ; d'une couleur variant du vert plus ou moins jaunâtre au brun rougeâtre ; probablement inodore à l'état sec, mais, comme on ne peut le sentir sans qu'il ait le contact de l'air, exhalant toujours une odeur d'œufs pourris ; d'une saveur âcre, caustique et amère ; très soluble dans l'eau, et lui communiquant une couleur jaune orangée plus ou moins foncée ; ce soluté répand une odeur d'acide hydro-sulfurique.

Préparation. — On obtient ce sulfure en mêlant exactement deux parties de potasse perlasse de première qualité et une partie de soufre sublimé. On fait fondre ce mélange dans une marmite de fonte que l'on ferme avec un couvercle, et l'on a soin d'agiter de temps en temps. Lorsque la matière est en pleine fusion, on la coule sur une feuille de tôle huilée, et on la laisse refroidir ; après quoi on la casse par morceaux et on la renferme dans des vases que l'on bouche hermétiquement. La teinte verte de ce composé est due à une petite proportion de sulfure de fer dissous dans le sulfure de potassium.

IODURE DE POTASSIUM.

(Hydriodate de potassium.)

Il existe dans certaines productions marines; mais celui que l'on emploie est toujours le produit de l'art.

Il est solide, cristallisable en cubes, incolore; d'une odeur légère d'eau de mer lorsqu'il est renfermé dans un flacon, mais qui cesse d'être appréciable par l'exposition au contact de l'air; d'une saveur piquante, puis douceâtre et amère; soluble dans l'alcool et sur-tout dans l'eau.

Préparation. — Il est peu de sels pour la préparation desquels on ait autant indiqué de procédés. Je crois devoir me borner à indiquer celui qui m'a été transmis par mon ami, M. Barruel, parce qu'il remplit parfaitement toutes les conditions de promptitude, d'exécution, d'économie et de garantie de pureté. Il consiste à mettre, dans un vase de verre, un soluté de potasse caustique formé d'une partie d'alcali et de trois parties d'eau. On ajoute à ce soluté, par petites portions à la fois, de l'iode purifié par la sublimation, et on a la précaution de remuer continuellement avec un tube de verre. L'iode disparaît rapidement, et aussitôt sa disparition, on en ajoute une nouvelle quantité, et ainsi successivement, jusqu'à ce que la liqueur ait acquis une couleur un peu brune; ce qui indique qu'il y en a un léger excès, qu'il est nécessaire d'obtenir.

Dès que la potasse est à peu près saturée à moitié d'iode, il se forme un précipité blanc, dû à de l'iodite de potasse qui s'est produit, et qui étant beaucoup moins soluble que l'iodure de potassium, se précipite en partie, tandis que le dernier reste en solution.

Dans cette opération, une partie de la potasse est décomposée et cède son oxigène à une portion de l'iode, qui se trouve ainsi transformée en acide iodeux : ce dernier pas se combine avec la partie d'alcali non décomposée, pour faire l'iodite de potasse. En même temps, le potassium provenant de la désoxidation de la potasse, se combine avec une autre portion de l'iode pour former l'iodure de potassium. On a donc pour résultat un mélange d'iodite de potasse et d'iodure de potassium. On évapore le produit de l'opération jusqu'à siccité, on le mélange avec le sixième de son poids de poudre de charbon pur, on l'introduit dans un creuset et on le chauffe jusqu'à la température rouge obscure. L'iodure de potassium n'éprouve rien par la chaleur ni par le charbon, tandis que l'iodite de potasse est décomposé; l'oxigène de l'acide et de la base se porte sur le charbon pour former de l'acide carbonique qui se dégage, l'iode et le potassium restent combinés.

L'opération terminée, ce que l'on reconnaît quand il ne se produit plus de points scintillans dans la masse, et qu'elle est rouge obscure, on retire la matière du creuset avec une spatule, et on la fait tomber dans environ trois à quatre fois son poids d'eau disillée. L'iodure de potassium se dissout rapidement, l'excédent du charbon employé reste en suspension dans la liqueur; on filtre. La liqueur filtrée est complétement incolore; on l'évapore dans une capsule de verre jusqu'à légère pellicule, puis on laisse refroidir lentement. L'iodure de potassium cristallise; on le fait égoutter, puis sécher à l'étuve, et on le renferme dans des flacons.

Pour avoir l'iodure de potassium parfaitement incolore et pur, il est une chose très importante à observer; c'est que, pendant sa préparation, il faut s'abstenir de dégager près de lui et même dans le laboratoire aucune vapeur acide, et sur-tout du gaz chlore; autrement l'iodure que l'on obtient est toujours plus ou moins ioduré, et d'une couleur jaune.

BRÔMURE DE POTASSIUM.

C'est un produit de l'art, qui cristallise en cubes; incolore, d'une odeur légère d'eau de mer, d'une saveur analogue à celle de l'iodure de potassium ; très hygroscopique, soluble dans l'eau et dans l'alcool.

Préparation. On l'obtient en suivant exactement le procédé que nous avons fait connaître pour la préparation de l'iodure de potassium; il suffit de substituer le brôme à l'iode.

CHLORURE DE POTASSIUM.

(Muriate ou hydrochlorate de potasse.)

Ce sel cristallise en prismes carrés, incolores, inodores, d'une saveur saline et amère; il est soluble dans l'eau.

Préparation.— On peut préparer ce sel par un grand nombre de procédés. Un des plus économiques consisterait à faire réagir, dans des proportions déterminées, les solutés de sulfate de potasse et de chlorure de calcium. Cependant on ne le fait point, parce que le chlorure de potassium est le résidu de plusieurs opérations, qui en fournissent au-delà de tout ce qu'on peut en consommer. Ainsi, il est le résidu de la préparation du gaz oxigène, par la décomposition du chlorite de potasse au moyen de la chaleur. Il est un des produits les plus abondamment formés dans la préparation du chlorite de potasse (chlorate de potasse). On en obtient sur-tout des masses énormes dans la fabrication de l'acide tartarique.

POTASSE CAUSTIQUE.

(Hydrate de protoxide de potassium impur. Pierre à cautère.)

Ce corps est toujours le produit de l'art.

On le met ordinairement en fragmens aplatis, de diverses dimensions, blancs grisâtres, inodores, d'une saveur extraordinairement caustique et brûlante. Il est essentiellement hygrométrique, et tombe promptement en déliquium au contact de l'air ; conséquemment il est très soluble dans l'eau; il se dissout facilement aussi dans l'alcool. Il jouit de la propriété de saponifier toutes les matières grasses.

Préparation.—C'est toujours avec le carbonate de potasse du commerce que l'on prépare la potasse caustique : on lui enlève l'acide carbonique au moyen de la chaux. Pour cela, on introduit dans une chaudière de fonte, placée sur un fourneau, de l'eau la moins séléniteuse possible, et dans la proportion de douze à quinze parties pour une de potasse que l'on veut caustifier. On chauffe cette eau, et lorsqu'elle a atteint une température de soixante à soixante-dix degrés, on y met de la chaux parfaitement caustique, en quantité égale à celle de la potasse. Bientôt la chaux fuse, bouillonne et se réduit en une sorte de lait : alors, on y ajoute la potasse du commerce, et on porte à une légère ébullition, que l'on entretient pendant environ une heure, en ayant la précaution de remuer continuellement avec une spatule ou une cuillère en fer. On éteint le feu, on couvre la chaudière avec une toile, puis avec un couvercle, afin que le refroidissement se fasse sans le contact de l'air.

Au bout de douze heures, la portion du liquide qui s'est éclaircie est décantée à l'aide d'un siphon et reçue dans un grand flaçon que l'on bouche. Le dépôt resté dans la chaudière est mis sur un filtre de coton, et, lorsqu'il est égoutté, on l'épuise du soluté de potasse qui le mouille, par déplacement avec de l'eau.

On lave la chaudière, on y verse le soluté de potasse caustifiée, et on l'évapore le plus rapidement possible jusqu'à ce que l'ébullition produise des soubresauts, qui sont dus à la précipitation du sulfate de potasse que la potasse caustique contenait. Dès qu'ils se manifestent, on enlève la chaudière du feu, on laisse refroidir et on filtre la liqueur à travers un tampon de coton filé, placé au bas d'un entonnoir de verre.

La liqueur filtrée est mise dans une bassine d'argent, tout autre vase ne pouvant servir sans altérer la potasse, soit dans sa pureté, soit dans sa couleur. On l'évapore à un feu vif de charbon et le plus promptement possible. A un certain point de l'évaporation, la matière se tuméfie légèrement, en répandant une odeur stercorale; bientôt cette odeur disparaît, la matière s'affaisse et entre en fusion tranquille et comme huileuse.

L'opération est terminée; il ne s'agit plus que de réduire la potasse en fragmens. Les auteurs ont indiqué pour cela divers moyens, mais aucun n'atteint aussi parfaitement le but, que le procédé suivant. Il consiste à enlever la bassine du feu, et à en plonger le fond dans de grandes terrines remplies d'eau fraîche; il ne faut nullement avoir peur du bruissement assez fort qui se produit, et qui est celui d'un corps très chaud que l'on plonge dans l'eau. Aussitôt que la potasse commence à se figer, on la promène tout autour des parois de la bassine, en se gardant bien d'y laisser arriver la moindre quantité d'eau. Lorsqu'elle est complétement concrétée sur les parois, où elle forme une sorte de capsule, on place la bassine sur de nouvelle eau très froide, et on l'y enfonce jusqu'au niveau du point où est la potasse. Au bout de quelques minutes on entend plusieurs craquemens qui sont dus au retrait que la potasse éprouve, et par suite duquel elle se détache aisément de la bassine. Alors, on n'a plus qu'à donner une légère secousse à cette dernière, et, après avoir essuyé l'extérieur, à la pencher pour faire glisser, d'une seule pièce, la couche de potasse caustique que l'on reçoit sur une feuille de papier. Sans perdre de temps, on brise la potasse avec un marteau, et on renferme les fragmens dans un flacon bouché à l'émeril.

Il est bon d'observer ici que, toutes les fois qu'on retire de la potasse caustique du flacon qui la contient, on doit nettoyer l'intérieur du goulot et le bouchon avec une éponge humide, puis les essuyer avec un linge sec ; car, pour peu qu'il y reste de potasse, les deux verres dépolis se soudent à tel point qu'ils ne forment plus qu'une masse transparente, et qu'il est dès lors impossible de les détacher l'un de l'autre.

CHLORURE DE POTASSE.

(Eau de javelle.)

Ce produit est liquide, incolore quand il est pur, savonneux au toucher, d'une odeur chlorée, d'une saveur salino-alcaline chlorée.

Préparation. — On l'obtient en fesant passer une quantité déterminée de gaz chlore dans un soluté à une densité déterminée et assez faible de carbonate de potasse.

On peut le préparer encore, et peut-être plus avantageusement, en décomposant le soluté de chlorure de chaux par le soluté de carbonate de potasse.

CARBONATE DE POTASSE.

(Alcali fixe, Alcali végétal, Sel de tartre, Potasse.)

Les cendres des végétaux le contiennent abondamment.

Dans le commerce, où il porte le nom de *Potasse*, il

est solide, blanc, inodore, d'une saveur fortement alcaline, déliquescent et par conséquent très soluble dans l'eau. Mais ce sel, quelque blanc qu'il soit, n'est jamais pur; il contient toujours une proportion notable de silicate et de sulfate de potasse et de chlorure de potassium.

Préparation.—On conseille, pour les besoins des officines, de le préparer, en brûlant dans une chaudière de fonte presque rouge, un mélange d'une partie de nitrate de potasse et de deux parties de tartre.

Par ce procédé, on n'obtient point de carbonate de potasse pur, attendu, d'une part, qu'il est impossible d'employer du nitrate de potasse pur, et de l'autre, que le carbonate ainsi obtenu contient assez fréquemment de l'hypo-nitrite de potasse.

Pour l'avoir à l'état de pureté, il faut décomposer par la carbonisation, et sans addition de nitre, le tartre ou mieux encore la crême de tartre; on lessive, on filtre la liqueur et on l'évapore jusqu'à siccité, dans une bassine d'argent; enfin, on dessèche fortement le résidu et on l'enferme dans des flacons bien bouchés.

BICARBONATE DE POTASSE.

Toujours le produit de l'art, ce sel est sous forme de prismes quadrangulaires ou de tétraèdres rhomboïdaux, incolores, presque transparens, inodores, d'une saveur moins alcaline que le précédent, inaltérable par l'action de l'air, soluble dans l'eau.

Préparation. — On l'obtient en fesant traverser un soluté de carbonate de potasse par un courant de gaz acide carbonique, jusqu'à ce que celui-ci cesse d'être absorbé, ce qui exige un long temps. Alors on laisse évaporer la liqueur spontanément, dans des capsules exposées à l'air, dans un lieu tranquille et à l'abri de la poussière. On ne doit point évaporer sur le feu, parce que le sel se décompose sous l'influence de la chaleur, perd une portion de son acide carbonique et passe à l'état de sesquicarbonate.

On peut le préparer dans l'espace de quelques heures, en plaçant le soluté de carbonate de potasse dans un appareil à compression, tel que celui pour préparer les eaux gazeuses dont nous avons fait connaître la disposition. C'est par ce procédé que M. Barruel le prépare ordinairement.

SULFATE DE POTASSE.

(Sel de duobus, Tartre vitriolé, etc.)

Il existe dans la nature, mais jamais libre, et toujours en combinaison à l'état de sel double, dans quelques produits volcaniques, tels que les mines d'alun de la Tolfa, de Piombino et de la Haute-Loire. Il se trouve dans la cendre de tous les végétaux; aussi, les potasses du commerce en contiennent-elles constamment des quantités notables.

Il cristallise en prismes hexaèdres, terminés par des pyramides à six faces, blancs; inodore; d'une saveur peu salée et qui finit par laisser une impression de légère amertume. Il est peu soluble dans l'eau.

Préparation. — On ne fait jamais ce sel directement, attendu qu'il est le résidu de diverses opérations qui en produisent mille fois au-delà des besoins de la médecine, et à un prix auquel il serait impossible de descendre en le fabriquant de toutes pièces.

Ainsi, dans les cristalleries, où, pour la confection des cristaux, on est obligé de purifier les potasses du commerce de tous les sels étrangers au carbonate, on obtient déjà des masses énormes de ce sulfate.

Mais, c'est la fabrication de l'acide nitrique, par la décomposition du nitrate de potasse au moyen de l'acide sulfurique, qui en fournit le plus. Il suffit de le dissoudre, d'ajouter un peu de carbonate de chaux, pour décomposer une petite quantité de sulfate ferrique et alumineux et pour saturer en même temps un peu d'acide sulfurique en excès qu'il contient; on filtre et l'on fait cristalliser par refroidissement.

NITRATE DE POTASSE.

(Salpêtre, Sel de nitre.)

Ce sel, très répandu dans la nature, existe sous forme de petits cristaux, dans plusieurs contrées de l'Inde, où il vient s'effleurir à la surface du sol, sur-tout quelques jours après les pluies. On en trouve de même dans quelques parties de l'Espagne, où il porte le nom de *nitre de houssage*, parce qu'on le recueille en balayant le terrain. Chez nous, on en rencontre souvent, mais en petite quantité seulement, à la surface des vieux murs et dans les parties humides des édifices, particulièrement de ceux habités par un grand nombre d'animaux, tels que les écuries et les bergeries.

Il cristallise en longs prismes à six pans, terminés par des sommets dièdres, souvent striés, incolores, presque transparens bien que ne contenant pas d'eau de cristallisation; inodore; d'une saveur fraîche, piquante et laissant un arrière-goût d'amertume; inaltérable par l'air; soluble dans l'eau froide, mais infiniment plus soluble dans l'eau bouillante; insoluble dans l'alcool; fusant sur les charbons.

Préparation.— Le nitrate de potasse, d'après nos lois, ne peut être extrait chez nous que par des individus commissionnés à cet effet par le gouvernement, et qu'on nomme *salpêtriers*. Ces fabricans de nitre étaient tenus autrefois de livrer tous leurs produits à l'état, qui les fesait purifier et en livrait ensuite au commerce pour les besoins des arts et de la médecine. Mais cette fabrication ne peut lutter avec les salpêtres qui nous viennent de l'Inde ; aussi, pour la conserver, a-t-on frappé ces derniers de droits assez forts.

C'est donc dans le commerce que le pharmacien va chercher le nitrate de potasse dont il a besoin ; mais, attendu que le salpêtre le plus pur du commerce contient encore quelques sels étrangers, il doit toujours être purifié. En effet, comme, dans sa préparation, on emploie d'immenses chaudières en cuivre, sous lesquelles le feu reste pendant plusieurs jours, et quelquefois même pendant des semaines, que ces chaudières ne sont jamais récurées, et que les vases cristallisatoires sont des bassins en cuivre, il contient presque toujours des traces notables de sels cuivriques, dont il est important de le debarrasser.

Pour cela, le pharmacien doit le dissoudre dans une quantité d'eau bouillante un peu plus considérable que celle nécessaire pour le tenir en solution, y faire passer un courant de gaz acide hydrosulfurique, puis concentrer au degré convenable, filtrer et faire cristalliser dans des terrines de grès.

On donne en médecine le nom de *cristal minéral*, de *sel de prunelle*, ou de *nitrate de potasse fondu*, au salpêtre que l'on a soumis à la fusion ignée, dans un creuset, et que l'on a coulé, immédiatement après cette fusion, dans une bassine d'argent, en le promenant dans cette dernière pour l'étendre en plaque mince que l'on brise ensuite et que l'on renferme dans des flacons. Toutefois, nous croyons devoir faire observer ici qu'à la rigueur le cristal minéral n'est pas seulement le nitrate de potasse fondu, car il contient une petite quantité de sulfate de cette base, sulfate provenant de l'action d'une partie du nitre snr la petite portion de soufre sublimé que les pharmacopées prescrivent d'y projeter quand il est fondu.

Cette préparation, du reste, doit exclusivement ses propriétés médicamenteuses au nitrate de potasse, le sulfate se trouvant en proportion trop minime pour pouvoir agir.

HYDROSULFATE DE POTASSE.

Ce sel, que l'on doit à l'art, cristallise en larges prismes tétraèdres, terminés par des pyramides à quatre faces, incolores, transparens; inodore quand il n'a pas le contact de l'air; d'une saveur amère, alcaline; très déliquescent, et conséquemment très soluble dans l'eau; excessivement altérable à l'air dont il absorbe l'oxigène, en se changeant rapidement en hyposulfite, puis en sulfite et enfin en sulfate.

Préparation.—On l'obtient en dissolvant dans l'eau le proto-sulfure pur de potassium; mais, comme ce moyen est trop coûteux, on préfère le préparer en saturant le soluté de potasse pure par l'acide hydrosulfurique, évaporant dans une cornue, et fesant cristalliser dans le même vase, à l'abri du contact de l'air.

Du reste, c'est toujours à l'état de soluté que cet hydrosulfate est employé.

Des préparations de sodium.

SULFURE DE SODIUM.

(Foie de soufre de soude.)

Comme avec le calcium et le potassium, le soufre forme avec le sodium plusieurs combinaisons définies. Mais une seule d'entre elles est employée en médecine, et nous renverrons pour ce qui la regarde à ce que nous avons dit des propriétés et de la préparation du sulfure de potassium. Toutefois, nous ferons observer qu'en le préparant, il faut tenir compte de l'énorme quantité d'eau que le carbonate de soude cristallisé contient, tandis que le carbonate de potasse sec n'en contient point.

CHLORURE DE SODIUM.

(Sel marin, Muriate ou Hydrochlorate de soude)

C'est un corps très répandu dans la nature. On le trouve, soit en solution dans l'eau, comme celle de la mer et de plusieurs lacs et sources, soit à l'état solide et formant, dans plusieurs contrées, des mines très abondantes, très étendues, et à des profondeurs diverses; quelquefois il forme le noyau de montagnes.

Il est en cristaux cubiques, incolore quand il est pur, transparent, inodore; d'une saveur salée, agréable, qui est recherchée par tous les animaux. Il est assez soluble dans l'eau, et guères plus à chaud qu'à froid. Il décrépite lorsqu'on le soumet à l'action de la chaleur.

Préparation.—Le sel marin est obtenu en grand dans les salines, en fesant évaporer les eaux qui en sont chargées, soit spontanément, soit à l'aide de la chaleur artificielle ou de la ventilation. On le purifie au moyen d'une nouvelle solution et cristallisation.

SOUDE CAUSTIQUE.

(Hydrate de protoxide de sodium impur.)

Ce corps est toujours le produit de l'art. Ses propriétés physiques sont celles de la potasse caustique. On l'obtient de la même manière, en substituant le carbonate de soude au carbonate de potasse, et en employant seulement un peu plus de moitié de son poids de chaux, avec la même proportion d'eau.

CHLORURE DE SOUDE.

Ce chlorure, qui n'est jamais natif, est liquide, transparent et incolore quand il est pur, savonneux au toucher, d'une faible odeur de chlore, d'une saveur salino-alcaline chlorurée.

Préparation. — M. Labarraque, qui en a popularisé l'usage, l'obtient en fesant passer un courant de chlore gazeux dans un soluté de carbonate de soude, marquant 12 degrés à l'aréomètre de Baumé, jusqu'à ce qu'une partie du produit décolore dix-huit parties de sulfate d'indigo.

On peut encore, comme l'indique M. Payen, l'obtenir en décomposant le soluté de chlorure de chaux par celui de carbonate de soude.

BORATE DE SOUDE.

(Borax.)

Ce sel se trouve, dit-on, en abondance dans plusieurs contrées de l'ancien et du nouveau monde : il nous a été expédié des Indes, pendant un temps considérable, à l'état de borax brut, sous le nom de *Tinkal*; mais un examen réfléchi de ce dernier porte naturellement à présumer qu'il est un produit de l'art, dont on ignore complétement la manutention. Ce qui donne sur-tout du poids à cette opinion, c'est qu'il contient, en véritable combinaison, une grande proportion de matière grasse analogue au suif; et jusqu'à présent on ne connaît ni ne peut concevoir de gisement de matière grasse.

Le tinkal, à son arrivée en Europe, était purifié par des solutions avec un peu d'eau de chaux et des cristallisations réitérées; ce qui entraînait une grande perte de temps. M. Barruel avait conseillé, pour cette purification, un moyen très prompt et excessivement simple, qui consistait à détruire la matière grasse par la calcination; ce que l'on exécutait facilement en chauffant le borax brut dans un four. On dissolvait le résidu, on filtrait pour séparer le charbon, et le soluté parfaitement limpide donnait des cristaux incolores et transparens.

Aujourd'hui, on fabrique en France du borax, non-seulement pour les besoins du pays, mais encore pour l'exportation, en combinant l'acide borique qui vient de Toscane avec le carbonate de soude artificielle. Il existe à Paris deux beaux établissemens où l'on s'occupe spécialement de cette fabrication.

Le borate de soude que l'on trouve ordinairement dans le commerce est cristallisé en prismes hexaèdres comprimés et terminés par des sommets trièdres, blancs, translucides, inodores, d'une saveur légèrement alcaline. Il est un peu efflorescent; il se dissout dans douze parties d'eau froide, et dans deux d'eau bouillante.

CARBONATE DE SOUDE.

(Alcali minéral, Alcali marin, Sel de soude.)

Il abonde dans les cendres de certaines plantes qui ont végété dans les terrains salés, au voisinage de la mer, telles que les diverses espèces du genre *salsola*, que l'on appelle, pour cette raison, *plantes soudières*. On le trouve en efflorescence au bas des murs des vieux édifices et des vieilles maisons: il est probable que, dans ce dernier cas, il provient de la décomposition des sels de l'urine.

Plusieurs lacs d'Europe, d'Afrique et d'Amérique, fournissent, après les saisons humides, un dépôt cristallin, quelquefois d'une grande épaisseur, que l'on extrait et que l'on livre au commerce sous le nom de *natron* : on l'a confondu avec le carbonate, mais nous ferons observer ici que c'est un sesqui-carbonate de soude.

Préparation. — Autrefois, on retirait le carbonate de soude des soudes brutes provenant de l'incinération des plantes soudières ; pour cela, on les brisait par fragments qu'on laissait reposer pendant plusieurs semaines au contact de l'air, dans un lieu humide; on lessivait, on évaporait la liqueur et on fesait cristalliser par refroidissement.

Aujourd'hui, la soude s'obtient exclusivement, du moins en France, au moyen de diverses opérations que l'on fait subir au sel marin : cette préparation constitue une branche d'industrie pour l'exploitation de laquelle on a élevé des fabriques immenses. Ces opérations consistent à transformer d'abord le sel marin en sulfate de soude, et à décomposer ensuite ce dernier à l'aide de la chaleur, après l'avoir mélangé avec des proportions déterminées de poudre de charbon et de carbonate de chaux. Le travail arrivé à ce point, on traite le produit comme nous l'avons dit pour le carbonate extrait des cendres des plantes soudières. Nous ajouterons que le carbonate ainsi obtenu, et que l'on appelle improprement *soude artificielle*, est plus pur que celui formé par le premier procédé parce qu'il est complétement exempt de potasse, tandis que l'autre en contient toujours.

BICARBONATE DE SOUDE.

Ce sel est solide, en masses formées de petits cristaux grenus, blancs, inodores, d'une saveur faiblement alcaline, peu soluble dans l'eau, se transformant en sesqui-carbonate par la simple ébullition de son soluté aqueux.

Préparation.—Elle est la même que celle du bicarbonate de potasse, en substituant le carbonate de soude au carbonate de potasse; mais, attendu qu'il est moins soluble que le bicarbonate de potasse, il faut employer, d'une part, un soluté beaucoup plus étendu, et de l'autre, un tube plus large pour le passage du gaz. D'ailleurs, la liqueur doit être évaporée dans un lieu tranquille et à l'abri de la poussière.

PHOSPHATE DE SOUDE.

Ce sel existe en très petite quantité, dans le sang et dans plusieurs autres liquides animaux, mais toujours mélangé de beaucoup d'autres sels, et en proportion plus considérable que lui.

Il cristallise en gros prismes rhomboïdaux, oblongs, incolores, transparens; son odeur est nulle; sa saveur salée, qui n'est point désagréable, se rapproche un peu de celle du sel marin. Il est assez soluble dans l'eau, et plus à chaud qu'à froid.

Préparation.—Pour préparer le phosphate de soude, on chauffe, dans une bassine de cuivre étamé, du phosphate acide de chaux assez dilué, et lorsqu'il est arrivé au point de bouillir très légèrement, on y ajoute, par petites portions à la fois, du carbonate de soude, non-seulement jusqu'à ce qu'il ne se produise plus d'effervescence, mais encore on dépasse un peu ce point. La soude ne s'emparant que de l'excès d'acide phosphorique, il se forme un abondant précipité de phosphate de chaux, que l'on sépare au moyen de la filtration. On concentre immédiatement la liqueur filtrée, et on la verse dans des terrines, où, par le refroidissement et le repos, elle fournit une masse cristallisée, d'un très bel effet. On décante l'eau-mère, on fait égoutter les cristaux sur du papier non collé, et on les enferme immédiatement dans un flacon bien bouché. On ne peut les conserver longtemps à l'air sans qu'ils s'altèrent en perdant une grande partie de leur eau de cristallisation, et alors ils se réduisent en une poussière blanche.

Les eaux-mères sont évaporées de nouveau, et si, par le refroidissement, elles ne donnent point de cristaux, on les chauffe de nouveau avec addition d'une certaine quantité de carbonate de soude, et dès lors une nouvelle quantité considérable de phosphate de soude cristallise par le refroidissement.

SULFATE DE SOUDE.

(Sel admirable de Glauber.)

Ce sel existe dans les eaux des mers, dans celles de plusieurs sources salées, et dans tous les sels gemmes.

Il cristallise en longs et beaux prismes à six pans et cannelés, incolores, transparens et produisant de brillans effets de lumière. Il est inodore, d'une saveur salée, désagréable et assez amère; très soluble dans l'eau; très efflorescent.

Préparation. — On en fabrique des masses énormes en décomposant le sel marin par l'acide sulfurique, pour le convertir ensuite, ainsi que nous l'avons dit, en carbonate de soude; et c'est en fesant dissoudre et cristalliser le sulfate ainsi obtenu, qu'aujourd'hui on prépare tout celui qui est employé en médecine.

Il est encore le résidu de la décomposition, par l'acide sulfurique, du nitrate de soude naturel qui nous arrive d'Amérique et que l'on emploie à la fabrication de l'acide nitrique.

HYPOSULFATE DE SOUDE.

Ce sel, qui toujours est le produit de l'art, cristallise en prismes à quatre pans, terminés par des pyramides très courtes, incolores, transparens, inodores, d'une saveur salée et sulfureuse, très solubles dans l'eau, insolubles dans l'alcool.

Préparation. — On l'obtient en fesant bouillir, jusqu'au point de cristallisation par le refroidissement, un soluté de sulfate de soude avec de la fleur de soufre en quantité un peu plus considérable qu'il ne peut s'en dissoudre. On filtre dans un matras, on bouche ce vase, et on laisse cristalliser.

Attendu que ce sel est rapidement altéré par l'air, qui le transforme en sulfite avec séparation de soufre, puis en sulfate, on ne doit le préparer pour ainsi dire qu'au fur et à mesure des besoins, et le conserver dans de petits flacons parfaitement bouchés.

NITRATE DE SOUDE.

(Nitre cubique, Nitre quadrangulaire.)

Ce sel existe dans une contrée de l'Amérique du Sud, en masse d'une très grande épaisseur, sur une étendue d'un grand nombre de lieues, d'où le commerce le reçoit aujourd'hui en quantité considérable.

Il cristallise en rhombes parfaits, incolores, transparens; inodore; d'une saveur fraîche, piquante, puis légèrement amère; soluble dans l'eau.

Préparation. — On ne prépare point ce sel en pharmacie. Si on voulait l'obtenir, on devrait purifier par solution et cristallisation celui du commerce. Mais on n'obtient des cristaux bien configurés que par l'évaporation spontanée du soluté.

HYDROSULFATE DE SOUDE.

Ce sel, qui existe dans certaines eaux minérales sulfureuses, cristallise en prismes tétraèdres, incolores; inodore quand il n'a pas le contact de l'air; d'une saveur alcaline amère; très soluble dans l'eau.

Préparation. — On l'obtient exactement de la même manière que celui à base de potasse.

C'est lui que l'on emploie maintenant pour l'imitation des eaux minérales sulfureuses.

Des préparations d'ammoniaque.

AMMONIAQUE.

(Hydrogène azoté.)

Ce corps n'existe jamais pur dans la nature: il se produit dans la décomposition spontanée de toutes les matières organiques azotées, et dans leur décomposition par la chaleur. Il existe en combinaison saline, et sur-tout à l'état d'hydrochlorate, dans quelques déjections volcaniques et dans quelques terrains houillers qui sont en combustion souterraine. On le trouve aussi dans l'air atmosphérique, non seulement dans le voisinage des habitations des divers animaux, mais encore dans les régions élevées et éloignées de toute habitation : ainsi que cela a été constaté depuis long-temps déjà, en examinant les efflorescences salines qui se forment autour des bouchons des flacons dans lesquels on conserve des acides minéraux, et ainsi que l'on peut s'en assurer en exposant, dans un lieu isolé et à l'abri de la pluie, des capsules contenant quelques gouttes d'acide sulfurique affaibli ; au bout d'un certain temps, on trouve des cristaux de sulfate d'ammoniaque. Il est probable qu'il provient également alors de la décomposition de certains principes immédiats organiques qui se trouvent partout, et nous devons ajouter ici qu'il est le plus souvent à l'état de carbonate.

L'ammoniaque pure est gazeuse (*gaz ammoniac*), incolore et conséquemment transparente, ne répandant point de vapeurs dans l'air atmosphérique; d'une odeur particulière, énergique et suffocante quand on la respire seule, stimulante seulement et sans être désagréable lorsqu'elle est respirée mélangée avec une grande portion d'air; d'une saveur puissamment caustique; d'une action très irritante sur la peau; d'une pesanteur spécifique de 0,5912. Elle est excessivement soluble dans l'eau, et, sous ce rapport, elle vient immédiatement après l'acide hydrochlorique. Son soluté aqueux porte le nom d'*ammoniaque liquide* (*alcali volatil fluor* des anciens).

Préparation. — Le gaz ammoniac pur ne se prépare jamais pour être employé sous cette forme en médecine. Quand on veut mettre en usage les émanations ammoniacales, on a recours à des mélanges susceptibles de le produire lentement et pendant plus ou moins long-temps; presque toujours ces mélanges contiennent des aromates. On en verra des exemples dans les formules particulières qui sont décrites plus loin, par exemple, le *collyre ammoniacal sec* ou *poudre de Leayson*, le *collier de Morand*, etc. Si toutefois on voulait obtenir ce gaz, on chaufferait, dans un petit matras ou dans une cornue, un mélange à parties égales de chaux caustique pulvérisée et d'hydrochlorate d'ammoniaque, et on recueillerait le gaz sous des cloches pleines de mercure.

Pour obtenir l'ammoniaque liquide, on introduit le même mélange que ci-dessus dans une cornue de grès, dont on remplit la panse aux deux tiers, et, par dessus, on place de la chaux caustique en poudre, de manière à en former une couche d'un demi-pouce d'épaisseur. L'addition de cette couche de chaux a pour objet de décomposer les portions de l'hydrochlorate d'ammoniaque qui, sans elle, se volatiliseraient et viendraient obstruer le col de la cornue en s'y condensant; à l'aide de cette précaution, pas une molécule de sel ammoniac n'échappe à la décomposition. On place cette cornue dans un fourneau à réverbère, et on adapte à son col un tube de sûreté de Welter, dont la branche qui s'élève est d'une longueur suffisante pour produire une pression supérieure aux colonnes réunies de l'appareil de Woulff avec lequel la branche horizontale va communiquer.

Le premier flacon, ou celui qui reçoit directement le gaz de la cornue, doit être très petit et ne contenir que quelques lignes d'eau. Cette eau est destinée à laver le gaz et à le purifier d'un peu de matière huileuse que le sel ammoniac contient presque toujours et qui est emportée par le gaz, et de plus à recevoir celle produite par la réaction de l'acide hydrochlorique du sel sur l'oxide de calcium et qui, en se dégageant, lave le col de la cornue et entraîne les corps étrangers, tels que la chaux et l'hydrochlorate d'ammoniaque, adhérens à ses parois.

Dans le second flacon, on introduit de l'eau distillée pure, dans la proportion des deux tiers du sel ammoniac employé, en ayant attention que ce flacon soit d'une capacité telle, qu'il ne soit qu'aux deux tiers plein, et en fesant plonger le tube de transmission jusqu'à deux ou trois lignes du fond. La première de ces deux précautions est rendue indispensable par l'augmentation de volume que l'eau acquiert en se saturant du gaz; la seconde a pour but de saturer l'eau par la partie inférieure, attendu que celle-ci, chargée de gaz, devient spécifiquement beaucoup plus légère que le reste, et monte à la surface.

L'eau du troisième flacon est destinée à faire pression,

et à permettre aux gaz étrangers qui se dégagent en même temps, de s'échapper au dehors sans que l'air extérieur puisse pénétrer dans le flacon où se fait la dissolution.

Nous n'avons point, comme le font la généralité des auteurs, conseillé d'adapter un tube de sûreté droit à chaque flacon de l'appareil, parce que nous savons par expérience que le tube de sûreté de Welter, que nous avons dit devoir être appliqué à la cornue, suffit à tout.

Comme tous les gaz abandonnent du calorique en se disolvant dans l'eau, et que par là la température de celle-ci se trouve élevée d'autant plus qu'elle en dissout une plus forte proportion; comme, d'un autre côté, les gaz se dissolvent en quantité d'autant moins grande que la température du liquide est plus élevée, il devient nécessaire, pour obtenir de l'ammoniaque très concentrée, de s'opposer à l'échauffement du liquide. C'est à quoi l'on parvient en plaçant le second flacon dans une terrine dans laquelle on met de l'eau froide jusqu'au niveau de l'eau qui y est contenue, et en la maintenant fraîche pendant tout le cours de l'opération.

L'appareil ainsi disposé, on chauffe graduellement la cornue, de manière à obtenir un dégagement continuel de gaz. L'opération, qui dure plusieurs heures, n'est terminée que quand la cornue est amenée à la chaleur rouge et qu'alors il ne se dégage plus rien. On démonte l'appareil, et on verse l'ammoniaque dans un flacon bouché à l'émeril.

Nous avons indiqué l'emploi de l'hydrochlorate d'ammoniaque; mais tout sel ammoniacal peut servir à la préparation de l'ammoniaque, et l'on conçoit que l'on doit donner la préférence à celui de ces sels que le commerce offre à meilleur marché. Aussi est-ce par cette raison qu'aujourd'hui l'ammoniaque est extraite en grand du sulfate de cette base, et qu'elle est presque exclusivement préparée actuellement par les fabricans de sel ammoniac qui la livrent, par tous ces motifs, à un prix excessivement modique.

CARBONATE D'AMMONIAQUE.

(Alcali volatil concret, etc.)

L'acide carbonique se combine avec l'ammoniaque en trois proportions bien définies; mais nous ne parlerons que de l'une d'elles qui seule est employée en médecine, le *carbonate d'ammoniaque*, sel que l'on nommait autrefois *sous-carbonate d'ammoniaque*, et que maintenant on appelle improprement *sesqui-carbonate*, car, d'après sa composition, c'est le nom de *carbonate sesqui-basique* qu'on devrait lui donner.

Il est produit dans la décomposition des matières animales et végétales azotées, soit spontanée, soit déterminée par le feu. Il cristallise en lames foliacées fibreuses, blanches, d'une odeur piquante d'ammoniaque, d'une saveur urineuse et caustique. Il est assez soluble dans l'eau.

Préparation. — Dans les manufactures où l'on distille les matières animales, telles que les os, pour fabriquer ultérieurement l'hydrochlorate d'ammoniaque, on obtient, dans les conduites qui transmettent les produits de la distillation (opérée dans de vastes cylindres), des incrustations de carbonate d'ammoniaque qui acquièrent plusieurs pouces d'épaisseur et vont quelquefois jusqu'à obstruer les tubes; ce qui oblige à démonter l'appareil assez fréquemment. Ce carbonate est ordinairement très blanc; mais, par son exposition à la lumière, il prend une couleur brunâtre : cette teinte est due à une huile pyrogénée particulière, qui lui communique en même temps une odeur qui décèle sa provenance. Si, alors, on l'introduit dans une cornue de verre, et si on le recouvre d'une couche de craie et de charbon; que l'on adapte au col de la cornue une grande alonge communiquant avec un ballon, et que l'on chauffe modérément la cornue dans un fourneau à réverbère, il se volatilise et vient se condenser dans l'alonge et le ballon que l'on a soin de refroidir constamment par un petit courant d'eau. Il est alors très blanc et ne se colore plus par l'action de la lumière. Par ce procédé, on l'obtient à très bon marché.

Dans les officines, on le prépare ordinairement en traitant, dans un appareil semblable, avec le soin toutefois de remplacer la cornue de verre par une cornue de terre, un mélange d'une partie et demie de craie réduite en poudre par la rasion et d'une partie d'hydrochlorate d'ammoniaque pulvérisé. Ce mélange introduit dans la cornue, on ajoute par-dessus une demi-partie de craie également en poudre, et l'on procède à la distillation comme ci-dessus.

De même que pour la preparation de l'ammoniaque, on substitue avec avantage le sulfate à l'hydrochlorate de cette base, et, dans les laboratoires où cette opération se fait en grand, on fait rendre l'alonge dans des cruches en grés, dont le fond est percé d'un très petit trou pour donner passage aux gaz non coërcibles, et l'on reçoit dans le même récipient, avant de l'en détacher, le produit de plusieurs distillations. On le retire enfin en le cassant par fragmens que l'on renferme dans des flacons bouchés à l'émeri.

Si on laisse ce carbonate exposé pendant quelque temps au contact de l'air, il change de nature; il perd une partie d'ammoniaque, son odeur s'affaiblit, et il devient bicarbonate.

HYDRIODATE D'AMMONIAQUE.

Ce sel, qui n'existe pas dans la nature, cristallise, comme les iodures alcalins, en cubes ; incolore et transparent quand il est nouvellement préparé, mais se colorant en jaune par l'action de l'air ; il répand, ainsi que les iodures alcalins, une odeur analogue à celle que l'on respire sur les bords de la mer, ou, pour plus d'exactitude, à celle des plantes marines ; d'une saveur fraîche, piquante et rappelant celle de la marée.

Il est très hygroscopique, et se dissout abondamment dans l'eau.

Préparation. — On l'obtient en saturant l'acide hydriodique par l'ammoniaque, ou mieux par le carbonate de cette base. Mais, ce procédé est coûteux, et on l'obtient plus économiquement en décomposant l'iodure de fer par le carbonate d'ammoniaque.

HYDROCHLORATE D'AMMONIAQUE.

(Sel ammoniac.)

Ce sel se dégage de quelques déjections volcaniques. Les pharmaciens de Naples en recueillent parfois en renversant, sur des fissures qui se produisent dans certaines laves du Vésuve, pendant leur refroidissement, des pots dans lesquels il vient se condenser. Il se forme également dans la combustion souterraine des houilles, et on le trouve concrété en masses blanches dans les fentes des roches qui leur servent de toit. Mais il est le plus ordinairement le produit d'un art anciennement exercé en Égypte, et qu'on peut, néanmoins, regarder comme appartenant à la France, et spécialement à notre époque, en raison des immenses progrès qu'on lui a fait faire et du bas prix auquel ses produits peuvent être donnés.

Le commerce nous le fournit sous forme de pains orbiculaires ou plus ou moins coniques, blanchâtres, quelquefois avec des zônes noirâtres ou jaunâtres, d'épaisseur variable. Il est cristallisable en petits octaèdres disposés en barbes de plume ; il est inodore ; d'une saveur fraîche, piquante, puis salée ; d'une pesanteur spécifique de 1,45 ; hygroscopique, très soluble dans l'eau.

Préparation.—La fabrication de l'hydrochlorate d'ammoniaque ne pouvant se faire avec avantage qu'en grand, constitue par cela même une industrie particulière, et qui n'est exercée à Paris que par deux manufacturiers, MM. Payen et Pluvinet. La série des opérations étant d'une pratique longue, nous nous bornerons seulement à en exposer succinctement les principes.

On traite le produit aqueux de la distillation des matières azotées, telles que de vieilles semelles, de vieux chiffons de laine, des os, etc., par le plâtre brut. Le carbonate d'ammoniaque contenu abondamment dans ce produit, décompose le sulfate de chaux qu'il transforme en carbonate, en se changeant lui-même en sulfate: ce dernier est séparé par la filtration qui se fait dans de vastes cuves.

On traite ce sulfate d'ammoniaque par le chlorure de sodium: il y a double décomposition; il se produit du sulfate de soude et de l'hydrochlorate d'ammoniaque, que l'on sépare en partie l'un de l'autre par voie de cristallisation. On évapore ensuite l'hydrochlorate d'ammoniaque jusqu'à siccité, et on procède à sa sublimation. Le sulfate de soude qu'il retenait encore, étant fixe, reste au fond du vase sublimatoire.

Purification. — Comme on se sert, dans les travaux en grand, de chaudières en cuivre et en fer pour exécuter les diverses opérations dont nous venons de parler, le sel ammoniac du commerce, même le plus pur, recèle toujours des traces de fer, de matière charbonneuse et souvent de cuivre. Il est donc urgent, lorsqu'il est destiné aux usages de la pharmacie, de le purifier. C'est à quoi l'on parvient facilement, en le dissolvant dans l'eau, et y faisant passer un courant d'acide hydrosulfurique, jusqu'à ce qu'il ne se produise plus de précipité noir: par ce moyen, on le débarrasse complétement du cuivre. On filtre la liqueur, et on la porte à l'ébullition pendant quelques instans, pour en dégager entièrement l'acide hydrosulfurique qu'elle contient; puis on y verse un très léger excès d'ammoniaque, qui en précipite tout le fer, et on sépare le précipité par le filtre. Alors, on évapore la liqueur dans une capsule de verre ou de porcelaine, à un feu très doux et en remuant continuellement jusqu'à siccité. On obtient ainsi une poudre cristalline, très blanche, qui est de l'hydrochlorate d'ammoniaque pur.

HYDROCHLORATE D'AMMONIAQUE ET DE FER.

(Fleurs ammoniacales martiales.)

Ce sel se présente sous forme de masses solides compactes, de couleur de rouille, inodores, d'une saveur fraîche, piquante et atramentaire. Il est très soluble dans l'eau, qu'il colore en jaune léger.

Préparation. — On l'obtient en sublimant le sel ammoniac après l'avoir mélangé avec une certaine quantité d'oxide de fer.

HYDROSULFATE SULFURÉ D'AMMONIAQUE.

(Liqueur fumante de Boyle,)

Ce sel est liquide, jaune; d'une odeur fétide et ammoniacale, analogue à celle de certaines fosses d'aisances; d'une saveur fortement alcaline et très désagréable; très volatil, et répandant des vapeurs blanches à l'air.

Préparation.—On l'obtient par la distillation à feu nu, d'un mélange de trois parties de soufre sublimé, de six parties de chaux hydratée, et de six parties d'hydrochlorate d'ammoniaque: on reçoit le produit dans un matras parfaitement sec.

Des préparations du manganèse.

Une seule est usitée en médecine.

OXIDE NOIR DE MANGANÈSE.

Très répandu dans la nature, mais rarement à l'état de pureté, il s'y présente souvent sous forme d'aiguilles brillantes ou de masses amorphes, à reflet métallique bleuâtre; on le trouve encore sous forme de masses brunes noirâtres, sans reflet métallique. Il est inodore, insipide, insoluble dans l'eau.

Purification.—Pour purifier l'oxide noir de manganèse du commerce, on le fait digérer, pendant une demi-heure à peu près, dans un mélange à parties égales d'acide hydrochlorique et d'eau; on décante, puis on lave le résidu. On enlève ainsi les divers carbonates qu'il peut contenir, puis on le lave à grande eau, et enfin on le fait sécher.

Mais quand cet oxide doit être employé intérieurement, il faut donner la préférence à celui qui est en cristaux isolés, plus ou moins gros, et purs de tous corps étrangers; par exemple, celui qui nous vient d'Allemagne.

Préparation. — On le prépare en le pulvérisant dans un mortier de fonte, puis en le porphyrisant jusqu'à ténuité parfaite. Lorsqu'il doit servir à la préparation du chlore, ces précautions sont complétement inutiles. Le lavage à l'acide est seulement nécessaire, s'il est destiné à l'extraction de l'oxigène.

Des préparations de zinc.

CHLORURE DE ZINC.

(Muriate ou hydrochlorate de zinc.)

Ce sel, toujours produit artificiellement, est solide, blanc, d'une odeur nulle, d'une saveur âcre et caustique, très déliquescent et conséquemment soluble dans l'eau.

Préparation. — Faites évaporer jusqu'à siccité de l'hydrochlorate de zinc, et desséchez parfaitement le résidu.

On peut encore l'obtenir en distillant ensemble le deutochlorure de mercure et la limaille de zinc ; on a, dans ce cas, ce que les anciens chimistes appelaient *Beurre de zinc.*

OXIDE DE ZINC.

(Fleurs de zinc, Pompholix, Nihil album, Lana philosophica.)

Cet oxide se trouve dans la nature; mais, pour les besoins de la médecine, il est toujours préparé par l'art.

Il est blanc, léger, doux au toucher, inodore, insipide, insoluble dans l'eau.

Préparation. — On met du zinc métallique dans un creuset de Hesse large, élevé et placé dans un fourneau à réverbère, de manière que son ouverture soit un peu inclinée pour sortir au dehors. On chauffe fortement jusqu'à ce que le métal entre en fusion et brûle avec une flamme d'un bleu verdâtre, et alors on recouvre le creuset, soit avec une cuillère de fer, soit avec un autre creuset renversé, pour rassembler les flocons légers comme de la neige, qui se forment à la surface du zinc fondu et qui, sans cette précaution, se disperseraient dans l'air. De temps en temps, on retire ces flocons pour mettre la surface du métal à découvert, et permettre à la combustion de continuer. Enfin, on passe l'oxide obtenu au travers d'un tamis de crin serré, pour en séparer les portions de métal qui auraient pu être entraînées avec lui.

Outre l'oxide dont nous venons de parler, le commerce en fournit un autre aux pharmaciens, sous les noms de *tuthie* ou *cadmie des fourneaux*. C'est un oxide de zinc grîsâtre et impur, qui se dépose, sous forme d'incrustation, dans les cheminées des fourneaux où l'on travaille les mines de plomb contenant du zinc. La seule préparation qu'on lui fait subir dans les officines est la porphyrisation.

SULFATE DE ZINC.

(Vitriol blanc, Couperose blanche, etc.)

On le trouve dans la nature, mais jamais pur, et il est toujours le résultat de l'action de l'air sur les mines de sulfure de zinc en exploitation.

Il cristallise en prismes à quatre pans; il est incolore, quand il est pur; inodore; d'une saveur âcre et astringente; très soluble dans l'eau, et sur-tout à chaud.

Préparation. — On le prépare dans les pays où l'on trouve le sulfure de zinc natif ou *blende*, en grillant ce sulfure à une chaleur modérée, en exposant le produit à l'action de l'air, en lessivant, et en évaporant jusqu'à siccité. On obtient une masse blanche, d'un aspect saccharin, mais qui, exposée à l'air, prend une couleur de rouille par l'effet du changement d'état du sulfate de fer qui y est toujours contenu. Ce sulfate renferme en outre des traces de sulfates de cuivre et de manganèse.

Pour l'obtenir pur, on fait réagir sur un excès de zinc

métallique, de l'acide sulfurique affaibli, on filtre et on évapore la liqueur jusqu'à siccité, si l'on veut avoir le sel en masse amorphe; on la concentre convenablement, et on laisse refroidir lentement, si on veut l'avoir sous forme cristalline.

On peut le préparer aujourd'hui à très bas prix, en employant les rognures de lames de zinc dont on se sert très fréquemment pour la confection d'une multitude de vaisseaux, de conduites et de toitures.

Il est quelquefois préparé en assez grande quantité dans l'extraction de l'hydrogène destiné à remplir les aérostats.

Des préparations de fer.

FER.

Le fer existe dans la nature à l'état métallique, en masses quelquefois énormes et en fragmens disséminés, mais dans quelques contrées seulement; il se rencontre le plus souvent à l'état de combinaison avec d'autres corps comme l'oxigène, le soufre, certains métaux, etc. Il fait partie constituante de certaines matières organiques, par exemple, du principe colorant du sang.

Il est solide, d'une texture lamelleuse et fibreuse, très dur, malléable et très ductile, plus tenace que tous les autres métaux, d'une couleur grise bleuâtre; inodore et insipide par lui-même, mais répandant une odeur spéciale par le frottemenl, et développant une saveur particulière par l'action des liquides qui le touchent, effets qui dépendent de l'oxidation du métal, et probablement de la formation d'une certaine quantité d'hydrogène ferré; d'une pesanteur spécifique de 6,71. Une de ses propriétés les plus intéressantes est d'être attirable par l'aimant et de devenir lui-même magnétique.

Préparation. — Il n'entre pas dans notre cadre de décrire les différens procédés opératoires employés pour extraire le fer des minerais qui le contiennent ; ce travail est exclusivement du ressort des usines, et n'a aucun rapport avec la préparation des médicamens. La seule opération qui nous intéresse est la préparation de la limaille de fer.

Prenez de la limaille qui ne contienne pas de cuivre, et, s'il s'en trouve quelques parcelles, séparez-en le fer au moyen d'un barreau aimanté. Alors, pilez légèrement dans un mortier de fer pour en détacher la rouille qui peut y être fixée ; séparez cette rouille à l'aide du vannage : ces deux opérations ont quelquefois besoin d'être réitérées pour arriver à une séparation complète. Alors, pilez fortement la limaille, passez-la au travers d'un tamis de crin serré, et introduisez la poudre dans un flacon bouché pour l'abriter du contact de l'air; mettez-la ensuite par petites portions sur le porphyre, et broyez-la à sec jusqu'à ce que le brillant métallique ait presque entièrement disparu ; enfin passez-la au tamis de soie très fin, et placez-la aussitôt dans un autre flacon fermé à l'émeril, après l'avoir toutefois desséchée à la température de l'eau bouillante. On reconnaît que le degré de ténuité nécessaire est obtenu, lorsqu'une petite portion de la poudre étant frottée sur la main y laisse une trace brunâtre que l'on a peine à effacer.

PERCARBURE DE FER.

Cette substance, que l'on nomme encore *plombagine*, *mine à crayon*, etc., n'est point, ainsi qu'on l'a cependant cru long-temps, une combinaison spéciale de carbone et de fer ; c'est du carbone dans un état particulier et mélangé d'une certaine quantité d'oxide de fer et de matières terreuses. On la trouve dans le sein de la terre, dans plusieurs contrées; mais c'est l'Espagne et l'Angleterre qui fournissent la plus recherchée à cause de ses qualités pour la confection des crayons.

Elle est ordinairement en masses isolées, désignées par les minéralogistes sous le nom de rognons; elle est d'un gris bleuâtre, luisante et susceptible de poli, d'une douceur extrême au toucher; tachant les corps sur lesquels on la frotte, en y déposant une poussière très ténue et qui permet aux surfaces qu'on en a recouvertes de glisser facilement les unes sur les autres, ce qui a donné l'idée de l'employer au lieu de graisse, pour adoucir les frottemens de certaines machines; inodore et insipide; insoluble dans l'eau.

Préparation. — Pour l'usage médical, on doit choisir les morceaux de cette substance qui contiennent le moins de corps étrangers, tels que des graviers ou des fragmens de roche, et les plus doux au toucher. On les pulvérise dans un mortier de fonte et on tamise la poudre que l'on porphyrise ensuite et qu'on soumet enfin à la dilution pour séparer les parties les plus ténues, les seules que l'on doive employer; on filtre, et l'on fait sécher.

SULFURE DE FER.

Le soufre forme avec le fer deux combinaisons définies, le protosulfure et le persulfure. Ce dernier se trouve abondamment et constitue le minerai connu sous le nom de *pyrite martiale* ou *ferrugineuse*, qui affecte différentes formes, et a une couleur jaune plus ou moins foncée et le brillant métallique; il fait feu par le choc du briquet, d'où vient la dénomination de pyrite.

En pharmacie, on n'emploie que le protosulfure de fer, qui est toujours le produit de l'art, car la nature ne nous l'offre que très rarement, en petite quantité et jamais pur. Il est solide, très fragile, de couleur gris de fer, avec un faible éclat métallique; inodore et insipide.

Préparation. — On l'obtient en chauffant fortement, dans un creuset, des lames de fer avec du soufre, ou en chauffant jusqu'à la fusion un mélange de quatre parties de soufre et de sept de limaille de fer. On retire le creuset du feu, on le laisse refroidir, puis on le casse pour avoir le pain de sulfure.

IODURES DE FER.

L'iode se combine avec le fer en deux proportions; de là, le protiodure et le periodure de ce métal.

Protiodure.—Il est toujours le produit de l'art. Il cristallise en cubes, d'une couleur vert-d'eau, d'une odeur légère d'eau de mer quand il n'est pas exposé au contact de l'air, d'une saveur ferrugineuse et styptique, très déliquescent, et conséquemment très soluble. Soumis à l'action de l'air, il s'altère promptement en en absorbant l'oxigène, et prend une couleur jaune plus ou moins foncée, selon la durée de l'exposition à l'air. Dans ce cas, il passe à l'état de *periodure*, et il se précipite une certaine quantité de peroxide de fer.

Préparation.—On l'obtient en fesant réagir, à l'aide de la chaleur et de l'eau, et dans un appareil où l'air atmosphérique ne puisse se renouveler, de l'iode sur un léger excès de tournure de fer bien décapée.

CHLORURES DE FER.

(Protohydrochlorate et perhydrochlorate de fer.)

Le chlore forme deux combinaisons avec le fer.

1° Protochlorure. — Il est cristallisable en cubes, d'une couleur vert-pomme, inodore, d'une saveur styptique fortement atramentaire, soluble dans l'eau et dans l'alcool.

Préparation. — On l'obtient en fesant agir à chaud de l'acide hydrochlorique sur de la tournure de fer parfaitement décapée, en fesant évaporer et cristalliser. Ces diverses opérations doivent être faites à l'abri du contact de l'air.

2° Perchlorure. — Il est cristallisable en paillettes, d'une couleur brune foncée très brillante, d'une odeur nulle, d'une saveur excessivement styptique et atramentaire, très déliquescent, et en absorbant l'humidité de l'air prenant une couleur jaune orangée plus ou moins foncée; très soluble dans l'eau et dans l'alcool.

Préparation. — On peut l'obtenir en dissolvant le peroxide de fer dans l'acide hydrochlorique, jusqu'à saturation, et évaporant à siccité; mais, dans ce cas, il n'a pas de forme cristalline. Pour l'obtenir tel, on met, dans une cornue tubulée, de la limaille de fer au fond de laquelle on fait arriver, par l'ouverture de la tubulure, un tube destiné à y apporter du gaz chlore sec. Cette cornue est placée sur un fourneau jusqu'au niveau de sa tubulure, et à son col on adapte un long tube effilé en tube capillaire. L'appareil disposé, on chauffe modérément la cornue, et on y fait arriver aussitôt le gaz chlore produit par l'un des moyens que nous avons indiqués.

Dès le contact du chlore avec le fer, la combinaison s'effectue avec dégagement de lumière et de chaleur, et le chlorure de fer qui se forme se volatilise et vient se rendre, tant dans le col de la cornue que dans le tube qui y est adapté. On continue jusqu'à ce que toute la limaille de fer soit convertie en chlorure; on démonte l'appareil; on se hâte le plus possible de détacher le chlorure de fer, et on le renferme dans des flacons d'une petite dimension et parfaitement bouchés à l'émeril.

OXIDES DE FER.

Les deux suivans sont seuls employés.

1° Oxide noir de fer (*éthiops martial*).— On le trouve en grande quantité dans la nature, et sur-tout en Suède, sous forme de cristaux, de sable ou de masses irrégulières. Cet oxide est brun noirâtre, sur-tout à l'état pulvérulent, inodore, d'une saveur ferrugineuse, attirable par l'aimant.

Préparation.—Ce n'est jamais cet oxide naturel que l'on emploie sous le nom d'éthiops martial dans les officines. On a donné un grand nombre de procédés pour l'obtenir, mais on le prépare le plus ordinairement en soumettant de la limaille de fer parfaitement pure à l'action prolongée de l'eau, sans le contact de l'air. On peut activer l'opération en élevant la température du liquide à environ + 20° centigr., et en agitant la masse de temps en temps.

2° Oxide rouge de fer (*colcothar, safran de mars astringent*). — Il abonde dans la nature, et s'y présente sous forme de poudre ou de masses cristallines concentriques. Il est d'un rouge plus ou moins foncé dans le premier cas, et d'un rouge violet; dans le second inodore, d'une saveur faiblement ferrugineuse.

Préparation. — Comme pour le précédent, dans les officines on n'emploie jamais cet oxide naturel. On l'obtient toujours en décomposant l'un des sulfates de fer, ordinairement le protosulfate, par le feu. Pour cela, on le chauffe dans un creuset qui en est aux trois quarts rempli, que l'on ferme et que l'on place dans un fourneau, où on le maintient au grand rouge-cerise, pendant plusieurs heures, jusqu'à ce qu'enfin, le creuset ouvert, il ne s'en dégage plus ni vapeur ni odeur d'acide sulfureux. Alors, on retire la matière par petites portions, et on la projette toute rouge dans une terrine pleine d'eau ; puis on filtre, on lave à grande eau, on porphyrise, on trochisque si l'on veut, et on fait sécher.

L'oxide rouge est encore employé à l'état d'hydrate: les anciens l'appelaient alors, *safran de mars apéritif, safran de mars préparé à la rosée*; les praticiens de nos jours le désignent improprement par le nom de *carbonate de fer*, car lorsqu'il est pur, il ne contient point d'acide carbonique.

Cet oxide hydraté est pulvérulent, gris jaunâtre, inodore, d'une saveur faiblement atramentaire, insoluble dans l'eau.

Préparation. — On l'obtenait jadis, dans les officines, en humectant légèrement avec de l'eau de la limaille de fer bien pure, et l'exposant ensuite, soit à l'action de l'air humide d'une cave, soit plutôt encore aux rosées du printemps. Le fer, placé dans ces circonstances, absorbe promptement l'oxigène de l'air et l'eau que ce dernier contient, et passe ainsi en grande partie à l'état d'oxide hydraté, que l'on sépare de la portion de limaille restant à l'aide de la pulvérisation et de la cribration.

De nos jours, on a plus ordinairement recours au procédé suivant pour le préparer: on mélange, dans un grand vase de bois, les solutés aqueux, préparés séparément et filtrés, de dix-sept parties de sulfate de fer et de vingt parties de carbonate de soude cristallisé. Il se forme un abondant précipité de carbonate de fer hydraté, que l'on recueille et qu'on soumet à des lavages réitérés avec de l'eau aérée froide, pour faire passer le fer à l'état d'oxide rouge, et pour entraîner une certaine quantité de carbonate de potasse, qui adhère fortement au produit; en même temps, l'acide carbonique abandonne le fer qui se trouve ainsi ramené à l'état de simple oxide hydraté. On fait égoutter ce dernier, puis on le réduit en trochisques, ou on se borne à le faire sécher sans le trochisquer, après quoi on le met en poudre, et on le renferme dans un flacon de verre.

PROTOSULFATE DE FER.

(Vitriol vert, Couperose verte.)

On le trouve dans la nature, mais seulement dans les galeries de certaines mines en exploitation ou anciennement exploitées, et il provient toujours de la décomposition spontanée des pyrites ferrugineuses exposées au contact de l'air humide.

Il cristallise en rhomboïdes, de couleur verte, diaphanes, d'une odeur nulle, d'une saveur fortement atramentaire. Il est très soluble dans l'eau, et s'altère facilement par l'exposition à l'air où il prend une couleur de rouille, en changeant d'état; aussi, faut-il le renfermer dans de petits flacons parfaitement bouchés. Chauffé lentement et graduellement, à l'abri du contact de l'air, et sans dégagement d'acide sulfurique, il se fond dans son eau de cristallisation, et se transforme en une masse blanche qui est du protosulfate de fer anhydre. Si alors on lui restitue son eau, il reprend sa couleur verte. Lorsqu'on le chauffe plusieurs heures consécutives à une chaleur grand rouge-cerise, il se décompose complétement; son acide se divise en deux portions; l'une se volatilise, et c'est ainsi que l'on préparait autrefois l'*huile de vitriol* ou acide sulfurique; l'autre se transforme en gaz acide sulfureux qui se dégage, et en oxigène qui se porte sur l'oxide de fer pour le faire passer à l'état de peroxide. C'est ainsi que nous avons dit que l'on obtenait l'oxide rouge de fer (*safran de mars astringent*).

Préparation. — On le prépare en fesant agir l'acide sulfurique affaibli sur un excès de copeaux de fer. Lorsqu'il n'y a plus d'effervescence (effervescence due au dégagement du gaz hydrogène, parce que dans cette opération l'eau est décomposée), on décante la liqueur, on l'évapore, et on fait cristalliser par le refroidissement.

Dans les arts, on en prépare des masses énormes en utilisant, de la manière que nous venons d'indiquer, les eaux de lavage des huiles purifiées par l'acide sulfurique.

Dans certaines localités des départemens de l'Aisne et de l'Oise, on en prépare également des quantités considérables, en fesant effleurir à l'air un schiste pyriteux très riche en alumine, en lixiviant, et en fesant évaporer et cristalliser. Lorsque les eaux-mères cessent d'abandonner des cristaux de sulfate de fer, comme elles contiennent en très grande abondance du sulfate d'alumine, on convertit ce dernier en alun, par l'addition de sulfate de potasse ou de sulfate d'ammoniaque, et quelquefois de ces deux sels réunis.

Le sulfate de fer provenant de ce dernier mode de fabrication contient toujours des traces plus ou moins sensibles de sulfate de cuivre, parce que le minerai qui le produit renferme une certaine quantité de sulfure de ce métal; et, comme le sulfate de fer est parfois employé en médecine, à l'intérieur, il faut l'en priver. On a conseillé depuis long-temps, pour cela, de le dissoudre dans l'eau, et de le faire bouillir pendant quelques instans avec des lames de fer. Un procédé bien préférable à celui-ci consiste à dissoudre ce sel dans l'eau bouillante, et à faire traverser ce soluté par un courant de gaz acide hydrosulfurique, qui, non-seulement précipite tout le cuivre à l'état de sulfure noir, mais encore ramène complétement le sulfate de fer à l'état de protosulfate pur; on filtre, et par le refroidissement ce sel cristallise.

Des préparations d'étain.

Une seule est employée de nos jours en médecine; c'est le métal lui-même.

ÉTAIN.

Ce métal ne se rencontre qu'à l'état d'oxide ou à l'état de sulfure. On le trouve en Allemagne, en France, en Angleterre, et en Asie, spécialement à Banca et à Malaca. Ces deux dernières localités, et Cornouailles, en Angleterre, fournissent l'étain le plus pur.

Il est solide et susceptible, lorsqu'on le plie, de faire entendre, dans ses molécules, un craquement particulier, nommé *cri de l'étain*; assez malléable, peu ductile, d'une couleur blanche argentine; inodore, mais répandant une odeur désagréable par le frottement; insipide; d'une pesanteur spécifique de 7, 285.

Préparation. — L'étain, toujours fourni par le commerce, ne subit en pharmacie qu'un mode de préparation, c'est la pulvérisation. Elle s'exécute de différentes manières, mais dont une seule nous paraît convenable, la précipitation, conseillée par notre habile expérimentateur, M. Barruel. Pour la pratiquer, prenez une quantité indéterminée de protochlorure d'étain (combinaison que l'on peut toujours avoir à l'état de pureté, quelle que soit la qualité de l'étain que l'on emploie pour l'obtenir); dissolvez-la dans de l'eau distillée, et placez dans le soluté une lame de zinc. L'étain, résultant de la décomposition du sel, se précipite à la surface du zinc sous forme de poudre cristalline excessivement ténue; on le détache et on le lave complètement à grande eau, puis on divise les lamelles cristallines par la trituration avec le sulfate de potasse ou le sucre, que l'on sépare ensuite de la poudre au moyen de la solution et de la filtration ; enfin on fait sécher au bain-marie.

Des préparations de cadmium.

Une seule est usitée en médecine ; c'est la suivante :

SULFATE DE CADMIUM.

Ce sel, toujours préparé par l'art, cristallise en prismes droits à bases rectangulaires, translucides, inodores, d'une saveur astringente, solubles dans l'eau, efflorescents.

Préparation. — Pour l'obtenir, on traite le métal par l'acide sulfurique affaibli, jusqu'à saturation de celui-ci; on filtre le dissoluté, et on fait évaporer et cristalliser.

Des préparations d'alumine.

Une seule est employée comme médicament.

SULFATE D'ALUMINE ET DE POTASSE.

(Alun.)

Ce sel existe en masses considérables, comme nous l'avons déjà dit plus haut, dans une roche volcanique, aux environs de la Tolfa et de Piombino, et dans le département de la Haute-Loire, d'où on le retire.

Il cristallise en octaèdres incolores, translucides, inodores, d'une saveur douceâtre, comme sucrée, et ensuite astringente. Il est soluble dans l'eau, et plus à chaud qu'à froid. Il se fond dans son eau de cristallisation, et, si on continue à le chauffer, il abandonne peu à peu toute cette eau, se tuméfie considérablement, et se convertit en une matière spongieuse, blanche, très légère, que l'on appelle *alun calciné*. Cette calcination ne doit se faire qu'à une température qui ne dépasse pas le point voisin du rouge obscur; autrement, le sel perd une portion de son acide, ce que l'on reconnaît à une vapeur blanche qui s'exhale du creuset, et, dans ce cas, il passe à l'état de soussulfate.

Préparation.—Les minerais alunifères de la Tolfa, de Piombino et de la Haute-Loire, après avoir été extraits du sein de la terre, sont grillés, puis exposés à l'air pendant plusieurs mois, où ils s'effleurissent peu à peu. On les lessive ensuite, on évapore le soluté, et on fait cristalliser.

Dans plusieurs départemens de France, tels que ceux de l'Aisne et de l'Oise, ainsi que nous l'avons dit en parla nt du sulfate de fer, on prépare l'alun en brévetant les eaux-mères dont on a extrait ce dernier sel, soit avec le carbonate de potasse, soit avec le sulfate de la même base, et faisant cristalliser. Dans ce cas, on obtient l'alun à base de potasse.

L'extension que l'on a donnée à la fabrication du noir d'os et l'établissement de l'éclairage par le gaz de la houille, produisant du carbonate d'ammoniaque en quantité démesurée pour les besoins, permettent aujourd'hui de fabriquer le sulfate de cette base à très bon compte, et par suite, de l'e ployer avec avantage dans la préparatin de l'alun, au lieu de la potasse ou de son sulfate : de là, l'origine de l'alun à base d'ammoniaque que l'on trouve dans le commerce. Comme quelquefois les fabricans se servent simultanément des deux sels, on rencontre aussi l'alun à l'état de sel triple (sulfate d'alumine, de potasse et d'ammoniaque). On distingue facilement ces deux dernières sortes de la première, en les triturant dans un mortier, avec un peu d'un soluté de potasse caustique ou avec un peu d'hydrate de chaux ; elles répandent une odeur ammoniacale plus ou moins vive, ce qui n'a pas lieu avec l'alun à base de potasse.

Pour le plus grand nombre des usages, soit en médecine, soit dans les arts, il est à peu près indifférent d'employer l'un ou l'autre de ces trois aluns, pourvu qu'il soit pur ; mais comme, en grand, l'on se sert de chaudières de cuivre pour les préparer, le pharmacien doit toujours purifier ces sels en les dissolvant dans l'eau, et fesant passer à travers le soluté un courant de gaz hydrosulfurique.

Pour l'usage chirurgical, l'alun calciné ne doit jamais être préparé qu'avec l'alun à base de potasse.

Des préparations d'arsenic.

SULFURE D'ARSENIC.

On connaît cinq combinaisons en proportions définies du soufre avec l'arsenic; mais une seule intéresse le médecin sous le rapport pharmacologique ; c'est le sulfure jaune (*orpiment* ou *orpin*).

Il se trouve à l'état natif dans plusieurs contrées. Il est en masses cristallines, formées de lames flexibles, brillantes, d'une belle couleur jaune-citron ; inodore ; insipide.

Préparation.—On obtient ce sulfure, dans les laboratoires, au moyen de deux procédés différens :

1° En précipitant, par un courant de gaz acide hydrosulfurique, une dissolution d'acide arsénieux dans l'acide hydrochlorique.

2° En sublimant un mélange de soufre et d'acide arsénieux, à une chaleur insuffisante pour en opérer la fusion.

Les produits fournis par ces deux procédés diffèrent entre eux, et sont loin en outre d'être identiques avec le sulfure naturel. Nous pensons que ce dernier seul doit être employé pour les préparations médicamenteuses dont il fait partie.

IODURE D'ARSENIC.

Cet iodure, toujours préparé par l'art, est solide, à cassure cristalline, de couleur rouge brique, d'une odeur d'iode; très fusible, entièrement soluble dans l'eau qu'il colore en rouge.

Préparation. — Henry conseille, pour obtenir ce sel, de triturer cent parties d'iode avec seize parties d'arsenic pulvérisé, d'introduire le mélange dans une fiole et de chauffer au bain-marie. Lorsque la matière est complétement en fusion, on retire le feu, on laisse refoidir la fiole, et après l'avoir cassée on en détache le produit que l'on renferme dans un flacon à l'émeril.

Ainsi préparé, l'iodure d'arsenic est avec excès d'iode. Pour l'obtenir à l'état neutre, Plisson a proposé de recourir au procédé suivant. On introduit dans un matras mille parties d'eau distillée, cent parties d'iode et trente parties d'arsenic porphyrisé. On fait bouillir jusqu'à ce que la liqueur n'ait plus qu'une teinte jaune légère et qu'elle ne sente plus l'iode, on la filtre et on la fait évaporer promptement, jusqu'à siccité, dans une large capsule de porcelaine et en l'agitant sans cesse. On obtient par là une multitude de petits cristaux qui sont d'un rouge assez vif tant qu'ils sont encore humides, mais qui passent au rouge-violet de cinabre lorsqu'ils sont parfaitement secs. Dans cet état, pour peu qu'il y ait élévation de température, ils entrent en fusion, et, après leur refroidissement, ils présentent une masse cristalline d'un rouge plus ou moins briqueté. On peut très aisément opérer cette fusion dans un tube ou dans une fiole.

ACIDE ARSÉNIEUX.

(Arsenic blanc.)

L'acide arsénieux, ou oxide blanc d'arsenic, se trouve dans la nature, mais en petite quantité, et toujours mélangé de corps étrangers. Celui que fournit le commerce provient constamment du grillage du minerai de cobalt arsénical ; grillage qui se fait très en grand, spécialement en Allemagne, pour préparer les safres destinés à la fabrication des bleus d'azur.

Il est en masses solides, plus ou moins épaisses, d'un aspect d'émail à l'extérieur et vitreux à l'intérieur, très fragile et à cassure glaceuse presque transparente, d'une couleur qui varie du blanc au jaune ambré sans qu'on en ait déterminé la cause.

Lorsqu'on le conserve au contact de l'air, et sur-tout lorsque celui-ci est un peu humide, la couche émaillée opaque qui recouvre chaque morceau augmente graduellement d'épaisseur, et finit par pénétrer jusqu'au centre. Dès lors, l'oxide d'arsenic est infiniment plus fragile.

L'acide arsénieux est inodore ; d'une saveur d'abord à peine sensible, puis âpre, mais non corrosive, comme tous les auteurs l'ont indiqué à tort : il provoque au plus haut degré la salivation. Il est d'une pesanteur spécifique de 3,695, quand il est opaque, et de 3,7386 dans son état de transparence.

Soumis à l'action de la chaleur, en vaisseaux clos, il se volatilise, et, si sa vapeur est lentement condensée, elle est susceptible de donner naissance à des cristaux tétraédriques. Il est soluble dans l'eau, et beaucoup plus à chaud qu'à froid.

Préparation. — Dans les pharmacies, bien que le commerce l'offre pur, on peut le purifier en le sublimant dans une cornue de verre à long col.

ARSÉNITE DE POTASSE.

Ce sel, toujours préparé par l'art, est ordinairement liquide, incolore, inodore, d'une saveur alcaline fortement arsénicale.

Préparation. — On l'obtient en fesant chauffer une partie d'acide arsénieux et une partie de carbonate de potasse dans cent parties d'eau distillée, et en filtrant.

ARSÉNITE DE SOUDE.

Ses propriétés ont la plus grande analogie avec celles de l'arsénite de potasse.

Préparation. — On l'obtient exactement de la même manière que ce sel, en substituant au carbonate de potasse le carbonate de soude, et tenant compte de la quantité d'eau de cristallisation que celui-ci contient.

ARSÉNIATE DE POTASSE.

Ce sel, qui est toujours le produit de l'art, cristallise en prismes incolores, transparents; inodore; d'une saveur âpre, métallique et fortement arsénicale; très soluble dans l'eau.

Préparation. — Il résulte de la réaction du nitrate de potasse sur l'oxide blanc d'arsenic, mélangés à parties égales : on détermine la réaction en chauffant le mélange dans un creuset de porcelaine. Le résultat de l'opération, qui est du surarséniate ou biarséniate de potasse, est dissous dans l'eau ; on sature le soluté, à l'aide de la chaleur, par le carbonate de potasse, puis on évapore et l'on fait cristalliser.

ARSÉNIATE DE SOUDE.

Ce sel, qui n'existe pas dans la nature, cristallise en beaux prismes quadrangulaires ou hexaèdres réguliers, blancs, translucides, inodores, d'une saveur semblable à celle de l'arséniate de potasse, très solubles dans l'eau.

Préparation. — On l'obtient en saturant un soluté d'acide arsénique par le carbonate de soude, et laissant évaporer lentement.

On peut le préparer plus économiquement, en traitant l'acide arsénieux par le nitrate de soude, comme nous l'avons indiqué plus haut en parlant de la préparation de l'arséniate de potasse par le nitrate de cette base et l'oxide blanc d'arsenic.

ARSÉNIATE D'AMMONIAQUE.

Il est le produit de l'art, et cristallise en longs prismes incolores, inodores, ayant la saveur des arséniates alcalins, très solubles dans l'eau.

Préparation. — On l'obtient en saturant l'acide arsénique par l'ammoniaque, et en laissant évaporer et cristalliser spontanément, parce que la moindre chaleur dégage une portion de l'ammoniaque, et transforme le sel en arséniate acide.

ARSÉNIATE DE FER.

Cet arséniate existe dans la nature, mais peu abondamment.

Il se présente sous forme de petits cristaux cubiques, blancs verdâtres ou jaunes, inodores, insipides, insolubles dans l'eau.

Préparation. — On l'obtient par double décomposition, en mélangeant les solutés d'un sel de fer et d'un arséniate alcalin.

L'arséniate de fer préparé par l'art est toujours pulvérulent.

Des préparations de chrôme.

CHROMATES DE POTASSE.

L'acide chromique forme avec la potasse deux combinaisons en proportions définies, le chromate et le bichromate. Elles sont constamment toutes deux des produits de l'art.

1° **Chromate.** — Il cristallise en prismes rhomboïdaux, d'une couleur jaune citrin, translucides, inodores, d'une saveur métallique amère; il est très soluble dans l'eau, et peut colorer une très grande quantité de liquide en jaune citrin.

Préparation. — On l'obtient en calcinant long-temps, et à haute température, un mélange de mine de fer chromée (chromate de fer) et de nitrate de potasse. On lessive le résidu de la calcination, on filtre, on ajoute au soluté contenant tout le chromate de potasse, de l'acide nitrique jusqu'à saturation, on filtre de nouveau, on évapore et on fait cristalliser. Les premiers cristaux qui se produisent sont du nitrate de potasse que l'on sépare, et, par une nouvelle évaporation de la liqueur, on obtient le chromate de potasse.

2° **Bichromate.** — Il cristallise en beaux prismes rhomboïdaux, d'une couleur rouge orangée, translucides, inodores, d'une saveur métallique amère; il est très soluble dans l'eau qu'il colore en jaune orangé.

Préparation. — On l'obtient comme le précédent : seulement on ajoute au soluté provenant de la lixiviation du résidu de la calcination, un léger excès d'acide sulfurique ; on évapore et on fait cristalliser.

En général, on n'obtient ces deux sels en beaux cristaux qu'autant que l'on opère en grand.

Des préparations d'antimoine.

ANTIMOINE.

L'antimoine se trouve quelquefois natif, mais plus souvent combiné, et spécialement avec le soufre, et son sulfure est fréquemment mélangé avec d'autres sulfures métalliques.

Il est solide, d'une texture lamelleuse à grandes ou à petites facettes, selon que, fondu, il a été refroidi plus ou moins rapidement ; dur, très cassant et facile à pulvériser ; d'une couleur blanche bleuâtre, brillante, et conservant tout son éclat au contact de l'air quelque prolongé qu'il soit ; laissant aux doigts après le frottement, une odeur sensible ; d'une pesanteur spécifique de 6,7021.

Préparation.— Pour obtenir l'antimoine pur, prenez exclusivement le sulfure d'antimoine provenant du département de l'Allier, toutes les autres espèces de ce sulfure et en général tous les composés antimoniaux du commerce, l'émétique et le sous-protochlorure d'antimoine exceptés, contenant une plus ou moins grande proportion d'arsenic. Séparez-en la gangue par la quassation ; fondez-le dans un creuset et le laissez refroidir. Pulvérisez-le, et grillez-le à une chaleur rouge obscure, dans un fourneau à réverbère, en ayant soin de l'agiter presque continuellement. Il se dégage du gaz acide sulfureux et le métal s'oxide ; mais comme tout le sulfure n'éprouve point cette décomposition, le produit de l'opération est un mélange de protoxide et de sulfure d'antimoine. Alors, mêlez quatre parties de ce dernier avec deux parties de nitrate de potasse et trois parties de tartre, et chauffez le tout dans un creuset. On obtient l'antimoine métallique qui gagne le fond du vase, en se séparant d'un composé également fusible de sulfure et de sulfate de potassium et d'oxide d'antimoine, qui le recouvre, et on les sépare facilement l'un de l'autre après le refroidissement, en les frappant d'un coup de marteau.

SULFURE D'ANTIMOINE.

Ce composé natif existe abondamment dans plusieurs contrées de l'Europe.

Il se présente le plus ordinairement sous forme d'aiguilles cristallines gris-bleuâtres, inodores, insipides.

On ne le prépare point en combinant ses élémens ; on se borne à purifier celui que la nature nous offre, en le séparant de la gangue par la fusion : pour l'employer, on le pulvérise, puis on le soumet à la porphyrisation et à la dilution. Toutefois, nous croyons devoir rappeler ici ce que nous avons dit plus haut en parlant de l'antimoine, que tous les sulfures de ce métal (celui du département de l'Allier seul excepté) contiennent de l'arsenic.

Comme on ne peut être sûr de la composition du sulfure qui nous est fourni par le commerce, il est préférable d'en séparer l'arsenic qu'il peut contenir. M. Guibourt conseille l'emploi du procédé suivant pour atteindre ce but.

Mettez dans un flacon le sulfure d'antimoine porphyrisé et versez par dessus le double de son poids d'ammoniaque liquide; agitez de temps en temps. Après huit jours de contact, décantez le liquide qui a pris une couleur brune, et remplacez-le par une dose d'ammoniaque moitié moindre que la première; laissez encore en contact pendant quelques jours, puis décantez; lavez le sulfure à l'eau distillée, et faites-le sécher.

OXISULFURE D'ANTIMOINE SILICIFÈRE.

(Oxide d'antimoine sulfuré vitreux, Verre d'antimoine.)

Ce composé est constamment le produit de l'art.

Il est d'une couleur hyacinthe, transparent, inodore, insipide, insoluble dans l'eau.

Préparation. — Le verre d'antimoine est fourni aux pharmaciens par le commerce de la droguerie. Si on désirait le préparer dans les officines, on y parviendrait par le procédé suivant. Mettez du sulfure d'antimoine dans un têt à rôtir, et placez le vase sur des charbons ardens ou sur l'âtre d'un four. Chauffez fortement, en ayant soin de remuer souvent la masse, pour la mettre dans tous ses points en contact avec l'air. Introduisez le produit ainsi obtenu dans un creuset de Hesse, et soumettez de nouveau à une température élevée. Lorsque la matière est en fusion, coulez-la sur un plan horizontal, et, après le refoidissement, brisez-la en morceaux.

OXI-SULFURE D'ANTIMOINE HYDRATÉ.

(Kermès minéral, Poudre des Chartreux, Hydrosulfure rouge d'antimoine, Sous-hydrosulfate d'antimoine.)

Cet oxisulfure est toujours le produit de l'art.

Il est sous forme d'une poudre fine, cristalline, d'un rouge-brun foncé et velouté, ou d'une couleur de feu très vive; inodore; d'une saveur métallique lorsqu'il est tenu long-temps dans la bouche ; insoluble dans l'eau ; perdant sa couleur et se décomposant par son exposition au contact de l'air,

Préparation. — Plusieurs procédés ont été indiqués pour cette préparation; nous en ferons connaître trois qui nous semblent mériter la préférence sur tous les autres ; le dernier sur-tout donne un produit remarquable par sa beauté.

1° *Procédé de Cluzel.*—Mettez, dans une chaudière de fer, cinq cents parties d'eau de pluie , et faites-la bouillir pendant quelques minutes pour en chasser l'air ; jetez y, par petites portions, un mélange de deux parties de sulfure d'antimoine pulvérisé et de quarante cinq parties de carbonate de soude cristallisé pulvérisé ; faites bouillir pendant une demi-heure ou trois quarts d'heure au plus; filtrez et recevez la liqueur dans une terrine échauffée par l'eau bouillante, afin que le refoidissement ne s'opère que le plus lentement possible; couvrez la terrine et laissez en repos pendant vingt-quatre heures. Au bout de ce temps, filtrez pour séparer le kermès qui s'est précipité; lavez ce produit avec de l'eau privée d'air par l'ébullition, filtrée et refoidie à l'abri du contact de l'air; faites sécher dans une étuve, à la température de vingt-cinq degrés centigrades au plus, et, après dessication parfaite, écrasez pour avoir une poudre homogène que vous introduirez dans des flacons de verre bien bouchés et recouverts de papier coloré.

2° *Procédé de Fabroni.* — Prenez trois ou quatre parties de tartre crû pulvérisé et une partie de sulfure d'antimoine porphyrisé ; mêlez exactement, et chauffez le mélange dans un creuset jusqu'à ce que la totalité du tartre soit décomposé; ce que l'on reconnaît à ce qu'il ne se dégage plus de fumée. Après le refroidissement, pulvérisez la matière, projetez-la dans de l'eau bouillante, et filtrez. A mesure que la liqueur se refroidit, le kermès se dépose. Recueillez-le, et, pour le dessécher promptement et sans en altérer la beauté, enveloppez-le de papier non collé, et comprimez-le à l'aide d'une presse, en renouvelant le papier à mesure qu'il s'imbibe; enfin terminez la dessication comme nous l'avons dit plus haut.

En ajoutant du tartre au résidu insoluble dans l'eau bouillante, on peut encore en obtenir une nouvelle quantité de kermès : on peut s'en servir en outre pour préparer le tartre émétique et le soufre doré d'antimoine.

3° *Procédé de Just Liebig.* — On mêle une partie de carbonate de soude desséché avec quatre parties de sulfure d'antimoine pulvérisé, et on fond le mélange à la chaleur rouge jusqu'à ce que la masse soit en fusion tranquille, en ayant soin d'éviter de se servir d'instrumens en fer pour remuer. La masse fondue, versée sur une brique, se casse par le refroidissement, et se laisse réduire en poudre très fine avec une grande facilité. Alors, on prend une partie de cette poudre, et on la fait bouillir, pendant une heure, dans seize parties d'eau tenant en solution deux parties de carbonate de soude cristallisé; on filtre et on laisse refroidir la liqueur. Le kermès se précipite sous forme d'une poudre pesante. On décante les eaux-mères, et on les fait de nouveau bouillir avec le résidu. On peut répéter ces deux dernières opérations à plusieurs reprises, et, par chaque refroidissement, on obtient une nouvelle quantité de kermès. Le produit est beaucoup plus abondant, suivant M. Liébig, que celui donné par le procédé de Cluzel. Un point important dans cette préparation, c'est de ne point laver le kermès à l'eau chaude, parce qu'elle le décompose.

OXI-SULFURE D'ANTIMOINE SULFURÉ HYDRATÉ.

(Soufre doré d'antimoine, Sulfure d'antimoine sulfuré hydraté, Hydrosulfure jaune d'antimoine sulfuré, Sous-hydrosulfate sulfuré d'antimoine.)

Il est toujours un produit de l'art.

Il est sous forme de poudre jaune orangée, inodore,

d'une saveur métallique lorsqu'il est gardé long-temps dans la bouche, insoluble dans l'eau, altérable par l'action de la lumière et par l'exposition au contact de l'air.

Préparation. — Pour l'obtenir, on prend la liqueur alcaline ou eau-mère qui surnage le kermès précipité; on la filtre et on y verse, par gouttes seulement, un acide comme le nitrique, le sulfurique, l'hydrochlorique, l'acétique (le Codex prescrit l'emploi de ce dernier, marquant trois degrés au pèse acide) on recueille le précipité, on le lave à l'eau froide, puis on le fait sécher et on le conserve de la même manière que le kermès.

IODURE D'ANTIMOINE.

Ce sel est toujours le produit de l'art. Il est cristallisé, d'une couleur rouge-brun lorsqu'il est en masse, et rouge de vermillon quand il est à l'état de poudre. L'eau le décompose.

Préparation. — On l'obtient en mettant trois parties d'iode dans une capsule de porcelaine, et y ajoutant par petites portions une partie d'antimoine; on a soin d'agiter le mélange avec une baguette de verre. Si l'on opère sur une certaine quantité de matière, on doit refroidir la capsule, parce que, dès la première introduction du métal, l'iode se liquéfie, et il se développe une chaleur très forte. Le mélange étant fait exactement, on l'introduit dans une cornue de verre que l'on fait communiquer avec un flacon à ouverture large, et on distille en chauffant graduellement, jusqu'à entretenir l'écoulement de l'iodure qui vient se solidifier dans le récipient.

PROTOCHLORURE D'ANTIMOINE.

(Beurre d'antimoine.)

Ce composé, toujours produit par l'art, est, dans son état de pureté, solide, cristallin, très cassant, incolore, d'une odeur acide, d'une saveur très caustique ; doué de la propriété de cautériser les chairs sur lesquelles on l'applique ; très fusible, et répandant dans l'air, lorsqu'il est fondu et un peu chaud, d'abondantes vapeurs blanches ; très déliquescent et se résolvant, par l'absorption de l'humidité de l'air, en un liquide oléagineux, incolore et transparent, qui, versé dans l'eau, donne un précipité floconneux, d'une belle couleur blanche : ce précipité est le sous-protochlorure d'antimoine (*poudre d'Algaroth*).

Préparation.—On l'a long-temps préparé, et beaucoup de praticiens le préparent encore, en distillant, dans une cornue de verre dont la panse est remplie à moitié, un mélange de trois parties d'antimoine métallique pulvérisé et de huit parties de perchlorure de mercure ; et en recevant le produit dans une éprouvette, dans un petit matras, ou même dans le flacon où l'on doit le conserver. Mais aujourd'hui, on l'obtient plus beau et à bien moins de frais, en traitant, à l'aide de la chaleur et en plein air, du sulfure d'antimoine pulvérisé par l'acide hydrochlorique du commerce, jusqu'à ce que celui-ci refuse d'en dissoudre. On filtre la liqueur à travers le verre pilé ; on l'introduit dans une cornue, au col de laquelle on adapte un matras, et on chauffe doucement dans un fourneau à réverbère, jusqu'à ce que la liqueur qui distille commence à se figer au bec de la cornue. Alors, on change de récipient, on augmente un peu le feu, et le protochlorure d'antimoine distille et vient se concréter dans le récipient. Pour l'en retirer, on le fond sur un bain de sable, et on le coule dans des flacons d'une petite dimension, à large ouverture et parfaitement bouchés à l'émeril. Ainsi préparé, le protochlorure est très beau.

ANTIMONIATE DE POTASSE.

Par ce nom, on fait connaître d'une manière approximative, la nature d'un médicament chimique de composition variable sous le rapport des proportions, et dont on distingue deux espèces; savoir, dans le vieux langage, l'*antimoine diaphorétique non lavé* ou *fondant de Rotrou*, et l'*antimoine diaphorétique lavé*. L'un et l'autre ont pour base la potasse combinée avec l'acide antimonique.

Préparation. — On mélange exactement deux parties d'antimoine pur finement pulvérisé et trois parties de nitrate de potasse; on introduit dans un creuset, et on chauffe jusqu'au rouge pendant une heure: on laisse refroidir, on sépare la matière du creuset et on la pulvérise. C'est l'antimoine diaphorétique non lavé, formé d'antimoniate de potasse et de nitrite de la même base.

Alors, on traite cette matière, d'abord par l'eau froide, et ensuite par l'eau bouillante, jusqu'à ce que le liquide en sorte insipide; on fait égoutter, on met en trochisques et on fait sécher. Par l'eau froide, on enlève le nitrite de potasse; par l'eau chaude, on décompose l'antimoniate de potasse, et on le transforme en antimoine diaphorétique lavé ou biantimoniate de potasse insoluble, et en antimoniate de potasse neutre qui reste dans la liqueur.

Si on verse dans le liquide un acide en excès, ce dernier s'empare de la base de l'antimoniate neutre, et on obtient un précipité très blanc de peroxide d'antimoine ou acide antimonique hydraté, qui, lavé et séché, portait autrefois le nom de *matière perlée de Kerkringius*.

De nos jours, ces diverses préparations ont été justement abandonnées comme étant d'une composition incertaine, et comme pouvant être remplacées avec avantage, sous le rapport thérapeutique, par d'autres produits médicamenteux antimoniaux plus précis et d'un effet plus sûr.

Des préparations de bismuth.

Une seule est employée comme agent thérapeutique.

SOUS-NITRATE DE BISMUTH.

(Magistère de bismuth, Blanc de fard, Oxide blanc de bismuth.)

Ce sel, qui est toujours le produit de l'art, se présente sous forme de poudre blanche et nacrée; très doux au toucher, et s'attachant à la peau qu'il blanchit; inodore; d'une saveur légèrement âpre; très peu soluble dans l'eau.

Préparation. — On l'obtient en versant dans de l'eau distillée un soluté concentré et le moins acide possible de nitrate de bismuth; on filtre, on lave et l'on fait sécher. Il faut que cette dessication se fasse dans un lieu où il n'y ait aucune émanation d'hydrogène sulfuré; le voisinage des lieux d'aisances suffirait pour en altérer la blancheur.

Des préparations de plomb.

IODURE DE PLOMB.

L'iodure de plomb est toujours fabriqué par l'art. Il est ou pulvérulent ou en petites paillettes micacées, d'une belle couleur jaune d'or; inodore; d'une saveur nulle d'abord, mais, après un certain temps, devenant très faiblement métallique; peu soluble dans l'eau, sur-tout à froid.

Préparation.—On l'obtient en précipitant un sel soluble de plomb, l'acétate neutre de préférence, par un iodure alcalin ou par l'acide hydriodique ; en recueillant le précipité sur un filtre, le lavant à l'eau froide, et le fesant sécher entre plusieurs feuilles de papier non collé, à l'abri de la lumière. On doit avoir soin, dans cette opération, de ne pas mettre de l'iodure de potassium en excès, parce qu'il dissout celui de plomb, et forme avec lui un iodure double.

OXIDES DE PLOMB.

On ne se sert en pharmacie que des deux qui suivent :

1° Protoxide de plomb (*massicot*). — Dans la nature, il ne se trouve que combiné avec des acides. Il est solide, de couleur jaune; inodore; d'une saveur faiblement métallique, appréciable seulement pour ceux qui ont l'habitude de goûter les oxides ; facilement fusible, il cristallise, par un refroidissement lent, en lames brillantes, jaunes ou jaunes rougeâtres, état sous lequel il porte le nom de *litharge*.

Préparation -- Le protoxide de plomb ou massicot se prépare en grand, en calcinant dans des fourneaux disposés à cet usage, du plomb métallique qu'un ouvrier agite sans cesse lorsqu'il est fondu et à une température petit rouge cerise. Le métal s'oxide aux dépens de l'air atmosphérique qui a une libre circulation dans le four, et se convertit entièrement en une poudre jaune grisâtre qui est un mélange de beaucoup de protoxide de plomb et d'une certaine quantité de plomb métallique dans un grand état de division. On sépare ces deux corps l'un de l'autre, en les broyant entre deux meules complétement plongées dans un petit cuvier plein d'eau. Pendant le broyement, on fait arriver continuellement par un des bords, un petit courant d'eau claire, et, par le bord opposé, une égale quantité de liquide s'écoule et se rend dans une série de baquets, communiquant tous les uns avec les autres par de petits goulots placés à leur partie supérieure.

Par l'effet du broyement, le protoxide de plomb est excessivement divisé, et, par l'agitation que la meule imprime à l'eau, il est tenu en suspension dans cette dernière. De là, il est entraîné par le courant dans les baquets dont nous avons parlé, et dans lesquels il se dépose en vertu de son poids, de sorte qu'à l'extrémité de la série, l'eau qui a abandonné dans son trajet tout l'oxide de plomb qu'elle tenait en suspension, sort parfaitement limpide, et est ramenée près du moulin où elle est reversée à l'aide d'une pompe.

Lorsqu'il ne reste plus que le plomb métallique entre les meules, ce que l'on reconnaît à la limpidité de l'eau qui s'en écoule, on enlève ce métal pour le repasser dans le fourneau lors d'une seconde calcination.

Quant à la litharge, on ne la prépare jamais dans le seul but de l'obtenir ; elle est toujours le résultat des travaux de coupellation que l'on fait subir aux plombs argentifères pour en extraire l'argent. On trouve, dans le commerce, de la litharge de deux couleurs; l'une rougeâtre, que l'on appelle *litharge d'or*, l'autre d'un blanc jaunâtre, qui a reçu le nom de *litharge d'argent*. On les obtient l'une et l'autre à volonté, selon qu'à leur sortie du four à coupeller, on les refroidit promptement ou lentement. La litharge blanche n'est formée que de protoxide, et s'obtient par le refroidissement prompt; la rouge contient une petite proportion de bioxide ou minium, qui s'y est formé par l'effet d'un refroidissement lent.

Toutes ces sortes de protoxides de plomb ne sont jamais pures et ne peuvent l'être. Elles contiennent toujours des traces d'oxides de fer et de cuivre, et en outre des proportions, quelquefois assez fortes, de silice, d'alumine et de chaux, provenant des matériaux qui ont servi à construire les fours et des instrumens employés.

Aussi, quand on veut obtenir du protoxide de plomb pur, le meilleur moyen, sous une foule de rapports, consiste à chauffer dans un creuset, en l'agitant continuellement, du protocarbonate de plomb (*céruse*), qu'il est toujours facile de se procurer à l'état de pureté.

2° Bioxide de plomb (*minium*). — Quelques minéralogistes prétendent qu'on le trouve, mais peu abondant et en masses amorphes, dans le pays de Hesse-Cassel; mais, comme on a rencontré, sur les mêmes lieux, des vestiges d'anciens travaux, il est probable que c'est un produit perdu d'anciennes exploitations. Celui que fournit le commerce est toujours obtenu par l'art. Il est sous forme de poudre d'un rouge plus ou moins orangé et vif, inodore, insipide.

Préparation.— On calcine, dans un four pratiqué pour cet usage, le protoxide de plomb qui est étendu sur la sole en couche plus ou moins épaisse, ou bien encore qui est contenu dans des capsules plates en fer dont on emplit le four, en ayant soin de les chevaucher pour que l'air puisse pénétrer librement dans toutes. Lorsque la chaleur est arrivée au rouge obscur, on ferme les portes du fourneau, et on diminue lentement et graduellement le feu, en ne laissant arriver l'air que par une très petite ouverture. C'est par la lenteur de ce refroidissement que le protoxide de plomb absorbe une nouvelle proportion d'oxigène, pour se transformer en bioxide.

Pour son emploi en pharmacie, on a conseillé de le purifier en le traitant par l'acide acétique affaibli. Mais, par ce moyen, on n'enlève que le protoxide de plomb, le deutoxide de cuivre et la chaux qu'il contient; malgré ce traitement, il reste encore mélangé de tous les autres corps que contenait le protoxide de plomb ou massicot avec lequel on l'a préparé.

On peut obtenir en grand le minium parfaitement pur, ainsi que cela se fait dans l'établissement de M. Roard, à Clichy près Paris, en calcinant le carbonate de plomb, obtenu par la décomposition du sousacétate de ce métal au moyen d'un courant d'acide carbonique.

On ne doit jamais perdre de vue que, pendant ces divers travaux de calcination, tant pour le protoxide que pour le bioxide de plomb, il se dégage toujours des émanations plombiques dont l'action sur l'économie est pernicieuse, et qu'il faut prendre les plus grandes précautions pour en garantir les organes de la respiration.

CARBONATE DE PLOMB.

(Céruse, Blanc de céruse, Blanc de plomb.)

On trouve, dans la nature, du carbonate de plomb, mais toujours sous forme cristalline, et jamais à l'état de pureté. Celui que l'on vend, dans le commerce, est constamment le produit de l'art et sous forme de pains cylindriques ou coniques très blancs, ou en plaques compactes, d'une couleur blanche grisâtre, d'une à quatre lignes d'épaisseur : il est inodore, d'une saveur légèrement âpre métallique ; insoluble dans l'eau, suivant les auteurs, à moins qu'elle ne contienne de l'acide carbonique.

Préparation.— On obtient ce sel par divers procédés.

1° En faisant passer, ainsi que le fait M. Roard dans sa fabrique de Clichy, un courant de gaz acide carbonique dans un soluté aqueux de sousacétate de plomb. On lave le précipité, puis on le fait sécher.

2° En mettant au fond de pots de grès une petite quantité de vinaigre, et disposant, à un pouce au-dessus de sa surface, des spirales formées de lames de plomb coulées (avec du plomb laminé, on n'obtiendrait que très difficilement le résultat attendu); on obture le pot avec un disque de plomb coulé. On étend dans une cuve une couche de fumier frais de cheval, d'un pied d'épaisseur; on recouvre cette couche de pots placés les uns contre les autres, puis on applique des planches sur le tout. On superpose ainsi des couches successives, jusqu'à ce que la cuve en soit remplie, en ayant soin que le tout soit recouvert d'une couche épaisse de fumier.

Il faut observer que les pots ne doivent pas être bouchés hermétiquement; il est nécessaire que l'air atmosphérique puisse y pénétrer en même temps que l'acide carbonique produit par la fermentation du fumier. Le vinaigre a pour but de favoriser l'oxidation du plomb.

Ordinairement, dans l'espace de six semaines à deux mois, l'opération est terminée : c'est ce que l'on reconnaît quand il n'y a plus aucun signe de fermentation dans le fumier. Alors, on déblaie la cuve avec précaution, on enlève les pots les uns après les autres, et on trouve les spirales et les couvercles de plomb quelquefois convertis totalement en carbonate mais, le plus souvent, ils ne sont recouverts de ce sel qu'aux deux tiers de leur épaisseur; le centre est du métal non attaqué, et que l'on en détache, soit en les passant entre deux cylindres, soit en les frappant sur une table. On broie ensuite le carbonate de plomb de la même manière que nous l'avons dit pour le protoxide de ce métal; on le lave, on le met en pains, et on le fait sécher.

On prépare, d'après le même principe, mais sans avoir recours au fumier, un carbonate de plomb d'une blancheur éblouissante et nacrée, qui se vend pour la peinture, sous le nom de *blanc de Kremnitz* ou *blanc d'argent*; mais il est étranger à notre but, et nous nous bornerons seulement à le signaler ici.

Le carbonate de plomb du commerce n'est point pur : celui préparé par le procédé de M. Roard est le moins impur de tous; il ne retient que très peu d'acétate de plomb, et l'on conçoit, l'opération se faisant très en grand, que l'on ne s'astreint pas à l'en priver complétement par le lavage, avec d'autant plus de raison que ce sel n'est point nuisible dans les usages des arts auxquels la céruse est destinée. Celui préparé par la seconde méthode, que l'on appele hollandaise, est plus impur; il contient les oxides des métaux qui altèrent toujours plus ou moins le plomb. Il est donc nécessaire, pour la pharmacie, de purifier ce produit. C'est à quoi l'on parvient en broyant la céruse sous l'eau, la lavant un grand nombre de fois par décantation, puis la trochisquant et la fesant sécher.

Des préparations de cuivre.

SULFATE DE CUIVRE.

(Vitriol bleu, Vitriol de Chypre, Couperose bleue.)

Ce sel existe dans les eaux des anciennes galeries d'exploitation de minerais de cuivre; mais il est évidemment le résultat de l'action de l'air introduit dans ces cavités. Suivant certains voyageurs, on trouve, dans quelques contrées d'Amérique, des fontaines dont les eaux contiennent ce sel en solution.

Il est sous forme de cristaux prismatiques irréguliers, de couleur bleue, demi-transparens; inodore; d'une saveur âpre et cuivreuse, très désagréable. Il est soluble dans l'eau, et plus à chaud qu'à froid. Exposé à l'air, il s'effleurit en prenant une couleur blanchâtre. Chauffé lentement et graduellement, il perd toute son eau de cristallisation, en conservant sa forme et en prenant une couleur blanche; et si alors on jette de l'eau dessus, il redevient bleu : d'où l'on doit conclure que la couleur de ce sel est due exclusivement à son eau de cristallisation.

Préparation.—On préparait autrefois ce sel en chauffant des lames de vieux cuivre dans un four jusqu'au petit rouge, et en projetant dessus du soufre pulvérisé. Le cuivre se sulfurait. Mais en continuant à chauffer à la même température pendant quelque temps, les deux élémens de ce sulfure absorbaient l'oxigène de l'air et se transformaient en sulfate. On jetait la matière toute rouge dans des baquets pleins d'eau qui dissolvait le sel formé, et la portion non altérée des lames de cuivre était traitée de nouveau de la même manière. On évaporait convenablement le soluté, et on le mettait à cristalliser. Le sulfate ainsi obtenu était assez pur.

Dans les pays où les minerais de sulfure de cuivre sont abondans, on les grille au contact de l'air, et on les projette dans l'eau. Mais, comme ces sulfures de cuivre contiennent toujours de la pyrite ferrugineuse, le sulfate de cuivre qui en provient contient également du sulfate de fer. Aussi, le sulfate de cuivre fourni par ce mode d'opérer prend-il, avec le temps et au contact de l'air, une couleur verdâtre, couleur qui résulte de l'oxigénation du fer, parce que l'oxide de ce métal devient jaune, et, avec le bleu du sulfate de cuivre, donne naissance à la couleur verte.

Aujourd'hui que l'or et l'argent s'affinent à l'aide de l'acide sulfurique, le sulfate d'argent fourni par cette opération est décomposé au moyen de lames de cuivre. Il résulte de ce travail des quantités de sulfate de cuivre qui vont au-delà des besoins des arts; et, comme ce sel est de la plus grande pureté, on n'a plus recours aux deux autres procédés,

SULFATE DE CUIVRE ET D'AMMONIAQUE.

(Cuivre ammoniacal, Sulfate de cuivre ammoniacal.)

Ce sel est un produit de l'art.

Il est sous forme de cristaux d'un beau bleu velouté;

inodore ; d'une saveur très amère et métallique cuivreuse ; très soluble dans l'eau ; se décomposant peu à peu par le contact de l'air.

Préparation.—On l'obtient en versant, dans un soluté aqueux saturé de sulfate de cuivre, de l'ammoniaque liquide en excès, filtrant et laissant évaporer spontanément dans une capsule profonde. L'excès d'ammoniaque se volatilise, et le sulfate neutre de cuivre et d'ammoniaque cristallise.

On le prépare encore en mettant, dans un vase de verre, du sulfate de cuivre pulvérisé, et versant dessus une quantité suffisante d'ammoniaque liquide pour dissoudre complétement la matière qui se précipite d'abord. On étend alors la liqueur d'alcool rectifié (36°), dans la proportion d'un volume et un quart pour un volume du liquide ammoniacal ; on sépare par décantation les cristaux qui se forment, on les desséche sur un papier non collé et sans l'intermède de la chaleur, puis on les introduit dans un flacon de verre que l'on bouche hermétiquement.

Des préparations de mercure.

MERCURE.

Le mercure (vif-argent) se rencontre à l'état natif, ou combiné avec le soufre, le chlore ou l'argent.

Il est liquide à la température ordinaire, d'un blanc argentin tirant sur le bleuâtre, très brillant, d'une pesanteur spécifique de 13,568.

Il se volatilise à partir de + 15° centigrades, et se congèle à — 40° de la même échelle, en affectant une forme cristalline, octaédrique ; à ce point, il s'aplatit sous le marteau, et, reçu sur la main, il y produit la sensation d'un corps très chaud.

Préparation. — L'extraction en grand du mercure se fait sur les lieux mêmes d'où l'on extrait le minerai, et, depuis le commencement de ce siècle, cette opération a reçu d'importantes améliorations.

Pour l'obtenir dans les laboratoires, on prend deux parties de sulfure de mercure pulvérisé et une partie de limaille de fer; on les introduit dans une cornue de grès futée, en mettant le sulfure en dessous. Le col de la cornue doit être enveloppé d'un linge qui en fait trois fois le tour au moins, qui le dépasse de trois à quatre pouces, et va ensuite plonger d'un pouce et demi dans un récipient à moitié rempli d'eau. On chauffe graduellement jusqu'au rouge; puis on sépare par décantation le mercure de l'eau qui le surnage, on le sèche avec du papier joseph, et on le fait passer par pression au travers d'un linge fin.

M. Barruel, auquel les sciences chimiques sont redevables de tant de procédés ingénieux, nous a indiqué le moyen d'obtenir le mercure pur par la distillation de celui qu'on trouve dans le commerce, quelque impur qu'il soit.

Pour arriver à ce résultat, il suffit, lorsque le mercure est introduit dans la cornue, de le recouvrir d'une couche de sable fin, de deux à trois pouces d'épaisseur, qui, faisant l'office de filtre, retient toutes les portions du métal non réduites en vapeurs, et permet à ces dernières seules de gagner le récipient, en s'opposant à la projection des particules de mercure non vaporisé déterminée par l'ébullition.

Nous ne devons pas omettre non plus de signaler un moyen que nous avons vu mettre en pratique par le même chimiste, pour rendre au métal déjà purifié l'éclat qu'il a perdu, soit par la présence de corps gras et de poussière, soit par l'oxidation de quelques-unes de ses molécules, comme cela a lieu sur les cuves hydrargyro-pneumatiques.

Il consiste à le laver, pendant quelques instans, avec

de l'eau ammoniacale, et à absorber ensuite ce dernier liquide avec un papier non collé.

SULFURE DE MERCURE.

Le soufre forme avec le mercure, deux combinaisons, le proto et le deutosulfure.

1° Protosulfure (*Sulfure noir de mercure* ou *éthiops minéral*). -- Il est constamment le produit de l'art, et se présente sous forme d'une matière pulvérulente, d'une couleur noirâtre, inodore, insipide, insoluble.

Préparation. -- On l'obtient en triturant dans un mortier une partie de mercure pur et deux parties de soufre sublimé et lavé; jusqu'à ce que le métal soit parfaitement éteint et que le mélange ait acquis la teinte foncée qui lui est propre.

Cette opération, extrêmement longue, donne pour résultat un sulfure mélangé d'une portion de soufre et de mercure non combinés. Mais avec le temps, la combinaison finit par s'opérer; car on voit la poudre s'agglomérer en une masse résistante que l'on est obligé de soumettre à la pulvérisation.

2° Deutosulfure (*Sulfure rouge de mercure* ou *cinabre artificiel, vermillon*). — Ce composé ne se trouve dans la nature en état de pureté qu'en petite quantité. Il est en masse cristalline, disposée en prismes aiguillés accolés parallèlement les uns aux autres. La couleur qui, en masse, est d'un rouge violacé, devient rouge par la pulvérisation, et d'autant plus belle que la division est portée plus loin. Son odeur et sa saveur sont nulles. Ce sulfure est insoluble.

Préparation. — Il existe plusieurs procédés au moyen desquels on peut préparer le deutosulfure de mercure. L'un d'eux, dit *par la voie humide*, attribué généralement aux Chinois, est rarement employé chez nous, bien qu'il donne le plus beau vermillon.

Celui qu'on met le plus ordinairement en pratique est le suivant.

Faites fondre dans un creuset une partie de soufre sur laquelle vous projetez ensuite 6 parties de mercure métallique très divisé, avec la précaution d'agiter rapidement jusqu'à ce que la matière commence à se solidifier. A cet instant, on entend un bruissement très fort, et on doit se hâter de couvrir le vase, dès qu'on voit apparaître une vapeur blanche, à l'action de laquelle il faut se soustraire, parce qu'elle est formée de mercure : aussi doit-on toujours, pour ce motif, opérer cette combinaison en plein air. Laissez ensuite refroidir le produit, et, après l'avoir détaché, pulvérisez-le, introduisez la poudre dans des matras, et procédez à sa sublimation. Soumettez ensuite le sulfure à la porphyrisation et à la dilution, et faites sécher par l'exposition à l'air. Le vermillon est d'autant plus beau et plus estimé qu'il est en poudre plus fine.

IODURES DE MERCURE.

L'iode forme avec le mercure deux combinaisons.

1° Protiodure. — Ce composé, toujours produit par l'art, est pulvérulent, d'un jaune verdâtre, d'une odeur nulle, et d'une saveur âpre et métallique. Il est insoluble.

Préparation. — Pour l'obtenir, on verse un soluté d'iodure de potassium dans un soluté de protonitrate de mercure le moins acide possible. Il se produit un précipité; on le sépare par le filtre, on le lave à grande eau, et on le fait sécher entre plusieurs feuilles de papier non collé, à l'abri de la lumière.

2° Periodure. — Ce produit, toujours fabriqué, est sous forme d'une poudre d'un beau rouge vermillon; d'une odeur nulle; d'une saveur nulle d'abord, puis, après un certain temps, très légèrement âpre; susceptible de se volatiliser par la chaleur, en donnant des vapeurs d'un jaune rougeâtre, lesquelles, en se condensant, donnent naissance à des cristaux lamellaires rhomboïdaux d'un rouge éclatant ; très peu soluble dans l'eau, soluble dans l'alcool.

Préparation. — Pour l'obtenir, M. Guibourt conseille de verser un soluté de 9 parties de deutochlorure de mercure dans un autre soluté de 10 parties d'iodure de potassium, jusqu'à ce qu'il ne se forme plus de précipité, en ayant soin de ne pas mettre un excès de deutochlorure. On lave le précipité, et on le fait sécher comme le précédent.

CHLORURES DE MERCURE.

Le chlore forme avec le mercure deux combinaisons définies.

1° Protochlorure (*calomélas*, *mercure doux*, etc.). — Ce produit, toujours préparé par l'art, est en masses hémisphériques, cristallines, formées de prismes accolés les uns aux autres; il est d'un blanc légèrement grisâtre, susceptible de passer au jaunâtre par une grande division, et de devenir brunâtre par l'action de la lumière; légèrement translucide, quand il est récemment sublimé; inodore; insipide suivant les auteurs, mais, suivant nous, d'une saveur très faiblement âpre mercurielle. Il passe pour insoluble dans l'eau, ce dont il est permis de douter, puisque l'eau dans laquelle on l'a fait bouillir brunit par l'acide hydrosulfurique.

Préparation. — On l'obtient en sublimant du deutochlorure de mercure avec du mercure métallique, après les avoir triturés long-temps dans un mortier de verre ou de porphyre (il faut se garder d'employer des mortiers métalliques ou calcaires). Quand l'opération est terminée et l'appareil refroidi, on détache le produit adhérent à la paroi supérieure du vase sublimatoire, on le pulvérise, puis on le lave pour en séparer le deutochlorure qui pourrait s'être volatilisé avec lui.

Les Anglais, qui font un usage immodéré de ce composé, sous le nom de *calomel préparé à la vapeur*, l'obtiennent dans un état de division considérable et ayant une couleur parfaitement blanche, au moyen d'un appareil tellement disposé que, dans le récipient où arrive la vapeur du chlorure, elle se trouve en contact avec de la vapeur d'eau qui en détermine la précipitation à l'état moléculaire et sans aggrégation.

On peut encore obtenir le protochlorure de mercure en précipitant un soluté très étendu de protonitrate de ce métal, soit par l'acide hydrochlorique, soit, plus économiquement, par le soluté d'un chlorure alcalin. On lave par décantation et à plusieurs reprises, puis on filtre, on lave de nouveau, et on fait sécher à l'abri du contact de l'air et de la lumière. Cette combinaison, désignée par les anciens sous le nom de *précipité blanc*, est douée de propriétés plus actives que le calomel ordinaire ; ce qui tient probablement à l'état de division extrême de ses molécules, et peut-être à leur hydratation. On peut, si l'on veut, la soumettre à la sublimation, et l'on obtient alors du mercure doux ordinaire, mais plus beau et certainement à moins de frais que par le premier procédé.

2° Deutochlorure (*sublimé corrosif*).—Il est toujours le produit de l'art.

Il est sous forme de masses orbiculaires, blanches, translucides, offrant quelquefois des apparences cristallines sur plusieurs points de leur face concave ; à cassure demi-vitreuse ; inodore ; d'une saveur métallique très âpre et fortement mercurielle.

Préparation.—On l'obtient en sublimant un mélange, aussi exactement fait que possible, de quatre parties de chlorure de sodium, d'une partie de bioxide de manganèse et de cinq parties de persulfate de mercure. L'opération terminée et l'appareil refroidi, on casse avec soin le vase sublimatoire, et on en détache le produit que l'on brise par fragmens et que l'on conserve dans des flacons bien bouchés.

On peut encore le préparer en dissolvant, jusqu'à saturation, du peroxide de mercure dans l'acide hydrochlorique, évaporant à siccité, et sublimant ensuite.

OXIDES DE MERCURE.

Le mercure est susceptible de deux degrés d'oxidation.

1° Protoxide (*oxide noir de mercure*).—Cet oxide, qui est toujours le produit de l'art, ne peut exister qu'autant qu'il est combiné avec un acide. Lorsqu'on l'en sépare en décomposant un protosel de mercure par un alcali fixe, il se présente sous forme d'une poudre grise noirâtre, inodore, de saveur âpre et fortement métallique, de pesanteur spécifique assez considérable, et communiquant à l'eau, dans laquelle on la fait bouillir, sa saveur et la propriété de précipiter en noir par l'acide hydrosulfurique. Mais ce précipité est-il bien le protoxide tel qu'il existait dans la combinaison saline? Il est plus que permis d'en douter; car, si on le comprime fortement entre les doigts, on en exprime des globules de mercure métallique, et l'opinion d'un grand nombre de chimistes à cet égard est que cette poudre est formée de bioxide de mercure et de mercure métallique très divisé.

Préparation. — On l'obtient, comme nous l'avons déjà dit, en décomposant un protosel de mercure, le protonitrate de préference, par suffisante quantité d'un soluté de potasse ou de soude caustique. Le précipité est recueilli sur un filtre, bien lavé à l'eau pure, puis séché à l'ombre.

2° Bioxide (*oxide rouge de mercure* ou *précipité rouge*).

— Il est toujours le produit de l'art, et se présente, quand il est pur, sous forme de masses d'un rouge orangé, micacées et brillantes, inodores, d'une saveur semblable à celle du protoxide, et, comme ce dernier, se dissolvant un peu dans l'eau.

Dans le commerce, on trouve du bioxide de mercure d'une couleur rouge orangée assez intense et presque entièrement micacée : il ne faut point s'en laisser imposer par cette apparence, qui est trompeuse. Nous nous sommes assuré que ce beau peroxide contient toujours une certaine quantité d'oxide de plomb, et cette quantité est notable.

Préparation. — Les chimistes anciens obtenaient ce peroxide en chauffant, sans relâche et pendant plusieurs mois et même des années, sur un bain de sable et jusqu'à légère ébullition, dans un matras de verre à long col effilé en tube capillaire et à fond plat, appelé *enfer de Boyle*, en raison de la longueur de l'opération, une couche d'une à deux lignes de mercure étendu sur ce fond. Par l'action de la chaleur, le mercure s'oxidait aux dépens de l'oxigène de l'air qui se renouvelait à la faveur de l'ouverture capillaire du matras, et se transformait insensiblement en cristaux lamellaires, quelquefois de plusieurs lignes de dimension, de bioxide pur. Comme on n'ajoutait rien au mercure, et qu'on ignorait, à cette époque, la nature de l'air que l'on rangeait parmi les élémens, et conséquemment le rôle qu'il joue dans la combustion et dans l'oxidation des métaux, on avait décoré ce produit du nom de *précipité per se*. Jusqu'à Lavoisier, la théorie du phlogistique servait à expliquer les phénomènes chimiques; mais elle n'était point de nature à satisfaire le profond génie de cet illustre chimiste qui, en fesant cette opération et en méditant toutes les circonstances qui l'accompagnent, reconnut que le mercure en se transformant ainsi augmente de poids aux dépens de l'air atmosphérique. De là, la découverte de l'oxigène et de l'azote; de là aussi l'origine de la chimie pneumatique et les brillantes découvertes qu'elle a faites chaque jour depuis cette époque, découvertes qui ont non-seulement changé la face de la science, mais en ont encore étendu le domaine à l'infini.

Aujourd'hui, le peroxide de mercure se prépare exclusivement en décomposant le nitrate de mercure par la chaleur. L'opération peut se faire, soit dans des matras de verre, soit même dans des creusets de terre. La température doit être élevée au point de décomposer tout l'acide nitrique, sans décomposer l'oxide mis à nu; c'est à un degré voisin du rouge obscur qu'elle doit être portée. Pour conserver au produit sa couleur, on le met à l'abri de l'air et sur-tout de la lumière.

Pour les usages de la médecine, il doit être amené à l'état de poudre très ténue, à l'aide de la porphyrisation, mais seulement au fur et à mesure du besoin : par cette division, il perd sa couleur primitive et acquiert une teinte orangée.

SULFATES DE MERCURE.

L'acide sulfurique se combine avec le mercure à ses deux états d'oxidation, et, pour chacun d'eux, dans deux proportions différentes; d'où il résulte un protosulfate neutre et un protosursulfate ou protosulfate acide, un deutosulfate neutre et un deutosursulfate ou deutosulfate acide. Mais, comme il n'y a qu'un de ces sels employé en médecine, nous nous bornerons à ce qui le concerne.

Deutosulfate neutre de mercure (*turbith minéral*). — Ce sel est toujours sous forme pulvérulente, de couleur jaune, inodore, d'une saveur âpre et mercurielle, excessivement peu soluble dans l'eau.

Préparation. — On fait réagir l'acide sulfurique en excès et concentré sur le mercure métallique. Mais, comme, dans cette opération, il se produit une énorme quantité de gaz acide sulfureux, on opère cette réaction dans une cornue placée sur une capsule dans un fourneau à réverbère. On adapte au col de la cornue un ballon tubulé, destiné à recevoir une portion d'acide sulfurique qui se volatilise sans réagir et à transmettre, à l'aide d'un tube conducteur, le gaz sulfureux dans une substance susceptible de l'absorber (ordinairement la chaux). On pousse la distillation jusqu'à ce que la matière qui reste dans la cornue soit convertie en une substance blanche solide. On laisse refroidir, et, après avoir retiré la matière de la cornue, on la projette dans une grande quantité d'eau chaude qui la décompose en sursel soluble restant en solution, et en sel neutre se précipitant sous forme de poudre jaune : on recueille ce dernier sur un filtre, on le lave, on le fait sécher, et on le renferme dans des flacons à l'abri de la lumière.

NITRATES DE MERCURE.

Comme pour les sulfates de ce métal, il y a quatre combinaisons de l'acide nitrique avec les oxides de mercure, deux avec le protoxide et deux avec le peroxide ; mais une seule méritant de fixer l'attention des praticiens, nous ne nous occuperons que d'elle.

Pernitrate acide de mercure. — Ce sel, toujours préparé par l'art, est en masses cristallines amorphes, de couleur jaune-citron ; d'une odeur rappelant celle de l'acide nitrique ; d'une saveur acide, âpre, fortement mercurielle et désagréable ; décomposable en partie par l'eau qui le transforme en pernitrate neutre insoluble, appelé par les anciens *turbith nitreux*, et en pernitrate très acide, de sorte que, pour le dissoudre, il faut préalablement aciduler l'eau avec l'acide nitrique.

Préparation. — On l'obtient en faisant réagir deux parties d'acide nitrique concentré sur une partie de mercure, à l'aide de la chaleur.

SOUSPROTONITRATE DE MERCURE ET D'AMMONIAQUE.

(Sousprotonitrate ammoniaco-mercuriel, Mercure soluble d'Hahnemann.)

Ce sel est constamment le produit de l'art.

Il est sous forme de poudre, de couleur noire grisâtre, inodore, d'une saveur métallique, volatil, altérable par l'action de la lumière et par celle de l'air.

Préparation. — Plusieurs procédés ont été proposés et sont encore employés pour obtenir ce composé; mais celui de M. Guibourt nous paraît mériter la préférence. Il consiste à triturer, dans une capsule et avec de l'eau très légèrement aiguisée d'acide nitrique, du protonitrate de mercure bien pur. On décante, et on réitère l'opération jusqu'à ce que la totalité du sel soit dissoute. On réunit les liqueurs, on les filtre, et on y verse peu à peu de l'ammoniaque liquide affaiblie, de manière à ne pas décomposer entièrement le nitrate. Alors, on laisse déposer le précipité, on le sépare par décantation, on le lave à plusieurs reprises, on le fait égoutter sur un filtre, on l'exprime dans du papier joseph, et on le fait sécher à l'abri de la lumière et à une très douce chaleur. Enfin on le détache du filtre, on le réduit en poudre et on l'introduit dans un flacon hermétiquement bouché et à parois opaques ou recouvert de papier noir.

Il est convenable de ne préparer ce produit qu'en petite quantité et de le renouveler souvent, parce que, même dans des vases bien fermés, le mercure passe, avec le temps, au *maximum* d'oxidation.

Des préparations d'argent.

ARGENT.

Ce métal existe sur divers points du globe, soit à l'état natif, soit combiné avec le soufre, le chlore ou l'iode, l'antimoine, l'arsenic, le mercure, et d'autres métaux.

Il est solide, moyennement dur, susceptible de recevoir un très beau poli, très ductile et très tenace, et le second des métaux pour la malléabilité; d'une belle couleur blanche, très brillante et servant de terme de comparaison pour les autres métaux blancs; d'une pesanteur spécifique de 10,4743.

Préparation. — L'argent est un objet de commerce, et le résultat de travaux exécutés en grand; mais celui que l'on vend pour pur ne l'est point, pas même lorsqu'il est obtenu par la coupellation, ainsi que l'a prouvé Le Baillif. Pour l'obtenir à l'état de pureté, il faut le retirer du chlorure d'argent. On y parvient par le moyen suivant.

Prenez le chlorure de ce métal préparé avec soin et suffisamment lavé, puis ajoutez-y moitié de son poids de carbonate de soude desséché. Placez alors le mélange dans un bon creuset de Hesse, et chauffez-le jusqu'à parfaite fusion, dans un fourneau à réverbère surmonté d'un long tuyau de tôle.

On décompose encore le chlorure d'argent, et avec moins de perte que par le procédé précédent, en le fesant bouillir dans de l'eau à laquelle on ajoute quelques gouttes d'acide sulfurique et deux barreaux de zinc distillé. A défaut de zinc, on peut employer le fer bien décapé. Il se forme des chlorures de zinc ou de fer, et l'argent reste sous forme d'une poudre grisâtre, qu'il suffit de laver d'abord avec de l'eau pure, puis avec de l'eau aiguisée de quelques gouttes d'acide sulfurique, et enfin une troisième avec de l'eau bien pure. On fait sécher cette poudre d'argent, qui, bien qu'ayant un aspect terreux sans éclat métallique, par suite de la grande division de ses molécules, est susceptible d'acquérir l'éclat le plus brillant par le frottement avec un corps dur tel qu'un tube de verre. On convertit cette poudre en culot, en la fondant dans un creuset à l'aide d'une petite quantité de borax, addition qui a pour objet de faciliter la réunion des globules métalliques en une seule masse. Lorsque la fusion est complète, on verse le métal dans une quantité d'eau assez considérable, si on veut le diviser, comme cela se pratique pour le débit commercial; ou bien on le coule dans une lingotière, si on désire l'avoir en barre.

NITRATE D'ARGENT FONDU.

(Pierre infernale.)

Ce sel, qui est toujours le produit de l'art, se présente sous forme de petits cylindres, de deux lignes environ de diamètre, et de deux à trois pouces et plus de longueur, d'une texture cristalline; blanc, blanc grisâtre, ou gris, suivant la nature du vase dans lequel on l'a préparé et le degré de température auquel on l'a soumis; inodore; d'une saveur âcre et fortement métallique; très soluble dans l'eau.

Préparation. — On l'obtient en fesant évaporer jusqu'à siccité un soluté de nitrate d'argent fait avec l'argent pur. Le résidu de cette opération doit être fondu, selon la majeure partie des auteurs, dans un creuset d'argent, jusqu'à ce que toute l'eau de cristallisation ait été vaporisée, et que la matière soit en fusion tranquille comme de l'huile; alors, on la coule dans une lingotière où elle se solidifie par le refroidissement.

Si, au lieu de fondre le nitrate dans un creuset d'argent,

on le fond dans un godet en verre, tel qu'un tube mince fermé à l'une de ses extrémités, on obtient un produit blanc.

Le nitrate d'argent fondu est conservé dans un flacon bien bouché, à l'abri de la lumière, et ordinairement au milieu de semences de lin : ces semences ont pour objet de prévenir la rupture des cylindres contre les parois du flacon.

Des préparations d'or.

OR.

L'or est presque toujours à l'état natif; s'il est quelquefois combiné, c'est avec l'argent, le cuivre, ou, ainsi que M. Barruel s'en est assuré en examinant diverses sortes d'or du Brésil, avec le palladium.

Il est moyennement dur, très ductile, très tenace, et peut-être le plus malléable de tous les métaux; d'une couleur jaune particulière, très brillante; d'une pesanteur spécifique de 19,257.

Préparation. — L'or, à l'état métallique, n'est employé en thérapeutique que sous une seule forme; celle de poudre. On l'y amène de la manière suivante : prenez des feuilles d'or, triturez-les long-temps avec du sucre, et tamisez; triturez le résidu avec une nouvelle portion de sucre, et tamisez une seconde fois. Délayez dans l'eau la poudre ainsi obtenue, afin de dissoudre le sucre que vous séparerez par la filtration, et lavez enfin la poudre sur le filtre, puis faites-la sécher à l'étuve.

OXIDES D'OR.

1° Protoxide. — Quelques chimistes pensent que l'or est susceptible de deux degrés d'oxidation, et que la teinte verdâtre qui s'applique sur le papier, entre les feuilles duquel on fait déflagrer un fil d'or au moyen d'une forte décharge électrique, est due au protoxide qui s'est formé dans ce cas. Mais nous pensons que cette teinte n'est due qu'à de l'or métallique dans un état de division presque atomique, et nous sommes d'autant plus porté à cette conclusion, qu'on l'obtient en frottant de l'or pur sur du papier ou sur du linge, circonstance qui ne permet pas d'admettre l'idée d'une oxidation.

2° Deutoxide (*oxide d'or*). — Cet oxide, qui n'existe point et ne peut exister dans la nature, est pulvérulent; d'une couleur brune; inodore; assez pesant; réductible à une chaleur au-dessous du rouge, et se réduisant même par la simple action de la lumière. Il est insoluble dans l'eau.

Préparation. — On a publié divers procédés pour l'obtenir : mais nous n'indiquerons ici que celui qui en fournit la plus grande quantité et dans le plus grand état de pureté. Ce procédé consiste à faire bouillir pendant quelque temps un soluté étendu de chlorure d'or avec un excès de magnésie. Lorsque le soluté est complétement décoloré, on filtre, on lave parfaitement, et on traite ce qui reste sur le filtre (que l'on doit considérer comme une combinaison saline d'oxide d'or et de magnésie, *aurate de magnésie*), par un excès d'acide nitrique affaibli qui enlève toute la magnésie et laisse l'oxide d'or pur. On recueille ce dernier sur un filtre, on le lave à grande eau, et on le fait sécher entre des feuilles de papier non collé mais sans compression, et à l'abri de la chaleur et de la lumière.

Il doit être conservé dans des flacons bien bouchés et à parois opaques.

CHLORURE D'OR.

Ce produit, qui ne se trouve jamais dans la nature, peut être obtenu cristallisé en aiguilles brillantes, de couleur jaune, d'une saveur astringente, âpre et fortement métallique. S'il contient un excès de chlore, il est déliquescent.

Préparation. — On l'obtient en dissolvant une partie d'or métallique dans trois parties d'eau régale, évaporant le dissoluté convenablement et dans une capsule de verre, et fesant cristalliser par le refroidissement. On le renferme dans des flacons bouchés à l'émeril, et à l'abri de la lumière, sur-tout de la lumière solaire.

CHLORURE D'OR ET DE SOUDE.

(Muriate ou hydrochlorate d'or et de soude.)

Ce composé est toujours le produit de l'art. Il cristallise en parallélipipèdes rectangles alongés et de peu d'épaisseur, d'un jaune vif, d'une saveur salée tres âpre et fortement métallique; il est déliquescent et conséquemment très soluble dans l'eau.

Préparation. — Pour l'obtenir, on dissout l'or au moyen de l'eau régale, comme dans la préparation du chlorure simple de ce métal. Ensuite, au produit cristallisé de la dissolution de quatre parties d'or, que l'on reprend par dix ou douze fois son poids d'eau distillée et que l'on filtre, on ajoute une partie de chlorure de sodium purifié et décrépité, dissoute dans six parties d'eau distillée et filtrée; on fait évaporer lentement dans une capsule de porcelaine et sur un bain de sable ou au bain-marie, jusqu'à consistance de sirop clair; on retire la capsule du feu, et on laisse cristalliser par le refroidissement et le repos. On sépare les cristaux du liquide restant que l'on étend de huit fois son poids d'eau distillée, on filtre pour enlever un léger précipité qui s'est formé et l'on fait évaporer et cristalliser comme précédemment. L'eau-mère est séparée de nouveau, additionnée d'une petite quantité de chlorure de sodium, puis évaporée convenablement et mise à cristalliser. Enfin, on réunit le produit des trois cristallisations, on le fait dissoudre dans l'eau distillée, et, après avoir filtré, on fait cristalliser de la manière indiquée. Le sel obtenu est séché sur du papier joseph, soit à l'air libre, soit à une très légère chaleur, et renfermé dans un flacon bien bouché.

II. *Médicamens chimiques d'origine organique.*

1° Corps organiques végétaux.

SUCRE.

Le sucre est un principe immédiat des végétaux, connu depuis des siècles, et qui existe dans un grand nombre de plantes de différens genres et dans diverses parties de leur organisation. Sa saveur est connue de tout le monde et recherchée par tous les animaux; cependant elle n'est point un caractère suffisamment distinctif de ce produit, car elle se rencontre dans plusieurs substances qui n'ont aucun des autres caractères propres au sucre. On ne doit appliquer cette dénomination qu'à la matière qui, outre la saveur sucrée, possède la propriété d'éprouver la fermentation alcoolique lorsqu'on la met dans des conditions convenables, fermentation qui est toujours accompagnée du phénomène de l'ébullition ou effervescence. Il y a des variétés de cette substance qui sont basées sur des propriétés spéciales à chacune d'elles; aussi doit-on admettre trois espèces de sucre. La première, qui sert de type, est le *sucre de canne*, ainsi nommé parce que c'est de ce végétal qu'on l'a retiré pour la première fois à notre connaissance, et que c'est la source qui en produit encore le plus. Cette espéce se rencontre dans beaucoup d'autres végétaux, tels que certaines espèces d'érable (spécialement l'*acer saccharinum*), l'*holcus cafer*, plusieurs racines et particulièrement celles de betteraves, d'où on en extrait aujourd'hui en assez grande quantité : elle se trouve aussi dans quelques semences (du moins celles du châtaignier en contiennent en proportion très appréciable), et en général dans le chaume des graminées; on a même annoncé, dans ces derniers temps, qu'à une certaine époque de leur maturation, les tiges de maïs peuvent en donner une quantité telle, qu'il y aurait de l'avantage à l'extraire.

La seconde espèce de sucre a été trouvée, pour la première fois, dans le raisin; et, pour cela, elle est désignée sons le nom de *sucre de raisin*. Cette espèce existe, en proportions variables, dans les miels: elle forme ces efflorescences blanches qui viennent cristalliser à la surface des figues, des pruneaux, et d'un grand nombre d'autres fruits, tant à pepins qu'à noyaux. C'est elle que l'on obtient en traitant convenablement les fécules par l'acide sulfurique, et cette conversion de la fécule en sucre fait aujourd'hui une branche de commerce considérable.

La troisième espèce ne cristallise point : elle existe dans le suc de beaucoup de fruits et dans les nectaires d'un très grand nombre de fleurs où les abeilles vont la recueillir. C'est elle qui constitue presque en totalité certains miels, spécialement ceux qui sont récoltés dans les pays où se cultive le sarrasin.

Quelle que soit l'espèce de sucre, on ne l'obtient des sucs des végétaux qu'à l'aide de procédés appropriés au but que l'on se propose, en l'isolant de divers matériaux qui l'accompagnent toujours et qu'il est important de séparer, afin qu'ils ne réagissent point sur le sucre en lui fesant éprouver la fermentation.

Comme l'extraction du sucre ne peut se faire qu'en grand, et qu'elle constitue un art particulier, qu'il serait déplacé de décrire dans cet ouvrage, nous croyons devoir nous borner à indiquer seulement la purification de celui que l'on trouve dans le commerce.

Le sucre blanc du commerce n'a besoin d'aucune préparation spéciale pour les usages de la pharmacie ; mais son prix, toujours plus élevé que celui du suc brut, fait qu'on emploie le plus ordinairement ce dernier pour la confection de la généralité des sirops.

Le sucre brut, que l'on appelle *cassonade*, contient toujours quelques impuretés, des traces d'acides organiques (sur-tout d'acide malique) et une certaine quantité de matière végéto-animale, substances qui proviennent du vice de la fabrication. Il renferme en outre une proportion variable de matière colorante extractive.

Pour le purifier, on le dissout dans un peu plus de la moitié de son poids d'eau à laquelle on a ajouté du sixième au quart de son volume d'eau de chaux; et, selon le degré de coloration, on ajoute à ce mélange du charbon animal (*noir d'os*), dans la proportion de cinq à quinze pour cent du sucre, puis environ un cinq centième de blanc d'œuf ou d'albumine du sang. On chauffe lentement et graduellement, jusqu'au point de faire bouillir, et l'on passe. Le filtre Taylor et celui de Dumont fournissent les plus beaux produits. On obtient ainsi, avec des cassonades de médiocre qualité, des sirops beaucoup plus beaux qu'on ne les obtenait autrefois avec des sucres raffinés. Nous traiterons plus au long de cette purification lorsque nous parlerons des sirops.

Bien que le sucre de la première espèce soit descendu à un prix très bas aujourd'hui, on a cherché à lui substituer le sucre de fécule dans les usages économiques, sur-tout pour la classe peu aisée. Mais comme on emploie l'acide sulfurique pour la saccharification de l'amidon, beaucoup de consommateurs avaient répugné à s'en servir, parce qu'ils croyaient que cet acide pouvait rester en partie dans le produit. La découverte, qui fut faite en ces derniers temps, de l'action qu'un principe produit par la germination de l'orge exerce sur la fécule qu'il saccharifie, a fait employer ce moyen pour préparer un sirop de fécule auquel on a donné le nom de *sirop de dextrine*. Dès lors, les consommateurs ont pu employer ce sirop avec sécurité. L'amidon saccharifié par ce moyen ne contient pas au-delà de 45 pour cent de sucre de la seconde espèce; le reste est une sorte de gomme qui ne lui permet pas de se conserver au-delà de quelques semaines sans fermenter, ce qui est un grave inconvénient. Néanmoins, et bien que d'une saveur moins sucrée que celui fait par le premier procédé, il a pris faveur. Mais, aujourd'hui, le sirop que l'on vend pour sirop de dextrine n'est plus préparé par la saccharification de la fécule au moyen de l'orge; il est tout simplement fait avec de l'acide sulfurique, et comme on le traite par le charbon animal et qu'on le cuit dans le vide à une très basse température, il est presque incolore et d'un goût franchement sucré.

MANNITE.

On donne ce nom à un principe immédiat qui existe dans toutes les espèces de manne, et qui y est en quantité d'autant plus considérable que la manne est plus sèche et plus blanche. Il forme la presque totalité des morceaux de manne en larmes et en canons qui sont d'un beau blanc.

C'est lui qui constitue ces efflorescences nacrées et sucrées qui se forment à la surface et aux aisselles du *fucus saccharinus*, pendant la dessication de ce varec. Il se produit par la fermentation de plusieurs sucs sucrés, tels que ceux de melon, d'oignon, etc.

Préparation.—On l'obtient en dissolvant dans l'alcool bouillant la manne (de préférence l'une des deux sortes commerciales que nous venons de citer), et filtrant le soluté tout bouillant. La mannite se précipite rapidement par le refroidissement, sous forme de cristaux blancs soyeux, inodores, de saveur sucrée fraîche, qu'il suffit de faire égoutter ou mieux d'exprimer, puis de faire sécher.

ACIDE ACÉTIQUE.

On le rencontre, libre ou combiné, dans les sucs du plus grand nombre des végétaux, et dans différentes sécrétions animales. Il est un produit de l'acétification des liqueurs spiritueuses, et de la décomposition des matières organiques, soit spontanée, soit déterminée par le calorique ou certains réactifs.

Nous allons examiner ce composé sous les trois états d'acide pyroacétique, de vinaigre et d'acide concentré.

1° *Acide pyroacétique* (vulgairement *pyroligneux*). Il est liquide, d'une couleur orangée presque brune, d'une odeur et d'une saveur acide rendues très désagréables par celles d'empyreume.

On l'obtient en distillant les bois quels qu'ils soient, dans de grands vases en forte tôle fesant fonctions de cornues, et en condensant les vapeurs produites, dans des tuyaux assez longs, environnés d'eau constamment refroidie.

La saveur de cet acide est, ainsi que nous l'avons dit, très désagréable ; elle a une amertume très prononcée : jusques dans ces derniers temps, on ne savait pas au juste quelle en était la cause ; mais, depuis les travaux des chimistes allemands, on sait que cet acide pyroligneux tient en dissolution une assez grande quantité d'une huile pyrogénée que l'on appelle goudron, et que cette huile contient une foule de corps qu'ils nous ont fait connaître, tels sont la créosote, l'eupione, le picamare, etc., que nous croyons devoir nous borner à signaler ici sans nous étendre davantage à cet égard, attendu que l'histoire de la plupart de ces corps sort de notre sujet, et que d'ailleurs, elle a été traitée au long dans des mémoires fort intéressans, publiés depuis quelque temps par les auteurs de leur découverte.

2° *Vinaigre.*—Il est liquide, plus ou moins limpide, d'une couleur ambrée ou rouge, suivant celle du vin qui l'a fourni, d'une odeur piquante et agréable, d'une saveur acide et franche.

Préparation.—Le vinaigre s'obtient par l'exposition du vin au contact de l'air, à une température de 25 à 30 degrés centigrades.

Dans certaines localités, où le vin est cher et où l'on fabrique des boissons spiritueuses avec les sucs fermentés d'autres fruits que le raisin, comme la pomme ou la poire, on acétifie le cidre et le poiré; enfin, dans d'autres pays, par exemple dans le Nord, on acétifie l'infusé d'orge germée.

On le clarifie en l'additionnant d'un centième en volume de lait bouillant, et en passant pour séparer le coagulum formé. Pour le décolorer, il suffit de le filtrer, à plusieurs reprises, au charbon animal purifié de toutes substances solubles. Pour plusieurs opérations pharmaceutiques, il est indispensable de l'avoir parfaitement pur, et c'est à l'aide de la distillation qu'on y parvient. On choisit à cet effet de bon vinaigre d'Orléans, dont on remplit aux trois quarts une cucurbite en grès ou en verre chauffée au bain de sable et surmontée d'un chapiteau muni d'un long tube entouré d'un réfrigérant. Les deux premiers tiers du produit sont purs ; le reste est chargé d'une certaine proportion de produits empyreumatiques, et doit par conséquent être mis de côté.

3° *Acide acétique concentré* ou *vinaigre radical.*—Il est liquide, incolore, d'une odeur forte, piquante et excessivement pénétrante, d'une saveur très acide et presque caustique, d'une pesanteur spécifique de 1,063 à la température de + 16° centigrades. Il est très volatil, et, dans son plus grand état de concentration, il est susceptible de cristalliser à quelques degrés au dessus de zéro ; il se prend alors en une masse cristallisée formée de grandes plaques.

Préparation. — Placez dans un fourneau à réverbère une cornue de grès lutée et à demi-remplie de deutoacétate de cuivre parfaitement privé d'eau de cristallisation ; adaptez-y une alonge, un ballon tubulé que l'on tient plongé dans l'eau froide, et portant à sa tubulure un long tube qui s'élève dans l'air ; chauffez par degrés. On obtient ainsi un liquide rendu verdâtre par la présence d'un peu de sel cuivreux, dont on le débarrasse au moyen d'une seconde distillation dans une cornue de verre munie d'un récipient tubulé, et avec les précautions indiquées ci-dessus.

Le procédé dont nous venons de donner la description succincte, a été toujours employé dans les pharmacies, et l'est encore par beaucoup de praticiens ; mais on obtient aujourd'hui l'acide acétique beaucoup plus puissant que le précédent, en décomposant les acétates par l'acide sulfurique, et, si l'on se sert d'acétates privés d'eau, on obtient alors l'acide susceptible de cristallisation.

L'extraction de l'acide acétique pur de l'acide pyroligneux constitue maintenant une nouvelle branche d'industrie. Il est des fabriques, telles que celle de Choisy aux environs de Paris, où l'on prépare des masses énormes d'acide acétique pur avec le vinaigre de bois; et, bien que les opérations qu'on fait subir à ce dernier soient toutes simples, nous ne croyons pas devoir ici les décrire, parce qu'elles sont entièrement du ressort de la chimie manufacturière.

ACÉTATE DE POTASSE.

(Terre foliée de tartre, Terre foliée végétale.)

Ce sel existe dans le suc d'un grand nombre de végétaux; mais il y est accompagné de tant d'autres substances, qu'on ne cherche pas à l'en retirer pour les besoins de l'art de guérir.

Il est ordinairement sous forme de masses blanches, assez souvent feuilletées et micacées, d'une odeur très faible d'acide acétique, d'une saveur fraîche piquante. Il est cristallisable, mais difficilement, en aiguilles soyeuses; très déliquescent, et conséquemment très soluble dans l'eau; soluble dans l'alcool.

Préparation.—On l'obtiendrait pur immédiatement, en saturant l'acide acétique pur par le carbonate de potasse préalablement calciné, et évaporant jusqu'à siccité; mais, par ce procédé, il reviendrait à un prix trop élevé. On le fait le plus ordinairement en saturant le vinaigre distillé par le carbonate de potasse; on évapore jusqu'à siccité, en remuant continuellement. Le résultat de cette opération n'est pas parfaitement blanc, ce qui provient de la présence d'une certaine quantité de matière organique que le vinaigre distillé contient toujours, et on ne peut l'en priver qu'en la décomposant, ce à quoi l'on parvient facilement en chauffant avec précaution dans la même capsule ou bassine (qui doit être d'argent) jusqu'à fusion ignée. A la température à laquelle cette fusion arrive, la matière organique se charbonne sans que l'acétate de potasse soit décomposé. On retire du feu, on laisse refroidir, on dissout dans le moins d'eau possible, et l'on filtre. Si, par hasard, la liqueur se trouve être un peu alcaline, on la sature au moyen de quelques gouttes d'acide acétique pur, puis on l'évapore jusqu'à siccité.

Pour avoir un produit léger et volumineux, on ne doit évaporer la liqueur que par petites portions à la fois, sur un feu modéré, avec la précaution de la détacher de la bassine d'argent au fur et à mesure qu'elle se tuméfie.

On l'obtient encore plus économiquement, en traitant, d'une manière analogue, la liqueur qui provient de la décomposition bioxalate de potasse par l'acétate de plomb, après y avoir préalablement fait passer un courant d'acide hydrosulfurique, afin d'en séparer les derniers atômes d'acétate de plomb que ce résidu pourrait contenir.

L'acétate de potasse doit être conservé dans des flacons parfaitement bouchés, afin de le priver complétement du contact de l'air.

ACÉTATE DE SOUDE.

(Terre foliée minérale.)

Il est probable qu'il en est de ce sel comme de l'acétate de potasse, et qu'il existe dans le suc des végétaux : mais, de même que lui, il est ordinairement préparé par l'art.

Il cristallise en prismes rhomboïdaux, incolores, d'une odeur acétique très faible, d'une saveur fraîche et piquante, trés solubles dans l'eau, solubles dans l'alcool.

Préparation.—On le prépare de la même manière que l'acétate de potasse : mais il est plus avantageux de le tirer du commerce qui le livre à bon marché, parce qu'il est un des produits préparés en quantités énormes dans les fabriques où l'on purifie le vinaigre de bois.

ACÉTATE D'AMMONIAQUE.

(Esprit de Mindérérus.)

Ce sel se produit dans la décomposition de plusieurs matières organiques azotées.

On l'obtient ordinairement à l'état liquide, incolore, transparent ; inodore ; d'une saveur d'abord piquante et fraîche, ensuite sucrée. Il marque cinq degrés à l'aréomètre.

Préparation. — Pour l'obtenir, il suffit de saturer, à une douce chaleur, et dans une bassine d'argent ou dans un matras, l'acide acétique pur à 3 degrés par le carbonate d'ammoniaque, jusqu'à ce que l'on reconnaisse à l'odeur qu'il y a un léger excès de ce dernier : alors on laisse refroidir la liqueur, on la filtre et on l'introduit dans des flacons que l'on bouche avec soin.

On doit à M. Jéromel un procédé différent et dont nous empruntons la description au *Journal de Pharmacie* :
« On place, sur l'obturateur d'une cloche assez grande, » deux capsules contenant, l'une de l'ammoniaque li- » quide, et l'autre du vinaigre de bois, à parties égales en » poids. Le tout étant recouvert du récipient, on aban- » donne l'appareil. Au bout de douze heures, on enlève » la cloche, et l'on trouve, dans la capsule qui conte- » nait l'acide, un soluté neutre d'acétate d'ammoniaque » limpide comme l'eau distillée, et marquant 12 degrés » au pèse-sel. On étend cette liqueur d'eau distillée, de » manière à la réduire à 3 degrés, pour avoir un acétate » semblable à celui du *Codex*.

» En concentrant l'acétate d'ammoniaque, à la cha- » leur douce d'un four qui se refroidit, on obtient une » belle cristallisation d'acétate acide en cristaux alongés, » très déliés, d'un blanc nacré ; mais il faut pour cela » un repos parfait de plusieurs jours. »

Autrefois, on se servait pour cette opération, du carbonate d'ammoniaque provenant de la décomposition de la corne de cerf, et c'est encore ainsi que l'on doit faire pour se procurer l'*esprit de Mindérérus* proprement dit, qui contient par conséquent de l'huile empyreumatique de plus que l'acétate d'ammoniaque pur.

ACÉTATES DE CUIVRE.

Deux acétates de cuivre sont employés en médecine.

1° Sousacétate de deutoxide de cuivre (*vert-de-gris, verdet*). — Ce sel est toujours le produit de l'art. Il est en masses compactes, mélangées de corps étrangers, et offrant souvent, dans quelques-unes de leurs parties, une cassure soyeuse; d'un vert bleuâtre; d'une odeur acétique; d'une saveur styptique, cuivreuse, astringente, très désagréable; soluble, mais en partie seulement, dans l'eau; légèrement efflorescent.

Préparation. — On l'obtient en plaçant, les unes sur les autres et alternativement, des couches de marc de raisin et des lames de cuivre. Après trente ou quarante jours de contact, et quelquefois plus, on râcle les lames métalliques pour en détacher la croûte verdâtre dont elles sont incrustées, et on les replace ensuite comme il a été dit, jusqu'à leur destruction complète. La matière verdâtre est pétrie et réduite en pains que l'on fait sécher à l'air et qu'on enveloppe ensuite de papier, pour les livrer au commerce.

2° Acétate neutre de deutoxide de cuivre (*verdet cristallisé, cristaux de Vénus*). — Il cristallise en prismes rhomboïdaux réguliers, d'un vert bleuâtre, d'une odeur et d'une saveur semblables à celles du précédent; soluble dans l'eau; légèrement efflorescent.

Préparation.—Pour l'obtenir, on dissout le vert-de-gris dans l'acide acétique, on filtre la liqueur et on fait cristalliser. Mais, aujourd'hui, les fabricans de vinaigre de bois se sont emparés de cette préparation.

ACÉTATES DE PLOMB.

L'acide acétique se combine avec le protoxide de plomb en diverses proportions, et donne conséquemment des acétates à plusieurs degrés de saturation. Nous nous bornerons à parler ici de l'acétate neutre et du sous-acétate soluble.

1° Acétate neutre (*sel* ou *sucre de Saturne, sucre de plomb*).—Il est toujours le produit de l'art.

Il cristallise en prismes de diverses dimensions; mais on préfère, dans le commerce, celui qui est en petites aiguilles entrecroisées et dont l'agglomération forme des masses blanches, ordinairement brillantes. Il répand une odeur sensible d'acide acétique; sa saveur est d'abord sucrée, puis astringente et métallique.

Il est soluble dans l'eau; il s'effleurit légèrement à l'air, mais sans perdre sa forme cristalline.

Préparation.—On le préparait autrefois, et on le prépare encore en combinant directement et jusqu'à saturation, à l'aide de la chaleur, l'acide acétique avec le protoxide de plomb, filtrant et fesant cristalliser.

Mais, aujourd'hui, sa fabrication étant entrée dans la domaine de la purification du vinaigre de bois, on l'y prépare à bien meilleur marché, et tout aussi pur que par le premier procédé.

2° Sous-acétate soluble (*extrait de Saturne, sous-acétate de plomb liquide*).—Ce sel, qui peut être obtenu à l'état de cristaux, n'est employé et par conséquent ne se rencontre dans les officines qu'à l'état liquide. Il est incolore, transparent, d'une odeur et d'une saveur analogues à celles du précédent.

Préparation.— Autrefois on l'obtenait en traitant, à l'aide de la chaleur, la litharge par le vinaigre; mais le produit était coloré et laissait un résidu considérable de tartrate de plomb, en raison de la composition du vinaigre. Aujourd'hui, pour le préparer, on fait bouillir une partie de litharge finement pulvérisée et trois parties d'acétate de plomb neutre dans neuf parties environ d'eau distillée, en remuant avec une spatule, jusqu'à ce que l'oxide soit dissous et que la liqueur bouillante marque 30 degrés à l'aréomètre de Baumé; on laisse refroidir, on filtre, et on renferme dans des flacons bouchés avec soin.

ACÉTATES DE MERCURE.

L'acide acétique se combine avec les deux oxides de mercure connus.

1° Protoacétate de mercure. — Ce sel, toujours le produit de l'art, cristallise en lames blanches et argentines; d'une odeur très faiblement acétique; d'une saveur légèrement âcre et métallique; très peu soluble dans l'eau; insoluble dans l'alcool.

Préparation. — On dissout, dans trente-six parties d'eau distillée aiguisée d'un peu d'acide nitrique, six parties de protonitrate de mercure; on verse dans cette liqueur un excès de soluté d'acétate de potasse ou de soude à quinze degrés; on lave avec de l'eau distillée froide le précipité qui se forme, et on le fait sécher à l'ombre et à l'abri des émanations sulfureuses.

2° Deutoacétate de mercure (*terre foliée mercurielle*).— Il est solide, disposé en lames minces, blanches jaunâtres et micacées; d'une odeur acétique légère; d'une saveur âcre et métallique; soluble dans l'eau.

Préparation.—Pour l'obtenir, on fait bouillir l'oxide rouge de mercure dans l'acide acétique, jusqu'à dissolution complète, on filtre, on laisse refroidir, et on sépare les cristaux des eaux-mères.

ACIDE OXALIQUE.

Il se trouve dans les trois règnes, toujours combiné, soit à l'état de sel neutre, soit à celui de sel acide. Très abondant dans plusieurs familles de plantes, sur-tout à ce dernier état, on le trouve rarement dans les animaux, et lorsqu'on l'y rencontre, il y est seulement accidentel et constitue une des espèces de calculs vésicaux. Plusieurs auteurs ont annoncé l'avoir trouvé dans le règne minéral ; mais nous ne pensons pas qu'on puisse le considérer comme production de cet ordre, attendu que l'oxalate de chaux qu'on a trouvé sur certaines roches est évidemment une production de nature organique, et provient incontestablement d'une espèce de lichen.

Il est solide, sous forme de petits cristaux prismatiques quadrangulaires et terminés par des sommets dièdres ; incolore ; demi-transparent, et jouissant d'un grand éclat ; inodore ; d'une saveur tres acide ; soluble dans l'eau, et beaucoup plus à chaud qu'à froid ; moins soluble dans l'alcool.

Préparation. — L'acide oxalique est produit artificiellement par le chimiste, et souvent il est le résidu de quelques-unes de ses opérations. Il suffit alors de le puifier pour l'obtenir pur.

Le plus ordinairement, le chimiste le fabrique à dessein dans son laboratoire, en fesant réagir l'acide nitrique, soit sur le sucre, soit sur la fécule ; mais, de tous les procédés exécutés dans ce but, le meilleur sans contredit consiste à dissoudre à chaud une partie de sel d'oseille dans vingt à vingt-cinq parties d'eau, puis à y verser un soluté aqueux d'acétate de plomb, jusqu'à ce qu'il ne se produise plus de précipité : ce dernier, qui est d'abord floconneux, se contracte sur lui-même et devient promptement grenu. On décante la liqueur (qui, purifiée convenablement, fournit de l'acétate de potasse pur), et on lave le précipité en le versant sur un filtre et fesant passer de l'eau au travers, jusqu'à ce qu'elle en sorte insipide. Alors, on le délaye avec dix à douze fois son poids d'eau, dans un vase conique, par exemple un grand entonnoir de verre dont le bec est fermé par un bouchon, et on y fait arriver immédiatement un courant de gaz acide hydrosulfurique, à l'aide d'un tube qui descend dans le bec de l'entonnoir jusqu'à deux lignes du bouchon. On prolonge le dégagement du gaz jusqu'à ce que, d'une part, l'oxalate de plomb qui était très blanc, soit converti en une matière complétement noire, et de l'autre, que la liqueur tienne en dissolution un grand excès d'acide hydrosulfurique. On filtre ensuite, on lave le précipité noir qui est du sulfure de plomb, on évapore la liqueur au point convenable, et on fait cristalliser par le refroidissement.

OXALATE DE POTASSE.

L'acide oxalique se combine en diverses proportions définies avec la potasse ; mais nous ne parlerons ici que de celle de ces combinaisons qui est connue sous le nom de *sel d'oseille* (oxalate de potasse acide de plusieurs chimistes, quadroxalate de potasse de quelques autres).

Ce sel existe dans certaines espèces de *rumex*, spécialement dans le *rumex acetosella*, dans les *oxalis*, etc.

Il cristallise en petits parallélipipèdes blancs, inodores, d'une saveur aigre et légèrement amère, inaltérables par l'air, peu solubles dans l'eau.

Préparation. — C'est particulièrement en Suisse que

l'on prépare le sel d'oscille. On l'extrait du suc de l'*oxalis acetosella*, que l'on évapore jusqu'à cristallisation. On le purifie en le dissolvant, et le fesant bouillir avec une petite quantité d'argile; on laisse reposer le soluté, on le décante, on le rapproche et on le fait cristalliser.

ACIDE TARTARIQUE.

Il n'existe que dans le règne végétal, et toujours en combinaison, spécialement avec la potasse.

Il est solide et cristallise en prismes hexaèdres terminés par une pyramide à trois faces; incolore quand il est pur; inodore; d'une saveur agréable quoique très acide; très soluble dans l'eau et moins soluble dans l'alcool.

Préparation. — On décompose le bitartrate de potasse ou crème de tartre, par le carbonate de chaux, en suivant un procédé analogue, jusqu'à un certain point, à celui que nous avons indiqué pour l'extraction de l'acide oxalique. Ce procédé consiste à faire bouillir la crème de tartre pulvérisée, avec vingt-cinq fois son poids d'eau au moins, et, dès que l'ébullition se manifeste, à ajouter, par petites portions à la fois, un lait épais de craie (carbonate de chaux), avec la précaution d'agiter sans discontinuer à l'aide d'une spatule de bois. La portion d'acide tartarique qui constituait le sel à l'état de sursel, se combine avec la chaux du carbonate, en en dégageant le gaz acide carbonique avec une vive effervescence. Aussitôt que cette dernière a cessé, malgré l'addition d'une nouvelle quantité de craie, l'opération est terminée; le tartrate de chaux produit étant insoluble, forme un dépôt au fond de la liqueur. Celle-ci contient du tartrate neutre de potasse; on laisse complétement refroidir, puis on y verse, en l'agitant continuellement, un soluté de chlorure de calcium. A l'instant même, il y a réaction entre ces deux derniers sels, d'où il résulte formation d'une nouvelle proportion de tartrate de chaux qui se précipite sur celui déposé en premier lieu, et de chlorure de potassium qui reste dissous. Le tartrate de chaux précipité est sous forme de petits cristaux grenus sableux. On verse le tout dans un cône au bas duquel est un tampon de coton; le soluté de chlorure de potassium s'écoule facilement et promptement, et le tartrate de chaux est privé complétement de ce qu'il retient à sa surface, en le lessivant par déplacement avec de l'eau que l'on verse doucement par dessus. On traite le tartrate de chaux par l'acide sulfurique étendu; mais il ne faut pas oublier que, comme le sulfate de chaux qui se forme acquiert un grand volume et en même temps solidifie une proportion assez considérable d'eau, la quantité de celle-ci qu'il faut ajouter doit être au moins de six à sept fois celle du poids du tartrate de chaux à décomposer. La décomposition n'est complète qu'après deux ou trois jours au moins de mélange, en ayant toutefois la précaution d'agiter fréquemment; on ne doit pas oublier non plus qu'elle doit se faire exclusivement dans des vases de terre à vernis non métallique, ou dans des vases de verre, mais jamais dans des vases métalliques, à l'exception de ceux en plomb. En grand, elle se pratique dans des cuves en bois, et l'évaporation a lieu dans des chaudières de plomb.

On sépare par la filtration le sulfate de chaux insoluble de l'acide tartarique dissous dans le liquide, on fait évaporer jusqu'à consistance presque sirupeuse, et on laisse enfin cristalliser à l'étuve.

On n'obtient jamais cet acide bien blanc par cette première opération; il faut recourir à la dissolution dans l'eau pure et à une nouvelle cristallisation.

TARTRATES DE POTASSE.

L'acide tartarique se combine avec la potasse, en deux proportions définies; et ces deux combinaisons sont employées en médecine.

1° Tartrate neutre de potasse (*sel végétal*). — Ce sel, toujours le produit de l'art, est sous forme de prismes rectangulaires à quatre pans, terminés par des sommets dièdres, blancs; inodore; d'une saveur fraîche et amère; très soluble dans l'eau; s'humectant légèrement à l'air.

Préparation. — On le prépare ordinairement en saturant, à chaud et dans une bassine d'argent, la crême de tartre avec le carbonate de potasse, filtrant, fesant évaporer le soluté jusqu'à consistance sirupeuse, et l'abandonnant à la cristallisation dans une étuve.

On l'obtiendrait à beaucoup meilleur marché, mais en moindre quantité, en évaporant la liqueur qui provient du traitement de la crême de tartre par le carbonate de chaux pour l'extraction de l'acide tartarique.

2° Bitartrate de potasse (*crême de tartre, tartrate acidule de potasse*). — Ce sel existe dans quelques végétaux; il se trouve spécialement dans le raisin.

Il cristallise en prismes tétraèdres courts, coupés en biais à leurs deux extrémités, incolores; inodore; d'une saveur aigre; peu soluble dans l'eau, sur-tout à froid (il exige 95 parties d'eau froide et 15 d'eau bouillante, suivant M. Berzélius); insoluble dans l'alcool.

Préparation. — On l'obtient en fesant dissoudre le tartre brut dans l'eau bouillante, et laissant cristalliser par refroidissement. Les cristaux ainsi obtenus sont débarrassés de la matière colorante qu'ils retiennent, par la solution dans l'eau bouillante avec addition de quatre ou cinq centièmes d'une terre argileuse et sablonneuse; on évapore jusqu'à pellicule, on passe, et on met à cristalliser.

Cette fabrication d'ailleurs se fait toujours en grand, et les pharmaciens tirent du commerce de la droguerie le bitartrate de potasse dont ils ont besoin.

Pour faciliter l'administration de ce sel à l'état de soluté, on a cherché depuis long-temps les moyens de le rendre plus soluble dans l'eau. On a d'abord mis en usage le borate de soude; mais, comme il détruit presque entièrement l'acidité de la crême de tartre, on lui a ensuite substitué , et avec avantage, l'acide borique. Les proportions employées et le mode de mixtion ont varié suivant les auteurs ; le procédé suivant, proposé d'abord par Bailleau, et adopté depuis par M. Soubeiran dans son intéressant travail analytique sur ce médicament, nous paraît devoir mériter la préférence.

Prenez : Bitartrate de potasse pulvérisé, quatre parties;
Acide borique pur , une partie.

On mêle ces deux substances, et on les fait dissoudre, à l'aide de l'ébullition, dans vingt-quatre parties ou mieux dans suffisante quantité d'eau ; on filtre, on évapore jusqu'à consistance sirupeuse, en ayant soin d'agiter continuellement; on distribue la matière sur des assiettes, et on en achève la dessication à l'étuve. Enfin, on pulvérise et on passe à travers un tamis de soie.

Le bitartrate de potasse, ainsi préparé, n'exige que deux parties d'eau froide pour se dissoudre. On lui donne ordinairement le nom de *crême de tartre soluble*; mais, en raison du rôle que joue l'acide borique, rôle qui consiste à saturer l'excès d'acide tartarique, en se combinant avec lui suivant la même loi de composition que pour les tartrates neutres, M. Guibourt propose de le nommer tartrate boro-potassique, et nous croyons que cette dénomination doit être adoptée, parce qu'elle exprime assez exactement la nature du composé.

TARTRATE DE POTASSE ET DE SOUDE.

(Sel de Seignette, Sel de la Rochelle.)

Ce sel à double base est toujours un produit de l'art. Il cristallise en gros prismes à huit ou dix pans inégaux (forme qui leur avait fait donner par les anciens le nom de *cristaux en tombeaux*), incolores, translucides; inodore; d'une saveur légèrement amère; très soluble dans l'eau; inaltérable par l'air.

Préparation. — On l'obtient en saturant, à chaud, dans une bassine d'argent, l'excès d'acide du bitartrate de potasse par le carbonate de soude cristallisé, en filtrant, évaporant et fesant cristalliser.

TARTRATE DE POTASSE ET DE FER.

Ce sel, qui est toujours le produit de l'art, est sous forme de poudre brune ochracée, ou de petites aiguilles de même couleur; inodore; d'une saveur astringente, atramentaire; soluble dans l'eau.

Préparation. —Elle consiste à faire bouillir dans l'eau, parties égales de limaille de fer et de bitartrate de potasse, à filtrer quand la saturation est complète, à concentrer par l'évaporation, et à laisser cristalliser.

Ce sel double fait la base des diverses préparations ferrugineuses désignées par les anciens pharmacologues sous les noms de *tartre chalibé*, *tartre martial soluble*, *teinture de mars tartarisée*, *boules de Nancy*, etc. Parmi ces composés médicamenteux, les deux derniers sont encore usités de nos jours, et nous devons faire connaître la manière de les obtenir.

1° Teinture de mars tartarisée (*tartrate de potasse et de fer liquide*). — On met dans une marmite de fer, un mélange de vingt parties de limaille de fer pure et brillante et de soixante parties de bitartrate de potasse; on ajoute suffisante quantité d'eau pour donner une consistance demi-liquide, et on laisse en repos pendant vingt-quatre heures; alors, on ajoute trois cents parties d'eau et on fait bouillir pendant deux heures, en agitant continuellement, et en ajoutant un peu d'eau de temps en temps pour remplacer celle qui se vaporise. On retire du feu, on laisse déposer, on décante, on filtre, et on évapore jusqu'à ce que la liqueur marque trente-deux degrés à l'aréomètre. Lorsque le liquide est refroidi, on ajoute cinq parties d'alcool à trente-six degrés et on mêle par l'agitation.

C'est par l'évaporation de cette teinture jusqu'à consistance solide, que l'on obtenait la matière extractiforme, déliquescente, que l'on employait autrefois sous le nom d'*extrait de mars*.

2° Boules de Nancy ou de mars. — Parmi les procédés divers qui ont été indiqués pour la préparation de ces boules, nous donnons la préférence au suivant, que M. Guibourt a publié dans le Journal de Chimie Médicale.

On fait bouillir une partie d'espèces vulnéraires dans six parties d'eau; on met le décocté dans une bassine de fonte, avec six parties de limaille de fer, on évapore à siccité et l'on pulvérise.

On remet dans la bassine la limaille de fer ainsi préparée, avec six parties de tartre rouge en poudre et huit à dix parties d'un nouveau décocté d'espèces vulnéraires; on fait évaporer doucement l'humidité, en remuant continuellement, jusqu'à ce que la matière se prenne par le refroidissement en une pâte ferme. Alors, on retire la bassine du feu, et on la laisse, pendant un mois, dans un lieu tempéré. Au bout de ce temps, la masse s'est entièrement desséchée; on la casse, et on la met en poudre.

On met cinq parties de cette poudre avec une égale quantité de tartre rouge et environ six parties de décocté vulnéraire, dans une marmite de fonte, et l'on évapore à un feu modéré, en remuant à force de bras, jusqu'à ce qu'en fesant refroidir un peu de matière, on la voie se durcir presque entièrement. Ordinairement, on reconnaît ce point de l'opération à ce que le fond de la bassine se dessèche, et qu'il se dégage de la masse une fumée noire et odorante. Alors, on retire le feu du fourneau, mais on laisse la chaudière dessus ; et, tandis que la matière est encore chaude, on se hâte de la façonner en boules du poids d'une ou deux onces, que l'on recouvre d'une légère couche d'huile, et dans lesquelles on fixe parfois, soit une anse de ruban, soit un petit crochet en fer pour servir à les suspendre. Ces boules sont placées les unes à côté des autres, sur une table, dans un lieu sec mais non chauffé artificiellement, et à l'abri du soleil qui les ferait gercer. Après un mois d'exposition à l'air, elles sont assez solides pour qu'on n'ait plus à craindre de les déformer. Il ne reste plus qu'à les envelopper de papier et à les garantir de l'humidité.

TARTRATE DE POTASSE ET D'ANTIMOINE.

(Émétique, Tartre émétique, Tartre stibié.)

Ce sel, qui est toujours un produit de l'art, est sous forme de tétraèdres réguliers, de pyramides triangulaires, ou d'octaèdres alongés, incolores, transparens; inodore; d'une saveur désagréable et nauséeuse; soluble dans l'eau; efflorescent.

Préparation. — On a, jusqu'à ce jour, employé un assez grand nombre de procédés différens pour la préparation de ce tartrate; mais un des meilleurs est celui de la Pharmacopée de Dublin, modifié par Henry. Il consiste à traiter, de la manière suivante, le souschlorure d'antimoine (*poudre d'Algaroth*) par le bitartrate de potasse. On verse dans une marmite de fonte mille parties d'eau que l'on porte à l'ébullition, puis on y projette par portions un mélange exact de cent parties de sousprotochlorure d'antimoine et de cent quarante-cinq parties de bitartrate de potasse ; on agite sans aucune interruption pendant une demi-heure , on filtre , on évapore rapidement jusqu'à ce que la liqueur marque 25 degrés à l'aréomètre de Baumé , et on verse dans une terrine pour faire cristalliser dans un lieu tranquille. Le sel commence bientôt à se séparer , et, au bout de vingt-quatre heures, la cristallisation est complète; on décante et l'on fait sécher l'émétique qui n'a nullement besoin d'être purifié. Les eaux-mères contenant de l'acide en excès, on le sature par la craie, on filtre, on réunit le liquide à celui provenant du lavage du papier qui a servi à la première filtration, on concentre le tout jusqu'à 25 degrés, et on fait cristalliser. Enfin, on répète l'évaporation et la cristallisation une troisième fois, et, comme les produits des deux dernières opérations sont colorés par un peu de fer, on les purifie en les dissolvant et les fesant cristalliser de nouveau.

Les auteurs du *Codex* donnent, pour cette préparation, deux autres procédés que nous croyons utile de faire connaître. Dans le premier, on mêle exactement deux parties d'oxide d'antimoine sulfuré vitreux porphyrisé et trois parties de bitartrate de potasse; on met le mélange dans un vase de terre ou mieux d'argent avec suffisante quantité d'eau très pure; puis on fait bouillir pendant une demi-heure, en ajoutant de temps en temps de l'eau bouillante pour remplacer celle qui s'évapore. On passe la liqueur tiède, et on la fait évaporer jusqu'à siccité dans une capsule de porcelaine. On dissout le résidu dans de l'eau bouillante, on évapore le soluté jusqu'à ce qu'il marque vingt degrés à l'aréomètre, et on laisse cristalliser. On obtient ainsi des cristaux d'émétique, mais le plus souvent contenant un peu de tartrate de fer qui s'annonce par une teinte jaunâtre, et recouverts d'une cristallisation en houpes soyeuses formées de tartrate de chaux. Ce dernier sel peut être facilement détaché à l'aide d'une brosse; mais le tartrate de fer n'est séparé qu'avec une très grande difficulté.

Le second procédé, emprunté à la Pharmacopée d'Édimbourg et dû à M. Phillips, est, suivant nous, celui de tous qui mérite la préférence; il donne d'aussi beaux produits que le mode opératoire dont nous avons parlé en premier lieu, et il l'emporte sur lui par la préparation plus facile et la valeur moindre du produit antimonial employé. Il consiste à projeter, par petites portions, dans une chaudière de fer ou une bassine d'argent contenant de l'eau distillée en ébullition, un mélange à parties égales de soussulfate d'antimoine lavé et de bitartrate de potasse porphyrisé; on fait bouillir jusqu'à ce que la liqueur marque 22 degrés à l'aréomètre; on filtre, et on laisse cristalliser. L'eau-mère, soumise à l'évaporation, puis à la filtration pour séparer du sulfate de chaux qui s'est précipité, fournit de nouveaux cristaux : elle peut même en donner une troisième fois, si on la traite encore de la même manière, en ayant soin toutefois de saturer préalablement, en partie, l'excès d'acide qu'elle contient. On réunit les cristaux, on les lave à l'eau froide et on les fait sécher.

PROTOTARTRATE DE MERCURE.

L'acide tartarique se combine avec le protoxide et avec le deutoxide de mercure; mais le prototartrate seul est employé en médecine.

Il cristallise en paillettes brillantes, inodores, d'une saveur âpre et métallique. Il est à peine soluble dans l'eau.

Préparation. — Pour l'obtenir, on dissout une partie de protonitrate de mercure dans huit parties d'eau distillée aiguisée d'un peu d'acide nitrique; puis on ajoute un soluté aqueux de tartrate de potasse, par petites portions, et jusqu'à ce qu'il ne se forme plus de précipité. Alors, on sépare ce dernier par le moyen du filtre, on le lave à l'eau froide et on le fait sécher.

ACIDE CITRIQUE.

On le trouve abondamment dans plusieurs fruits rouges acidules, spécialement dans les groseilles, et plus encore dans les fruits des hespéridées.

Il est solide et cristallisé en prismes rhomboïdaux, incolores, translucides; inodore; d'une saveur fortement acide et très agréable; très soluble dans l'eau, et moins dans l'alcool.

Préparation. — Saturez à chaud du suc de citron préalablement dépuré, avec suffisante quantité de carbonate de chaux; séparez et lavez le citrate de chaux qui s'est précipité, et décomposez-le par l'acide sulfurique affaibli, en observant scrupuleusement toutes les précautions que nous avons indiquées en décrivant l'extraction de l'acide tartarique.

ACIDE BENZOÏQUE.

Cet acide existe dans tous les baumes, et en plus grande quantité dans le benjoin; il se trouve encore dans quelques graminées, et se rencontre enfin dans l'urine des animaux herbivores.

Il est solide, cristallisé en longs prismes aiguillés, légèrement flexibles; d'une couleur blanche, brillante et comme satinée; inodore quand il est pur, et exhalant l'odeur du benjoin lorsqu'il a retenu un peu d'huile essentielle; d'une saveur chaude, piquante et amarescente. Il est volatil, peu soluble dans l'eau froide, beaucoup plus soluble dans l'eau chaude, et davantage encore dans l'alcool.

Préparation. — Pour préparer l'acide benzoïque, deux procédés peuvent être mis en usage. Le premier, et le plus anciennement connu, s'exécute au moyen de deux terrines vernissées, dont les bords sont usés sur une plaque de fonte, à l'aide du sable, de manière à s'appliquer exactement l'un sur l'autre. L'une de ces terrines est percée à son fond d'un petit trou. On met sur le fond de la terrine non trouée, et en l'égalisant, un mélange de cinq parties de benjoin pulvérisé, d'une partie de sable pur et d'une partie de charbon végétal lavé et séché. On renverse, sur les bords de cette terrine, la terrine percée, et on colle tout autour du point de jonction une bandelette de papier, ou mieux encore un ruban de fil préalablement collé. On place cet appareil sur un petit fourneau évaporatoire, et on le chauffe lentement et modérément pendant plusieurs heures, au moyen de quelques charbons que l'on met de temps en temps dans le foyer. Pendant tout le cours de l'opération, on tient un petit cornet de papier sur le trou de la terrine supérieure, lequel étant enlevé par momens indique si la sublimation marche bien; ce que l'on reconnaît par les cristaux aiguillés d'acide benzoïque qui viennent se fixer à sa pointe. Lorsque l'on juge que l'opération est terminée, et qu'il ne se volatilise plus d'acide, on retire l'appareil du feu, on le laisse complétement refroidir, puis on délute; on enlève avec précaution la terrine supérieure et on trouve ordinairement toute sa capacité remplie d'une foule volumineuse de petits cristaux aiguillés d'acide benzoïque, que l'on enlève doucement avec une carte, et que l'on renferme promptement dans un flacon bien bouché. L'acide obtenu par ce procédé et qui porte le nom de *fleurs de benjoin*, est, immédiatement après l'opération, d'un blanc-brun satiné, mais ne tarde pas à se colorer, sur-tout s'il est exposé à la lumière; il a aussi une odeur pénétrante très aromatique. Ces deux effets sont dus à une certaine quantité d'huile essentielle qu'il contient.

Le second procédé consiste à faire bouillir le benjoin réduit en poudre, avec une certaine quantité d'eau et une proportion déterminée d'hydrate de chaux, proportion beaucoup plus considérable que celle nécessaire pour saturer l'acide qui y est contenu. Il se forme du benzoate de chaux et un savon résineux à base calcaire. Le benzoate est très soluble, tandis que le savon ne l'est point, de manière qu'on peut les séparer sans difficulté par la filtration. On décompose le benzoate de chaux, lorsqu'il est parfaitement refroidi, en y versant, goutte à goutte et avec la précaution d'agiter sans cesse, de l'acide hydrochlorique, jusqu'à ce qu'il ne se forme plus de précipité. Ce dernier, qui est de l'acide benzoïque, est séparé de l'hydrochlorate de chaux formé et qui reste en solution, au moyen de la filtration. Lorsque l'acide benzoïque resté sur le filtre est complétement égoutté, on le comprime graduellement entre plusieurs feuilles de papier non collé, afin d'absorber le plus possible l'humidité qui le mouille. Il a ordinairement une couleur jaunâtre et la forme de petites paillettes; il suffit, pour le purifier et l'amener à l'état de belles aiguilles, de le sublimer dans un appareil semblable à celui employé dans le premier procédé, après toutefois l'avoir mélangé avec son volume de poudre de charbon de bois lavé et séché, le tout recouvert d'une couche de quelques lignes du même charbon également purifié. L'acide benzoïque ainsi préparé a une odeur presque aussi aromatique que le précédent, et n'a pas l'inconvénient de se colorer autant ni aussi promptement par l'action de la lumière.

Les propriétés thérapeutiques de l'acide benzoïque

obtenu par l'un ou l'autre des deux procédés que nous venons de décrire sont-elles les mêmes ? Les opinions sont partagées à cet égard : nous croyons qu'elles sont identiques, et qu'elles n'offrent de différence que sous le rapport du degré d'intensité ; ce qui doit dépendre, selon nous, de la proportion différente de l'huile essentielle retenue ; aussi partageons-nous l'opinion des anciens praticiens qui trouvent plus efficace cet acide préparé par le premier procédé.

ACIDE SUCCINIQUE.

Il existe tout formé dans le succin, selon quelques auteurs ; on en rencontre aussi de petites quantités dans certaines oléo-résines. Il est solide et cristallisé en prismes aplatis; incolore quand il est pur, demi-transparent, inodore, d'une saveur acidule et légèrement âcre, soluble dans l'eau.

Préparation. — Distillez du succin dans une cornue communiquant par une alonge avec un ballon tubulé. Pour priver l'acide sublimé de la matière huileuse qu'il a entraînée, dissolvez-le dans l'eau chaude, saturez par la potasse et faites bouillir avec du charbon pulvérisé. Filtrez, traitez par le nitrate de plomb, et décomposez le succinate qui se précipite par l'acide hydrosulfurique.

C'est principalement en Prusse que cet acide se prépare, par la facilité qu'on a dans ce pays à se procurer abondamment et à bas prix, soit le succin entier, soit le produit de la taille des bijoux que l'on fabrique avec cette substance. Du reste, il est plus employé comme réactif en chimie que comme médicament.

VIN.

Le vin est toujours le produit de l'art : il est le résultat du mouvement particulier qui s'exerce entre les molécules de la matière saccharine par la présence d'un principe azoté que l'on appelle *ferment*, et qui s'accompagne d'un dégagement d'acide carbonique avec production d'une effervescence d'autant plus vive et d'autant plus considérable que la masse en fermentation est plus grande et que la température atmosphérique est plus élevée, sans toutefois dépasser trente degrés centigrades.

Le vin provient constamment des sucs des végétaux sucrés, et, selon l'espèce de suc, on en distingue plusieurs sortes. Les principaux vins sont ceux de raisins, celui de pommes (*cidre*) et celui de poires (*poiré*). On conçoit que les sucs de tous les fruits sucrés peuvent en fournir, mais en France, on ne fabrique que les trois que nous venons de citer.

On fait aussi une sorte de vin avec les semences des céréales, en fesant préalablement éprouver à celles-ci la germination, que l'on arrête au moment convenable par une prompte dessication, les moulant ensuite, et traitant la farine grossière qui en résulte par de l'eau chaude. Par l'action de la germination, au collet de la plumule se produit ce principe particulier susceptible de saccharifier la fécule, découvert par MM. Persoz et Payen, et auquel ils ont donné le nom de *diastase*. En délayant cette farine ou *malt*, dans l'eau chauffée à 60 ou 70 degrés, la diastase réagit sur la fécule, et détermine en quelques heures la saccharification : c'est ce qui constitue le moût de grains, que l'on tire à clair, et que l'on concentre par l'ébullition, en y ajoutant une certaine proportion de fleurs de houblon, puis fesant fermenter pour obtenir ce qu'on appelle la *bière*. Les semences de toutes les céréales peuvent être employées à la fabrication de la bière, mais généralement on ne se sert que de celles de l'orge ; la seule exception que nous croyons devoir mentionner ici est relative à l'ale anglais, dans la confection duquel on fait entrer une quantité déterminée de froment.

Nous ne devons pas oublier non plus de mentionner, parmi ces produits, l'*hydromel vineux* ou *vin d'hydromel*, qui, sous le nom de *meth*, servait jadis de vin aux habitans de la Scandinavie. Pour le préparer, on fait dissoudre trois parties de miel dans huit parties d'eau bouillante ; on ajoute au soluté des aromates divers, comme macis, girofles, etc., et une certaine quantité de malt ; puis on le fait fermenter en y introduisant un morceau de pain grillé trempé dans la levure de bière. Lorsque la liqueur a acquis l'odeur vineuse, et que le mouvement de fermentation se ralentit, on soutire et on conserve dans des vases bien bouchés. Toutefois, l'hydromel des anciens Scandinaves différait de celui dont nous venons de faire connaître la préparation, car il ne contenait point d'aromates ; on assure qu'ils l'obtenaient en fesant fermenter le miel dissous dans un infusé de primevère.

ALCOOL.

L'alcool est un produit constant de la fermentation vineuse.

C'est un liquide qui, à l'état de pureté, est transparent, incolore ; d'une odeur forte, agréable, que l'on a l'habitude de désigner par l'épithète de *spiritueuse*; d'une saveur piquante et chaude ; d'une pesanteur spécifique moindre que celle de l'eau. Il est volatil, très combustible, et facilement inflammable par l'approche d'un corps en ignition ; il n'a pu être congelé, chez nous, à la plus basse température que l'on ait produite et à laquelle on l'ait soumis. Il est miscible à l'eau en toutes proportions, d'où résultent les divers degrés de densité que l'on apprécie au moyen de l'aréomètre; et ici nous croyons devoir faire observer que, dans celui de Baumé, un des plus ordinairement mis en usage, le dixième degré correspond à l'eau distillée; le quarantième, à l'alcool le plus rectifié. Tous les mélanges d'eau et d'alcool sont exprimés par les degrés intermédiaires.

L'alcool a la propriété de dissoudre un grand nombre de corps, et, pour cette raison, il est fréquemment employé, tant pour la préparation de certains médicamens, que pour l'extraction de plusieurs corps et pour l'analyse des matières organiques.

Préparation. — Elle consiste à soumettre à la distillation un liquide qui a subi la fermentation vineuse; l'alcool obtenu a un goût particulier, dépendant de l'espèce de liquide fermenté d'où il a été retiré.

Cette opération se fait ordinairement en grand, dans les pays vignobles dont les vins, quoique très généreux, sont, par leur saveur et leur dureté, d'une qualité qui ne permet pas de les réserver pour l'usage de la table. Dans les contrées non vignobles, on prépare l'alcool par la fermentation des farines saccharifiées, soit à l'aide de l'orge germé, soit au moyen de l'acide sulfurique.

L'alcool étant livré au commerce dans des vaisseaux en bois, se charge des principes extractifs, résineux et colorans; en outre, il contient toujours une quantité d'eau plus ou moins considérable; et, pour les besoins de la pharmacie, on est très souvent forcé de le débarrasser de ces corps étrangers: on y parvient par la rectification. Pour cela, on le distille au bain-marie ou à la vapeur, en ayant soin de mettre à part le premier produit obtenu, parce qu'il entraîne avec lui presque tout le bouquet ou parfum étranger à l'alcool.

Cette opération, bien conduite, donne l'alcool à

trente-six degrés. Pour l'obtenir à un degré plus élevé, il est nécessaire de recourir à l'emploi d'un corps très avide d'eau, par exemple le sulfate de soude effleuri, l'acétate de potasse, et sur-tout le chlorure de calcium. La chaux, le carbonate de potasse, le carbonate de soude, qui ont été successivement proposés pour cet objet, ne doivent jamais être usités, parce qu'ils réagissent sur l'alcool et altèrent sa composition.

Le procédé consiste à introduire dans le bain-marie d'un alambic, huit litres d'alcool à trente-trois degrés, et dix livres de chlorure de calcium bien sec et divisé. Après douze heures de contact, on chauffe, et l'on obtient ainsi de l'alcool à quarante-deux degrés. Lorsque le produit cesse de passer, on verse dans le bain-marie deux litres et demi d'eau, et l'on pousse le feu de nouveau; on obtient ainsi une seconde quantité d'alcool, mais à trente-huit degrés seulement, qui, réuni avec le premier, donne pour résultat six litres d'alcool à quarante degrés.

Si l'on opérait sur de l'alcool de mauvais goût, il conviendrait de le traiter préalablement par le charbon végétal grossièrement pulvérisé, dans la proportion de un huitième de ce dernier, et de le filtrer avant de le rectifier.

L'alcool porte dans le commerce le nom d'*eau-de-vie*, lorsqu'il marque de dix-huit à vingt-deux degrés, et qu'il a été retiré du vin. On lui donne en outre des noms particuliers, suivant les liquides d'où on l'extrait; ainsi, l'on appelle *wiski* ou *eau-de-vie de grains*, celui préparé avec les céréales; *rhum, tafia*, celui provenant de la fermentation du suc de la canne; *kirschwasser*, *kirsch*, celui que l'on retire des cerises noires, ou merises, pilées avec leurs noyaux; *rack*, celui préparé avec le riz et les fruits de l'*areca cathecu*, etc.

ÉTHERS.

Les éthers sont des produits résultant de l'action des acides sur l'alcool. En raison des différences que présente leur composition, on les a divisés en trois genres.

Le premier genre ne comprend qu'une seule espèce, formée d'hydrogène, de carbone et d'oxigène, dans les proportions nécessaires pour donner naissance à deux volumes d'hydrogène percarboné et à un volume de vapeur d'eau. Cet éther peut être préparé avec les acides sulfurique, phosphorique, et arsénique. Aussi, suivant l'emploi de l'un ou l'autre de ces trois acides, le désignait-on autrefois par leurs noms respectifs; mais, dans ces derniers temps, M. Chevreul a proposé avec raison de lui donner le nom d'*éther hydratique*.

Le second genre renferme les éthers formés de volumes égaux d'hydrogène percarboné et de l'acide employé; ils proviennent de la réaction des hydracides sur l'alcool: ce sont les éthers *hydriodique*, *hydrobromique* et *hydrochlorique*.

Le troisième genre enfin comprend des éthers composés d'un acide oxigéné et d'éther hydratique; par exemple· l'éther nitreux, l'éther acétique, l'éther formique, l'éther benzoïque, etc.

Nous ne parlerons ici que de ceux de ces produits qui sont employés comme médicamens.

ÉTHER HYDRATIQUE.

(Éther sulfurique.)

C'est un liquide très léger, très limpide, incolore; d'une odeur forte, suave et pénétrante; d'une saveur d'abord chaude et brûlante, puis fraîche. Il est très volatil, et, sous la pression barométrique de 76 centimètres, il entre en ébullition à 35,6 degrés centigrades.

Il s'enflamme très facilement par l'approche d'un corps en ignition, et brûle avec une flamme d'un blanc jaunâtre. Renfermé dans un flacon qui contient de l'air, il se décompose avec le temps. Il est soluble dans 10 parties d'eau environ, très soluble dans l'alcool, et il possède lui-même la propriété de dissoudre beaucoup de substances.

Préparation. — Pour l'obtenir, on introduit dans une cornue de verre tubulée six livres d'alcool à 36 degrés; puis on y verse par portions une égale quantité d'acide sulfurique à 66 degrés, en ayant soin d'agiter la cornue à chaque addition, afin que le mélange des deux liquides s'opère exactement et que la chaleur dégagée se repartisse uniformément. La cornue est ensuite placée sur un bain de sable chauffé à l'avance; on la fait communiquer, par l'intermédiaire d'une alonge, avec un ballon à deux tubulures, l'une latérale destinée à recevoir l'extrémité de l'alonge, l'autre inférieure plongeant dans un flacon bitubulé et muni inférieurement d'un robinet: la seconde tubulure de ce flacon porte un tube droit ou mieux un tube qui se recourbe pour aller plonger dans de l'alcool. On lute les jointures de l'appareil, et, pour condenser le produit volatilisé, on enveloppe le ballon d'un linge sur lequel on fait tomber incessamment un filet d'eau froide, en même temps que le flacon plonge dans un bain d'eau. On continue de chauffer jusqu'à ce que le liquide entre en ébullition, et on adapte à la tubulure de la cornue un entonnoir particulier dont l'invention est due à M. Boullay. Cet entonnoir consiste dans une alonge tronquée, fermée supérieurement et inférieurement à l'aide d'un ajutage en cuivre garni d'un robinet; le robinet du haut est surmonté d'un entonnoir, celui du bas se termine par un tube qui descend presque au fond de la cornue.

Un peu au-dessous du robinet supérieur, se trouve une petite ouverture bouchée à l'émeril, destinée à faire sortir l'air pour permettre au liquide de descendre de l'entonnoir dans la partie inférieure de l'instrument. On maintient la température au degré d'ébullition ; et quand on a retiré en éther un cinquième environ de l'alcool employé, on introduit, en plusieurs fois et avec précaution, dans la cornue, au moyen de l'entonnoir dont nous avons parlé, quatre livres d'alcool à 38 degrés. On doit laisser à peu près un quart d'heure d'intervalle entre ces additions d'alcool.

Lorsque l'on voit l'intérieur de la cornue se remplir de vapeurs blanches qui se condensent en gouttes oléagineuses sur les parois, on arrête le feu et on laisse refroidir.

L'éther ainsi obtenu est toujours plus ou moins impur. Pour le purifier, on le rectifie. Le mode de rectification qui mérite la préférence est celui qui a été indiqué par Henry : ce savant a proposé de faire digérer pendant quelques jours l'éther avec un quinzième de son poids de potasse caustique à la chaux, en agitant de temps en temps le mélange. On décante, on agite avec une très petite proportion d'eau, et, après une nouvelle décantation, on distille sur du chlorure de calcium, au bain-marie. Les deux premiers tiers obtenus à la rectification sont de l'éther à 56 ou 60 degrés de l'aréomètre de Baumé; le dernier tiers ne porte que 46 degrés environ, et peut être employé comme *liqueur anodyne d'Hoffmann.*

Pour préparer directement la liqueur d'Hoffmann, qui n'est autre chose que de l'éther sulfurique alcoolisé, le *Codex* prescrit de mêler ensemble deux parties d'alcool et d'acide sulfurique, et de les distiller jusqu'à ce que le produit passé dans le récipient soit égal à la moitié du liquide sur lequel on agit. Mais la proportion d'éther varie toujours dans la liqueur ainsi obtenue ; aussi, dans le plus grand nombre des officines, on n'a plus recours aujourd'hui à ce procédé, et l'on se borne à mélanger parties égales d'alcool à 36 degrés et d'éther bien rectifié.

ÉTHER HYDROCHLORIQUE.

(Ether muriatique.)

Cet éther est un liquide très mobile, incolore, limpide; d'une odeur éthérée, forte, pénétrante et légèrement alliacée; d'une saveur forte, sucrée, alliacée, non désagréable; d'une pesanteur spécifique qui varie suivant le mode de préparation, de 0,805 à 0,845 (Gehlen). Il est très volatil, et, sous la pression de 76 centimètres, il entre en ébullition à 12 degrés centigrades; aussi, dans l'été, est-il gazeux à la température ordinaire de l'air. Il est inflammable et brûle avec une flamme d'un beau vert émeraude s'il est en très petite quantité, et jaune verdâtre fuligineuse si la quantité est plus grande. Il est très peu soluble dans l'eau, mais il se dissout très bien dans l'alcool.

Préparation. — Il existe plusieurs procédés pour préparer l'éther hydrochlorique; nous nous bornerons à donner celui qui est indiqué par le *Codex*. On mélange, dans une cornue de verre, parties égales en volume d'alcool à 40 degrés et d'acide hydrochlorique à 25 degrés, et on ajoute quelques grains de sable un peu gros, afin d'éviter les soubresauts, qui, sans cette précaution, pourraient avoir lieu pendant l'opération. On place la cornue sur un bain de sable, et on adapte à son col un appareil de Woulf. On met dans le premier flacon de cet appareil une quantité d'eau à 12 ou 15 degrés suffisante pour le remplir à moitié; le second flacon et le suivant, si l'on a jugé convenable d'en ajouter un troisième, doivent être alongés, étroits, vides, bien secs, entourés d'un mélange de sel marin et de neige ou de glace pilée, et l'ouverture du dernier doit n'être pas entièrement fermée par le bouchon qui reçoit le tube de communication.

On lute les jointures de l'appareil, et on distille le mélange à un feu doux, en ayant le plus grand soin de maintenir l'ébullition constante et modérée ; car une chaleur trop faible et une température trop élevée empêchent également la production de l'éther. L'eau et l'alcool qui se volatilisent, sont retenus par l'eau du premier flacon, et l'éther seul passe dans les suivans, où il se condense et prend la forme liquide. On verse ce produit dans un flacon sur une petite quantité de magnésie calcinée, on agite de temps en temps, et, après vingt-quatre heures de contact, on décante et l'on rectifie dans une cornue communiquant avec un ballon refroidi convenablement.

L'éther hydrochlorique, ainsi obtenu, est pur et marque 26 degrés à l'aréomètre de Baumé. On le conserve dans un flacon très fort, muni d'un bouchon qui ferme bien et solidement ficelé; et l'on a soin de refroidir ce vase jusqu'à zéro lorsque l'on veut l'ouvrir. Mais, en raison de son expansibilité, si grande qu'il se volatilise presque entièrement quand on l'introduit dans quelque préparation médicamenteuse, on a soin, dans les officines, de le mélanger avec parties égales d'alcool à 36 degrés, et il porte alors le nom d'*éther hydrochlorique alcoolisé* ou *éther muriatique alcoolisé*.

ÉTHER NITREUX.

(Éther hyponitreux, Éther nitrique.)

Cet éther est un liquide très mobile, d'un jaune pâle; d'une odeur forte, éthérée, agréable et tenant de celle de la pomme de reinette mûre; d'une saveur chaude, piquante, légèrement sucrée et rappelant aussi un peu celle des pommes; d'une pesanteur spécifique de 0,886 à 4 degrés (Dumas et P. Boullay). Il est très volatil, et, sous la pression de 76 centimètres, il entre en ébullition à la température de 21 degrés; il est très inflammable, et brûle avec une flamme claire et blanche; il est très peu soluble dans l'eau, mais soluble en toutes proportions dans l'alcool.

Préparation. — Des procédés en assez grand nombre ont été successivement publiés pour la préparation de ce produit; mais il nous suffira de mentionner ici celui de M. Thénard, qui est adopté par le *Codex*; et celui de Black auquel M. Berzélius donne la préférence sur tous les autres.

1º *Procédé de M. Thénard.* — On prend parties égales en poids d'alcool à 36 degrés et d'acide nitrique à 34 degrés, et on les mélange dans une cornue de verre tubulée, d'une capacité triple du volume du liquide; on place cette cornue sur un trépied en fer, et on dispose au-dessous un fourneau que l'on puisse retirer à volonté. Au col de la cornue, on adapte, au moyen d'une alonge, un grand ballon communiquant avec un appareil de Woulf composé de cinq ou six flacons alongés, remplis à moitié ou aux deux tiers d'un soluté aqueux saturé de sel marin, et plongés tous dans un mélange réfrigérant. On lute exactement les jointures de l'appareil, en ayant la précaution toutefois de laisser au dernier flacon une petite ouverture pour le dégagement des vapeurs qui ne se condenseraient pas. Alors, on met sous la cornue quelques charbons incandescens, et, dès qu'on voit de petites bulles s'élever du fond du liquide et venir crever à la surface, on retire le feu et on abandonne l'opération à elle-même, en ayant soin de jeter de temps à autre de l'eau sur la cornue avec une éponge ou un linge, pour modérer la vivacité de l'ébullition qui s'établit. L'opération marche avec rapidité, et est terminée lorsque le liquide cesse de bouillir. On laisse refroidir et on délute.

L'éther, qui s'est condensé dans les flacons de Woulf est mêlé d'acide nitreux et d'alcool, et forme, à la surface du soluté salin, une couche de couleur jaune verdâtre; on le recueille à l'aide d'un entonnoir à longue tige, et on le réunit au liquide éthéré et alcoolique q trouve dans le ballon. On agite le mélange avec un lume d'eau égal au sien, tenant en solution une pro- rtion d'alcali caustique un peu plus que suffisante ur saturer l'acide non combiné. On décante ensuite et distille sur une petite quantité d'un mélange de chlo- re de calcium et de magnésie calcinée.

8°. *Procédé de Black.* — On verse, dans un flacon lindrique, neuf parties d'alcool à 35 degrés; puis, au yen d'un entonnoir qui descend jusqu'au fond du fla- n et dont l'ouverture est très étroite, on fait parvenir is l'alcool quatre parties d'eau distillée, en évitant ec soin qu'il ne s'opère un mélange des deux liquides; In on fait arriver sous l'eau, et avec la même précau- n, huit parties d'acide nitrique concentré fumant. Le con doit être au moins trois fois aussi haut que large, is quoi la couche d'eau n'a pas assez d'épaisseur. Sa pacité doit être telle, qu'il se trouve rempli jusqu'aux itre cinquièmes. Déposé préalablement dans un lieu it la température ne doit pas s'élever au dessus de 15 grés centigrades, il ne doit plus être déplacé lorsque les is liquides y ont été introduits. On ferme son orifice ec un bouchon perforé et muni d'un tube recourbé, it la branche latérale se rend jusqu'à la partie in- ieure d'un flacon étroit rempli à moitié d'alcool à degrés; l'acide et l'alcool ne tardent pas à se rencon- r au milieu de l'eau qui d'abord devient légèrement uble, puis bleue, verte, et enfin limpide et incolore. 'établit un faible dégagement de gaz accompagné d'un particulier; en premier lieu, c'est du gaz acide car- nique qui se dégage, ensuite du gaz nitreux dont la intité va croissant, tandis que celle du premier diminue s cesse, sans cependant s'arrêter jamais. Peu à peu, le lange des trois liquides s'opère à tel point que la cou- d'eau devient de plus en plus inférieure et qu'à la fin ie reste plus que deux couches, l'une supérieure, ne et consistant en éther nitreux, l'autre inférieure, incolore et acide. Vers la fin de l'éthérification, il se d gage, outre les deux gaz que nous avons cités plus hau un peu de protoxide d'azote. La proportion de ces g n'est pas considérable ; mais néanmoins, comme ils so saturés d'éther, on les fait passer à travers l'alcool q s'empare de ce dernier et peut ensuite être employé av avantage à en préparer une seconde dose. Après quarant huit ou soixante heures au plus, l'opération est termin On ouvre le flacon, et on décante au moyen d'un siph la couche d'éther.

Avec ce procédé, la plus grande partie de l'alcool et l'acide n'éprouve d'autres changemens que ceux nécess res à la formation de l'éther, tandis que, par la distill tion, l'acide nitrique exerce une action destructive q réduit notablement la proportion de l'éther produit.

L'éther nitreux bien pur marque 26 degrés à l'ar mètre de Baumé; il ne se conserve que difficilement, peu de temps après sa préparation, même dans un fla hermétiquement fermé, il devient acide; sa décompo tion est rendue plus rapide par l'action de la chaleur. doit donc n'en préparer qu'une petite quantité à la f et le renfermer dans de petits flacons parfaitement rem et que l'on dépose dans un lieu obscur et froid.

Cette extrême difficulté de le conserver sans altérat a conduit à lui substituer, pour les besoins de la thérap tique, l'éther nitreux alcoolisé (*éther nitrique alcooli liqueur anodyne nitreuse*). On le prépare avec l'appa que nous avons décrit dans le procédé de M. Théna en remplaçant l'eau salée par l'alcool. L'éther s'unit dernier, et l'opération n'est terminée que lorsque le n lange a acquis le double de son poids primitif; il m que alors trente-deux degrés à l'aréomètre de Baumé

On peut encore l'obtenir en distillant ensemble d parties d'alcool et une d'acide nitrique.

ÉTHER ACÉTIQUE.

L'éther acétique est un liquide transparent, incolore; une odeur éthérée, très suave; d'une saveur particu-ère, chaude, piquante, agréable; d'une pesanteur spé-fique de 0,866 à 7 degrés centigrades (Thénard). Sous pression de 76 centimètres, il entre en ébullition à 74 egrés. Il s'enflamme facilement et brûle en donnant une amme blanc jaunâtre, alongée, et en répandant une odeur ide. Il est peu soluble dans l'eau, mais il se dissout en utes proportions dans l'alcool, et une quantité d'eau, ême considérable, ne peut le séparer de ce dernier u'en partie seulement.

Préparation. — Cet éther peut être obtenu de plusieurs anières. Autrefois, on le préparait en distillant et re-hobant à plusieurs reprises un mélange à parties éga-s d'alcool à 40 degrés et d'acide acétique à 10 degrés. n terminait l'opération en mêlant le produit avec du rbonate de potasse, et distillant une dernière fois. Ce océdé, qui ne fournit qu'un mélange d'éther et d'al-ol, est abandonné aujourd'hui et avec raison. Deux tres procédés sont mis actuellement en usage : le emier est dû à M. Thénard, et le second à MM. La-anche et Martin; c'est le dernier qui nous semble evoir mériter la préférence.

1° *Procédé de M. Thénard.* — Introduisez dans une ornue de verre 6 livres d'alcool à 40 degrés; versez des-us, à diverses reprises et en agitant toujours, 4 livres 'acide acétique à 10 degrés; ajoutez enfin, par petites ortions, 1 livre 4 onces d'acide sulfurique à 66 degrés, n mêlant exactement par l'agitation. Placez la cornue ur un bain de sable, et faites-la communiquer, par une longe, avec un ballon tubulé, rafraîchi par un courant 'eau, et supportant un long tube effilé; lutez les jointures de l'appareil, puis chauffez par degrés, jusqu'à que le mélange entre en ébullition, et maintenez la te pérature à ce point. L'opération est terminée lorsque l' a obtenu 8 livres de produit.

Ainsi obtenu, l'éther acétique est impur: il conti de l'eau, de l'alcool et de l'acide acétique. Pour le pu fier, on l'agite avec une once de carbonate de potass puis on décante après vingt-quatre heures de contact, verse sur du chlorure de calcium, et, au bout de qu ques jours, on distille dans le même appareil. On obti ainsi environ 6 livres d'éther marquant 25 degrés à l'ar mètre de Baumé.

2° *Procédé de MM. Laplanche et Martin.* — Intr duisez deux parties d'acétate de plomb concassé, da une cornue de verre tubulée; versez par dessus un m lange de deux parties d'acide sulfurique à 66 degrés et deux parties d'alcool à 38 degrés; montez l'appar comme dans le procédé précédent, et distillez jusqu'à que le produit obtenu égale les 4/5 de l'alcool emplo On purifie l'éther par les moyens indiqués plus haut.

Au lieu d'acétate de plomb, on peut employer l'ac tate de potasse, ainsi que M. Thénard l'a conseillé.

ALCALIS VÉGÉTAUX.

(Alcaloïdes, Alcalis organiques.)

On donne le nom d'*alcalis végétaux* à des substan particulières, découvertes depuis une vingtaine d'anné environ dans différens végétaux, et douées des pr priétés des bases salifiables. Leur nombre ne peut ê fixé, d'abord parce qu'il s'accroîtra beaucoup sans auc doute par les progrès que l'on fait chaque jour da l'analyse organique ; ensuite, parce que certains d'entre eux, signalés par plusieurs chimistes, ne possèdent pas une alcalinité évidente, ou même n'ont pu être obtenus lorsque depuis on s'est occupé de les rechercher.

Nous ne traiterons que de ceux qui ont trouvé des applications en médecine, ou qui, par leur origine, semblent destinés à en recevoir aussitôt que l'on aura suffisamment étudié leur mode d'action sur l'économie. Nous joindrons à l'histoire de chacun d'eux l'indication des sels auxquels ils donnent naissance par leur combinaison avec les acides ; enfin, nous leur réunirons quatre principes immédiats, la pipérine, la salicine, la lupuline et la gentianine, qui, bien que distincts des alcalis organiques, nous semblent cependant devoir trouver place à la suite.

ÉMÉTINE.

Cet alcali, découvert par M. Pelletier, existe à l'état de gallate dans les diverses espèces de racines que le commerce de la droguerie nous fournit sous le nom d'*Ipécacuanha*.

L'émétine pure est pulvérulente ; d'une couleur blanche, le plus ordinairement tirant sur le fauve, et se fonçant encore par l'exposition au contact de l'air ; inodore; d'une saveur amère très faible; n'éprouvant d'autre altération à l'air que celle de l'augmentation de coloration ; très fusible et commençant à se liquéfier un peu au-dessous de 50 degrés centigrades ; très peu soluble dans l'eau froide, se dissolvant plus facilement dans l'eau chaude, très soluble dans l'alcool, presque insoluble dans l'éther et dans les huiles ; ramenant au bleu le tournesol rougi par les acides ; se combinant avec ces derniers corps en donnant naissance à des sels incristallisables et qui, soumis à l'évaporation, laissent des masses d'apparence gommeuse dans lesquelles on aperçoit parfois des rudimens de cristallisation.

A l'état impur et telle qu'elle se trouve dans les officines, sous le nom d'*émétine colorée*, elle est sous forme d'écailles transparentes, de couleur brune rougeâtre, d'une odeur presque nulle, d'une saveur amère, très déliquescente et par conséquent soluble dans l'eau.

Préparation.—Traitez la poudre d'ipécacuanha par l'éther hydratique à 60 degrés, pour enlever une matière grasse odorante qu'elle contient; épuisez-la ensuite par l'alcool à 40 degrés bouillant. Filtrez les solutés alcooliques, et, après avoir retiré une partie de l'alcool par distillation, filtrez de nouveau pour séparer un corps gras, analogue à la cire, qui s'est déposé sous forme de flocons blanchâtres. Faites alors évaporer au bain-marie; dissolvez le résidu rouge safrané de cette évaporation dans l'eau froide, filtrez et mettez la liqueur en contact avec une suffisante quantité de carbonate de magnésie pour précipiter l'émétine; recueillez le précipité, faites-le sécher, reprenez-le par l'alcool rectifié, et enfin faites évaporer jusqu'à siccité, d'abord dans un alambic, puis sur des assiettes dans une étuve chauffée à 30 ou 36 degrés. Le produit est l'émétine colorée ou impure.

Pour obtenir l'émétine pure il suffit d'apporter quelques modifications au procédé que nous venons de décrire. Ainsi, au lieu de traiter à froid par le carbonate de magnésie, on fait bouillir avec un excès de magnésie calcinée, on recueille le précipité sur un filtre, on le lave avec un peu d'eau très froide, on le fait sécher avec soin, on le traite par l'alcool très rectifié bouillant, on filtre et on évapore. Le produit est l'émétine que l'on rend encore plus pure et plus blanche en la dissolvant dans un acide étendu, traitant à chaud le sel par le charbon animal lavé à l'acide hydrochlorique, filtrant, décomposant par la magnésie, et traitant le précipité comme on l'a fait d'abord.

VÉRATRINE.

La vératrine, découverte simultanément en France par MM. Pelletier et Caventou, en Allemagne par M. Meissner, se trouve dans les semences du vératre cévadille, dans les racines du vératre blanc et dans le colchique d'automne, combinée principalement avec l'acide gallique. Telle qu'elle se trouve dans les officines, c'est une substance de nature complexe, suivant M. Couerbe qui la considère comme composée de quatre substances particulières isolées par lui, la *vératrine pure*, le *vératrin*, la *sabadilline*, et la *résinigomme* ou *monohydrate de sabadilline*. Mais, comme la vératrine de MM. Pelletier et Caventou a seule été employée en médecine, c'est d'elle seule que nous nous occuperons ici.

Elle est sous forme de poudre, de couleur blanche; inodore, mais provoquant de violens éternuemens par son application sur la membrane pituitaire, même à une dose très faible; d'une saveur sans amertume, mais brûlante, excessivement âcre, provoquant une abondante salivation et fesant éprouver un sentiment particulier de strangulation; fusible à la température de 115 degrés centigrades, et se prenant, par le refroidissement, en une masse translucide jaunâtre. Elle est presque insoluble dans l'eau froide, soluble dans mille fois son poids d'eau bouillante, très soluble dans l'alcool, peu ou même point soluble dans l'éther exempt d'alcool; elle se dissout, à chaud, dans l'essence de térébenthine. Elle rétablit la couleur bleue du tournesol rougi par les acides, et elle sature ces derniers, avec lesquels elle forme des sels qui prennent l'apparence de masses gommeuses par la dessication, et dont plusieurs sont cristallisables.

Préparation. — Pour l'obtenir, on épuise par l'eau

bouillante la poudre de semences de cévadille, on passe le décocté et on y verse un soluté d'acétate de plomb neutre, jusqu'à ce que cet agent ne produise plus de précipité; on filtre, on précipite le plomb de l'acétate en excès par un courant de gaz acide hydrosulfurique, et l'on porte à l'ébullition pour chasser ce dernier. Alors, on filtre de nouveau, on fait bouillir avec un excès de magnésie calcinée, on recueille le précipité, on le lave à l'eau froide, on le fait sécher et on le traite par l'alcool bouillant. Enfin, en fesant évaporer ce soluté alcoolique ou en l'étendant d'eau, on obtient la vératrine à l'état de poudre jaunâtre, que l'on purifie, soit au moyen de la solution dans l'alcool et de l'évaporation ou de la précipitation, soit en la combinant avec un acide et en traitant le sel par le charbon animal lavé, comme nous l'avons dit au sujet de l'émétine.

M. Couerbe a proposé le procédé suivant pour obtenir cet alcaloïde. On prépare, avec les semences de cévadille et l'alcool à 36 degrés, un extrait que l'on fait bouillir pendant quelques instans dans de l'eau acidulée par l'acide sulfurique; on précipite la vératrine par la potasse caustique, et on la purifie, d'abord en la reprenant par l'alcool et la fesant évaporer, puis en la salifiant, traitant par le charbon animal, précipitant de nouveau par un alcali et fesant sécher. C'est de la vératrine ainsi préparée que cet habile chimiste a retiré les quatre substances nouvelles dont nous avons donné les noms en commençant cet article.

SULFATE DE VÉRATRINE.

Ce sel, d'après M. Couerbe, est en longues aiguilles déliées, qui paraissent être des prismes à quatre pans; il est incolore, inodore, d'une saveur semblable à celle de la vératrine, soluble dans l'eau.

Préparation.—On triture la vératrine avec un peu

d'eau acidulée par l'acide sulfurique, et, quand toute la masse a acquis beaucoup de densité et a revêtu un aspect spumeux, on ajoute un peu plus d'eau et on chauffe au bain-marie pour rendre la solution parfaite. Cette solution est facilitée par l'addition d'une très petite quantité d'acide. Lorsque le tout est dissous, on filtre, et on abandonne la liqueur à elle-même. Après deux ou trois jours de repos, la cristallisation commence, et, quand elle est complète, on sépare le sel par décantation, on le lave, puis on le fait sécher sur du papier non collé.

BRUCINE.

(Pseudangustine.)

La brucine, découverte par MM. Pelletier et Caventou, se trouve combinée avec l'acide gallique dans l'écorce, et avec l'acide igasurique dans les fruits de différentes espèces du genre *strychnos*.

Suivant qu'elle a été obtenue par une évaporation rapide ou lente, elle se présente sous forme d'excroissances en choux-fleurs ou de lames feuilletées, blanches et nacrées, ou elle est cristallisée en prismes à quatre pans obliques, transparens et incolores. Son odeur est nulle, sa saveur très amère, acerbe et persistante. Cristallisée, si on la chauffe un peu au-dessus de 100 degrés centigrades, elle entre en fusion, et, par le refroidissement, elle se fige comme de la cire. Elle est inaltérable par l'air, soluble dans 850 parties d'eau froide et dans 500 parties d'eau bouillante, facilement soluble dans l'alcool rectifié et même dans l'alcool faible, insoluble dans l'éther et les huiles grasses, légèrement soluble dans les huiles volatiles. Elle ramène au bleu le papier de tournesol rougi par un acide, et verdit le sirop de violettes. L'acide nitrique lui communique une couleur rouge nacarat qui passe au jaune si on élève un peu la température, et se change en un beau violet par l'addition du protochlorure d'étain. En se combinant avec les acides, elle forme des sels neutres ou acides, presque tous cristallisables, et d'où elle est précipitée non-seulement par les alcalis et les terres alcalines, mais encore par la strychnine et la morphine.

Préparation.—On dissout dans l'eau l'extrait alcoolique de fausse angusture, on filtre et on ajoute du sous-acétate de plomb liquide jusqu'à ce qu'il ne se fasse plus de précipité; on sépare ce dernier, puis on soumet la liqueur à l'action d'un courant de gaz acide hydrosulfurique pour faire passer l'excès de plomb à l'état de sulfure. On filtre de nouveau, et on fait bouillir avec de la magnésie. La brucine précipitée est lavée avec de l'eau froide en très petite quantité afin d'en dissoudre le moins possible, puis on la dissout, dans l'alcool pour la débarrasser de l'excès de magnésie avec lequel elle est mélangée, et, par l'évaporation, on l'obtient sous forme de masse résinoïde. On l'amène à l'état pur en la saturant par l'acide oxalique, évaporant à siccité, et mettant le résidu en contact avec un mélange d'alcool à 40 degrés et d'éther à 60 degrés, à une température voisine de zéro; l'oxalate, ainsi débarrassé des matières colorantes qui l'altéraient, est dissous dans l'eau et décomposé par la magnésie, et la brucine, reprise par l'alcool, est enfin obtenue par l'évaporation de ce liquide.

M. Thénard conseille d'épuiser l'écorce de fausse angusture par l'eau, d'ajouter à la liqueur une petite quantité d'acide oxalique, d'évaporer à consistance d'extrait, puis de traiter le produit, à la température de zéro, par l'alcool anhydre qui le dissout en ne laissant que l'oxalate de brucine. On fait bouillir ce sel avec de la magnésie, dans suffisante quantité d'eau, on reprend par l'alcool bouillant la brucine précipitée, et on fait évaporer convenablement.

On peut obtenir aussi cet alcaloïde en traitant l'écorce par l'eau aiguisée d'acide sulfurique, et agissant comme pour la préparation du sulfate de quinine (voyez p. 443).

Enfin, on peut le retirer de l'alcool faible qui a servi à laver la strychnine extraite de la noix vomique, ou de celui qui refuse d'en fournir par la cristallisation, ainsi que M. Corriol l'a indiqué. Il suffit pour cela d'évaporer ces liquides jusqu'à consistance sirupeuse, de laisser refroidir, et d'ajouter de l'acide sulfurique affaibli de manière à dépasser de très peu le point de saturation. On laisse en repos pendant quelques jours, et, après ce temps, on trouve le tout pris en une masse saline, formée de cristaux empâtés par un liquide brun et très visqueux que l'on en sépare au moyen de la presse. On dissout le sel dans l'eau, on le décolore par le charbon animal et on le fait cristalliser de nouveau, après quoi on le décompose par l'ammoniaque. La brucine se précipite en flacons résinoïdes qui deviennent pulvérulens en se desséchant à l'air, ou qui, dissous dans l'alcool, cristallisent par évaporation spontanée.

SULFATE NEUTRE DE BRUCINE.

Ce sel cristallise en aiguilles longues et deliées, qui paraissent être des prismes à quatre pans terminés par des pyramides d'une extrême finesse; il est blanc, inodore, d'une saveur très amère, très soluble d'ans l'eau, et un peu seulement dans l'alcool; il est efflorescent.

Préparation.—On l'obtient, soit en retirant la brucine de l'écorce de fausse angusture à l'aide de l'eau aiguisée d'acide sulfurique, ou en suivant le procédé conseillé par M. Corriol, soit en traitant directement la brucine pure par l'acide convenablement étendu, concentrant et fesant cristalliser.

En ajoutant un léger excès d'acide au soluté du sulfate

neutre, on obtient un sursulfate un peu moins soluble, et par conséquent cristallisant plus facilement.

HYDROCHLORATE DE BRUCINE.

Il cristallise en prismes à quatre pans, tronqués obliquement, qui sont quelquefois aussi fins que les cheveux, blancs, inodores, d'une saveur très amère, très solubles dans l'eau, inaltérables à l'air.

Préparation.— On l'obtient, soit en retirant la brucine de l'écorce de fausse angusture au moyen de l'eau aiguisée d'acide hydrochlorique, soit en combinant directement la brucine pure avec l'acide convenablement dilué, concentrant et fesant cristalliser.

STRYCHNINE.

La strychnine, découverte en 1818 par MM. Pelletier et Caventou, existe, à l'état de combinaison avec l'acide igasurique et presque toujours associée à un sel de brucine, dans plusieurs espèces de strychnos.

Elle est sous la forme de prismes presque microscopiques, quadrilatères, terminés par des pyramides à quatre faces ; de couleur blanche ; inodore ; d'une saveur amère presque insupportable, laissant un arrière-goût métallique. Elle est inaltérable à l'air. Soumise à l'action de la chaleur, elle ne se volatilise point et n'entre point en fusion. Elle exige 6667 parties d'eau à 10 degrés pour se dissoudre, et 2500 d'eau bouillante ; insoluble dans l'alcool anhydre, se dissolvant sensiblement à l'aide de la chaleur dans l'alcool à 38 degrés et dans les huiles volatiles ; presque insoluble dans l'éther, les huiles fixes et les graisses. Elle réagit à la manière des alcalis sur les couleurs bleues végétales, précipite la plupart des bases inorganiques non alcalines, et, en se combinant avec les acides, elle forme des sels inodores, d'une saveur très amère et désagréable, précipitables par le tannin.

Préparation. — Parmi les procédés différens qui ont été proposés pour l'extraction de cet alcaloïde, nous nous bornerons à en indiquer deux, celui de M. Henry et celui de M. Corriol.

1° *Procédé M. Henry.* — On fait bouillir, à trois ou quatre reprises, la poudre de noix vomique dans l'eau ordinaire, en ayant soin d'ajouter, lors de la dernière décoction, une petite quantité d'acide hydrochlorique; on passe avec forte expression, on réunit tous les décoctés, et on les concentre jusqu'à consistance sirupeuse. Alors on ajoute, par portions, un léger excès de chaux vive pulvérisée (dans la proportion de deux parties sur cinq de la noix vomique employée); on recueille sur une toile le précipité qui s'est formé, on le lave d'abord avec de l'eau pure, puis avec de l'acool à 22 degrés, on le fait sécher, on le réduit en poudre fine, et on l'épuise enfin par de l'alcool à 38 degrés bouillant. Les solutés alcooliques réunis sont filtrés, puis distillés jusqu'à ce qu'on ait retiré les trois quarts environ du liquide. On délaie le résidu dans une petite quantité d'alcool froid, et il se dépose aussitôt une poudre grasse d'un blanc mat; c'est la strychnine altérée par une matière colorante qu'on enlève au moyen du lavage. On la dissout ensuite dans l'alcool bouillant, et on la fait cristalliser par le refroidissement. Pour l'obtenir aussi blanche que possible, on peut, tandis qu'elle est dissoute dans l'alcool, ajouter du charbon animal; on la filtre après quelques instans d'ébullition. On y parvient mieux encore en la combinant avec l'acide sulfurique, décolorant par le noir animal, et précipitant par l'ammoniaque: il ne reste plus qu'à laver la strychnine précipitée, la faire sécher, la pulvériser, la reprendre par l'alcool et la faire cristalliser par évaporation spontanée.

2° *Procédé de M. Corriol.* — On fait, à trois reprises successives, macérer dans de l'eau la noix vomique râpée, et pendant huit jours chaque fois. On réunit les macérés, on les concentre jusqu'à consistance sirupeuse, et on les étend alors d'alcool pour précipiter la gomme. On évapore au bain-marie, on dissout le résidu dans l'eau froide qui en sépare de la matière grasse; on filtre, on chauffe de nouveau, et on ajoute un lait de chaux. On recueille le précipité qui s'est formé, on le lave à l'eau, on le fait sécher, puis on le traite par l'alcool bouillant qui, en se refroidissant, laisse cristalliser la strychnine. Pour obtenir cette dernière plus pure, on la lave avec une petite quantité d'alcool faible, après quoi on la dissout de nouveau dans l'alcool bouillant, et on la fait cristalliser. La brucine, accompagnée de matière colorante, reste en solution dans la liqueur du lavage et dans l'alcool qui a laissé déposer les cristaux ; on l'en retire comme nous l'avons dit plus haut (*Voy.* pag. 437).

SULFATE DE STRYCHNINE.

Ce sel cristallise en petits cubes transparens, incolores, inodores, d'une saveur excessivement amère, et légèrement efflorescens. Il se dissout dans moins de dix parties d'eau froide, et est encore plus soluble à chaud.

Préparation.—On l'obtient en dissolvant, à une douce chaleur et jusqu'à saturation, la strychnine dans l'acide sulfurique étendu d'eau distillée, en évaporant jusqu'à pellicule, et fesant cristalliser par refroidissement.

Si l'acide se trouvait en excès, on obtiendrait un bi-sulfate, cristallisé en aiguilles fines, d'une saveur à la fois acide et amère, et moins soluble que le sulfate.

NITRATE DE STRYCHNINE.

Il cristallise en belles aiguilles blanches, nacrées, réunies en faisceaux ; inodore; d'une saveur amère insupportable; soluble dans l'eau, mais beaucoup plus à chaud qu'à froid, il est presque insoluble dans l'alcool, et ne se dissout point dans l'éther.

Préparation. — On dissout, à l'aide d'une douce chaleur et jusqu'à saturation, la strychnine dans l'acide nitrique étendu d'eau distillée; on filtre, on évapore, et on laisse cristalliser par refroidissement.

Suivant M. Guibourt, l'addition d'un léger excès d'acide rend la cristallisation plus prompte: mais alors, c'est du binitrate que l'on obtient, et par conséquent il est préférable de ne point dépasser le point de saturation.

Une précaution importante que l'on doit prendre pour la préparation de ce composé, c'est de n'employer que de la strychnine parfaitement privée de brucine; sans cela, le nitrate obtenu offre une couleur rouge plus ou moins intense.

HYDROCHLORATE DE STRYCHNINE.

Il cristallise en prismes aiguillés quadrilatères, très déliés, et agglomérés en mamelons radiés, transparens, incolores, inodores, d'une amertume excessive, devenant opaques par l'exposition à l'air. Ce sel est beaucoup plus soluble dans l'eau que le sulfate de la même base.

Préparation.--Pour l'obtenir, on dissout, à l'aide d'une douce chaleur et de manière que la liqueur soit à peine acide, la strychnine dans l'acide hydrochlorique étendu d'eau distillée; on filtre, on concentre par évaporation, et, par le refroidissement, la cristallisation s'opère.

QUININE.

Cet alcaloïde, découvert par MM. Pelletier et Caventou, existe, à l'état de combinaison avec l'acide kinique, dans presque toutes les espèces d'écorce de quinquina, et particulièrement dans celle du quinquina jaune.

Il se présente ordinairement sous forme de masse poreuse, friable, non cristalline, d'un blanc sale; mais il peut être obtenu cristallisé en houppes soyeuses: il est inodore, d'une saveur extrêmement amère et tout-à-fait semblable à l'amertume de l'écorce de quinquina.

La quinine, inaltérable à l'air, abandonne, à une douce chaleur, l'eau avec laquelle elle est combinée, puis se fond en un liquide transparent qui, par le refroidissement, devient opalin, résiniforme, et revêt le caractère idio-électrique des résines. Projetée sur des charbons incandescens, elle se décompose à la manière des substances végétales azotées, et, suivant quelques chimistes, en exhalant une odeur aromatique particulière analogue à celle de l'aubépine. Presque insoluble dans l'eau froide et fort peu soluble dans l'eau bouillante, elle est très soluble dans l'alcool, se dissout facilement dans l'éther rectifié, et, à l'aide de la chaleur, dans les huiles volatiles et grasses et dans le naphte. Elle rétablit la couleur bleue du tournesol rougi par les acides, et sature ces derniers en formant avec eux des sels d'un aspect nacré, en général solubles et facilement cristallisables.

Préparation. — Pour l'obtenir, on fait dissoudre dans l'eau son sulfate cristallisé, et on précipite par un alcali. Le précipité formé est recueilli, lavé, séché, puis dissous dans l'alcool à 36 degrés; ce soluté soumis à l'évaporation fournit la quinine.

SULFATES DE QUININE.

L'acide sulfurique se combine avec la quinine en deux proportions définies.

1° *Soussulfate* ou *sulfate bibasique.* — Il se présente sous forme de masses légèrement flexibles, amiantoïdes, d'un blanc nacré, composées de paillettes ou d'aiguilles étroites, longues et entrelacées de manière à imiter des mamelons étoilés. Il est inodore, d'une saveur amère de quinquina très forte. Exposé au contact de l'air sec et un peu chaud, il s'effleurit promptement; chauffé, il entre facilement en fusion et offre l'aspect de la cire fondue; à une température plus élevée, il prend une belle couleur rouge. Il est peu soluble dans l'eau froide; il se dissout très bien dans l'eau bouillante, et se prend en masses par le refroidissement: très soluble dans l'alcool, il l'est peu dans l'éther.

Préparation.— Mettez dans une bassine de cuivre cent parties d'écorce de quinquina jaune grossièrement pulvérisée, cinq cents parties d'eau et cinq parties d'acide hydrochlorique; faites bouillir pendant environ une demi-heure, passez avec expression, et soumettez le résidu à deux nouveaux traitemens tout semblables au premier. Réunissez les décoctés, et, après leur refroidissement, projetez-y, par petites portions et en agitant sans cesse, de la chaux éteinte et réduite en poudre fine, jusqu'à ce que le tout possède une alcalinité très sensible, et qu'il se soit produit une espèce de coagulé de couleur lie-de-vin. Versez le tout sur des toiles, laissez égoutter le dépôt, faites-le sécher à l'étuve, réduisez-le en poudre, et faites-le digérer à plusieurs reprises dans l'alcool à 36 degrés. Réunissez les digestés, filtrez, ajoutez de l'acide sulfurique affaibli, en quantité nécessaire pour qu'il y en ait un faible excès, et distillez pour retirer les huit neuvièmes de l'alcool employé.

Le résidu cristallin de la distillation est du sulfate bibasique de quinine impur. Pour le purifier, exprimez-le, faites-le dissoudre dans une quantité convenable d'eau légèrement acidulée, faites bouillir avec trois parties à peu près de charbon animal, filtrez de nouveau, laissez cristalliser par refroidissement, recueillez les cristaux et faites-les sécher à l'étuve entre des feuilles de papier non collé.

Les eaux-mères du sulfate de quinine contiennent du sulfate de cinchonine dont on peut retirer cette dernière base, comme nous le disons plus loin (*Voy.* page 447).

2° *Sulfate neutre.* — Ce sel, qui rougit le papier de tournesol, cristallise en prismes carrés à deux faces terminées en pointe, transparens, incolores; il est inodore et d'une amertume de quinquina très forte, mais sans saveur acide. Il s'effleurit au contact de l'air, est soluble dans onze parties d'eau à la température de 12 degrés, se dissout facilement dans l'alcool étendu, et difficilement dans l'alcool anhydre.

Préparation. — Souvent, dans la préparation en grand du sulfate de quinine, il se forme par l'emploi d'une trop forte quantité d'acide sulfurique.

On l'obtient directement en ajoutant un léger excès d'acide au soluté aqueux et chaud de sulfate bibasique de quinine; on concentre convenablement, et on laisse cristalliser par refroidissement.

NITRATE DE QUININE.

Il cristallise en prismes rectangulaires inclinés sur leurs bases et ne présentant point de clivages naturels. Ces cristaux sont brillans, inodores, d'une forte amertume de quinquina, et solubles dans l'eau.

Préparation. — On l'obtient en dissolvant, à l'aide de la chaleur et jusqu'à saturation, la quinine dans l'acide nitrique étendu d'eau distillée, fesant bouillir avec du charbon animal préparé, filtrant et évaporant. Par le refroidissement, le sel se prend en masse ou forme des groupes de cristaux, suivant le degré de concentration.

En évaporant jusqu'à un certain point, ce nitrate forme des gouttes oléagineuses anhydres qui, figées, ressemblent à la cire. Ces perles demi-globulaires, conservées sous l'eau pendant quelques jours, reprennent de l'eau, changent peu à peu d'aspect, et se transforment en cristaux prismatiques réguliers, avec les caractères indiqués plus haut.

HYDROCHLORATE DE QUININE.

Il cristallise en aiguilles nacrées, inodores, d'une saveur amère de quinquina. Il est fusible au-dessous de 100 degrés centigrades, et peu soluble dans l'eau quoique s'y dissolvant mieux que le sulfate neutre.

Préparation. — On l'obtient en neutralisant par la quinine l'acide hydrochlorique étendu, filtrant, évaporant et laissant cristalliser : mais, d'après Winkler, ainsi préparé et sur-tout évaporé à la température de l'ébullition, il a beaucoup de tendance à devenir résiniforme. Suivant le même chimiste, pour l'avoir sous forme de très beaux cristaux, il faut mêler exactement 480 parties de sulfate de quinine effleuri et 159 parties de chlorure de baryum cristallisé, ajouter de l'eau, et faire digérer le tout, à la temperature de 40 degrés, jusqu'à complète décomposition. On filtre, on lave le sulfate de baryte formé, on réunit l'eau de lavage au liquide filtré, on évapore jusqu'à pellicule et à la même température que pour la digestion seulement; enfin on fait cristalliser par refroidissement.

ACÉTATE DE QUININE.

Ce sel cristallise en aiguilles fines, longues, à éclat

soyeux, et quelquefois réunies en mamelons. Il est inodore, d'une saveur amère de quinquina, peu soluble dans l'eau froide, même en y ajoutant un excès d'acide, mais beaucoup plus soluble dans l'eau bouillante.

Préparation. — Pour l'obtenir, on fait dissoudre, jusqu'à saturation, la quinine pure dans l'acide acétique à deux degrés; on filtre, on évapore, et on laisse cristalliser. La concentration ne doit être faite que jusqu'à un certain point, car le soluté saturé à chaud se prend en masse par le refroidissement.

CINCHONINE.

La cinchonine, découverte par Duncan, a été ensuite signalée et examinée successivement par Gomès, Laubert et Pfaff; mais ce furent les travaux de Houtou-Labillardière et de MM. Pelletier et Caventou qui firent connaître sa nature et les propriétés alcalines qu'elle posède.

Elle existe dans presque toutes les espèces de quinquina, et particulièrement dans le quinquina gris, à l'état de combinaison avec l'acide kinique.

Elle cristallise en prismes quadrilatères à sommets terminés par deux facettes obliques, blancs, translucides; elle est inodore; d'une saveur amère, d'abord faible, puis devenant forte et permanente, et offrant alors la plus grande ressemblance avec celle de la quinine. Exposée à l'air, elle en absorbe peu à peu l'acide carbonique. Chauffée, elle n'entre en fusion qu'au moment de se décomposer, et en même temps, une portion non altérée par la chaleur se sublime en aiguilles brillantes. Elle est presque insoluble dans l'eau froide, et ne se dissout que dans 2500 parties d'eau bouillante; elle se dissout dans l'alcool, mais beaucoup moins facilement que la quinine; elle est à peine soluble dans l'éther, et en très petite quantité seulement dans les huiles fixes et volatiles et dans le naphte. Elle ramène au bleu le papier de tournesol rougi par les acides, et se combine avec ces derniers pour former des sels basiques et des sels neutres, tous inodores et doués d'une saveur amère analogue à celle des sels de quinine.

Préparation.—Ordinairement, on ne la prépare point directement; mais on la retire des eaux-mères et des eaux de lavage du sulfate de quinine qui en fournissent plus qu'il n'est nécessaire pour la consommation.

Pour cela, on traite ces eaux, qui contiennent encore un peu de sulfate de quinine, par un léger excès de potasse; le précipité formé est recueilli, lavé, bien desséché et dissous dans l'alcool bouillant. Par le refroidissement, si le soluté est assez chargé, la cinchonine qui se trouve prédominante cristallise seule. On la purifie en la dissolvant dans l'alcool et la fesant cristalliser une seconde fois. Quant à la petite quantité de quinine restée en solution dans les eaux-mères alcooliques, on l'en sépare par évaporation.

SULFATES DE CINCHONINE.

L'acide sulfurique se combine avec la cinchonine en deux proportions définies.

1° *Sulfate bibasique.* — Ce sel cristallise en prismes à base rhomboïdale, terminés par deux facettes ou coupés droit à leur sommet, ordinairement réunis en faisceaux, un peu luisans, flexibles. Fusible comme la cire à une température un peu supérieure à 100 degrés, il devient rouge si on continue à le chauffer, puis se décompose. Il exige 54 parties d'eau froide, pour se dissoudre, est très soluble dans l'alcool, insoluble dans l'éther.

Préparation. — On l'obtient en saturant, autant que possible, l'acide sulfurique étendu par la cinchonine pulvérisée, fesant évaporer et cristalliser.

2° *Sulfate neutre.*— Il se présente sous forme de grands cristaux octaédriques à base rhomboïdale, incolores, transparens, faciles à cliver parallèlement à l'axe le plus grand. Il perd sa transparence, et s'effleurit par son exposition à l'air sec et chaud. Il est très soluble dans l'eau et dans l'alcool, mais insoluble dans l'éther.

Préparation. — On l'obtient en ajoutant, à chaud, un léger excès d'acide au soluté aqueux de sulfate bibasique de cinchonine, fesant évaporer convenablement, et laissant cristalliser par refroidissement.

NITRATE DE CINCHONINE.

Ce sel jouit à peu près des mêmes propriétes que le nitrate de quinine, et se prépare de la même manière; il ne présente que la différence suivante. En se solidifiant sous l'eau, les gouttes oléagineuses donnent naissance à des prismes droits posés obliquement sur la base, et ces cristaux, qui offrent un éclat nacré sur deux faces opposées, se laissent facilement cliver parallèlement à ces faces.

HYDROCHLORATE DE CINCHONINE.

Il cristallise en prismes très déliés ou en aiguilles brillantes qui se réunissent en dendrites. Il est fusible au-dessous de 100 degrés, est très soluble dans l'eau et dans l'alcool, et ne se dissout que difficilement dans l'éther.

Préparation. — On l'obtient en fesant dissoudre, à l'aide de la chaleur et jusqu'à ce que la saturation soit complète, la cinchonine dans l'acide hydrochlorique étendu de trois fois son poids d'eau distillée; en traitant par le charbon animal préparé, filtrant, évaporant et laissant cristalliser.

ACÉTATE DE CINCHONINE.

Il se présente sous forme de petits grains ou de paillettes translucides, peu solubles dans l'eau.

Préparation. — On l'obtient en saturant, dans une capsule de verre ou de porcelaine et à la chaleur du bain-marie, de l'acide acétique moyennement concentré par la cinchonine pure et cristallisée, préalablement pulvérisée. Il en résulte un soluté épais et transparent qui, évaporé à la même température, donne un sel neutre; c'est l'acétate dont nous venons de parler.

Si, au lieu de recourir à la chaleur artificielle pour cette évaporation, on abandonne le soluté à lui-même, dans un air sec (par exemple, sous une cloche renfermant de la chaux vive), il ne tarde pas à se prendre en une masse formée d'aiguilles radiées, qu'on laisse dans les mêmes conditions jusqu'à ce qu'elle soit entièrement séche, et qu'on renferme ensuite dans un flacon hermétiquement bouché. C'est l'acétate acide de cinchonine, sel très soluble dans l'eau et dans l'alcool.

MORPHINE.

Cet alcaloïde, que Chaussier avait proposé d'appeler *narcéine* (ce qui ne peut plus avoir lieu aujourd'hui, en raison du nouveau principe immédiat trouvé dans l'opium par M. Pelletier, et auquel il a donné ce nom), fut découvert simultanément, en 1804, par M. Séguin, et par M. Sertuerner; et depuis, en 1816, ce dernier chimiste reconnut et démontra ses propriétés basiques. Il existe dans l'opium et dans nos pavots indigènes, à l'état de combinaison avec l'acide méconique.

La morphine cristallise en aiguilles brillantes, qui sont

des prismes à base trapézoïdale, longs et presque carrés, et en pyramides tronquées, transparentes et très belles, dont la base est un carré ou un rectangle; elle est incolore, inodore, d'une saveur amère. Chauffée au-dessus de 100 degrés, elle perd d'abord son eau de cristallisation, et devient blanche et opaque ; puis, à une température un peu plus élevée, elle entre en fusion sans se décomposer, et forme un liquide transparent, jaune, ressemblant un peu au soufre fondu, et reprenant son opacité et un aspect cristallin par le refroidissement. Insoluble dans l'eau froide, elle se dissout dans un peu moins de cent fois son poids d'eau bouillante ; elle est soluble dans quarante parties d'alcool anhydre froid, et dans 30 parties seulement du même liquide bouillant; peu soluble ou même insoluble dans l'éther, elle se dissout dans les huiles fixes et volatiles, dans la potasse, la soude, l'ammoniaque caustique, et est susceptible de s'unir au camphre par le moyen de la fusion. Elle brunit la couleur jaune de la rhubarbe et celle du curcuma, et ramène au bleu le papier de tournesol rougi par un acide. Mêlée sous forme de poudre, avec le soluté neutre ou très peu acide d'un sel de fer au maximum d'oxidation, le mélange prend une belle couleur bleue. Mise en contact avec l'acide nitrique, elle acquiert une couleur rouge orangée qui passe ensuite au jaune. Elle neutralise les acides, et forme avec eux des sels incolores, presque tous cristallisables, inodores, d'une saveur forte, amère et désagréable, précipitables par les carbonates alcalins et par l'infusé de noix de galle, à moins que ce dernier ne soit ancien, et alors sans doute cette différence est due à l'acide gallique formé, acide qui dissout facilement le précipité produit.

Préparation.—Bien que la morphine puisse être retirée avec avantage des capsules des pavots indigènes, nous ne parlerons ici que de son extraction de l'opium exotique, parce que c'est sur-tout avec lui qu'on prépare encore maintenant celle qui se trouve dans les officines. Des procédés en grand nombre ont été proposés pour la préparation de cette base ; mais nous nous bornerons à faire connaître ceux de MM. Robiquet, Hottot, Blondeau et Robertson.

1° *Procédé de M. Robiquet.* — Faites macérer, pendant cinq jours, trois parties d'opium parfaitement pur et coupé en petits morceaux dans dix parties d'eau commune ; passez avec forte expression, ajoutez à la liqueur, de la magnésie caustique bien pure dans la proportion de cinq centièmes de l'opium employé, faites bouillir pendant dix minutes, puis jetez le tout sur un filtre de papier, pour isoler parfaitement un sédiment grenu, gris et abondant qui s'est formé pendant l'ébullition. Lavez ce dépôt à l'eau froide, jusqu'à ce qu'elle s'écoule presque incolore, et, après l'avoir fait sécher, mettez-le en digestion, à une douce chaleur, dans suffisante quantité d'alcool à 22 degrés. Passez ce dernier dès qu'il s'est emparé, autant qu'il se peut, de la matière colorante, et, avec de l'alcool au même degré de rectification, mais froid, lavez le résidu jusqu'à ce qu'il ne communique plus de couleur au liquide. Alors, soumettez, pendant quelques minutes, à l'action dissolvante de l'alcool à 32 degrés très pur et bouillant, filtrez et laissez refroidir pour obtenir des cristaux de morphine légèrement colorés. Epuisez la matière par des traitemens alcooliques semblables, et, lorsque ces liqueurs réunies refusent de cristalliser, faites-les évaporer à une basse température pour en séparer la morphine qu'elles peuvent retenir. Enfin, si le produit n'a pas, du premier coup, la blancheur désirée, dissolvez-le dans l'alcool à 36 degrés, ajoutez une petite quantité de charbon animal lavé, et, après quelques instans d'ébullition, filtrez.

2° *Procédé de M. Hottot.* — Épuisez l'opium par l'eau, d'abord au moyen de la macération, ensuite à l'aide de la malaxation; réunissez les liqueurs, rapprochez-les à une densité de 2 degrés à l'aréomètre, et versez-y une assez grande quantité d'ammoniaque pour les rendre légèrement alcalines. Laissez déposer un précipité floconneux, analogue au caoutchouc, occasioné par l'addition d'alcali, puis décantez, filtrez, ajoutez une nouvelle quantité d'ammoniaque, et faites bouillir pendant un instant. Recueillez le précipité blanc, pulvérulent et souvent comme cristallisé, qui s'est formé, lavez-le à l'eau froide, faites-le sécher, puis traitez-le par l'alcool à 34 degrés et par le charbon animal, comme il a été dit dans le premier procédé.

3° *Procédé de M. Blondeau.* — On introduit dans un vase à large ouverture cent parties d'opium de première qualité et convenablement divisé; on le recouvre de deux fois son poids d'eau tiède dans laquelle on a préalablement délayé soixante parties de miel et six parties de levure de bière. On place ce mélange dans une étuve chauffée à 20 ou 25 degrés, et on l'y laisse jusqu'à ce que la fermentation, qui ne tarde pas à s'y établir, soit terminée; ce qui a lieu après huit ou dix jours. La liqueur, qui exhale alors une odeur alcoolique très prononcée, est passée au travers d'une toile serrée, et le résidu, lavé à plusieurs reprises, est exprimé. On réunit les liqueurs, on les rapproche à un degré convenable, et, après leur refroidissement, on y verse un léger excès d'ammoniaque. On recueille le précipité qui se forme, on le lave à l'eau froide, on le fait sécher, on le réduit en poudre, et on le traite par de l'eau légèrement aiguisée d'acide hydrochlorique. Ce liquide se colore en jaune brunâtre, et, lorsque la coloration et la saturation n'augmentent plus, même après quelques heures de contact, on filtre et on fait évaporer jusqu'à ce que la liqueur se prenne en masse par le refroidissement. L'hydrochlorate de morphine ainsi obtenu est assez fortement coloré; mais, lavé à l'eau froide sur une toile, puis traité par l'eau bouillante et le charbon animal, il cristallise en aiguilles soyeuses d'un très beau blanc nacré. C'est de ce sel qu'on retire la morphine, en le dissolvant dans l'eau et versant dans le soluté un très léger excès d'eau ammoniacale : l'alcaloïde se précipite sous forme d'une poudre grenue légèrement ambrée, que l'on recueille et que l'on dessèche avec soin.

Ce mode d'extraction offre, d'après son auteur, l'avantage de procurer la morphine plus facilement pure et en plus grande quantité que par tous les autres procédés connus.

4° *Procédé de M. Robertson, modifié par M. W. Gregory.* — L'opium coupé par morceaux est mis en macération dans de l'eau à 38 degrés centigrades au plus, et les liqueurs, séparées à mesure qu'elles sont saturées, sont évaporées dans un vase de fer étamé, jusqu'à consistance sirupeuse. On ajoute un excès de chlorure de calcium tout-à-fait exempt de fer, on continue de faire bouillir pendant quelques minutes, on verse la totalité du liquide dans une terrine, on en sépare le précipité de méconate de chaux et de matière colorante qui s'est formé, et on laisse cristalliser.

Dès que la liqueur s'est prise en masse et qu'elle est refroidie, on la débarrasse d'un liquide noir qu'elle contient, au moyen d'une forte expression, puis on fait dissoudre la matière dans l'eau à la température de 15 à 16 degrés, et on passe au travers d'une étoffe de laine pour séparer quelques impuretés. Le soluté, auquel on ajoute un peu de chlorure de calcium, est évaporé et traité comme nous l'avons déja dit.

L'hydrochlorate de morphine est alors légèrement brun : on le dissout dans de l'eau bouillante, on sature par la craie, et on mêle avec du charbon animal purifié. On ajoute successivement de nouvelles quantités d'eau, jusqu'à ce qu'il y en ait suffisamment pour pouvoir tenir à froid le sel en solution, et on agite souvent afin de rendre l'action du charbon plus efficace. Pendant toutes ces manipulations, la température ne doit pas dépasser 88 degrés centigrades, de crainte que l'hydrochloraté ne se décompose.

Au bout de vingt-quatre heures, si le charbon est bon et en assez grande quantité, le liquide est décoloré au point qu'après sa filtration, l'addition d'un peu d'acide le rend tout-à-fait incolore. Cette action peut être produite par un acide quel qu'il soit, et la connaissance en est due à M. Gregory, qui a remarqué aussi que l'acide hydrochlorique, ajouté à un soluté neutre d'une densité de 1020 à froid et ne cristallisant pas, le fait, dans l'espace de quelques instans, prendre en une masse cristalline parfaitement neutre après sa dessication.

Les cristaux obtenus de la liqueur décolorée sont exprimés, par petites parties, dans un linge de coton et déposés, jusqu'à siccité complète, dans une étuve chauffée à 38 degrés centigrades. On les retire ensuite du linge, et on gratte les points de leur surface qui sont colorés.

Pour extraire la morphine de ce sel, qui est un mélange d'hydrochlorate de morphine et d'hydrochlorate de codéine, il ne reste plus qu'à le faire redissoudre dans l'eau, et à précipiter par l'ammoniaque; la morphine se dépose, tandis que la codéine reste en solution à l'état de sel double ammoniacal.

SULFATE DE MORPHINE.

Il cristallise en aiguilles déliées, accumulées en faisceaux ou groupées en houppes rayonnées, divergentes. Il n'exige qu'environ deux parties d'eau pour se dissoudre.

Préparation. — On l'obtient en dissolvant, à chaud et jusqu'à saturation, la morphine pure dans l'acide sulfurique étendu d'eau distillée; on concentre convenablement, et on laisse cristalliser par refroidissement.

On peut le préparer encore en fesant dissoudre l'alcaloïde dans l'alcool, saturant par l'acide sulfurique, évaporant et laissant cristalliser.

HYDROCHLORATE DE MORPHINE.

Ce sel cristallise en houppes soyeuses, nacrées, flexibles, amiantoïdes, ou en cristaux soit aiguillés et radiés, soit penniformes. Il se dissout dans 16 à 20 parties d'eau froide, et le soluté évaporé se prend en masse par le refroidissement.

Préparation. — On l'obtient dans l'extraction de la morphine par les deux derniers procédés que nous avons fait connaître.

On le prépare encore en saturant de chlorure de sodium un soluté aqueux d'extrait d'opium, filtrant la liqueur, l'évaporant à siccité, traitant le résidu par l'alcool anhydre bouillant, et fesant évaporer convenablement ce dernier pour obtenir ensuite des cristaux par refroidissement.

Enfin, on le prépare en combinant directement la base bien pure avec l'acide étendu d'eau distillée, concentrant et fesant cristalliser.

ACÉTATE DE MORPHINE.

Il cristallise en aiguilles fasciculées, d'un blanc légèrement grisâtre. Il est très soluble dans l'eau, se dissout moins facilement dans l'alcool, et est insoluble dans l'éther. Dissous dans l'eau ou l'alcool et évaporé, il abandonne aisément une partie de son acide, et laisse déposer des cristaux de morphine.

Préparation. — Pour l'obtenir, on fait dissoudre, dans une capsule de verre ou de porcelaine et à la chaleur du bain-marie, dix parties de morphine pure dans un mélange de trois parties d'acide acétique concentré et de vingt parties d'eau distillée; on évapore jusqu'à siccité parfaite, et on renferme le produit dans un flacon bien bouché.

On peut aussi, sans évaporer jusqu'à dessication complète, concentrer la liqueur seulement en consistance de sirop clair, et la déposer dans une étuve chauffée à 25 degrés; elle cristallise après quatre ou cinq jours de repos.

Enfin, on le prépare encore en dissolvant la morphine pure dans l'alcool, filtrant le soluté, saturant par l'acide acétique, et évaporant jusqu'à siccité.

CODÉINE.

Cet alcaloïde, découvert en 1832 par M. Robiquet, existe dans l'opium, et s'y trouve combiné avec l'acide méconique comme la morphine avec laquelle, pour nous servir de l'expression de l'habile chimiste que nous venons de nommer, cette nouvelle substance marche de pair.

La codéine cristallise en petites aiguilles très blanches ou en petites plaques radiées dures et transparentes. Elle est inodore et d'une saveur amère. Chauffée à 150 degrés environ, elle se fond en un liquide oléagineux qui, par le refroidissement, se prend en masse cristalline; à une température plus élevée, ce liquide semble fuir la chaleur en s'élevant le long des parois du tube dans lequel la fusion a été opérée, mais sans se volatiliser, et il finit par se décomposer. Elle est beaucoup plus soluble dans l'eau que les autres alcaloïdes de l'opium, car 100 parties d'eau en dissolvent 1,26 à 15 degrés, 3,7 à 43°, et 5,88 à 100°; lorsqu'à cette dernière température, on en ajoute plus qu'il n'en peut être dissous, l'excès entre en fusion, et forme au fond du vase une couche d'apparence huileuse. Elle se dissout très bien dans l'alcool et dans l'éther; elle est insoluble dans les alcalis; elle n'est point colorée en rouge par l'acide nitrique, ni en bleu par les persels de fer; ses solutés sont abondamment précipités par la teinture de noix de galle; elle bleuit fortement le tournesol rougi par les acides, et, par sa combinaison avec ces derniers, elle forme des sels facilement cristallisables.

Préparation. — Après avoir extrait la morphine de l'hydrochlorate obtenu par le procédé de M. Robertson, il reste, comme nous l'avons dit, en solution dans la liqueur où la précipitation a été opérée, un hydrochlorate double de codéine et d'ammoniaque. On retire ce sel par évaporation et cristallisation, on l'exprime, on le purifie en le fesant cristalliser de nouveau, puis on le triture, à l'état pulvérulent, avec un soluté de potasse caustique. L'ammoniaque se dégage, et la codéine se précipite sous forme d'une masse visqueuse, qui s'hydrate peu à peu dans le liquide et se convertit en une masse opaque. Cette dernière est lavée, séchée, pulvérisée et traitée par l'éther, et ce liquide évaporé donne la codéine pure, que l'on obtient mieux cristallisée en la redissolvant dans l'eau bouillante, et laissant refroidir le soluté en repos.

M. E. Merck, de Darmstadt, a proposé récemment le procédé suivant pour obtenir cette substance. On traite à froid par l'alcool la morphine précipitée par la soude; on sature avec précaution le soluté alcoolique par l'acide sulfurique, et on distille pour retirer l'alcool. On étend le résidu d'eau froide, jusqu'à ce que la liqueur ne se trouble plus, on filtre, on fait évaporer jusqu'en consistance sirupeuse, puis on laisse refroidir et on introduit dans un flacon de grande capacité avec de l'éther; on ajoute alors un excès de potasse caustique en solution, et on agite le tout avec force. A ce point de l'opération, le degré de saturation de la liqueur éthérée est tel, que la codéine s'en dépose sous forme de cristaux dans l'espace de quelques heures. Par l'évaporation de l'éther, et en traitant le résidu par l'alcool, on obtient peu à peu la codéine à l'état de pureté parfaite, et complétement débarrassée d'une huile qui apporte de grands obstacles à la cristallisation.

NARCOTINE.

(Sel de Derosne, Sel cristallisable de l'opium, Principe cristallisable de l'opium, Substance cristallisable de l'opium, Opiane, Morphloïdine.)

La narcotine, découverte en 1802 par Derosne, existe dans l'opium, à l'état de combinaison avec un acide qui n'a pas encore été reconnu.

Elle cristallise en prismes droits à base rhomboïdale, en aiguilles croisées, de couleur blanche; quelquefois encore elle se présente sous forme de paillettes nacrées. Elle est inodore et insipide. Fusible à une température peu élevée, elle forme une masse transparente et fendillée par un refroidissement rapide, tandis qu'en la laissant refroidir lentement elle donne des cristaux demi-globulaires parfaitement isolés. Insoluble dans l'eau froide, elle exige, pour se dissoudre, 400 parties d'eau bouillante, 100 parties d'alcool froid, et 24 seulement d'alcool bouillant; elle est très soluble dans l'éther; les huiles fixes et volatiles la dissolvent aussi; elle est insoluble dans la potasse; les persels de fer ne lui font éprouver aucune coloration; l'acide nitrique concentré jusqu'à un certain point la colore en un jaune pâle. Elle se combine avec les acides et donne naissance à des sels acides excessivement amers, très solubles dans l'eau, se dissolvant en général dans l'alcool et dans l'éther, précipitables par l'infusé de noix de galle : on n'en a jusqu'ici examiné qu'un très petit nombre.

Préparation. — On la retire ordinairement du marc d'opium, c'est-à-dire de la partie de cette substance insoluble dans l'eau. Pour cela, on fait bouillir ce marc avec de l'acide acétique étendu à deux ou trois degrés, on passe avec expression, et on soumet le résidu à une seconde ébullition avec une nouvelle quantité d'acide. On réunit les deux décoctés, on les filtre et on leur ajoute de l'ammoniaque. On recueille le précipité formé, on le lave avec de l'alcool très faible, on le fait bouillir dans un matras avec de l'alcool à 40 degrés et un peu de charbon animal, on filtre, et on fait cristalliser par le refroidissement.

On se la procure aussi en traitant l'opium brut par l'éther, qui dissout la majeure partie du sel de narcotine, et en outre du caoutchouc et une matière grasse. On distille pour retirer l'éther, et on traite le résidu par l'eau chaude ou l'alcool bouillant. Le sel narcotique est seul dissous; on fait digérer le soluté avec du charbon animal, on filtre, on laisse refroidir et on ajoute de l'ammoniaque pour précipiter la narcotine. Si le précipité est coloré, on le dissout dans l'acide hydrochlorique, on traite de nouveau par le noir animal, et on précipite comme la première fois.

Enfin on peut encore obtenir la narcotine en traitant l'extrait aqueux d'opium par l'éther. Ce véhicule ne dissout, dans ce cas, que le sel narcotique et la matière grasse. Du reste, l'opération doit être conduite exactement comme lorsque l'on agit sur l'opium brut.

GENTIANINE.

(Gentianin.)

La gentianine, ou principe amer de la racine de gentiane (*gentiana lutea*), a été découverte par MM. Henry et Caventou.

Elle cristallise en aiguilles d'un jaune d'or; inodore et d'une saveur excessivement amère, semblable à celle de la gentiane. Chauffée en vase clos elle se décompose en partie, tandis qu'une autre portion se réduit en une vapeur jaune qui se condense en aiguilles de même couleur. Elle est très peu soluble dans l'eau, sur-tout à la température ordinaire; elle est très soluble dans l'alcool et dans l'éther. Elle est sans action sur les couleurs végétales. Elle se dissout mieux dans les acides que dans l'eau, et les solutés qu'elle forme avec eux sont d'un jaune très pâle ou même presque incolores, et d'une amertume plus forte que celle de la gentianine pure. Les alcalis la dissolvent aussi en plus grande proportion que l'eau, et rendent sa couleur plus foncée. Le soluté aqueux est précipité en jaune par le sousacétate de plomb.

Préparation. — On chauffe légèrement l'éthérolé de gentiane, et on laisse refroidir. On sépare une masse jaune cristalline qui s'est formée, et on la traite par l'alcool jusqu'à ce qu'il cesse de prendre une couleur citrine. On réunit les liquides, on les évapore lentement, et l'on obtient une nouvelle masse jaune cristalline que l'on reprend par l'alcool faible. Ce liquide dissout la gentianine, un acide et un principe odorant, et laisse une matière huileuse; on évapore la liqueur jnsqu'à siccité, et l'on fait bouillir le résidu avec un peu d'eau et de magnésie récemment calcinée, pour neutraliser l'acide et volatiliser le principe odorant. La magnésie, mélangée avec la gentianine, forme une masse jaune que l'on dessèche au bain-marie, et que l'on traite par l'éther. Ce liquide, par son évaporation, donne de la gentianine parfaitement pure. Mais, la magnésie en a retenu une partie que l'on ne peut obtenir qu'en traitant par une petite quantité d'acide oxalique ou d'acide phosphorique (avec le soin toutefois de ne pas en mettre un excès), et en soumettant ensuite de nouveau à l'action dissolvante de l'éther.

LUPULINE.

(Lupulin, Lupulite.)

C'est le nom donné à la matière extractive amère de la poussière jaune granulée des cônes du houblon (*humulus lupulus*).

Elle est solide, de couleur tantôt blanche ou légèrement jaunâtre et opaque, tantôt jaune orangée et transparente; inodore à la température ordinaire, mais répandant une odeur de houblon quand on la chauffe fortement; d'une saveur très amère et semblable à celle du houblon; peu soluble dans l'eau, même à l'aide de l'ébullition, se dissolvant facilement dans l'alcool, presque insoluble dans l'éther, sans action sur les couleurs bleues végétales, inaltérable par les acides et les alcalis étendus et par le soluté de la plupart des sels métalliques.

Préparation. — On épuise par l'eau la matière jaune granulée du houblon, et l'on obtient ainsi un soluté aqueux de lupuline mêlée avec un peu de tannin et d'acide malique. On sature l'acide libre par la chaux, on évapore jusqu'à siccité, et l'on traite le résidu par l'éther pour enlever un peu de résine. On sépare ensuite la lupuline du malate en soumettant à l'action de l'alcool qui ne dissout que la première, et en fesant évaporer.

PIPÉRINE.

(Pipérin.)

Cette substance a été découverte dans le poivre noir par M. Oerstedt.

Elle cristallise en prismes quadrilatères terminés par une face inclinée, transparens, incolores, inodores, presque insipides, fusibles à 100 degrés. Elle est insoluble dans l'eau froide, et peu soluble dans l'eau bouillante qui la laisse précipiter pendant le refroidissement ; elle se dissout facilement dans l'alcool, sur-tout à chaud, mais elle en est précipitée par l'addition de l'eau ; elle est soluble dans 100 parties d'éther froid, ainsi que dans les huiles fixes et volatiles. Les acides étendus et les alcalis sont sans action sur elle ; à l'état de concentration, l'acide sulfurique la dissout en prenant une couleur rouge de sang foncé, et l'eau la précipite de cette solution, sans qu'elle paraisse avoir éprouvé d'altération ; l'acide nitrique froid la colore en jaune verdâtre, puis en orangé et enfin en rouge ; les acides hydrochlorique et acétique concentrés la dissolvent, le premier en prenant une couleur jaune foncée, le second sans se colorer.

Préparation. — Parmi les procédés qui ont été proposés pour l'extraction de cette substance, nous nous bornerons à en faire connaître deux, celui de M. Poutet et celui de M. Thouery : ce qui nous conduit à faire ce choix, c'est la préférence qui est accordée au premier par M. Berzélius, au second par M. Barruel.

1° *Procédé de M. Poutet.* — On épuise le poivre blanc (poivre noir débarrassé de l'épiderme) par l'alcool à 35 degrés, on concentre par distillation les liqueurs alcooliques réunies jusqu'à consistance d'extrait, et l'on traite le résidu par un soluté de potasse caustique à 20 degrés. L'alcali dissout la résine, et laisse une poudre verdâtre qu'on lave à plusieurs reprises avec de l'eau, et qu'on reprend par l'alcool au degré de rectification déjà indiqué. Ce soluté, évaporé au bain de sable jusqu'à pellicule, se prend en une masse cristalline imitant la forme des choux-fleurs ; c'est la pipérine, que l'on peut avoir cristallisée comme nous l'avons dit, en abandonnant la liqueur alcoolique à l'évaporation spontanée au lieu de recourir à l'emploi de la chaleur. Le produit, pour être incolore, a quelquefois besoin d'être soumis à des solutions et cristallisations réitérées : on a remarqué qu'avec le poivre noir, il est plus difficile d'y parvenir.

2° *Procédé de M. Thouery.* — Faites digérer dans trois livres huit onces d'alcool à 36 degrés, et à une chaleur de 40 à 50 degrés centigrades, deux livres de poivre noir moulu ; élevez ensuite la température à 80 degrés ; laissez déposer, décantez et réitérez l'opération avec une nouvelle dose d'alcool. Exprimez le marc, réunissez les liqueurs, et filtrez-les pour séparer une matière grasse floconneuse qui s'est précipitée par le refroidissement. Ajoutez alors six ou sept onces de chaux vive pulvérisée ou le double de ce poids d'hydrate de chaux, chauffez doucement d'abord, puis portez à l'ébullition, en agitant de temps en temps. Lorsque la liqueur, de brune qu'elle était, est devenue opaline, décantez-la, et épuisez le dépôt calcaire par l'alcool ; réunissez les liqueurs filtrées, portez-les dans une étuve chauffée à 25 ou 30 degrés, et laissez-les en repos jusqu'à cristallisation.

En précipitant les eaux-mères par l'addition de l'eau, on obtient une nouvelle quantité de pipérine.

Pour purifier les cristaux ainsi obtenus, on les redissout dans l'alcool, on traite par le charbon, on filtre et on fait enfin évaporer et cristalliser.

SALICINE.

La salicine, découverte par M. Leroux, est un principe immédiat qui existe dans l'écorce de plusieurs espèces de saules et de peupliers.

Elle cristallise en prismes quadrangulaires très ténus, ou en petites écailles qui, examinées au microscope, paraissent des paillettes rectangulaires à bords taillés en biseau. Elle est d'un blanc nacré; inodore; d'une saveur fortement amère et aromatique, rappelant celle de l'écorce de saule, mais plus prononcée. Fusible un peu au-dessus de 100 degrés, elle se prend, par le refroidissement, en une masse cristalline; si la température est un peu plus élevée que le point de fusion, elle passe au jaune citrin et, lorsqu'elle est refroidie, elle offre un aspect résineux. Elle se dissout dans 17,86 parties d'eau, à +19 degrés centigrades, et en toutes proportions dans le même liquide bouillant; elle est encore plus soluble dans l'alcool rectifié; elle est insoluble dans l'éther et les huiles volatiles. Elle est sans action sur les couleurs bleues végétales. Les acides ne sont pas neutralisés par elle, mais ils la dissolvent, sans altération s'ils sont faibles, en la décomposant s'ils sont forts et concentrés : l'acide sulfurique, par exemple, la dissout en se colorant en rouge pourpre, puis, lorsqu'exposé à l'air il en attire l'humidité, la salicine altérée se précipite sous forme d'une poudre rouge insoluble. Elle se dissout dans les alcalis, et, par l'addition d'un acide, elle est précipitée sans altération.

Préparation. — Nous n'indiquerons qu'un seul procédé d'extraction, celui que l'on doit à M. Nees d'Esenbeck le jeune, et qui sans contredit mérite d'être préféré en raison de sa simplicité.

On délaye de la chaux hydratée dans un décocté très

chargé d'écorce de saule, et, lorsque tout le tannin est précipité à l'état de soustannate de chaux, on filtre et on fait évaporer en consistance sirupeuse. On précipite la gomme contenue dans la liqueur par une addition d'alcool, on filtre une seconde fois, on concentre et on fait cristalliser. On obtient de la salicine impure, qu'on lave avec un peu d'eau froide.

L'eau-mère évaporée en fournit une nouvelle quantité qu'on lave de la même manière. L'eau-mère brune, qui reste en dernier lieu, précipitée par le sousacétate de plomb soluble, en donne encore.

On réunit les trois produits, on les fait bouillir avec de l'eau et un peu de noir animal, et on filtre le soluté bouillant; par le refroidissement, la salicine cristallise.

SAVONS.

Les savons sont des composés qui, aujourd'hui, sont parfaitement reconnus pour être de véritables sels. Ils proviennent de la réaction que les substances alcalines et quelques autres oxides métalliques exercent sur les corps gras. Ces derniers se transforment en *glycérine* ou *principe doux des huiles* de Schèele, et en acides *oléique*, *margarique* et *stéatique* (1), et les savons produits sont formés d'un mélange d'oléate et de margarate ou de stéatate de la base employée pour l'opération.

Les corps gras ne sont pas les seuls que l'on saponifie; on prépare aussi des savons de résine, et des savons d'huiles volatiles ou *savonules*.

---

(1) Στεαρ, ατος, doivent se franciser en *stéatine*, *stéatique* et *stéatate*, et non en *stéarine*, *stéarique* et *stéarate*; ces derniers mots sont d'une formation vicieuse, et, bien qu'adoptés dans les Traités de Chimie, il convient de les rectifier.

Nous ne parlerons ici que de celles de ces préparations qui sont employées comme médicamens, et qui sont officinales.

a. Savons avec les corps gras.

SAVON D'HUILE D'AMANDES DOUCES.

(Savon de soude amygdalin, Savon médicinal, Savon amygdalin.)

Pr. :	Soude liquide caustique, ou liqueur des savonniers, marquant 36 degrés;	10 parties.
	Huile d'amandes douces filtrée;	21

Versez l'huile dans un vase de faïence ou de porcelaine; mêlez-y la soude en plusieurs fois dans l'espace de vingt-quatre heures, et en ayant soin de remuer très souvent avec une spatule de bois blanc ou mieux de de verre, jusqu'à ce que le mélange ait acquis une consistance butireuse légèrement molle, ce qui arrive ordinairement en peu de jours. Coulez alors la masse dans des moules de bois blanc garnis intérieurement de papier, ou mieux dans des moules de faïence. Déposez ces vases dans une étuve modérément chauffée, et lorsque le savon se sera solidifié, enlevez-le, puis exposez-le à l'air pendant deux mois environ avant de le mettre en usage, afin que la combinaison soit plus complète.

On peut préparer de la même manière le *savon d'huile d'olives* pour les besoins de la pharmacie.

SAVON D'HUILE DE CROTON TIGLIUM.

(Formule de M. Caventou.)

Pr. :	Huile de croton tiglium;	2 parties.
	Soude caustique liquide, marquant 36 degrés;	1

Mêlez en remuant, et, lorsque le mélange aura acquis

une consistance convenable, coulez-le dans des moules de carton. Après quelques jours, coupez-le par tranches, et renfermez-le dans des flacons bouchés à l'émeril.

SAVON DE MOELLE DE BOEUF.

(Savon animal.)

Pr. : Moelle de bœuf préparée ; 50 parties.
Potasse caustique liquide, marquant 35 degrés ; 25

Mêlez dans une capsule de porcelaine ou dans une terrine vernissée, et faites liquéfier à une douce chaleur, en remuant avec une spatule de verre, jusqu'à ce que la combinaison paraisse parfaitement opérée et que vous ayez obtenu un savon soluble en entier dans l'eau.

Alors dissolvez ce produit dans

Eau bouillante ; 200

ajoutez au soluté

Chlorure de sodium ; 18

dissous dans

Eau distillée; 100

Le savon de potasse se transforme, par double décomposition, en savon de soude, et ne tarde pas à se séparer. On le laisse refroidir, puis on le passe avec expression au travers d'un linge, on le liquéfie, on le coule dans un moule, et on le fait sécher convenablement.

On peut préparer de la même manière les savons de *suif de veau* et de *graisse de porc*.

Il existe encore d'autres savons avec les corps gras employés en médecine. Ce sont ceux à base d'oxide de plomb. Mais, bien qu'ils résultent d'une combinaison chimique, comme ils ne constituent pas des espèces chimiques définies, qu'ils sont préparés avec des quantités de substances, déterminées en poids et sans aucun rapport avec leurs nombres proportionnels, que par conséquent il s'en trouve toujours un excès de l'un ou de l'autre à l'état de simple mélange, ce n'est point ici le lieu d'en parler. Nous en traiterons dans la Délokémie, où ils figurent comme excipient, et forment la *Stéatie*.

b. Savons avec les résines.

Les préparations qui, dans les officines, portent le nom de *savons médicinaux de résines*, ne sont pas véritablement des savons résineux ; elles résultent seulement du mélange intime d'une résine avec le savon. L'exemple suivant en donnera la preuve.

SAVON MÉDICINAL DE RÉSINE DE JALAP.

Pr. : Résine de jalap bien pure; 1 partie.
Savon amygdalin; 2

Divisez convenablement ces deux substances, puis faites-les dissoudre dans

Alcool à 32 degrés; Quantité suffisante.

Filtrez et faites évaporer le soluté jusqu'à consistance d'extrait.

On prépare de semblables mélanges savonneux avec toutes les résines purgatives.

Comme les résines sont facilement saponifiables, il conviendrait de les traiter directement par la potasse ou la soude liquide; on obtiendrait ainsi de véritables savons résineux, et on augmenterait, probablement, le nombre des médicamens sur l'action desquels les praticiens peuvent toujours compter.

c. Savons avec les huiles volatiles.

A l'exception d'un petit nombre d'entre elles, les huiles volatiles ne forment pas de combinaison avec les bases salifiables ; ainsi, tandis que celles de girofle, de piment de la Jamaïque et de cannelle giroflée sont susceptibles d'être saponifiées à froid par la soude caustique, que l'essence de sassafras s'unit avec la chaux d'une manière assez persistante, et que celle de valériane semble posséder une certaine tendance à se combiner avec les alcalis caustiques, toutes les autres ne forment avec ces derniers que des composés imparfaits ou plutôt de simples mélanges auxquels on a donné le nom de *savonules*. Cette impossibilité d'obtenir une combinaison cesse d'exister lorsque l'huile volatile s'est en partie résinifiée par le contact de l'air, et l'on peut alors opérer une véritable combinaison, sans avoir à craindre que le produit obtenu ne vienne à changer avec le temps par la dissociation de ses principes.

Les auteurs du *Codex*, mettant à profit cette observation, ont substitué, avec raison, à la formule anciennement suivie pour la préparation du *savon de Starkey* ou *savon d'huile essentielle de térébenthine et de potasse*, la formule suivante :

Pr. : Carbonate de potasse pur, desséché et pulvérisé ;
Huile essentielle de térébenthine ;
Térébenthine de Venise;
. . . . de chaque, parties égales en poids.

Triturez le carbonate de potasse dans un mortier de porcelaine ou de verre ; ajoutez-y, en mêlant aussi exactement que possible, d'abord l'huile essentielle, puis la térébenthine. Enfin, dès que le mélange aura acquis la consistance de miel épais, porphyrisez-le par petites portions, et renfermez-le dans un pot de faïence.

Le *Codex* conseille, dans le cas où l'on voudrait employer, sous forme de savon, les autres essences non saponifiables, de les mêler avec une quantité déterminée de savon amygdalin. Mais ce moyen ne pourrait atteindre le but proposé ; on ne pourrait y arriver qu'en recourant à la résinification partielle des essences par l'exposition à l'air.

TANNIN.

Le tannin existe, probablement avec des différences de composition qui n'ont pas encore été bien étudiées, dans les racines de quelques plantes herbacées vivaces, dans l'écorce de la plupart des arbres et les jeunes rameaux des arbrisseaux et des arbustes, dans les feuilles de quelques végétaux herbacés et sur-tout d'un grand nombre d'arbres et d'arbrisseaux, dans les péricarpes et les cloisons d'un assez grand nombre de fruits, et enfin dans ces derniers avant l'époque de leur maturité. Il ne se rencontre que bien rarement dans les pétales, dans la partie charnue des fruits mûrs ou de leurs semences, dans les plantes annuelles, etc.

Ce corps, qui n'avait point été obtenu à l'état de pureté avant les belles et savantes recherches de M. Pelouze, est, ou en masse résinoïde, de consistance sèche et cassante à froid, molle à chaud, de couleur verdâtre, ou en masse volumineuse, feuilletée, très légère, de couleur blanc jaunâtre; dans l'un et dans l'autre cas, sa texture est homogène, et il est très facile à réduire en une poudre blanche. Il est inodore, d'une saveur astringente au plus haut degré. Il se dissout dans l'eau en quantité considérable; le soluté rougit la couleur de tournesol, et précipite abondamment et colore en bleu foncé verdâtre (ou en vert, suivant son origine) les persels de fer; s'il est très étendu et abandonné à l'influence de l'air ou de l'oxigène, il perd peu à peu sa transparence, et laisse précipiter de l'acide gallique en petits cristaux et presque entièrement pur; cette altération n'a pas lieu si le soluté est renfermé dans un vase bien bouché.

Le tannin se dissout aussi dans l'alcool et l'éther, mais beaucoup moins bien que dans l'eau, et en quantité d'autant plus faible que ces liquides se rapprochent davantage de l'état anhydre.

Il forme, avec les sels d'émétine, de vératrine, de brucine, de strychnine, de quinine, de cinchonine, de morphine, de codéine et de narcotine, des précipités blancs peu solubles dans l'eau, mais très solubles dans l'acide acétique. Il précipite le soluté de gélatine, et le précipité se redissout sur-tout à chaud s'il contient un excès de gélatine, tandis qu'il est sensiblement insoluble si c'est le tannin qui se trouve en excès. Il est absorbé si complétement par la peau dépilée au moyen de la chaux, que le liquide, dans lequel il était en solution, ne se colore plus par les sels de fer au maximum d'oxidation et ne laisse aucun résidu par l'évaporation; toutefois, pour que cette absorption soit entière, il est indispensable que le tannin ne contienne pas d'acide gallique, car la présence de ce dernier, même en quantité très minime (quatre à cinq millièmes du poids du tannin), suffit pour que la liqueur se colore très sensiblement.

Enfin, il résulte des expériences de M. Pelouze que le tannin se comporte dans beaucoup de circonstances, et particulièrement dans son contact avec les bases, comme les acides les mieux définis, et suit les mêmes lois de saturation.

Préparation.—M. Pelouze a fait connaître un procédé simple et facile pour obtenir ce corps à l'état de pureté. Il consiste à remplir de poudre de noix de galle légèrement tassée, et jusqu'à la moitié de sa hauteur seulement, le cylindre, convenablement disposé, de l'appareil que nous avons fait connaître en traitant de la filtration par pression (V. page 166), et à verser par-dessus, de manière à remplir en entier toute la portion du vase restée vide, de l'éther hydratique étendu d'un dixième d'eau (la noix de galle sèche ne fournit pas de tannin quand on la traite par l'éther anhydre). Peu à peu le liquide pénètre la poudre et s'écoule dans le récipient placé inférieurement.

Cette liqueur, que l'on peut faire passer à plusieurs

reprises sur la noix de galle, est d'une couleur verdâtre; par le repos, elle laisse déposer une couche de consistance sirupeuse, de teinte brunâtre, qui, recueillie par décantation ménagée dans un entonnoir, lavée avec de l'éther sulfurique et décantée de nouveau, tient en solution le tannin pur. Il suffit alors d'évaporer ce soluté jusqu'à siccité complette, soit au bain-marie, soit mieux encore dans le vide : dans le premier cas, le produit est sous forme de masse résinoïde; dans le second, il est sous celle de masse feuilletée.

GLUTEN.

Cette substance, découverte par Beccaria et reconnue aujourd'hui pour un composé de plusieurs principes immédiats, spécialement de *gluten proprement dit* et *d'albumine végétale*, existe, avec des modifications dues aux différences de proportion de ces composans, dans les semences des graminées, sur-tout des céréales, et en particulier du froment, ainsi que dans les graines des plantes légumineuses.

Il est, à l'état frais et au moment de sa préparation, sous forme de masse molle, tenace, élastique, collante, très visqueuse, d'une couleur blanc grisâtre, d'une odeur spermatique, d'une saveur fade particulière, insoluble dans l'eau et partiellement soluble dans l'alcool.

C'est d'ailleurs à l'humidité qu'il renferme que sont dues plusieurs de ses propriétés physiques; car, en le fesant dessécher, il devient très dur et demi-transparent, fragile et à cassure vitreuse, et sa couleur passe au brun foncé.

Préparation. — Pour l'obtenir, formez, avec la farine de froment et de l'eau, une pâte consistante, et, après une heure de préparation seulement, malaxez-la sous un très petit filet d'eau, jusqu'à ce que ce liquide ne devienne plus laiteux.

M. Taddei a proposé la préparation suivante de gluten pour remplacer l'albumine animale dans le traitement de l'empoisonnement par le deutochlorure de mercure. Faites une pâte liquide en triturant dans un mortier cinq ou six parties de gluten frais avec dix parties d'un soluté de savon à base de potasse ou de soude. Lorsque le gluten a disparu entièrement, étendez, sur des assiettes, la liqueur émulsive produite, et exposez-la à la chaleur de l'étuve jusqu'à ce qu'elle soit entièrement desséchée. Alors, détachez-la, réduisez-la en poudre, et renfermez-la dans des flacons de verre bien bouchés.

2° Corps organiques animaux.

URÉE.

L'urée est un des principes constituans de l'urine; elle a été découverte par Cruikshank, mais Fourcroy et Vauquelin furent les premiers qui la firent connaître d'une manière exacte.

Elle cristallise en aiguilles déliées et d'un brillant soyeux, ou en prismes à quatre pans, longs, étroits et incolores. Elle est inodore; d'une saveur fraîche et piquante, analogue à celle du nitre; d'une pesanteur spécifique de 1,350; déliquescente lorsqu'elle est exposée à l'action d'un air chaud et très humide; très soluble dans l'eau froide, soluble en toutes proportions dans l'eau bouillante; se dissolvant facilement dans l'alcool; presque complétement insoluble dans l'éther et les huiles essentielles.

Préparation. — Évaporez l'urine jusqu'à consistance de sirop, et mêlez-la peu à peu avec son volume d'acide nitrique à 30 degrés, débarrassé préalablement, au moyen de l'ébullition, de l'acide nitreux qu'il contenait; agitez le mélange, plongez-le dans un bain de glace, et, après quatre ou cinq heures, faites égoutter la masse saline obtenue sur un filtre, puis mettez ce dernier sur une brique sèche jusqu'à ce qu'il ne perde plus rien par absorption. Alors, comprimez la masse entre des feuilles de papier non collé, dissolvez-la dans une petite quantité d'eau, faites-la cristalliser et égoutter, et soumettez-la à une seconde pression. Dissolvez le sel dans l'eau chaude; décolorez le soluté en le fesant digérer avec du charbon animal, filtrez, saturez avec le carbonate de baryte ou de plomb, et évaporez au bain-marie jusqu'à siccité. Mêlez le produit avec cinq fois son poids d'alcool à 38 ou 40 degrés, filtrez, ajoutez du noir animal, retirez les quatre cinquièmes de l'alcool par distillation, et filtrez enfin le résidu bouillant. L'urée cristallise par le refroidissement; la cristallisation est en aiguilles si le changement de température est prompt, en prismes, si le soluté est abandonné à l'évaporation spontanée.

OSMAZOME.

M. Thénard a donné ce nom à une matière composée d'un grand nombre de substances, et que M. Berzélius appelle *extrait alcoolique de viande.*

L'osmazome est sous la forme d'un extrait, couleur brune rougeâtre, d'une odeur aromatique, d'une saveur forte et semblable à celle de la viande rôtie, attirant l'humidité de l'air, se dissolvant facilement dans l'eau et dans l'alcool.

Préparation. — On l'obtient en épuisant la chair musculaire par l'eau froide, fesant bouillir les liquides réunis, séparant par despumation l'albumine concrétée, filtrant, et évaporant à une douce chaleur jusqu'à consistance sirupeuse. Alors, on traite par l'alcool, on filtre, et on évapore pour volatiliser le dissolvant.

On peut encore l'obtenir en concentrant le bouillon ordinaire parfaitement dégraissé, et traitant ensuite par l'alcool comme il vient d'être dit.

ACIDE LACTIQUE.

Cet acide, découvert par Schéele dans le lait aigri, existe dans tous les fluides animaux, dans la chair musculaire et dans plusieurs substances végétales.

Il est liquide, incolore, inodore, d'une saveur aigre et piquante. Par l'évaporation faite à la température de 100 degrés et continuée jusqu'à ce qu'il ne se dégage plus rien, il devient épais comme une huile visqueuse, et, à cet état, il attire l'humidité de l'air. L'eau et l'alcool le dissolvent en toutes proportions, mais il est un peu moins soluble dans l'éther.

Préparation. — Faites évaporer le sérum du lait aigri et caillé, jusqu'à ce qu'il soit réduit à un huitième de son volume; filtrez pour séparer la matière caséeuse, ajoutez de l'eau de chaux pour précipiter le phosphate de cette base, et filtrez une seconde fois. Alors, étendez la liqueur de trois fois son volume d'eau, et précipitez l'excès de chaux avec circonspection, au moyen de l'acide oxalique. Séparez l'oxalate de chaux par une nouvelle filtration, évaporez la liqueur au bain-marie et jusqu'à consistance sirupeuse, puis traitez par l'alcool rectifié. En chauffant le soluté alcoolique, on vaporise le dissolvant et on obtient l'acide lactique, mais contenant toutes les matières animales et tous les sels du lait solubles dans l'alcool.

On obtient cet acide parfaitement pur selon le procédé suivant, dû à MM. J. Pelouze et J. Gay-Lussac. Retirez le suc de betteraves par expression, faites-le fermenter pendant deux mois dans une étuve chauffée à 25 ou 30 degrés, et évaporez-le jusqu'en consistance de sirop. Toute la masse est alors traversée par une foule de cristaux de mannite qui augmentent de quantité à mesure que disparaît le sucre de raisin qui s'y trouve aussi contenu. Traitez par l'alcool qui dissout l'acide lactique et en sépare beaucoup de matières étrangères, reprenez l'extrait alcoolique par l'eau qui laisse un nouveau dépôt, saturez la liqueur par du carbonate de zinc qui occasione un précipité plus abondant encore, filtrez et concentrez pour obtenir le lactate de zinc cristallisé. Dissolvez ce sel dans l'eau, et purifiez-le par le charbon animal et par une nouvelle cristallisation. Lavez les cristaux avec de l'alcool bouillant, puis traitez-les successivement par la baryte et l'acide sulfurique pour en retirer l'acide lactique; concentrez ce dernier dans le vide, dissolvez-le dans l'éther sulfurique pour en séparer encore quelque peu de matière floconneuse, et faites enfin volatiliser le dissolvant pour obtenir l'acide pur.

CYANURE DE POTASSIUM.

Ce composé, qui n'est jamais natif, est en masse cristalline, blanche; d'une odeur d'amandes amères ; d'une saveur âcre, produisant promptement une sensation d'amertume excessive, et laissant dans la gorge un fort arrière-goût d'acide hydrocyanique. Il est très soluble dans l'eau, et légèrement soluble dans l'alcool. D'après les observations intéressantes de MM. Pelouze et Geiger, son soluté aqueux concentré, soumis à l'ébullition à l'abri du contact de l'air, se décompose par le seul fait de l'élévation de température, et se transforme en ammoniaque et en formiate de potasse. Le même soluté évaporé à l'air libre dégage lentement, mais d'une manière continuelle, de l'acide hydrocyanique, et en même temps il y a formation de carbonates de potasse et d'ammoniaque, de formiate de potasse, d'hydrocyanate d'ammoniaque, etc. A l'état solide même, s'il est renfermé dans un flacon mal bouché ou dont on retire souvent le bouchon, il ne tarde pas, sur-tout lorsqu'il est humide, à se transformer en acide hydrocyanique et en carbonate de potasse.

Préparation. — M. Robiquet a proposé le procédé suivant pour l'obtenir. On introduit du cyanure double de fer et de potassium pur et bien desséché dans une cornue de grès lutée que l'on place dans un fourneau à réverbère ; on adapte à son col un simple tube plongeant dans l'eau, en ayant soin de n'employer de ce liquide que ce qu'il en faut pour boucher l'orifice du tube, pour rendre sensible le dégagement du gaz, et pour servir de régulateur. On chauffe avec beaucoup de précaution dans le commencement, parce que la matière entrée en fusion pourrait se boursouffler et déterminer la rupture du vase. Sur la fin de l'opération, les bulles se succèdent avec lenteur, et c'est alors qu'on peut pousser le feu jusqu'à faire rougir la cornue presque à blanc. Lorsque le dégagement s'arrête, on enlève l'eau et on bouche l'orifice du tube avec un morceau de lut; on ferme également toutes les ouvertures du fourneau avec de la terre détrempée, et on laisse refroidir. Le lendemain, on brise la cornue dans laquelle on trouve une masse ordinairement composée de deux couches; l'une supérieure, formée seulement de cyanure de potassium, blanche, cristalline, compacte, et se divisant en fragmens cubiques; l'autre colorée en noir par le quadricarbure de fer, caverneuse et miroitante.

Toutes les deux, dissoutes dans l'eau, fournissent un soluté incolore après la filtration. La liqueur ne contient que du cyanure de potassium, si l'opération a été bien faite, le cyanure de fer ayant été complétement décomposé par l'action du calorique. Quand, au contraire, le feu n'a pas été soutenu assez long-temps, une portion du cyanure de fer échappe à la décomposition, et le liquide conserve une teinte jaune plus ou moins prononcée.

On a proposé de dissoudre ainsi cette masse retirée de la cornue et de faire cristalliser, pour séparer le cyanure de potassium du carbure de fer qu'il contient : mais, comme nous l'avons dit plus haut, le cyanure se décomposant par l'action de l'eau et de la chaleur, il vaut mieux se borner à prendre, pour les usages de la médecine, la couche formée de cyanure de potassium, et se hâter de la renfermer dans des flacons de petite capacité, secs et hermétiquement bouchés.

CYANURE DE ZINC.

Ce sel, qui est toujours le produit de l'art, est sous forme pulvérulente, d'un beau blanc mat, d'une odeur d'acide hydrocyanique, d'une saveur métallique désagréable. Il est insoluble dans l'eau et dans l'alcool; il est décomposé par l'action de la chaleur.

Préparation. — On l'obtient en versant avec précaution, dans un soluté aqueux de sulfate de zinc purifié, un soluté filtré de cyanure de potassium très pur ; recueillant le précipité, le lavant avec soin et le fesant sécher à une température de 30 à 36 degrés centigrades au plus.

MM. Corriol et Berthemot ont proposé de remplacer le procédé que nous venons d'indiquer par le suivant qui, d'après eux, donne plus facilement du cyanure de zinc pur. On place sur un fourneau un ballon de verre, au bouchon duquel sont adaptés deux tubes, l'un en S, l'autre recourbé à angle droit et se rendant dans un flacon à large ouverture. On introduit, dans le ballon, 50 parties de cyanure double de fer et de potassium; on verse dessus, par le tube en S, 30 parties d'acide sulfurique concentré, étendu d'environ huit fois son poids d'eau; puis, dans le flacon à large ouverture, destiné à recevoir le gaz, on délaye avec de l'eau 25 parties d'oxide de zinc sublimé, de façon à en faire une bouillie assez claire. Le tout étant ainsi disposé, on chauffe le ballon; après quelques instans, la réaction commence, l'acide hydrocyanique se dégage plus ou moins promptement suivant la graduation du feu et est absorbé à mesure par l'oxide de zinc qui se transforme en cyanure.

Pendant le cours de l'opération, on agite de temps en temps l'oxide de zinc avec un tube, et on entoure le flacon de linge mouillé, afin de faciliter la combinaison de l'acide avec l'oxide. L'odeur d'acide hydrocyanique qui se manifeste, et le papier bleu de tournesol, qui rougit sensiblement par le contact de la liqueur, indiquent le moment où la saturation de l'acide est complète. Toutefois, si l'on employait de l'oxide de zinc hydraté provenant de la décomposition du sulfate de ce métal par l'ammoniaque, il faudrait se rappeler que, bien qu'il ne soit pas saturé entièrement d'acide hydrocyanique, le liquide dans lequel il est delayé fait virer au rouge la couleur du tournesol.

CYANURE DE MERCURE.

Le cyanure, qui est toujours préparé par l'art, cristallise en prismes à base carrée, tantôt incolores et transparens, tantôt opaques et blancs, et ne renfermant point d'eau de cristallisation; inodore; d'une saveur âcre, styptique, très désagréable ; d'une grande pesanteur. Il est soluble dans l'eau, plus à chaud qu'à froid, peu soluble dans l'alcool.

Préparation. — Plusieurs procédés ont été successivement proposés et mis en usage pour obtenir ce sel. Nous nous bornerons à faire connaître deux d'entre eux, qui nous semblent à tous égards mériter la préférence.

Procédé de MM. Chevallier et Deleschamps.—On introduit huit onces de cyanure de potassium du commerce réduit en poudre dans un ballon tubulé ; on verse pardessus une quantité égale en poids d'eau distillée, et, au bout de quelques heures, on place le ballon sur un fourneau. On ferme la tubulure par un bouchon qui supporte deux tubes, l'un en S, l'autre de Welter à double courbure ; l'extrémité de ce dernier va plonger au fond d'un flacon de trois litres, contenant seulement trois livres d'eau distillée dans laquelle on a délayé cinq onces quatre gros d'oxide rouge de mercure réduit en poudre très fine. De ce flacon part un deuxième tube à double courbure, dont l'extrémité plonge dans un autre flacon contenant cinq à six onces d'eau distillée. Ce dernier liquide est destiné à condenser le gaz acide hydrocyanique qui ne se combine pas avec l'oxide de mercure, ou qui n'est pas condensé par l'eau du premier flacon.

L'appareil ainsi monté et le lut bien sec, on ajoute, par le tube en S, quatre onces quatre gros d'acide sulfurique à 66 degrés, étendu de cinq onces d'eau. On met quelques charbons dans le fourneau, on laisse réagir en élevant successivement la température de manière à porter à l'ébullition, et l'on continue de chauffer pendant une heure et demie, en ayant soin, vers la fin, de ménager le feu, de crainte que le résidu ne se boursoufle et ne passe dans le premier flacon. Pendant toute la durée de l'opération, on rafraîchit constamment les flacons dans lesquels l'acide doit se condenser.

L'opération terminée, on laisse refroidir l'appareil,

puis on réunit à l'eau du premier flacon celle qui est dans la boule du tube de Welter et dans le dernier flacon, et l'on agite pour faciliter la dissolution entière de l'oxide de mercure qui a échappé à l'action de l'acide; on sature l'excès de ce dernier par une nouvelle quantité d'oxide, jusqu'à ce qu'il ne s'en dissolve plus; on filtre au papier et on lave le filtre; on réunit cette eau du lavage au produit de la filtration, et l'on évapore lentement, jusqu'à ce que la cristallisation commence. Les cristaux sont recueillis sur un filtre, et lavés avec un peu d'eau distillée.

Par l'évaporation des eaux-mères, on obtient une nouvelle quantité de cristaux; mais comme les dernières portions ont laissé dégager une petite quantité d'acide, il est nécessaire d'en ajouter pour saturer le souscyanure qui s'est formé et qui, sans cette précaution, ne cristalliserait pas, ou du moins cristalliserait plus difficilement.

En suivant ce procédé, on obtient, avec les doses que nous avons indiquées plus haut, de sept à huit onces de cyanure de mercure. De plus, l'acide sulfurique employé ne décomposant pas la totalité du cyanure de potassium, le résidu peut être utilisé pour la préparation du bleu de prusse.

Procédé de M. Desfosses. — On mêle dix parties de cyanure double de fer et de potassium, vingt parties de sulfate de mercure et quatre-vingts parties d'eau; on fait chauffer jusqu'à faire bouillir, et on entretien tl'ébullition pendant dix minutes; après quoi on filtre pour séparer un dépôt blanc verdâtre qui s'est formé, et on laisse le liquide refroidir lentement et sans aucune agitation. On obtient ainsi une quantité de très beaux cristaux de cyanure de mercure égale à celle du cyanure double employé.

Les eaux-mères retenant encore une assez forte proportion de cyanure de mercure, que l'on ne peut obtenir pur en raison du sulfate de potasse avec lequel il se trouve mélangé, on a recours au moyen suivant pour l séparer de ce dernier sel. L'eau-mère évaporée jusqu'' ce que le résidu soit en consistance pâteuse, on traite c résidu par l'alcool bouillant, on sépare la partie insolubl en passant avec expression au travers d'un linge, et pa l'évaporation l'alcool peut encore fournir trois partie de cyanure, de manière que l'on obtient treize parties dı produit pour dix de cyanure double de fer et de potas sium.

Suivant M. Desfosses, si, dans cette opération, on voi après quelques instans d'ébullition le mélange conserve une teinte bleue, il est utile d'ajouter du sulfate de mercure jusqu'à ce qu'il ne reste plus qu'un dépôt légèremen verdâtre.

ACIDE HYDROCYANIQUE.

On le trouve libre dans quelques organes de plusieur végétaux ; mais celui qu'on emploie en médecine es toujours le produit de l'art.

Il est liquide, incolore, transparent; d'une odeuı analogue à celle des amandes amères, mais incomparablement plus forte et plus pénétrante, aussi est-il excessivement dangereux de le respirer; d'une saveuı d'abord fraîche, puis âcre et d'une amertume insupportable; d'une pesanteur spécifique de 0,706; très volatil, cristallisable par la congélation, très soluble dans l'eau et dans l'alcool.

Préparation. — M. Gay-Lussac a conseillé le procédé suivant. Mettez trois parties de cyanure de mercure dans une cornue de verre tubulée et munie d'un tube recourbé à angle droit. La branche de ce tube qui est adaptée à l'aide d'un bouchon au col de la cornue, doit être beaucoup plus grande que l'autre; dans cette partie du tube, or introduit un petit tampon peu serré de coton cardé, et on le porte presque jusqu'à la courbure; on met par-dessus une colonne de six à sept pouces de longueur de fragmens fins de chlorure de calcium, et on ajoute sur celle-ci une colonne, de même longueur, de fragmens fins de carbonate de chaux parfaitement desséché. L'autre branche du tube, qui est descendante, entre presque jusqu'au fond d'une longue éprouvette plongée, dans toute son étendue, dans un bain réfrigérant, formé d'un mélange de glace et de sel. Versez alors, par la tubulure, deux parties d'acide hydrochlorique concentré, et chauffez jusqu'à légère ébullition.

L'acide ainsi obtenu est anhydre et trop actif pour être employé pur. Pour le rendre médicinal, on suit le procédé de M. Magendie qui consiste à le mélanger avec six fois son volume d'eau distillée, ou mieux d'alcool rectifié.

Il est beaucoup d'autres procédés encore pour obtenir cet acide, mais nous nous bornerons à ajouter ici celui de Vauquelin. Il consiste à introduire, dans un tube de verre droit et ouvert par ses deux extrémités, une colonne de chlorure de calcium, par-dessus celle-ci une colonne de carbonate de plomb, et enfin une dernière colonne, beaucoup plus longue que les deux autres, de cyanure de mercure pulvérisé. A l'ouverture du tube, du côté du cyanure, on adapte un petit tube qui communique avec un appareil susceptible de fournir un courant continu de gaz acide hydrosulfurique; à l'autre extrémité du tube correspondant à la colonne de chlorure de calcium, on adapte un long tube, étroit et courbé à angle droit, qui vient se rendre au fond d'une éprouvette semblable à celle dont nous avons parlé dans l'opération précédente, et disposé de la même manière. L'appareil ainsi monté, on dégage un courant lent de gaz acide hydrosulfurique. Ce gaz, en arrivant sur le cyanure de mercure, se décompose en décomposant le cyanure lui-même; d'où il résulte du sulfure de mercure et de l'acide hydrocyanique. Ce dernier se dégage et vient se liquéfier dans l'éprouvette. On juge parfaitement des progrès de la réaction qui s'opère dans le tube, par le sulfure noir de mercure qui se forme au fur et à mesure de la décomposition du cyanure. On favorise cette décomposition et la volatilisation de l'acide hydrocyanique au moyen d'une lampe à alcool que l'on tient allumée à une certaine distance de la partie du tube qui contient le cyanure, et on reconnaît que l'opération est terminée et qu'il faut l'arrêter immédiatement, quand la colonne de carbonate de plomb est à moitié transformée en sulfure noir.

Quel que soit le procédé employé pour la préparation de l'acide hydrocyanique, comme il est impossible de le condenser complétement, nous devons recommander de ne faire cette opération qu'en plein air, et d'éviter d'en respirer les émanations.

CANTHARIDINE.

La cantharidine, découverte par M. Robiquet, est le principe vésicant des cantharides, ou du moins celui dans lequel cette propriété paraît résider au plus haut degré.

Elle cristallise en paillettes micacées ou en belles aiguilles à quatre pans, inodores. Chauffée à 21°, elle entre en fusion et donne un liquide oléagineux, de couleur jaune, qui, en refroidissant, prend une texture cristalline; à une température un peu plus élevée, elle se volatilise sous la forme d'une fumée blanche qui se condense en petites aiguilles brillantes. Elle est insoluble dans l'eau; presque insoluble dans l'alcool froid, elle se dissout dans ce liquide bouillant, et s'en précipite par le refroidissement; elle est très soluble dans l'éther. Les huiles d'olives et d'amandes douces, l'axonge, l'huile volatile de térébenthine, la dissolvent à chaud; mais, par le refroidissement, ces divers solutés la laissent précipiter. Les solutés peu concentrés de potasse et de soude caustiques en opèrent facilement la dissolution, et, par l'addition d'acide acétique, elle s'en sépare sous forme de petites aiguilles. L'ammoniaque liquide est sans action sur elle à froid. L'acide sulfurique concentré la dissout à chaud, en prenant une couleur ambrée un peu foncée, et le soluté étendu d'eau la laisse déposer en petits cristaux aiguillés. Les acides nitrique et hydrochlorique la dissolvent comme l'acide sulfurique, mais sans changer de couleur, et par le simple refroidissement elle cristallise en aiguilles.

Préparation. — Le procédé de M. Robiquet pour obtenir la cantharidine pure est le suivant. On traite la poudre de cantharides par l'eau bouillante, on filtre et on évapore le décocté jusqu'à siccité. Le résidu est épuisé par l'alcool rectifié et chaud, la liqueur est évaporée, et le produit est soumis, à plusieurs reprises, à l'action de l'éther. Les solutés éthérés sont réunis, et, par la volatilisation spontanée du dissolvant, on obtient la cantharidine, qu'on lave avec un peu d'alcool froid et qu'on dissout ensuite dans l'alcool bouillant. Par le refroidissement, on obtient une cristallisation soit en paillettes, soit en aiguilles, suivant que le soluté était concentré ou étendu.

Dernièrement M. Thierry a proposé un nouveau mode d'extraction qu'il regarde comme plus simple et plus expéditif que le précédent. Il fait macérer, pendant quelques jours, les cantharides dans l'alcool rectifié ou mieux dans l'éther hydratique, puis il verse le mélange dans le filtre-presse (*voy.* page 166), et, lorsque le liquide est écoulé, il ajoute de nouveaux dissolvans jusqu'à ce qu'il passe peu coloré. Alors, pour retirer le liquide encore retenu dans les cantharides, il verse, dans l'appareil, de l'eau qui chasse le véhicule employé. Il réunit les teintures et les soumet à la distillation pour obtenir tout l'éther ou l'alcool dont il s'est servi ; puis il laisse en repos ce qui reste dans l'alambic, et, par le refroidissement, la cantharidine cristallise. Mais, comme elle n'est pas encore blanche, il la reprend par l'alcool bouillant, la traite par le charbon animal, filtre le soluté, et laisse cristalliser de nouveau.

III. *Appendice.*

Nous croyons devoir placer ici, et sous forme d'appendice, les bitumes et les produits de la décomposition des matières organiques par le feu. Nous ne parlerons, du reste, que de ceux qui sont employés comme médicamens, et en nous abstenant de revenir sur quelques-uns d'entre eux dont il a été déjà question, par exemple la *corne de cerf calcinée*, l'*acide pyroligneux*, etc.

1° Produits naturels.

HUILE DE NAPHTE.

Elle se trouve en Perse, en Italie, en Sicile, en Amérique, etc.

Elle se présente sous la forme d'un liquide limpide, incolore ou légèrement jaunâtre; d'une odeur pénétrante, analogue à celle de l'huile essentielle de térébenthine; d'une saveur particulière, désagréable; d'une pesanteur spécifique de 0,753; très volatile; très inflammable; perdant de sa fluidité et acquérant une couleur plus foncée avec le temps.

SUCCIN.

(Karabé, Ambre jaune.)

Le succin se trouve dans le Groënland, en France, en Suisse, et dans d'autres pays. Mais la plus grande partie de celui qu'on met en œuvre vient du rivage de la mer Baltique, en Prusse, spécialement entre Kœnigsberg et Memel.

Il est en morceaux, tantôt translucides et colorés en jaune clair ou en roux brunâtre plus ou moins foncé, tantôt opaques et d'une couleur blanc de lait; d'une texture compacte, résistante et susceptible de recevoir le poli; fragile et à cassure vitreuse; inodore et insipide; d'une pesanteur spécifique de 1,065 à 1,070; devenant fortement électrique par le frottement. Il se fond à 287 degrés, mais en commençant à s'altérer, puis il s'enflamme en répandant une flamme claire, et en exhalant une odeur qui n'a rien de désagréable. Insoluble dans l'eau, il cède à l'alcool anhydre et à l'éther quelques-unes des substances qui entrent dans sa composition, mais seulement lorsqu'il a été préalablement réduit en poudre d'une excessive ténuité; car, les particules pulvérulentes ne se ramollissant pas par le contact du dissolvant, ce dernier ne peut pénétrer dans l'intérieur de celles dont l'œil peut distinguer le diamètre.

2° Produits obtenus par l'art.

CRÉOSOTE.

Cette nouvelle substance, découverte par M. Reichembach, a été trouvée d'abord dans l'acide pyroligneux, puis dans tous les goudrons.

Elle se présente sous la forme d'un liquide huileux, incolore, transparent et d'une grande réfrangibilité à blue et jaune ; d'une odeur pénétrante, tout-à-fait spéciale, et rappelant à la fois celles de la chair fumée et du castoréum ; d'une saveur brûlante et très caustique ; d'une pesanteur spécifique de 1,037, à la température de +20° centigrades et sous une pression atmosphérique de 0,722^{m}. Elle ne se congèle pas par un froid de —27°, entre en ébullition à 203°, et brûle avec une flamme fortement fuligineuse. Peu soluble dans l'eau, elle se dissout en toutes proportions dans l'alcool, l'éther hydratique, l'éther acétique, le carbure de soufre, le naphte.

Préparation. — C'est sur-tout du goudron qu'on retire la créosote, parce qu'elle y est contenue en plus grande quantité que dans l'acide pyroligneux, et que l'extraction en est plus facile. M. Reichembach l'obtient par six distillations successives, en la dissolvant trois fois dans un soluté de potasse caustique, et la mettant, après chaque dissolution, en liberté au moyen de l'acide sulfurique ; mais ce procédé, très long, a été modifié par M. Buchner, qui a réussi à l'abréger un peu.

On distille du goudron dans un alambic ; l'on a soin d'enlever plusieurs fois le produit, en changeant les récipiens, et l'on continue l'opération jusqu'à ce que le résidu ait acquis la consistance de la poix noire. D'abord, il ne passe que de l'eupione qui surnage l'eau ; mais, aussitôt qu'un peu de l'huile versée dans l'eau se précipite, elle est formée en grande partie de créosote.

On agite cette huile pesante avec une petite quantité d'acide sulfurique concentré pour enlever l'ammoniaque et favoriser la décoloration ; puis, on la mêle par agitation avec son volume d'eau, et on la rectifie dans de petites cornues.

Le produit qui gagne le fond de l'eau est presque entièrement composé de créosote ; on le fait dissoudre dans un soluté chaud de potasse caustique, d'une pesanteur spécifique de 1,120, et on laisse déposer pendant quelque temps à une douce chaleur. L'eupione, s'il en reste encore, vient nager à la surface du liquide : il est nécessaire de l'enlever soigneusement.

Après le refroidissement, on met la créosote en liberté par l'addition d'un léger excès d'acide sulfurique, on la sépare du soluté de sulfate de potasse, et on la distille de nouveau dans de petites cornues, en prenant la précaution, comme il a été recommandé pour la première distillation, de fractionner le produit. L'opération marche difficilement en commençant et est tumulteuse à cause de la présence de l'eau ; aussi, le liquide qui passe d'abord n'est-il que de l'eau surnagée encore par une petite quantité d'eupione que l'on rejette. Le résidu est formé d'une masse brune. Il ne reste plus qu'à soumettre la créosote ainsi obtenue à deux ou trois rectifications, mais sans aucune addition.

C'est immédiatement après la créosote que nous devons mentionner l'*eau empyreumatique*, que l'on prépare en ajoutant, à chaud, de la craie à l'acide pyroligneux ordinaire, jusqu'à cessation de l'effervescence, et en retirant par la distillation un peu plus de la moitié du liquide.

C'est aussi le lieu de parler du produit que M. le Dr. Ranque a signalé à l'attention des praticiens sous le nom de *Pyrothonide*, et que l'on obtient de la manière suivante. On met, dans une bassine peu concave, du linge, vieux ou neuf, de chanvre, de lin ou de coton, et on l'enflamme, en ayant soin d'agiter pour empêcher que la bassine ne s'échauffe trop. Lorsque la combustion est terminée, on jette le résidu charbonneux et l'on trouve au fond du vase un produit semi-aqueux, semi-huileux, d'une teinte brune rougeâtre, d'une odeur pénétrante. On le dissout dans suffisante quantité d'eau froide, on filtre le soluté et on l'évapore au bain-marie en consistance d'extrait.

HUILE DE SUCCIN.

Ce produit est fluide, transparent, incolore ou d'une couleur ambrée, d'une odeur particulière et caractéristique, d'une saveur *sui generis* et désagréable, soluble dans l'alcool anhydre.

Préparation. —On introduit du succin concassé dans une cornue de verre, de porcelaine ou de fonte, de manière que ce vase en soit rempli au quart ou au tiers au plus de sa capacité ; on adapte au col de la cornue une alonge, un ballon et un tube de Welter plongeant dans l'eau, puis on chauffe d'abord modérément, et on augmente le feu par degrés jusqu'à ce qu'il ne passe plus rien. Pendant la durée de l'opération, on a soin de rafraîchir le récipient, en le recouvrant avec des linges trempés dans l'eau froide. L'appareil refroidi, on retire du ballon les produits qui s'y sont condensés. Les plus importans sont l'acide succinique dont nous avons déja parlé, l'huile pyrogénée dont nous avons à nous occuper ; quant aux autres, parmi lesquels il s'en trouve un, l'*esprit de succin*, que l'on employait autrefois il est inutile de nous y arrêter.

L'huile, séparée par le moyen de l'entonnoir, est en partie liquide et en partie onguentacée; sa couleur est d'un brun foncé. Pour l'obtenir avec les caractères que nous lui avons assignés plus haut, il est indispensable de la rectifier. A cet effet, on la distille dans une cornue de verre et à feu doux, avec ou sans addition d'eau, ou mieux encore en la mélangeant avec du charbon de bois, ainsi que le prescrit la Pharmacopée de Suède, et on en retire environ le quart de son poids qu'on met à part. En continuant la distillation, on obtient encore de l'huile de bonne qualité, mais colorée, et inférieure par conséquent à la première.

HUILE ANIMALE DE DIPPEL.

(Huile de corne de cerf pyrogénée.)

Cette huile, composée d'un grand nombre de principes neutres, acides ou alcalins, suivant M. Unverdorben, est très fluide, limpide, incolore; d'une odeur pénétrante; d'une saveur brûlante; très volatile et très inflammable; très altérable par la lumière et par l'air, sous l'influence desquels elle devient épaisse, jaune, brune, et enfin noire. Elle est presque insoluble dans l'eau, mais elle se dissout bien dans l'alcool. Elle réagit à la manière des alcalis, et est susceptible de se combiner avec ces derniers; agitée avec un soluté concentré et chaud de persulfate de fer neutre, elle s'épaissit et noircit instantanément.

Préparation.—On introduit de la corne de cerf coupée en morceaux dans une cornue de grès, de manière à en remplir la panse aux trois quarts; on place la cornue dans un fourneau à réverbère qu'on recouvre ensuite de son dôme, et on adapte à son col une alonge à large ouverture que l'on fait rendre dans un ballon tubulé d'une vaste capacité; enfin, on termine l'appareil par un tube de Welter plongeant dans l'eau. Après avoir luté au lut gras recouvert de lut de chaux, on chauffe modérément d'abord, puis on élève graduellement la température jusqu'au rouge, et l'on a soin de rafraîchir le ballon par un courant d'eau froide. L'opération est terminée lorsqu'il ne passe plus rien dans le ballon. On laisse refroidir l'appareil, puis on délute, et on retire du récipient les produits qui s'y sont condensés; ces produits sont de l'eau saturée de carbonate d'ammoniaque huileux et tenant en solution une certaine quantité d'acétate d'ammoniaque (*esprit volatil de corne de cerf*), du carbonate d'ammoniaque huileux concret (*sel volatil de corne de cerf*) et de l'huile empyreumatique ; le premie de ces trois produits n'est plus employé ; on doit se rap porter, pour le second, à ce que nous avons dit déjà d carbonate d'ammoniaque, en traitant des préparation de cette base; nous n'avons donc par conséquent à parler ici que du troisième.

Pour séparer l'huile du liquide aqueux, on agite légèrement le mélange, afin de la rassembler à la surface; puis on verse le tout sur un filtre de papier préalablement mouillé, de manière à pouvoir obtenir l'eau ammoniacale avant que l'huile ait pu pénétrer le tissu. On perce alors le papier au-dessus d'un second filtre non mouillé, que l'huile traverse sans difficulté.

Cette huile, épaisse et noire, a besoin d'être soumise à la rectification. Autrefois, on y procédait en l'incorporant avec de la poudre d'os calcinés à blanc, et la distillant ainsi à plusieurs reprises, avec addition d'eau, jusqu'à ce qu'elle fût incolore et d'une limpidité parfaite. Mais aujourd'hui, on a recours à la simple distillation. On l'introduit dans une cornue de verre, au moyen d'un tube, pour éviter qu'elle ne soit en contact avec les parois du col ; on adapte un ballon, on lute avec soin, et on chauffe modérément (la température ne doit pas dépasser 100 degrés centigrades). On arrête l'opération lorsque le produit obtenu est égal au quart de la quantité que l'on a versée dans la cornue, et on se hâte de le renfermer dans de petis flacons, que l'on bouche avec la plus grande promptitude et que l'on dépose dans un lieu obscur. Si, par accident, l'huile ainsi obtenue est un peu colorée, on doit la soumettre à une seconde rectification : on doit agir de même lorsqu'avec le temps, et malgré tous les soins apportés à sa conservation, elle est devenue noire ; car, dès qu'elle a acquis une teinte tirânt sur le brun, elle ne peut servir aux usages de la médecine sans avoir été distillée de nouveau.

En distillant la soie écrue comme la corne de cerf, on

obtient des produits analogues, et l'un d'entre eux, le liquide ammoniacal huileux, connu sous le nom d'*esprit ammoniacal de soie crue*, a été employé pour la préparation d'un médicament qui a joui jadis d'une grande vogue, mais qui, de nos jours, n'est plus guères usité; ce sont les *gouttes céphaliques d'Angleterre*. On les obtient en distillant dans une cornue de verre, au bain de sable et presque jusqu'à siccité, un mélange de trente-deux parties de cet esprit de soie et d'une partie d'huile volatile de cannelle. Cette formule, d'ailleurs, a été modifiée par quelques auteurs; ainsi, plusieurs formulaires prescrivent la substitution de l'essence de lavande à celle de cannelle, et l'addition de quatre parties d'alcool rectifié.

CHARBON VÉGÉTAL.

Dans les officines, on prépare ce charbon en calcinant le bois de la manière suivante: on le réduit en fragmens que l'on introduit dans un creuset et que l'on recouvre ensuite de grès lavé et séché. On chauffe jusqu'à ce qu'il n'y ait plus de dégagement de vapeurs, et, après le refroidissement, on retire le charbon.

Pour pulvériser ce charbon, les auteurs du *Codex* conseillent de l'humecter avec suffisante quantité d'eau, de le piler ensuite dans un mortier de fer ou de le soumettre à l'action de la meule, d'en faire une pâte de consistance molle qu'on étend pendant plusieurs heures sur des toiles, afin qu'elle égoutte peu à peu, et de la disposer ensuite en pains orbiculaires que l'on fait sécher au soleil. L'insolation, disent-ils, donne au charbon une efficacité qu'il ne posséderait pas si sa dessication s'opérait à l'ombre, et c'est de plus le seul moyen de le dépouiller de toutes les odeurs et couleurs étrangères.

On obtient de la même manière le charbon animal, en substituant les os au bois.

Outre ce charbon d'os calcinés, on prépare depuis quelque temps, en Allemagne, pour les besoins de la médecine, un charbon animal particulier; le mode de préparation est le suivant. Prenez une partie d'os bien concassés et deux parties de chair de bœuf ou de mouton dépouillée de graisse et coupée en morceaux, mêlez-les exactement et introduisez le mélange dans un brûloir à café. Chauffez modérément jusqu'à ce qu'une petite flamme se fasse apercevoir autour de l'appareil, soutenez le feu à ce point pendant un quart d'heure seulement, puis laissez refroidir. Pulvérisez alors la matière charbonneuse et conservez la poudre dans un flacon hermétiquement fermé. Au lieu du brûloir, on peut sans inconvénient se servir du creuset pour opérer la calcination.

ÉPONGE TORRÉFIÉE.

Le *Codex* et la plupart des traités de pharmacologie, en général, prescrivent la calcination des éponges et non leur torréfaction. Mais des expériences récentes de M. le professeur Guibourt ont pleinement démontré que, par la carbonisation, les éponges perdent presque en totalité ou même complétement l'iode qu'elles contiennent et auquel on doit rapporter sur-tout leurs propriétés thérapeutiques. Ainsi, il résulte des recherches de ce savant:

1° Que l'éponge torréfiée assez légèrement pour donner une poudre mordorée, contient une certaine quantité d'iodure soluble.

2° Que, torréfiée au brun-noir, dans un brûloir à café, et réduite à 0,75 de son poids, elle en contient une beaucoup plus grande quantité.

3° Que, soumise à la distillation dans une cornue de

verre, au-dessous de la chaleur rouge, et réduite à 0,50 de son poids, elle contient déjà sensiblement moins d'iode.

4° Enfin que, fortement chauffée dans un creuset et réduite à 0,33 elle n'en contient plus du tout.

Nous avons donc cru devoir adopter le nouveau mode de préparation qu'il a substitué à l'ancien.

On prend de l'éponge brute, bien odorante, fine, serrée, et qui n'a été soumise à aucun lavage; on la déchire par petits morceaux pour en séparer les coquillages, les débris calcaires et le gravier, et on la frappe dans un sac de toile claire pour la dépoudrer. Alors, on l'introduit dans le brûloir, et on la torréfie à un feu de charbon modéré, jusqu'à ce qu'elle ait acquis une teinte brun noirâtre; on la retire aussitôt, on la pulvérise et on la renferme dans un bocal de verre que l'on bouche hermétiquement.

E. POLYBASIE.

MÉDICAMENS COMPOSÉS, A BASE MULTIPLE.

Cette classe renferme les médicamens simples, naturels ou artificiels, réunis par mixtion.

Ces médicamens se rapportent à deux ordres, savoir: les *espèces*, qui sont toujours végétales, et les *poudres composées* dans lesquels peuvent se trouver des substances provenant des trois règnes.

I. *Espèces.*

On désigne sous ce nom la réunion de plusieurs plantes ou parties de plantes douées de vertus analogues, que l'on a mondées, séchées, coupées et mêlées convenablement.

Les règles qui doivent présider à la préparation des espèces, sont les suivantes :

1° On doit, en général, ne faire entrer dans le mélange que des substances d'une texture et d'un poids à peu près semblables, et qui puissent céder avec la même facilité leurs principes actifs aux dissolvans par lesquels on doit les traiter plus tard.

2° Si les différentes substances qui doivent être mélangées ne sont pas naturellement d'un petit volume, on doit les diviser préalablement par des moyens appropriés à la nature de chacune d'elles, et les bien dépoudrer ensuite à l'aide de la cribration, parce que les poudres se précipitant toujours au fond des vases, en les laissant dans le mélange, elles le rendraient inégal.

3° Le degré de division doit toujours être proportionné à la dureté des substances.

4° Enfin, le mélange, pour toutes les espèces officinales, doit être fait à parties égales. C'est seulement d'après l'ordonnance des médecins que les proportions peuvent être changées.

I. * ESPÈCES AMÈRES. (1)

Pr. : Feuilles de germandrée petit-chêne ;
Sommités fleuries d'absinthe ;
— — de petite centaurée ;
. . . . de chaque, parties égales en poids.

Incisez et mêlez.

---

(1) Nous avons noté d'un astérisque toutes les formules prises dans le *Codex Parisiensis*, édition de 1818.

2. * ESPÈCES ANTHELMINTIQUES.

Pr. : Sommités fleuries d'absinthe;
— — de tanaisie;
Fleurs de camomille romaine;
. . . . de chaque, parties égales en poids.

Incisez et mêlez.

---

3. ESPÈCES APÉRITIVES.

(Cinq racines apéritives.)

Pr. : Racines d'ache;
— d'asperge;
— de fenouil;
— de persil;
— de petit houx;
. . . . de chaque, parties égales en poids.

Incisez et mêlez.

---

4. * ESPÈCES AROMATIQUES.

(Espèces vulnéraires du *Codex.*)

Pr. : Sommités fleuries d'absinthe,
— — d'hysope;
— — de menthe aquatique;
— — d'origan;
— — de sauge;
— — de serpolet;
— — de thym;
. . . . de chaque, parties égales en poids.

Incisez et mêlez.

---

5. * ESPÈCES ASTRINGENTES.

Pr. : Racines de bistorte ;
— de tormentille ;
Écorces de grenade ;
. . . . de chaque, parties égales en poids.

Incisez et mêlez.

---

6. ESPÈCES BÉCHIQUES.

(Fleurs pectorales, Quatre fleurs.)

Pr. : Fleurs de mauve ;
— de guimauve ;
— de gnaphale dioïque ;
— de molène ;
— de tussilage ;
— de violette ;
— de coquelicot ;
. . . . de chaque, parties égales en poids.

Mêlez.

Nota. — Les auteurs du *Codex* ne prescrivent, pour la préparation de ces espèces, que les fleurs de mauve, de guimauve, de gnaphale, de tussilage et de coquelicot, mais les propriétés des autres fleurs que nous avons mentionnées sont les mêmes ; aussi les pharmaciens les emploient-ils toutes indifféremment.

---

7. ESPÈCES CARMINATIVES.

Pr. : Semences d'anis ;
— de carvi ;
— de coriandre ;
— de fenouil ;
. . . . de chaque, parties égales en poids.

Mêlez.

8. ESPÈCES DIURÉTIQUES.

Pr. : Racines d'asperge ;
— de chiendent ;
— de fraisier ;
— de guimauve ;
— de réglisse ;
. . . . de chaque, parties égales en poids.

Incisez et mêlez.

---

9. * ESPÈCES ÉMOLLIENTES.

Pr. : Feuilles de guimauve ;
— de mauve ;
— de molène ;
— de pariétaire ;
— de séneçon ;
. . . . de chaque, parties égales en poids.

Incisez et mêlez.

---

10. * ESPÈCES PECTORALES.

Pr. : Feuilles de capillaire du Canada ;
— de lierre terrestre ;
— de véronique ;
Sommités fleuries d'hysope ;
. . . . de chaque, parties égales en poids.

Incisez et mêlez.

---

11. * ESPÈCES SUDORIFIQUES.

Pr. : Bois de sassafras râpé ;
Feuilles de bourrache ;
Fleurs de coquelicot ;
— de sureau ;
. . . . de chaque, parties égales en poids.

Incisez les feuilles et mêlez-les avec les trois autres substances.

Nota.—Le *Codex* conseille l'emploi des espèces dont nous venons de donner la formule, pour préparer les infusés sudorifiques, puis il en indique d'autres pour les décoctés, dans lesquelles il ne fait entrer que le bois de gayac râpé, les racines de salspareille et les racines de squine, à parties égales. Ce dernier mélange nous paraît devoir être rejeté de l'emploi médical, parce que les substances dont il se compose ne cèdent point leur principe actif à un même degré de température; que le gayac, par exemple, a besoin d'être traité par décoction, tandis que les deux autres doivent l'être seulement par infusion.

---

12. ESPÈCES SUDORIFIQUES DU Dr SMITH.

Pr. : Salsepareille ; 8 parties.
Squine ;
Réglisse ;
Gayac ;
Sassafras ; . . . . de chaque, 2

Divisez convenablement, et mêlez.

Nota. — Cette formule fait seule exception à la 4e règle, (V. p. 456).

13. ESPÈCES VULNÉRAIRES.

(Thé suisse, Faltrank.)

Pr. : Feuilles de pervenche;
— de scolopendre ;
— de véronique;
Fleurs d'arnica;
— de gnaphale dioïque ;
— de scabieuse;
— de tussilage;
Sommités fleuries d'absinthe ;
— — de bétoine ;
— — de bugle ;
— — de calament ;
— — de germandrée petit-chêne ;
— — de germandrée aquatique ;
— — d'hysope ;

Sommités fleuries de lierre terrestre ;
— — de mille-feuille ;
— — d'origan ;
— — de romarin ;
— — de sanicle ;
— — de sauge ;
— — de thym ;
. . . . de chaque ; parties égales en poids.

Incisez les feuilles et sommités, et mêlez-les avec les fleurs.

---

14. * FRUITS PECTORAUX.

Pr. : Dattes débarrassées de leurs noyaux ;
Figues grasses ;
Jujubes ;
Raisins de caisse ;
. . . . de chaque, parties égales en poids.

---

15. * SEMENCES FROIDES.

Pr. : Semences de calebasse ;
— de concombre ;
— de melon ;
— de pastèque ;
. . . . de chaque, parties égales en poids.

Mêlez.

II. *Poudres composées.*

On appelle ainsi des mélanges d'un plus ou moins grand nombre de substances différentes pulvérisées.

On doit observer les règles suivantes dans la préparation de ces médicamens.

1° Éviter de faire entrer dans les poudres composées, dans les officinales sur-tout, des matières trop hygrométriques qui, en attirant l'humidité de l'air, détermineraient la prompte altération du mélange.

2° Eviter avec le même soin d'y introduire des semences émulsives, dont l'huile ne tarderait pas à rancir;

et, dans le cas où la formule les indiquerait, avoir soin de ne les mêler aux autres ingrédiens qu'à mesure du besoin.

3° Ne pas faire entrer, autant que possible, dans les poudres composées officinales, des substances métalliques avec des substances végétales, parce que les premières, en raison de leur pesanteur plus considérable, se séparent des secondes avec le temps, sur-tout lorsque les flacons qui les contiennent sont agités. Cette règle ne peut s'appliquer aux poudres composées magistrales qui sont sur-le-champ divisées en prises.

4° Pulvériser chaque substance séparément, en raison des soins particuliers que certaines d'entre elles peuvent réclamer pour leur pulvérisation, par exemple, celles qui fournissent des résidus.

5° Pulvériser les matières molles, lorsqu'il en entre dans le mélange, en les triturant avec les autres substances sèches pulvérisées.

6° Donner à chaque substance le plus grand degré de ténuité possible, pour obtenir un mélange plus parfait. Les poudres sternutatoires font seules exception à cette règle.

7° Mélanger les diverses poudres dans un mortier, puis les passer à travers un tamis à tissu moins serré que ceux qui ont servi à la préparation de chacune d'elles.

8° Porphyriser les matières minérales, parceque leur pesanteur spécifique, plus considérable que celle des substances organiques, ne permettrait pas de les mélanger exactement avec ces dernières par les autres moyens.

9° Enfin, comme, après un certain temps de préparation, les particules les plus pesantes ont pu gagner le fond du vase, de manière à faire disparaître l'homogénéité du médicament, mélanger et passer de nouveau au tamis.

1. * FARINES ÉMOLLIENTES.

(Poudre de lin et d'orge composée.)

Pr. : Farine de lin ;
— d'orge ;
— de riz ;
. . . . de chaque, parties égales en poids.

Mêlez exactement.

---

2. * FARINES RÉSOLUTIVES.

(Poudre de fénu-grec composée.)

Pr. : Farine de fénu-grec ;
— de fèves ;
— de lupin ;
— d'orobe ;
. . . . de chaque, parties égales en poids.

Mêlez exactement.

---

3. * POUDRE ABSORBANTE.

(Poudre antiacide, Poudre de magnésie composée.)

Pr. : Magnésie pure (calcinée) ;
Sucre blanc ;
. . . . de chaque, parties égales en poids.

Triturez pendant long-temps dans un mortier de verre ou de porcelaine.

Nota.—Par le mélange du sucre avec la magnésie, la saveur alcaline de cette dernière se trouvant considérablement développée, il conviendrait d'augmenter la proportion du premier.

Les auteurs du *Codex* recommandent de ne préparer et de ne conserver cette poudre qu'en petite quantité. Il serait même avantageux, disent-ils, de ne faire ce mélange qu'au moment de la prescription, probablement parce que la magnésie caustique exerce une réaction sur le sucre.

---

4. POUDRE D'AMBRE ET DE CANNELLE COMPOSÉE.

Pr. : Cannelle de Ceylan; 4 gros (16 gr.).
Girofle;
Macis;
Muscade;
Racines de galanga;
— de zédoaire; . . . . de chaque, 3 gros (12).
— de sassafras;
Bois d'aloës;
— de santal citrin;
Zestes de citron;
Semences de cardamome; . . . . . de chaque, 2 gros (8).
Ambre gris; 1 gros (4).

Préparez, suivant les préceptes connus, les poudres de toutes ces substances, moins celle de l'ambre gris. Pour pulvériser ce dernier corps, râclez-le avec un couteau, et divisez-le ensuite peu à peu dans un mortier avec le mélange des autres poudres. Passez enfin au tamis.

---

5. POUDRE D'AMBRE ET DE STORAX COMPOSÉE.

Pr. : Racines de galanga minor;
— de zédoaire;
Bois d'aloës;
Girofle;
Macis;
Muscade;
Safran;
Zestes de citron;
Storax calamite; . . . . de chaque, 6 gros (24 gr.).
Semences de basilic;
Sommités de thym;
Yeux d'écrevisses; . . . . de chaque, 5 gros (20).

Camphre ;
Ambre gris ;
Musc ; . . . . de chaque, 1 gros (4).

Faites, suivant l'art, une poudre homogène.

---

6. POUDRE AMMONIACALE AROMATIQUE.

(Collyre sec ammoniacal, Poudre de Leayson.)

Pr. :	Chaux éteinte ;	2 onces (64 gr.).
	Hydrochlorate d'ammoniaque ;	2 gros (8).
	Bol d'Arménie ;	1 gros (4).
	Charbon végétal ;	
	Cannelle ;	
	Girofle ;	de chaque, 1/2 gros (2).

Pulvérisez chaque substance séparément, puis introduisez dans le fond d'un flacon fermant à l'émeril, le charbon mêlé préalablement avec une partie de la chaux, en disposant ce mélange par couches minces, alternées avec l'hydrochlorate d'ammoniaque. Ajoutez les deux substances aromatiques ; placez, par-dessus ; le bol d'Arménie mélangé avec le reste de la chaux, versez enfin un peu d'eau et bouchez.

---

7. * POUDRE ANTIARTHRITIQUE AMÈRE.

(Poudre amère composée, Poudre de gentiane composée.)

Pr. :	Racines d'aristoloche ronde ;	
	— de gentiane ;	
	Feuilles de germandrée petit-chêne ;	
	— de germandrée chamæpithys ;	
	. . . .	de chaque, 2 gros (8 gr).
	Fleurs de petite centaurée ;	4 gros (16).

F. S. A. une poudre homogène.

---

8. * POUDRE ANTIARTHRITIQUE PURGATIVE.

(Poudre de séné, de scammonée et de bois sudorifiques composée).

Pr. : Gomme arabique ;
Bitartrate de potasse ;
Feuilles de séné mondées ;
Cannelle de Ceylan ; . . . . . . de chaque, 4 gros (16 gr.).
Racines de salsepareille ;
— de squine ;
Bois de gayac ;
Scammonée ; . . . . de chaque, 2 gros (8).

Faites du tout, et suivant l'art, une poudre très ténue.

Le séné et la scammonée sont les parties actives de cette poudre, dont ils forment le quart.

---

9. * POUDRE ANTIASTHMATIQUE.

(Poudre incisive, Poudre de soufre et de scillé.)

Pr. :		
	Sucre blanc ;	3 gros (12 gr.).
	Soufre sublimé, lavé et porphyrisé ;	2 gros (8).
	Poudre de scille ;	1 gros (4).

F. S. A. une poudre très ténue.

---

10. * POUDRE ARSÉNICALE.

(Pâte caustique de Rousselot, du *Codex*.)

Pr. :		
	Sulfure rouge de mercure porphyrisé;	4 onces (125 gr.).
	Sang-dragon ;	2 onces (64).
	Acide arsénieux ;	2 gros (8).

M. et F. S. A. une poudre très ténue.

Elle contient un vingt-cinquième de son poids d'arsenic, et est destinée seulement à l'usage externe, comme caustique.

Les auteurs du *Codex* conseillent de conserver à

part les trois substances réduites en poudre, et d'attendre que le cas de s'en servir se présente, pour les mêler dans un mortier de verre ; puis, à l'instant même d'appliquer le mélange, d'en mettre une quantité suffisante sur une assiette de faïence ou de porcelaine, et d'en faire, soit avec de la salive, comme il est d'usage, soit, si on l'aime mieux, avec un léger soluté aqueux de gomme, une masse de consistance de pâte épaisse.

---

11. * POUDRE D'ARUM COMPOSÉE.

(Poudre de pied de veau composée.)

Pr. : Racines d'arum ;
— d'acore vrai ;
— de petit boucage ;
. . . . de chaque, 1 once 4 gros (48 gr.).
Yeux d'écrevisses ; 3 gros (12).
Cannelle de Ceylan ; 2 gros 18 grains (9).
Sulfate de potasse ; 1 gros 36 grains (6).
Hydrochlorate d'ammoniaque ; 36 grains (2).

F. S. A. une poudre très ténue.

---

12. * POUDRE CATHARTIQUE.

(Poudre de jalap et de scammonée.)

Pr. : Bitartrate de potasse ; 2 gros (8 gr.).
Racines de jalap ;
Scammonée d'Alep ; . . . . de chaque, 1 gros (4).

F. S. A. une poudre bien homogène et très ténue.

---

13. * POUDRE CORNACHINE.

(Poudre de Tribus.)

Pr. : Scammonée d'Alep ;
Bitartrate de potasse ;
Antimoine blanc lavé ;
. . . . de chaque, parties égales en poids.

F. S. A. une poudre qui devra être rendue plus homogène et plus ténue par la porphyrisation.

Le *Codex* conseille de ne préparer qu'une petite quantité de cette poudre à la fois, ou mieux encore de la faire extemporanément lorsqu'elle est prescrite, parce qu'avec le temps, de purgative qu'elle est primitivement, elle devient émétique. Cette opinion est ancienne, et l'on avait voulu donner une explication du changement observé, en disant que l'antimoine était ramené par la scammonée à un degré inférieur d'oxidation, et qu'il se combinait alors avec l'acide en excès du bitartrate de potasse pour former de l'émétique. Mais il paraît, d'après les observations de Baumé, qui a conservé une certaine dose de cette poudre pendant dix ans sans qu'elle ait éprouvé de changement dans ses propriétés, et d'après celles postérieures de M. le professeur Nachet, que ce médicament ne devient vomitif que dans le cas où il contient un oxide d'antimoine préparé avec une trop faible proportion de nitrate de potasse, et probablement parce qu'alors le métal peu oxidé est dans des conditions favorables pour se combiner avec l'acide tartarique. Il suffirait donc, suivant la remarque de MM. Henry et Guibourt, pour prévenir cet inconvénient et assurer l'uniformité d'action de la poudre cornachine, de ne faire entrer dans sa composition qu'un oxide d'antimoine obtenu avec trois parties de nitre pour une du métal.

---

14. * POUDRE DENTIFRICE.

Pr. :	Bitartrate de potasse ;	1 once 1 gros (36 gr.).
	Bol d'Arménie préparé ;	
	Corail rouge préparé ;	
	Os de sèche porphyrisé ; . . . . de chaque,	6 gros (24).
	Sang-dragon ;	3 gros (12).
	Cannelle de Ceylan ;	1 gros 36 grains (6).
	Cochenille ;	54 grains (3).
	Girofles ;	18 grains (1).

F. S. A. une poudre très ténue.

Elle contient un peu plus du quart de son poids de bitartrate de potasse.

---

15. * POUDRE DE DOVER.

(Poudre d'ipécacuanha et d'opium composée.)

Pr. : Sulfate de potasse ;
Nitrate de potasse ; . . . . . . de chaque, 1 gros (4 gr.).

Pulvérisez ces deux sels ensemble par trituration, faites-les fondre dans un creuset, versez-les dans un mortier de fer chauffé, agitez-les, et, lorsque le mélange commencera à se refroidir, ajoutez :

Extrait d'opium sec ; 18 grains (1).

Triturez le tout ensemble, et, après un mélange exact, ajoutez enfin :

Poudre d'ipécacuanha ;
— de réglisse ; . . . . . de chaque, 18 grains (1).

Mêlez de manière à faire une poudre très fine et très homogène, qui sera passée au tamis.

Elle contient 1/11 d'extrait d'opium et une égale quantité d'ipécacuanha, qui en sont l'un et l'autre les principes vraiment actifs.

---

16. * POUDRE GOMMEUSE ALCALINE.

(Savon végétal.)

Pr. : Gomme arabique pulvérisée ; 1 once (32 gr.).
Bicarbonate de potasse ; 1 gros (4).

Mélangez ces deux substances par trituration longtemps continuée.

Cette poudre ne doit être préparée qu'au moment où elle est prescrite, parce qu'elle attire fortement l'humidité de l'air et ne tarde pas à se convertir en une seule masse.

---

17. POUDRE DE GUI COMPOSÉE.

(Poudre de Guttète *ou* de la princesse de Carignan.)

Pr. : Gui de chêne ;
Racines de dictame blanc ;
— de pivoine ;
Semences de pivoine ;
Corne de cerf calcinée ; . . . . de chaque, 4 gros (16 gr.).
Semences d'arroche ;
Corail rouge préparé ; . . . . . . de chaque, 2 gros (8).

F. S. A. une poudre bien homogène et très ténue.

Le carbonate de chaux du corail et le phosphate de chaux de la corne de cerf en sont sur-tout les principes actifs.

---

18. POUDRE HYDRAGOGUE.

(Poudre de gomme-gutte composée.)

Pr. : Racines de jalap ; 6 gros (24 gr.).
— de méchoacan ;
Semences d'anis ; . . . . . . de chaque, 3 gros (12).
Racines de rhubarbe ;
Cannelle ; . . . . . . de chaque, 2 gros (8).
Feuilles de soldanelle ; 1 gros 1/2 (6).
Gomme-gutte ; 54 grains (3).

F. S. A. une poudre très ténue.

Elle contient les 3/4 de son poids de substances purgatives ou principes vraiment actifs.

---

19. * POUDRE DE JAMES.

(Poudre de phosphate de chaux et d'antimoine.)

Pr. : Sulfure d'antimoine ;
Corne de cerf râpée ; . . . de chaque, parties égales en poids.

Pulvérisez le sulfure, mélangez-le avec la corne râpée, et jetez le tout dans une bassine de fer chauffée au rouge, en agitant continuellement jusqu'à ce que la matière ait acquis une couleur grise ; laissez refroidir, pulvérisez et mettez la poudre dans un creuset brasqué, recouvert d'un autre creuset renversé et au fond duquel est pratiquée une petite ouverture ; assujetissez les deux creusets à l'aide d'un lut ; chauffez pendant deux heures, en augmentant le feu par degrés jusqu'à ce que le creuset soit rouge ; enfin retirez du feu, laissez refroidir, et réduisez le produit en poudre très fine.

20. POUDRE DE LICHEN SUCRÉE.

Pr. : Lichen d'Islande mondé ; 1 livre (500 gr.).

Faites macérer pendant deux jours, dans une suffisante quantité d'eau, en renouvelant celle-ci de six heures en six heures, afin de dissoudre le principe amer ; exprimez et faites bouillir ensuite le lichen dans une quantité suffisante de nouvelle eau, jusqu'à ce que la majeure partie soit dissoute ; passez avec une très forte expression, et ajoutez au décocté :

Sucre blanc pulvérisé ; 1 livre (500).

Évaporez enfin à une douce chaleur, en agitant incessamment, jusqu'à ce que la matière soit desséchée et pulvérulente, puis passez au tamis.

Cette poudre, dont on doit la formule à M. Robinet, peut remplacer le lichen dans la plupart des préparations dont il fait la base.

21. * POUDRE STERNUTATOIRE.

(Poudre d'azaret composée.)

Pr. : Feuilles d'azaret ;
— de bétoine ;
— de marjolaine ;
Fleurs de muguet ; . . . . de chaque, parties égales en poids.

F. S. A. une poudre d'une moyenne ténuité.

---

22. * POUDRE TEMPÉRANTE DE STAHL.

(Poudre de sulfate de potasse composée.)

Pr. : Sulfate de potasse ;
Nitrate de potasse ; . . . . de chaque, 1 once 1 gros (36 gr.).
Sulfure rouge de mercure ; 2 gros (8).

Mêlez par trituration, puis porphyrisez pour obtenir une poudre d'une grande ténuité.

---

23. * POUDRE VERMIFUGE MERCURIELLE.

(Poudre de mercure saccharin ; Poudre de sulfure noir de mercure et de scammonée.)

Pr. : Poudre cornachine ;
Sulfure de mercure noir récemment préparé par trituration ;
. . . . de chaque, parties égales en poids.

Mêlez, par trituration, dans un mortier, et faites une poudre bien homogène et très ténue.

---

24. POUDRE DE VERNIS.

(Poudre de vitriol composée).

Pr. : Sulfate de zinc ;
— de cuivre ;
— d'alumine et de potasse ;
Carbonate de plomb ;
Terre sigillée ;
. . . . de chaque, parties égales en poids.

Faites liquéfier les trois sulfates dans un creuset, coulez-les dans un mortier, pulvérisez-les, ajoutez-leur les deux autres substances réduites préalablement en poudre, mélangez exactement, et passez au tamis.

---

25. * POUDRE VERMIFUGE SANS MERCURE.

(Poudre d'helminthocorton composée).

Pr. : Mousse de Corse;
Semen-contra ;
Sommités d'absinthe ;
— de tanaisie;
Feuilles de scordium;
— de séné;
Rhubarbe;
. . . . de chaque, parties égales en poids.

F. S. A. une poudre bien homogène et très ténue.

---

26. SEL DE GUINDRE.

(Poudre de sulfate de soude composée).

Pr. : Sulfate de soude effleuri;	6 gros (24 gr.).
Nitrate de potasse;	12 grains (0,6).
Tartrate de potasse et d'antimoine:	1/2 grain (0,025).

Mêlez exactement par trituration.

27. SUCRE ORANGÉ PURGATIF.

Sucre blanc;	14 onces	(448 gr.).
Poudre de jalap;	2 onces	(64).
Tartrate boro-potassé;	4 gros	(16).
Huile essentielle d'écorce d'orange;	2 gros	(8).

Triturez l'huile essentielle avec le sucre, ajoutez ensuite le jalap et le sel, et faites une poudre bien homogène.

Cette poudre contient environ un neuvième de son poids de jalap.

---

28. SUCRE VERMIFUGE.

Pr. : Sucre blanc;	7 onces	(224 gr.).
Mercure coulant;	3 onces	(96).
Sulfure de mercure noir;	2 onces	(64).

Triturez le mercure avec le sulfure jusqu'à extinction parfaite, puis ajoutez le sucre et mêlez exactement.

Cette poudre contient les cinq douzièmes de son poids de principes actifs, et, en raison de la grande pesanteur du mercure, si elle doit être administrée avec un liquide, on doit toujours donner la préférence au plus visqueux, au looch, par exemple, ou au sirop.

---

29. WAKAKA DES INDES.

(Poudre de vanille et de cacao composée).

Pr. : Sucre blanc;	6 onces	(192 gr.).
Cacao torréfié et mondé;	1 once 4 gros	(48).
Poudre de cannelle de Ceylan;	2 gros	(8).
Vanille choisie;	36 grains	(2).
Rocou sec;	1 gros	(4).

Coupez la vanille en très petits morceaux et pilez-la avec une portion de sucre; lorsqu'elle est bien divisée, ajoutez-y successivement, et toujours en triturant, le cacao préalablement pilé à froid dans un mortier de fer, et tamisez le restant du sucre, la cannelle et le rocou ; passez ensuite au travers d'un tamis de soie peu serré.

D'après quelques auteurs, au lieu de rocou on peut ajouter

Ambre gris;	3 grains (0,15 gr.).
Musc;	1 grain (00.5).

F. ŒNOLIE.

MÉDICAMENS COMPOSÉS AYANT LE VIN POUR EXCIPIENT.

Cette classe renferme les *œnolés* ou *vins médicinaux*, médicaments résultant de l'action dissolvante du vin ou de l'hydromel vineux, sur une ou plusieurs substances, et quelquefois du simple mélange de l'excipient et des matières qui forment la base.

Les vins que l'on emploie pour les préparer doivent être choisis de première qualité et très généreux. On donne la préférence tantôt aux rouges, tantôt aux blancs, suivant la nature des principes que l'on veut dissoudre.

On conseille souvent aussi de se servir des vins de liqueur étrangers, par exemple de ceux de Malaga et de Madère, comme étant plus riches en alcool et susceptibles de fournir des produits de plus longue conservation que les vins de France. Mais, à cet égard, nous croyons avec M. Gay, que, quel que soit le vin que l'on met en usage, pourvu qu'il soit âgé au moins de trois ans, qu'il soit bien conservé et qu'il ne passe à l'acidité que par le contact prolongé de l'air, on a toujours un excipient convenable, et d'autant meilleur qu'on peut lui donner plus de résistance aux différentes causes d'altération, en y mêlant, par chaque litre, une à deux onces d'alcool à

33 degrés (la dose la plus forte convient aux vins qui doivent tenir en solution des extraits aqueux). On pourrait donc, dans tous les cas, recourir aux vins de notre pays ainsi renforcés, en ayant soin que le mélange fût fait à l'avance, afin que l'union des deux liquides fût plus intime, et que l'alcool fût en quelque sorte assimilé au vin lorsque celui-ci devrait être employé. Cette manière de procéder offrirait, outre l'avantage de la bonne qualité et de la durée du produit, celui de trouver dans toutes les officines des vins médicinaux à peu près identiques, ce qui ne pourra exister tant que l'on suivra les erremens de nos devanciers.

Les œnolés se préparent de plusieurs manières différentes ; 1° par *mixtion* ; 2° par *solution directe* ; 3° par *contact prolongé* ou *macération* ; 4° par *fermentation*. A très peu d'exceptions près, on doit toujours opérer à froid, avec des substances sèches et convenablement divisées, et dans des vaisseaux clos.

On les distingue en *simples* et en *composés*, suivant le nombre des substances qui entrent dans leur composition.

1° *Œnolés par mixtion.*

Pour parer à la rapide altération des vins médicinaux préparés par macération et sans addition préalable d'alcool, Parmentier a conseillé de les faire à mesure du besoin, en mêlant au vin une teinture alcoolique. Ce moyen paraît sur-tout avantageux, parce qu'il permet d'obtenir sur-le-champ un œnolé plus ou moins chargé de principes médicamenteux, suivant que le désire le médecin ; mais il est loin de convenir dans tous les cas. S'il est des substances qui cèdent également leurs principes actifs à l'alcool faible et au vin, il en est beaucoup d'autres qui ne se comportent pas de la même manière avec ces deux véhicules ; et, pour exemple, nous citerons les vins scillitique et antiscorbutique, qui, préparés comparativement et par macération avec les teintures, offrent des différences bien tranchées. Nous pensons donc que ce procédé ne peut être employé que dans un très petit nombre de cas.

Il n'est qu'un seul œnolé par mixtion dont nous ayons à donner ici la formule; c'est celui qui porte improprement le nom de *Collyre de Lanfranc*.

---

1. * VIN ARSÉNICAL CUIVREUX.

(Collyre de Lanfranc, Mixture ou Solution cathérétique.)

Pr. : Vin blanc de bonne qualité;	1 livre	(500 gr.).
Hydrolat de plantain ;		
— de roses;	de chaque, 3 onces	(96).
Sulfure jaune d'arsenic;	2 gros	(8).
Sousacétate de cuivre;	1 gros	(4).
Myrrhe;		
Aloès;	de chaque, 2 scrupules	(2,6).

Pulvérisez séparément le sulfure, le sousacétate, la myrrhe et l'aloès; mêlez-les dans un mortier de verre ou de porcelaine; délayez-les avec le vin et les hydrolats, et, après avoir trituré le mélange pendant long-temps, versez-le dans un flacon bouché à l'émeril.

Ce médicament, qui doit être agité fortement lorsqu'on veut s'en servir, pour mêler exactement les substances précipitées et le liquide, contient environ 1/89 de sulfure d'arsenic et 1/177 de sousacétate de cuivre.

2° *OEnolés par solution directe.*

Ces vins médicinaux sont peu nombreux, et leur préparation est tellement simple qu'elle n'exige aucun développement.

a. Œnolés simples.

2. * VIN ÉMÉTIQUE.

Pr. : Vin blanc alcoolisé ; 2 livres (1000 gr.).
Tartrate de potasse et d'antimoine ; 36 grains (2).

Dissolvez S. A.

Le *Codex*, qui substitue cette formule à celle du vin émétique préparé avec l'oxi-sulfure d'antimoine (dont nous parlons plus loin sous le nom de vin d'antimoine oxi-sulfuré), met en observation que la dose du tartrate peut être augmentée ou diminuée au gré du médecin.

Ce médicament se rapproche beaucoup du *vin antimonial* d'Huxham, que l'on obtient en dissolvant huit grains de tartrate de potasse et d'antimoine, dans quatre onces de vin de Malaga.

3. VIN DE SALSEPAREILLE.

Pr. : Extrait hydralcoolique de salsepareille ; 1 once (32 gr.).
Vin blanc alcoolisé ; 15 onces (480).

Dissolvez et filtrez.

Chaque once de ce vin représente une once de racine de salsepareille.

Une autre formule, qui ne diffère de celle-ci que par les proportions, et qui est due, comme elle, à M. Béral, est celle que ce pharmacologue a fait connaître sous le nom d'*Extrait de salsepareille œnolisé*, vulgairement *tisane portative de salsepareille*. Elle consiste à faire dissoudre une partie d'extrait hydralcoolique dans trois parties de vin, et à filtrer.

Chaque once de ce soluté équivaut à deux onces de salsepareille.

4. VIN DE SULFATE DE QUININE.

(Vin de quinine de M. Magendie.)

Pr. : Vin blanc alcoolisé;	2 livres (1000 gr.).	
Sulfate de quinine;	12 grains	(0,6).

Diss. S. A.

---

5. VIN DE SULFATE DE CINCHONINE.

(Vin de cinchonine de M. Magendie.)

Pr. : Vin blanc alcoolisé;	2 livres (1000 gr.).	
Sulfate de cinchonine;	18 grains	(1).

Diss. S. A.

---

b. Œnolés composés.

6. VIN DE SALSEPAREILLE COMPOSÉ.

(Essence concentrée de salsepareille.)

Pr. : Extrait sudorifique du Dr Smith;	1 livre	(500 gr.).
Vin blanc alcoolisé;	7 livres	(3500).
Huile volatile de sassafras;	64 gouttes.	

Agitez l'huile avec le vin, dissolvez-y l'extrait, et filtrez.

Nota. L'extrait qui fait partie de cette préparation, est obtenu en traitant les espèces sudorifiques du Dr Smith, dont nous avons donné la formule, page 500, par l'alcool à 22 degrés. Comme le produit est ordinairement de 2 onces par livre, et que ces deux onces représentent 8 onces de salsepareille, il en résulte qu'une once de ce vin composé contient, outre les principes solubles des autres substances, l'extrait fourni par 4 gros de salsepareille.

3° *Œnolés par contact prolongé ou macération.*

Ce mode de préparation est le plus employé. Lorsque

les substances ont séjourné assez long-temps dans le vin, on passe avec légère expression, et l'on filtre le liquide pour l'obtenir parfaitement limpide.

a. Œnolés simples.

7. * VIN CHALIBÉ.

(Vin martial.)

Pr. : Limaille de fer bien pure ;	1 once (32 gr.).
Vin blanc de bonne qualité ;	2 livres (1000).

Faites macérer dans un matras fermé, pendant six jours, en agitant de temps en temps ; passez ensuite et filtrez.

Ce produit, qui prend une légère teinte noirâtre, résultant de l'action qu'exerce la matière colorante et astringente du vin sur le fer, contient du malate, de l'acétate et du tartrate de fer. Ces sels, dus à la combinaison des acides du vin avec l'oxide de fer qui se forme au moyen de l'oxigène d'une portion d'eau décomposée, sont en proportions variables, suivant que le vin employé est plus ou moins acide. Aussi, pour avoir ce médicament toujours identique dans sa composition et constant dans ses effets, devrait-on le préparer d'après la formule de Parmentier, en ajoutant une once de tartrate de potasse et de fer liquide (*teinture de mars tartarisée*) à deux livres de vin blanc, mêlant exactement par agitation et filtrant.

---

8. VIN D'ANTIMOINE OXI-SULFURÉ.

(Vin émétique de la plupart des auteurs.)

Pr. : Oxi-sulfure d'antimoine pulvérisé;	2 onces (64 gr.).
Vin blanc de bonne qualité;	1 livre (500).

Faites macérer dans un flacon fermé, en remuant de

temps en temps, pendant huit à dix jours, et conservez le vin sur le résidu.

Ce vin, que l'on employait autrefois, tantôt trouble et tantôt tiré à clair, doit ses propriétés à l'acétate d'antimoine et au tartre stibié qui se sont formés par l'action des acides acétique et tartarique sur l'oxide contenu dans l'oxi-sulfure. Mais, comme sa composition n'est pas moins variable que celle du précédent, il est préférable de recourir au vin émétique par solution directe dont nous avons déja donné la formule.

---

9. VIN D'ABSINTHE.

Pr. : Feuilles sèches d'absinthe;	1 once (32 gr.).
Vin blanc alcoolisé;	2 livres (1000).

Faites macérer pendant vingt-quatre heures dans un matras, passez avec expression et filtrez.

Un procédé plus expéditif a été proposé par M. Boudet pour la préparation de ce vin. Il consiste à triturer pendant une demi-heure, dans un mortier de marbre, une once de sommités sèches d'absinthe avec une livre de vin blanc, à passer avec expression et à filtrer. On obtient ainsi, dit-il, un produit d'excellente qualité et susceptible d'une longue conservation.

---

10. VIN DE CAÏNCA.

Pr. : Racines de caïnca pulvérisées;	1 once (32 gr.).
Vin blanc alcoolisé;	1 livre (500).

Faites macérer pendant huit jours, en agitant souvent, et filtrez.

---

11. * VIN DE BULBES DE COLCHIQUE.

(Vin colchique.)

Pr. : Bulbes secs de colchique ;	1 once (32 gr.).
Vin de Lunel alcoolisé ;	1 livre (500).

Pulvérisez grossièrement les bulbes, introduisez-les dans un matras, versez le vin par-dessus et faites macérer pendant douze jours, en agitant de temps en temps; passez et filtrez.

On prépare de la même manière le *vin de scille* ou *vin scillitique*.

---

12. VIN DE SEMENCES DE COLCHIQUE.

(Teinture de semences de colchique de Williams.)

Pr. : Semences de colchique ;	1 once (32 gr.).
Vin de Lunel alcoolisé ;	1 livre (500).

Pulvérisez grossièrement les semences, et faites-les ensuite macérer dans le vin pendant quinze jours; passez et filtrez.

---

13. VIN DE GENTIANE.

Pr. : Racines de gentiane pulvérisées ;	1 once (32 gr.).
Vin de Lunel alcoolisés ;	2 livres (1000).

Faites macérer, pendant dix jours, dans un matras ; passez avec expression et filtrez.

On prépare de la même manière le *vin d'aunée* et le *vin de quassia amara*.

---

14. VIN D'IPÉCACUANHA.

Pr. : Poudre d'ipécacuanha ;	1 once (32 gr.).
Vin d'Espagne ;	1 livre (500).

Faites macérer pendant quinze jours, en agitant de temps en temps en temps; filtrez.

---

15. VIN DE QUINQUINA.

Pr.: Quinquina gris pulvérisé;	8 onces (250 gr.).
Vin blanc alcoolisé;	8 livres (4000).

Introduisez dans un matras, et faites macérer pendant huit jours, en agitant de temps en temps; passez et filtrez.

Ce médicament peut être préparé également avec le vin rouge, et alors, d'après l'observation d'Henry, il faut donner la préférence à celui de Bourgogne. Les vins très colorés et peu acides de nos départemens méridionaux précipitent, suivant lui, une partie de la cinchonine et de la quinine combinées avec leur matière colorante. Cet inconvénient est réel en effet quand le vin n'est pas assez vieux, mais il disparaît, ou du moins n'existe plus que d'une manière presque inappréciable, lorsqu'on se sert d'un vin choisi et préparé comme nous l'avons dit dans les généralités de l'œnolie.

---

b. OEnolés composés.

16. * VIN AMER SCILLITIQUE COMPOSÉ.

(Vin diurétique amer de la Charité, Vin de quinquina et de scille composé.)

Pr.: Écorces de quinquina gris;	
— de Winter;	
— de citron; . . de chaque, 2 onces	(64 gr.).
Feuilles sèches d'absinthe;	
— — de mélisse; . . de chaque, 1 once	(32).

Racines d'asclépiade dompte-venin;
Squammes de scille;
Tiges d'angélique;
Baies de genièvre;
Macis; . . . . de chaque, 4 gros (16).
Vin blanc alcoolisé; 8 livres (4000).

Pulvérisez toutes les substances, à l'exception des baies de genièvre, puis introduisez ces dernières avec la poudre dans un matras, versez le vin par dessus, faites macérer pendant huit jours, passez avec légère expression et filtrez.

---

17. * VIN ANTI-SCORBUTIQUE.

(Vin de raifort composé.)

Pr.: Racines récentes de raifort sauvage; 1 once (32 gr.).
Feuilles fraîches de cochléaria;
— — de cresson de fontaine;
— — de trèfle d'eau;
Semences de moutarde noire; de chaque, 4 gros (16).
Hydrochlorate d'ammoniaque; 2 gros (8).
Vin blanc alcoolisé; 2 livres (1000).

Coupez le raifort en tranches très minces, mondez et incisez les feuilles, concassez les semences de moutarde, et mettez le tout, avec l'hydrochlorate d'ammoniaque et le vin, dans un matras que vous boucherez hermétiquement. Laissez macérer pendant six jours, en agitant de temps en temps; passez avec légère expression, filtrez et ajoutez

Alcoolat de cochléaria; 4 gros (16).

Mêlez exactement par l'agitation.

La formule du *Codex* conseille seulement la digestion pendant trente-six heures: deux motifs nous ont fait préférer la macération pendant six jours; le premier, c'est que la digestion se fesant toujours à l'aide de la chaleur ne peut qu'altérer le vin ; le second, c'est la brièveté du contact, qui ne permet pas à l'excipient de se charger convenablement des principes solubles. [Nous avons, en outre, prescrit de concasser les semences, bien que la même formule les indique à l'état entier. En cela, nous nous sommes conformé à la règle généralement suivie depuis les observations de M. Thibierge, observations desquelles il résulte que la graine de moutarde noire entière ne céde guères que du mucilage au vin, tandis que, concassée, elle lui communique une odeur et une saveur très prononcées, le décolore en partie et l'éclaircit très promptement.

---

18. * VIN AROMATIQUE.

(Vin d'espèces aromatiques.)

Pr. : Espèces aromatiques ;	4 onces (125 gr.).
Vin rouge alcoolisé;	2 livres (1000).

Faites macérer pendant six jours, dans un vase bouché ; passez en exprimant légèrement et filtrez.

---

19. * VIN D'EXTRAITS.

(Elixir viscéral tempérant d'Hoffmann, Vin d'absinthe et de centaurée composé.)

Pr. : Écorces d'oranges fraiches ;	4 gros (16 gr.)
Extrait de chardon bénit ;	
— de cascarille ;	
— de petite centaurée ;	
— de gentiane ;	
— aqueux de myrrhe ; . . de chaque,	2 gros (8).
Vin de Lunel alcoolisé ;	2 livres (1000).

Faites macérer les écorces dans le vin pendant deux jours, passez avec expression, délayez les extraits dans la colature, et filtrez.

Les extraits sont, par rapport à l'excipient, comme 1 est à 25.

---

20. * VIN D'OPIUM COMPOSÉ.

(Laudanum liquide de Sydenham, Vin d'opium safrané.)

Pr. :	Opium choisi et coupé par tranches ;	2 onces	(64 gr.).
	Safran ;	1 once	(32).
	Cannelle de Ceylan ;		
	Girofles ; . . . . . . de chaque,	1 gros	(4),

Incisez le safran, concassez la cannelle et les girofles, introduisez le tout avec l'opium dans un matras, et versez par dessus

Vin de Lunel alcoolisé ;	1 livre	(500).

Faites macérer pendant 15 jours, en agitant de temps en temps ; passez avec forte expression et filtrez. Faites macérer le résidu dans trois onces du même vin, exprimez de nouveau, et passez sur le filtre qui a servi à la première colature.

On obtient ainsi une livre de produit, dans lequel les principes solubles de l'opium se trouvent pour un seizième à peu prés ; aussi, estime-t-on que 20 gouttes de ce laudanum, qui pèsent approximativement 15 à 16 grains, équivalent à un grain d'extrait d'opium ; toutefois, cette manière d'apprécier les quantités des substances en pharmacologie peut exposer à de fortes erreurs, ainsi que nous aurons occasion de le dire plus loin.

Il n'est pas rare de voir ce vin se troubler peu de temps après sa préparation. Cet effet est dû à la précipitation de la matière colorante du safran : on doit alors séparer par la filtration le dépôt orangé qui s'est formé. Le médicament, d'ailleurs, conserve toutes ses propriétés, car le principe actif du safran, c'est-à-dire son huile volatile, reste en solution dans le liquide.

---

21. * VIN DE QUINQUINA COMPOSÉ.

Pr. : Écorces de quinquina gris pulvérisées ; 8 onces (250 gr.).
Bois de quassie amère concassé ;
Écorces sèches d'orange amère ;
— de Winter ; . . . . . de chaque, 4 gros (16).

Introduisez le tout dans un matras, et versez par dessus

Vin blanc alcoolisé ; 7 livres (3500).

Laissez macérer pendant six jours, en agitant de temps en temps ; passez et filtrez.

---

22. VIN DE QUINQUINA ET DE GENTIANE COMPOSÉ.

(Vin fébrifuge.)

Pr. : Écorces de quinquina jaune ; 6 gros (24 gr.).
Racines de gentiane jaune ;
Écorces d'orange amère ;
Fleurs de camomille ; . . . . de chaque, 4 gros (16).
Vin de Lunel alcoolisé ; 2 livres (1000).

Concassez les écorces, les racines et les fleurs, et faites-les macérer dans le vin pendant 15 jours ; passez avec expression et filtrez.

---

23. VIN DE SCILLE ET DE SUREAU COMPOSÉ.

(Vin antihydropique de Fuller.)

Pr. : Écorces de sureau ;
— de Winter ; . . . . de chaque, 2 onces (64 gr.).
Squammes de scille ; 1 once 4 gros (48).
Racines d'aunée ; 1 once (32).
— d'iris de Florence ;
— d'ellébore noir ;
— de jalap ;
Agaric blanc ;
Séné mondé ; . . . . . . de chaque, 2 gros (8).
Vin blanc alcoolisé ; 4 livres (2000).

Concassez toutes les substances, et faites-les macérer dans le vin pendant huit jours; puis, passez avec expression et filtrez.

4° *Œnolés par fermentation.*

Ce procédé, qui consiste à mettre des substances médicamenteuses dans le moût de raisin, et à faire ensuite le vin à la manière accoutumée, ne peut donner que des produits d'une composition variable et par conséquent d'un effet incertain ; en effet, la fermentation dénature plus ou moins complétement les corps, et il est impossible de compter sur des médicamens ainsi obtenus. C'est pour ce motif que ce procédé, très employé par les anciens pour la confection des vins médicinaux, est abandonné maintenant : on ne s'en sert plus de nos jours que pour une seule préparation, celle du *Laudanum de Rousseau*, dont l'excipient est l'hydromel vineux ; il semble même offrir, dans ce cas, un avantage réel, car le médicament paraît dépouillé en grande partie du principe vireux et stupéfiant de l'opium.

24. * VIN OPIACÉ PRÉPARÉ PAR LA FERMENTATION.

(Gouttes *ou* Laudanum de l'abbé Rousseau.)

Pr. : Miel blanc ;	12 onces	(384 gr.).
Eau chaude ;	3 livres	(1500).

Dissolvez, versez le soluté dans un matras, et déposez-le dans une étuve chauffée à 30 degrés centigrades. Dès que la fermentation commence à s'établir, ajoutez-y

Opium choisi ;	4 onces	(125).

Préalablement dissous dans

Eau ;	12 onces	(384).

Abandonnez le soluté à lui-même jusqu'à ce qu'il cesse de fermenter, puis passez et filtrez. Faites alors réduire à 10 onces par évaporation au bain-marie, laissez refroidir, passez de nouveau et ajoutez

Alcool à 32 degrés ; 4 onces 4 gros (144).

On peut activer la fermentation par une addition de levure de bière, à la dose de deux gros à une once.

La proportion de l'extrait d'opium dans ce laudanum est d'un septième environ, et comme vingt gouttes pèsent 22 grains, elles contiennent trois grains d'extrait d'opium, ou un grain à peu près par 7 gouttes.

G. BRYTOLIE.

MÉDICAMENS COMPOSÉS AYANT LA BIÈRE POUR EXCIPIENT.

Cette classe renferme les *brytolés* ou *bières médicinales*, médicamens résultant de l'action dissolvante de la bière sur une ou plusieurs substances.

Ces composés sont très employés dans les pays du Nord où le vin est rare et d'un prix élevé, tandis que la bière s'y trouve en abondance et d'excellente qualité ; mais en France, où le contraire a lieu, ils ne sont que peu usités, en raison sur-tout del a grande altérabilité de l'excipient; aussi ne doit-on les préparer qu'à mesure du besoin. Toutes les généralités que nous avons données sur les vins médicinaux sont applicables aux bières médicamenteuses ; il n'est donc pas nécessaire d'y revenir. Il suffira de donner ici quelques formules pour exemples.

a, Brytolés simples.

1. * BIÈRE DE QUINQUINA.

Pr. : Ecorces de quinquina gris concassées ; 1 once (32 gr.).
Bonne bière nouvelle alcoolisée ; 2 livres (1000).

Faites macérer pendant deux jours, en agitant de temps en temps, passez avec expression et filtrez.

---

b. Brytolés composés.

2. * BIÈRE ANTISCORBUTIQUE.

(Bière sapinette, Bière de raifort et de sapin composée.)

Pr. :	Racine récente de raifort sauvage;	2 onces	(64 gr.).
	Feuilles fraîches de cochléaria;		
	Bourgeons secs de sapin; . . . . de chaque,	1 once	(32).
	Bonne bière nouvelle alcoolisée;	4 livres	(2000).

Coupez la racine par tranches minces, concassez les bourgeons, introduisez-les avec les feuilles dans un matras, et versez la bière par dessus. Laissez en macération pendant deux jours, puis décantez et filtrez.

---

3. BIÈRE PURGATIVE DE SYDENHAM.

Pr. :	Polypode commun;	1 livre	(500 gr.).
	Rhaponthic;		
	Séné mondé;		
	Raisins de caisse; . . . . de chaque,	8 onces	(250).
	Feuilles de cochléaria;		
	— de sauge; . . . . de chaque,	6 onces	(192).
	Rhubarbe de Moscovie;		
	Racine de raifort sauvage; de chaque,	3 onces	(96).
	Oranges;	n° 4.	
	Aile;	45 pintes.	

Concassez les substances séches, coupez le raifort et les oranges en tranches minces, et faites macérer le tout dans la bière. Après quatre jours de contact, passez avec légère expression et filtrez.

4. BIÈRE STOMACHIQUE ANGLAISE.

Pr. : Racines de gentiane ;	4	onces	(125 gr.).
Écorces sèches de citron ;	3	onces	(96).
Cannelle de Ceylan ;	2	gros	(8).
Aile ;	16	livres	(8000).

Concassez les trois substances solides et faites-les macérer pendant trois jours dans la bière, en agitant de temps en temps ; passez et filtrez.

H. ALCOOLIE.

MÉDICAMENS COMPOSÉS AYANT L'ALCOOL POUR EXCIPIENT.

L'alcool chargé de principes médicamenteux constitue les composés que renferme cette classe : on leur donne le nom générique d'*alcooliques*. Les uns sont préparés par solution ou mixtion, les autres par distillation, et de là leur distinction en deux séries bien tranchées : les premiers portent le nom d'*alcoolés*, les seconds celui d'*alcoolats*.

1. *ALCOOLÉS.*

Ces médicamens résultent de l'action dissolvante de l'alcool sur une ou plusieurs substances, ou de son mélange avec des liquides qui s'unissent à lui en toutes proportions. On les divise en *simples* et en *composés*, suivant le nombre des ingrédiens associés à l'excipient.

Le degré de rectification de l'alcool doit varier suivant la nature des substances sur lesquelles on opère. En général, on a réduit à trois le nombre des degrés différents auxquels on doit le prendre pour ces préparations ; ce sont les 22e, 32e et 36e de l'aréomètre de Baumé : il n'y a d'exception à cette règle que pour un très petit nombre d'alcoolés, qui, destinés spécialement aux enfans réclament l'emploi d'eau-de-vie à 20° seulement. Dans tous les cas, on ne doit se servir que d'alcool rectifié avec soin, que l'on ramène à la densité voulue par l'addition d'une quantité suffisante d'eau distillée.

Pour faciliter la solution des principes actifs de certaines substances, on a conseillé d'ajouter à l'alcool une matière alcaline, tantôt l'ammoniaque, tantôt la potasse. Mais on doit se garder de recourir à ce moyen ; d'abord, parce qu'il n'augmente point la proportion des principes dissous, et qu'il est même des cas où il la rend moindre ; ensuite, parce que la présence d'un alcali modifie toujours les propriétés du médicament obtenu, et peut le rendre impropre à remplir l'indication que le médecin a en vue dans sa prescription.

Les alcoolés peuvent être préparés de trois manières différentes ; 1° par mixtion ; 2° par solution directe ; 3° enfin, par contact prolongé.

1° *Alcoolés par mixtion.*

Ce mode de préparation est si simple, qu'il n'exige pas de développement.

a. Alcoolés simples.

1. * ALCOOLÉ SULFURIQUE.

(Eau de Rabel, Acide sulfurique alcoolisé.)

Pr. : Acide sulfurique pur à 66° ;	1 once	(32 gr.).
Alcool pur à 36°	3 onces	(96).

Introduisez l'alcool dans un matras, versez-y peu à peu l'acide, en opérant le mélange à mesure; obturez le matras et laissez en repos pendant huit jours, puis décantez dans un flacon bouché à l'émeril.

Le plus souvent, on colore cet alcoolé avec quelques pétales de coquelicot.

Les *élixirs acides de Haller et de Dippel* sont deux préparations analogues ; le premier consiste dans un mélange à parties égales d'alcool et d'acide ; le second est formé d'une once d'acide concentré et de cinq onces d'alcool, et est coloré avec deux gros de safran et deux gros de kermès animal.

---

2. * ALCOOLÉ NITRIQUE.

(Esprit de nitre dulcifié, Acide nitrique alcoolisé.) *

Pr. :	Acide nitrique à 35° ;	1 once (32 gr.)
	Alcool à 36° ;	3 onces (96)

Mêlez dans un matras, puis versez dans des flacons bouchés à l'émeril.

Préparez de la même manière, l'*Alcoolé hydrochlorique* (Esprit de sel dulcifié, Acide muriatique ou hydrochlorique alcoolisé).

---

3. ALCOOLÉ AMMONIACAL.

(Esprit de sel ammoniac vineux, Alcool ammoniacal.)

Pr. :	Ammoniaque liquide à 22° ;	1 livre (500 gr.).
	Alcool à 36° ;	2 livres (1000).

Mêlez dans un flacon bouché à l'émeril.

---

4. ALCOOLÉ DE SUC DE BELLADONE.

Pr. : Suc récent et filtré de belladone ;
Alcool rectifié à 36° ;
. . . . de chaque, parties égales en poids

Mêlez et, après quelques heures de contact, filtrez.

On prépare de la même manière les alcoolés de sucs d'*aconit*, de *ciguë*, de *cochléaria*, de *cresson de Para*, de *digitale*, de *jusquiame*, de *laitue vireuse*, de *nerprun*, de *nicotiane*, de *rhus toxicodendron*, de *rue*, de *stramoine*, etc.

---

5. * ALCOOLÉ DE SAFRAN COMPOSÉ.

(Elixir de Garus, Ratafia de capillaire composé.)

Pr. : Alcoolat de safran composé ;	8 livres	(400 gr.).
Sirop de capillaire;	10 livres	(500).

Mêlez exactement et colorez avec suffisante quantité de caramel dissous dans

Hydrolat de fleurs d'oranger ;	8 onces	(250).

Filtrez.

---

b. Alcoolés composés.

6. * ALCOOLÉ D'ACÉTATE DE FER ÉTHÉRÉ.

(Teinture de Klaproth, Teinture de fer acétique éthérée, Éther acétique martial.)

Pr. : Soluté aqueux saturé d'acétate de fer,	9 onces	(288 gr.).
Alcool rectifié à 36° ;	2 onces	(64).
Éther acétique ;	1 once	(32).

Mêlez dans un flacon bouché à l'émeril.

---

7. ALCOOLÉ D'ALOÈS MYRRHO-SAFRANÉ.

(Élixir de propriété.)

Pr. : Alcoolé de myrrhe ;	4 onces	(125 gr.).
— d'aloès ;		
— de safran ; . . . de chaque ,	3 onces	(96).

Mêlez.

Pour obtenir l'*élixir de propriété acide*, on ajoute de l'acide sulfurique concentré, dans la proportion de six gouttes par once.

---

8. ALCOOLÉ SULFURIQUE COMPOSÉ.

(Eau de Théden).

Pr. : Suc d'oseille filtré ;
Alcool rectifié à 36° ;
. . . . de chaque, 1 livre 8 onces (750 gr.).
Acide sulfurique concentré ;
Eau pure ; . . . . de chaque, 5 onces (160).
Sucre pulvérisé ; 12 onces (384).

Mêlez avec précaution l'alcool et l'acide sulfurique; d'autre part, dissolvez le sucre dans le suc d'oseille et l'eau; mélangez le tout dans un matras, laissez en repos pendant huit jours, et filtrez.

2° *Alcoolés par solution directe.*

Leur préparation n'offre point, en général, de difficulté ; si, pour quelques-uns d'entre eux, elle présente des particularités dignes d'être signalées, nous avons soin d'en parler à la suite de la formule.

a. Alcoolés simples.

9. ALCOOLÉ D'IODE.

(Teinture d'iode de M. Magendie.)

Pr. : Iode pur ; 2 scrupules (2, 6 gr.)
Alcool à 35°; 1 once (32).

Faites dissoudre dans un flacon bouché à l'émeril.

10. ALCOOLÉ DE PERCHLORURE DE FER.

(Teinture de fer muriaté.)

Pr. : Perchlorure de fer cristallisé ;	1 once (32 gr.).
Alcool à 22° ;	7 onces (224).

Dissolvez et filtrez.

---

11. ALCOOLÉ DE CAMPHRE.

(Alcool camphré.)

Pr. : Camphre purifié ;	1 once (32 gr.).
Alcool à 36° ;	7 onces (224).

Dissolvez et filtrez.

En fesant dissoudre une partie de camphre dans cinquante parties d'alcool à 22°, on obtient l'*eau-de-vie camphrée* ou alcool camphré du *Codex* : mais la proportion de camphre est trop faible ; il est préférable de la porter au 32e de l'alcool, ainsi que le conseille M. Guibourt.

---

12. ALCOOLÉ D'ACÉTATE DE MORPHINE.

Pr. : Acétate de morphine pur ;	16 grains (0,8 gr.).
Alcool à 22° ;	1 once (32).

Dissolvez.

---

13. * ALCOOLÉ D'EXTRAIT D'OPIUM.

(Teinture d'extrait d'opium.)

Pr. : Extrait aqueux d'opium ;	1 once (32 gr.).
Alcool à 22° ;	12 onces (384).

Faites dissoudre dans un flacon fermé, et filtrez.

Cet alcoolé contient un treizième de son poids d'extrait d'opium. On estime qu'en général vingt-quatre gouttes pèsent douze grains.

---

14. ALCOOLÉ DE STRYCHNINE.

(Teinture de strychnine de M. Magendie.)

Pr. : Strychnine bien pure ;	3 grains	(0,15 gr.).
Alcool à 36° ;	1 once	(32).

Dissolvez.

Préparez de même l'*Alcoolé d'extrait de noix vomique* (Teinture de noix vomique de M. Magendie).

15. ALCOOLÉ DE GENTIANINE.

(Teinture de gentianin de M. Magendie.)

Pr. : Gentianine bien pure ;	5 grains	(0,25 gr.).
Alcool à 24° ;	1 once	(32).

Dissolvez.

---

16. ALCOOLÉ DE SAVON.

(Essence de savon, Teinture de savon.)

Pr. : Savon d'huile d'olives blanc, sec et râpé ;	4 onces	(125 gr.) ;
Alcool à 27° ;	1 livre	(500).

Faites dissoudre à froid dans un matras et filtrez.

Cet alcoolé peut être aromatisé, à volonté, en ajoutant :

Huile volatile de citron ou autre ;	36 grains	(2).

b. Alcoolés composés.

17. ALCOOLÉ D'OPIUM CINNAMOMÉ.

(Teinture thébaïque.)

Pr. : Extrait aqueux d'opium; 2 onces (64 gr.).
Hydrolat de cannelle ;
Alcool à 36° ; . . . . . de chaque, 11 onces (352).

Dissolvez l'extrait dans le mélange des deux liquides, et filtrez :

Cet alcoolé contient un douzième en poids d'extrait aqueux d'opium.

---

18. * ALCOOLÉ DE SAVON ANIMAL COMPOSÉ.

(Baume opodeldoch.)

Pr. : Savon de moelle de bœuf récemment préparé ;
Hydrolat de thym ;
. . . . de chaque, 2 onces (64 gr.).
Alcool à 36° ; 11 onces 6 gros (376).
Camphre; 6 gros (24).

Ratissez le savon et introduisez-le, avec les trois autres substances, dans un matras à long col, dont vous boucherez ensuite l'ouverture avec un parchemin mouillé fixé par un lien, mais percé de trous d'épingles pour le passage de l'air dilaté par la chaleur. Faites liquéfier le mélange au bain-marie, filtrez le liquide chaud, et lorsqu'il est un peu refroidi, ajoutez-y

Huile volatile de romarin ; 1 gros 36 grains (6).
— — de thym ; 36 grains (2).
Ammoniaque liquide à 22° 2 gros (8).

Mélangez exactement par agitation, puis versez dans des flacons cylindriques à large ouverture, que vous fermerez avec des bouchons en liége revêtus d'une couche de cire blanche ou d'une feuille d'étain.

19. * ALCOOLÉ DE SCAMMONÉE COMPOSÉ.

(Sirop de scammonée, Esprit de scammonée, Elixir antiarthritique, etc.)

Pr. : Scammonée pulvérisée;		4 gros (16 gr.).
Sucre blanc;		
Sirop de violettes;	. . . . . de chaque,	4 onces (125).
Alcool à 22°;		8 onces (250).

Faites chauffer l'alcool dans une bassine d'argent; ajoutez la scammonée, et agitez pour en faciliter la solution. Enflammez alors l'alcool, mêlez-y le sucre, et lorsqu'il est dissous, étouffez la flamme en couvrant le vase; ajoutez enfin le sirop de violettes, et passez à travers un blanchet.

Cet alcoolé contient à peu près un trentième de son poids de scammonée.

3° *Alcoolés par contact prolongé.*

Les substances avec lesquelles on prépare ces alcoolés doivent être parfaitement sèches (il n'y a guères d'exception que pour les plantes antiscorbutiques, et, dans tous les cas, il faut compenser l'humidité fournie par les plantes fraîches, en élevant le degré de rectification de l'alcool employé); elles doivent également être divisées, afin de multiplier les points de contact.

On opère en général dans un matras à col court, tantôt par simple macération, tantôt par digestion à la température de + 35 à 37° centigrades au plus, et dans ce dernier cas, on a soin de pratiquer, sur le parchemin dont l'orifice du vase doit être constamment recouvert, une très petite ouverture pour la sortie de l'air dilaté. On prolonge plus ou moins le contact, suivant que la texture des corps est plus ou moins serrée, en agitant de temps en temps pour renouveler les surfaces, particulièrement si l'on agit sur une poudre.

Enfin, on recommande de ne verser d'abord que la moitié ou les deux tiers de l'alcool, et de réserver le reste pour épuiser plus complétement les matières ; après quoi, l'on passe avec expression et l'on filtre.

De quelque manière qu'on fractionne l'excipient, on ne parvient point par là à entraîner tous les principes solubles, et de plus, l'expression fait perdre une partie du véhicule, tant par l'évaporation pendant qu'on l'exerce, que par celui qui reste dans le tissu. Il est bien préférable de procéder par voie de déplacement, avec l'appareil dont nous avons déja parlé plusieurs fois, appareil dû à M. Robiquet et pour lequel M. Guibourt propose une modification fort avantageuse, l'addition d'un tube recourbé fesant communiquer la partie supérieure des deux vases et permettant ainsi l'écoulement continu du liquide. Alors, on peut retirer la totalité de l'alcool versé sur les substances que l'on traite, en chassant les dernières portions avec de l'eau, et cela sans être exposé à aucune déperdition par quelque cause que ce soit.

Pour les alcoolés composés, il est nécessaire de mettre les différents corps en contact successif avec l'excipient, en commençant par ceux qui résistent le plus à son action dissolvante : sans cette précaution, les plus solubles le satureraient d'abord et le rendraient moins apte à agir sur les autres.

a. Alcoolés simples.

20. * ALCOOLÉ DE SUCCIN.

(Teinture de succin.)

Pr. : Succin réduit en poudre très fine ;	1 once (32 gr.).
Alcool à 36° ;	1 livre (500).

Faites digérer pendant six jours, puis laissez reposer pendant un temps égal ; passez et filtrez.

21. * ALCOOLÉ D'ABSINTHE.

(Teinture d'absinthe.)

Pr. : Feuilles d'absinthe officinale ;	1 once (32 gr.).
Alcool à 22° ;	4 onces (125).

Faites digérer pendant six jours, passez et filtrez.

Nous devons faire observer ici que, pour cette préparation comme pour tous les autres alcoolés simples, nous suivons scrupuleusement les proportions d'excipient et de base indiquées par le *Codex*. En vain des hommes d'un mérite incontesté ont-ils cru devoir conseiller une quantité double d'alcool, plusieurs motifs nous engagent à ne point nous ranger à leur opinion. D'abord, les pharmaciens sont tenus de se conformer au *Codex*, et c'est en effet le seul moyen d'avoir partout des remèdes constants dans leur composition et par conséquent dans leurs effets. En second lieu, l'alcool jouit de propriétés stimulantes qui sont parfois en opposition directe avec celles des principes qu'il tient en solution, et il serait certes avantageux de diminuer encore la dose, s'il était possible, plutôt que de songer à l'augmenter. Enfin, en recourant au mode d'épuisement par voie de déplacement, on n'a plus à craindre, comme jadis, de laisser dans le résidu une partie du liquide qui devrait figurer en produit.

---

22. ALCOOLÉ D'ACONIT.

(Teinture d'aconit.)

Pr. : Feuilles récentes et contuses d'aconit ;	1 once (32 gr.).
Alcool à 36° ;	4 onces (125).

Faites digérer pendant douze jours, passez et filtrez. Préparez de la même manière l'*alcoolé de rhus toxicodendron*.

23. ALCOOLÉ D'ACORE AROMATIQUE.

(Teinture de calamus aromaticus, ou roseau aromatique.)

Pr. : Racine d'acore aromatique ;	1 once (32 gr.).
Alcool à 32° ;	4 onces (125).

Faites digérer pendant huit jours, exprimez et filtrez. Il conviendrait mieux d'opérer par voie de déplacement; ce qu'en général on devrait faire pour toutes les substances susceptibles d'être pulvérisées.

On prépare de la même manière les alcoolés d'*angusture*, d'*anis*, d'*asaret*, de *cannelle*, de *cardamome*, de *cascarille*, de *contrayerva*, de *gingembre*, de *girofles*, de *macis*, de *muscades*, de *noix vomique*, de *phellandre*, de *safran*, d'*aristoloche serpentaire*, de *vanille*, de *wintéranie*, etc.

---

24. ALCOOLÉ D'ALOÈS.

(Teinture d'aloès.)

Pr. : Aloès succotrin ;	1 once (32 gr.).
Alcool à 32° ;	4 onces (125).

Triturez grossièrement l'aloès, faites-le digérer pendant trois jours dans l'alcool, puis filtrez.

Préparez de la même manière les alcoolés d'*ammoniacum*, d'*asa fœtida*, de *castoréum*, d'*euphorbium*, de *galbanum*, de *myrrhe*, de *scammonée*, etc.

---

25. ALCOOLÉ D'AMBRE GRIS.

(Teinture d'ambre.)

Pr. : Ambre gris ;	1 gros (4 gr.).
Alcool à 36° ;	3 once (96).

Triturez l'ambre et introduisez-le dans un matras ;

versez par-dessus l'alcool, bouchez le vase, et laissez macérer pendant cinq jours, en agitant de temps en temps. Enlevez alors le bouchon, faites chauffer au bain-marie jusqu'à faire bouillir l'alcool, puis laissez refroidir et filtrez.

---

26. ALCOOLÉ D'AUNÉE.

(Teinture d'aunée.)

Pr. : Racine d'aunée;	1 once (32 gr.).
Alcool à 22° ;	4 onces (125).

Faites digérer pendant six jours, passez et filtrez.

Préparez de la même manière les alcoolés de *cachou*, de *colombo*, de *gayac*, de *jalap*, de *kino*, de *quassia*, de *quinquina*, de *scille*, de *séné*, de *valériane*, etc.

---

27. ALCOOLÉ DE BENJOIN.

(Teinture de benjoin.)

Pr. : Benjoin pulvérisé ;	1 once (32 gr.).
Alcool a 36°;	4 onces (125).

Faites macérer pendant six jours, en agitant de temps en temps, filtrez ensuite.

On prépare de la même manière les alcoolés de *baume du Perou*, de *baume de Tolu*, de *styrax*, des différentes *térébenthines*, des *résines solides* et des *sucs résineux*.

---

28. ALCOOLÉ DE BELLADONE.

(Teinture de belladone.)

Pr. : Feuilles de belladone pulvérisées;	1 once (32 gr.).
Alcool à 22°;	4 onces (125),

Faites digérer pendant huit jours, passez avec expression et filtrez.

Préparez de la même manière les alcoolés de feuilles de *ciguë*, de *digitale*, de *jusquiame*, de *lobélie renflée*, de *nicotiane* et de *stramoine*, et ceux de racines de *caïnca* et d'*ipécacuanha*.

---

29. * ALCOOLÉ DE CANTHARIDES.

(Teinture de cantharides.)

Pr. :	Cantharides pulvérisées ;	1 once (32 gr.).
	Alcool à 22° ;	8 onces (250).

Faites digérer pendant quatre jours, passez avec expression et filtrez.

---

30. ALCOOLÉ DE BULBES DE COLCHIQUE.

(Teinture de bulbes de colchique.)

Pr. :	Bulbes récentes de colchique ;	1 once (32 gr.).
	Alcool à 36° ;	2 onces (64).

Coupez les bulbes en tranches très minces et faites-les macérer dans l'alcool pendant quinze jours, en agitant de temps en temps, filtrez.

Le Dr Want donne cette formule comme étant celle de l'*eau médicinale de Husson*, qui a joui d'une grande vogue dans les cas de douleurs arthritiques.

Préparez de la même manière l'alcoolé de fleurs récentes de *cresson de Para*, après les avoir légèrement contusées dans un mortier.

---

29. ALCOOLÉ DE GENTIANE.

(Teinture de gentiane.)

Pr. : Poudre de gentiane;	1 once (32 gr.).
Alcool à 20°;	4 onces (125).

Faites macérer pendant six jours, passez avec expression et filtrez.

Préparez de la même manière l'alcoolé de *cônes de houblon.*

---

30. ALCOOLÉ DE MUSC.

(Teinture de musc.)

Pr. : Musc tonquin, hors vessie;	2 gros (8 gr.).
Alcool à 22°;	3 onces (96).

Faites macérer pendant douze jours, passez et filtrez.

---

31. ALCOOLÉ DE PYRÈTHRE.

(Elixir pour les dents, de l'abbé Ancelot.)

Pr. : Racines de pyrèthre pulvérisées;	1 once (32 gr.).
Alcoolat de romarin;	8 onces (250).

Faites macérer pendant huit jours, passez avec expression et filtrez.

---

32. ALCOOLÉ DE SEMENCES DE STRAMOINE.

(Teinture de semences de stramoine.)

Pr. : Semences de stramoine;	1 gros (4 gr.).
Alcool à 22°;	3 onces (96).

Concassez les semences et faites-les macérer pendant sept jours dans l'alcool; filtrez.

---

b. Alcoolés composés.

33. * ALCOOLÉ D'ABSINTHE COMPOSÉ.

(Quintessence d'absinthe, Teinture d'absinthe composée.)

Pr. : Absinthe officinale ;
— pontique ;
Girofles ; . . . . . . de chaque, 4 gros (16 gr.).
Sucre blanc ; 2 gros (8).
Alcool à 32° ; 8 onces (250).

Faites digérer pendant quinze jours, passez avec expression et filtrez.

---

34. * ALCOOLÉ D'ABSINTHE ET DE GENTIANE COMPOSÉ.

(Elixir stomachique de Stoughton, Teinture amère.)

Pr. : Absinthe officinale ;
Germandrée petit-chêne ;
Racines de gentiane ;
Écorces d'oranges amères ; . . de chaque, 6 gros (24 gr.).
— de cascarille ;
Aloès succotrin ; . . . . . de chaque, 1 gros (4).
Rhubarbe de Moscovie ; 4 gros (16).
Alcool à 22° ; 2 livres (1000).

Faites digérer pendant quinze jours, passez avec expression et filtrez.

---

35. * ALCOOLÉ D'ALOÈS COMPOSÉ.

(Elixir de longue vie, Teinture d'aloès composée.)

Pr. : Aloès succotrin ; 1 once 1 gros (36 gr.).
Gentiane ;
Safran ;
Rhubarbe ;
Agaric blanc ; . . . . de chaque, 1 gros (4).

Thériaque;	2 gros	(8).

Faites digérer, pendant quinze jours, dans

Alcool à 22°;	2 livres	(1000).

Passez et versez sur le résidu

Alcool à 32°;	2 livres	(1000).

Ajoutez

Sucre candi;	1 once	(32).
Cannelle;	1 gros	(4).

Faites encore digérer pendant quinze jours, et passez avec expression. Réunissez les deux liqueurs et filtrez.

Cet alcoolé contient environ 1/45 de substances purgatives: l'aloès seul s'y trouve dans la proportion de 1/55 à peu près.

---

36. ALCOOLÉ D'AMBRE SUCCINÉ COMPOSÉ.

(Baume de vie d'Hoffmann.)

Pr. : Ambre gris pulvérisé;
Huile de succin rectifiée;
— volatile de rue; . . de chaque, 12 grains (0,6 gr.).
— — de cannelle;
— — de citrons;
— — de girofles;
— — de lavande;
— — de macis;
— — de marjolaine; de chaque, 1 scrupule (1,3).
Alcool à 36°; 10 onces (320).

Faites macérer pendant quinze jours et filtrez.

---

37. * ALCOOLÉ BALSAMIQUE COMPOSÉ.

(Teinture balsamique, Baume du Commandeur de Permes.)

Pr. : Racines d'angélique;	4 gros	(16 gr.).
Fleurs de millepertuis;	1 once	(32).
Alcool à 32°;	2 livres 4 onces	(1125).

Faites digérer pendant quinze jours, en agitant de temps en temps, filtrez et ajoutez à la colature

Myrrhe;
Oliban; . . . . de chaque, 4 gros (16).

Faites digérer de nouveau pendant quinze jours, puis ajoutez

Baume du pérou;
Benjoin amygdaloïde; . . . . . de chaque, 3 onces (96).
Aloès succotrin; 4 gros (16).
Ambre gris; 6 grains (0,3).

Bouchez avec soin le matras, et laissez le tout exposé, pendant quarante jours, à la chaleur du soleil; passez avec expression et filtrez.

38. ALCOOLÉ DE CARDAMOME COMPOSÉ.

(Teinture aromatique, Teinture de cannelle composée.)

Pr.: Cannelle fine; 6 gros (24 gr.).
Cardamome; 3 gros (12).
Poivre long;
Gingembre; . . . . de chaque, 2 gros (8).
Alcool à 22°; 1 livre 14 onces (948).

Faites digérer pendant quinze jours, passez avec expression et filtrez.

39. ALCOOLÉ DE GAYAC ET DE PYRÈTHRE COMPOSÉ.

(Elixir odontalgique de la Faudignère.)

Pr.: Gayac; 1 once (32 gr.).
Pyrèthre;
Muscades; . . . . de chaque, 2 gros (8).
Girofles; 1 gros (4).
Alcool à 26°; 6 onces (192).

Faites macérer pendant huit jours, passez avec expression et ajoutez

Huile volatile de romarin ;	20 gouttes
— — de bergamotte ;	8 gouttes.

Filtrez.

---

40. ALCOOLÉ DE GENTIANE AMMONIACAL.

(Teinture ammoniacale, Élixir antiscrofuleux.)

Pr. : Gentiane ;	1 once	(32 gr.).
Carbonate d'ammoniaque ;	2 gros	(8).
Alcool à 20° ;	2 livres	(1000).

Faites digérer pendant quatre jours, passez avec expression et filtrez.

Cet alcoolé contient environ quatre grains et demi de carbonate d'ammoniaque par once.

Si, au lieu de carbonate d'ammoniaque, on emploie

Carbonate de soude cristallisé ;	3 gros	(12).

On obtient l'*alcoolé de gentiane alcalisé* ou *élixir amer de Peyrilhe*, dans lequel ce sel se trouve dans la proportion de six grains environ par once.

---

41. ALCOOLÉ DE HOUBLON ALCALISÉ.

(Liqueur des teigneux.)

Pr. : Cônes de houblon ;		
Petite centaurée ; . . . . . . de chaque.	1 once	(32 gr.).
Écorces d'oranges amères ;	2 gros	(8).
Carbonate de potasse ;	1 scrupule	(1,3).
Alcool à 22° ;	1 livre 2 onces	(564).

Faites digérer pendant huit jours, passez avec expression et filtrez.

---

42. * ALCOOLÉ DE JALAP COMPOSÉ.

(Eau-de-vie allemande; teinture purgative.)

Pr. : Poudre de jalap;	8 onces	(250 gr.).
— de turbith;	1 once	(32).
— de scammonée;	2 onces	(64).
Alcool à 32°;	6 livres	(3000).

Faites macérer pendant huit jours, passez et filtrez.

Chaque once de cet alcoolé représente 48 grains de jalap, 12 grains de scammonée et 6 grains de turbith.

---

43. * ALCOOLÉ DES LABIÉES COMPOSÉ.

(Eau vulnéraire rouge, Eau rouge, Teinture aromatique composée.)

Pr. : Feuilles récentes de sauge;
— — de romarin;
— — de sarriette;
— — d'origan;
— — de marjolaine;
— — de thym;
— — de serpolet;
— — d'hysope;
— — de mélisse;
— — de calament;
— — de basilic;
— — de menthe aquatique;
— — de fenouil;
— — d'angélique;
— — d'absinthe;
— — de rue;
Sommités fleuries de lavande;
— — de millepertuis;
. . . . de chaque, 1 once (32 gr.).
Alcool à 22°; 2 livres (1000).

Faites macérer pendant huit jours, passez avec forte expression et filtrez.

44. ALCOOLÉ DE LAQUE COMPOSÉ.

(Teinture de laque.)

Pr. : Résine laque en bâtons pulvérisée ; 1 once (32 gr.).
Alun calciné pulvérisé ; 2 gros (8).

Mêlez exactement, exposez le mélange pendant 24 heures à l'air humide d'une cave, puis introduisez-le dans un flacon avec

Alcoolat de cochléaria et de raifort ; 8 onces (250).

Faites macérer pendant huit jours et filtrez.

---

45. * ALCOOLÉ DE MUSCADES COMPOSÉ.

(Eau de Bonferme, Teinture aromatique, Essence céphalique.)

Pr. : Noix muscades ;
Girofles ;
Cannelle ; . . . . de chaque, 2 onces (64 gr.).
Fleurs de grenadier ; 2 onces 4 gros (80).
Alcool à 32° ; 2 livres (1000).

Faites macérer pendant quinze jours, passez avec expression, puis versez sur le résidu

Alcool à 22° ; 2 livres (1000).

Faites macérer pendant le même espace de temps, passez de nouveau en exprimant fortement, réunissez les deux liqueurs et filtrez.

---

46. ALCOOLÉ D'OPIUM AMMONIACAL.

(Elixir parégorique d'Edimbourg.)

Pr. : Opium pur en poudre ; 2 gros (8 gr.)
Acide benzoïque ;
Safran ; . . . . de chaque, 3 gros (12).

Huile volatile d'anis;	36 grains	(2).
Alcoolé ammoniacal;	1 livre	(500).

Faites digérer pendant huit jours et filtrez.

Cet alcoolé, dans lequel l'acide benzoïque se trouve sursaturé d'ammoniaque, contient environ 1/130e de son poids d'extrait d'opium.

---

47. ALCOOLÉ D'OPIUM ET D'AZARET COMPOSÉ.

(Gouttes anodines Anglaises.)

Pr. : Racines d'azaret;		
Écorces de sassafras; . . . . de chaque,	1 once	(32 gr.).
Bois d'aloès;	4 gros	(16).
Opium sec;	3 gros	(12).
Carbonate d'ammoniaque retiré de la corne de cerf et purifié;	1 gros	(4).
Alcool à 32°;	1 livre	(500).

Faites digérer pendant vingt jours et filtrez.

Cet alcoolé contient à peu près 1/90e de son poids d'extrait d'opium.

---

48. ALCOOLÉ D'OPIUM FÉTIDE.

(Élixir fétide.)

Pr. : Castoréum;	4 gros	(16 gr.).
Assa fœtida;	2 gros	(8).
Sel ammoniacal de corne de cerf;	1 gros	(4).
Opium sec;	36 grains	(2).
Alcool à 32°;	4 onces	(125).

Faites macérer pendant huit jours et filtrez.

Cet alcoolé contient environ 1/144e de son poids d'extrait d'opium.

49. ALCOOLÉ D'OPIUM BALSAMIQUE ANISÉ.

(Élixir parégorique, ou Teinture d'opium camphrée de Dublin.)

Pr. : Opium purifié pulvérisé ;
Acide benzoïque huileux ;
Huile volatile d'anis; . . . de chaque, 1 gros (4 gr.).
Camphre ; 2 scrupules (2,6).
Alcool à 22° ; 1 livre 12 onces (884).

Faites digérer pendant huit jours et filtrez.

Chaque once de cet alcoolé contient environ 1 grain 1/4 d'extrait d'opium, 2 grains 1/2 d'acide benzoïque, et 1 grain 2/3 de camphre.

---

50. ALCOOLÉ D'OPIUM BALSAMIQUE CAMPHRÉ.

(Teinture de camphre composée de Londres.)

Pr. : Opium pur et choisi ;
Acide benzoïque huileux ; . de chaque, 1 gros (4 gr.).
Camphre ; 2 scrupules (2,6).
Alcool à 22° ; 1 livre 12 onces (884).

Faites digérer pendant huit jours et filtrez.

Cet alcoolé ne diffère du précédent, que parce qu'il ne contient pas d'huile volatile d'anis.

---

51. * ALCOOLÉ DE QUINQUINA ET DE CASCARILLE COMPOSÉ.

(Elixir antiseptique de Chaussier, Teinture de quinquina éthérée composée.)

Pr. : Quinquina gris ; 2 onces (64 gr.).
Cascarille ; 4 gros (16).
Cannelle ; 3 gros (12).
Safran ; 36 grains (2).
Sucre blanc ; 4 onces 6 gros (152).
Vin de Lunel ;
Alcool à 26° ; . . . . . . de chaque, 1 livre (500).

Faites macérer pendant deux jours, en agitant de temps en temps ; passez avec expression, filtrez et ajoutez

Éther sulfurique très pur ;	1 gros 36 grains (6).

Mêlez exactement par l'agitation, et conservez dans un flacon bien bouché.

Cet alcoolé contient environ 1/166e d'éther.

---

52. ALCOOLÉ DE QUINQUINA ET DE GENTIANE COMPOSÉ.

(Élixir roborant de Whytt.)

Pr. : Quinquina jaune ;		1 once	(32 gr.).
Gentiane ;			
Écorces d'oranges ;	de chaque,	3 gros	(12).
Alcool à 22° ;		12 onces	(384).

Faites digérer pendant huit jours, passez avec expression et filtrez.

---

53. * ALCOOLÉ DE QUINQUINA ET DE SERPENTAIRE COMPOSÉ.

(Teinture ou Élixir fébrifuge d'Huxham.)

Pr. : Quinquina rouge ;	2 onces	(64 gr.).
Écorces d'oranges amères ;	1 once 4 gros	(48).
Serpentaire de Virginie ;	3 gros	(12).
Safran ;	1 gros	(4).
Cochenille ;	50 grains	(2,5).
Alcool à 32° ;	2 livres	(1000).

Faites digérer pendant quinze jours, passez avec expression et filtrez.

---

54. ALCOOLÉ DE RAIFORT COMPOSÉ.

(Teinture antiscorbutique.)

Pr. : Racines de raifort sauvage ;	4 onces	(125 gr.).
Semences de moutarde noire ;	2 onces	(64).
Hydrochlorate d'ammoniaque ;	1 once	(32).

Coupez les racines en tranches très minces, pilez les semences et le sel, et faites digérer le tout dans

Alcoolat de cochléaria composé ;		
Alcool à 22° ;	de chaque, 8 onces	(250).

Après quinze jours de contact, passez avec forte expression et filtrez.

---

55. ALCOOLÉ DE SALSEPAREILLE ET DE QUINQUINA COMPOSÉ.

(Élixir antigoutteux de Villette.)

Pr. : Quinquina gris ;	4 onces	(125 gr.).
Coquelicot ;	2 onces	(64).
Sassafras ;	1 once	(32).
Rhum ;	5 pintes.	

Faites digérer pendant quinze jours, passez avec expression et ajoutez

Résine de gayac pulvérisée ;	2 onces	(64).

Faites digérer pendant quinze autres jours, puis versez dans un sirop fait avec

Salsepareille ;	4 onces	(125).
Sucre ;	2 livres 8 onces	(1250).

Mêlez, et, après quatre jours de repos, filtrez.

---

56. * ALCOOLÉ SULFURIQUE AROMATIQUE.

(Élixir vitriolique de Mynsicht, Teinture aromatique avec l'acide sulfurique.)

Pr. : Acore aromatique ;
Galanga ; . . . . de chaque, 1 once (32 gr.).
Camomille romaine ;
Sauge ;
Absinthe ;
Menthe crêpue ; . . . . de chaque, 4 gros (16).
Girofles ;
Cannelle ;
Cubèbes ;
Noix muscades ;
Gingembre ; . . . . de chaque, 3 gros (12).
Bois d'aloès ;
Écorces de citrons; . . . . . de chaque, 1 gros (4).
Sucre ; 3 onces (96).

Pulvérisez grossièrement toutes ces substances, mettez-les dans un matras, et versez pardessus

Alcool à 22° ; 8 onces (250).

Après six heures de contact, ajoutez

Acide sulfurique à 66° ; 4 onces (125).

Puis, au bout de 24 heures, ajoutez enfin

Alcool à 22° ; 1 livre 8 onces (750).

Faites digérer le tout pendant quatre jours, passez avec forte expression et filtrez.

Cet alcoolé contient 1/8e d'acide sulfurique.

---

57. ALCOOLÉ DE TÉRÉBENTHINE DE LA MECQUE COMPOSÉ.

(Alcoolé d'opobalsamum composé.)

Pr. : Quinquina rouge ;
Salsepareille ;
Sauge ; . . . . de chaque, 1 once (32 gr.).

Safran ;	4 gros	(16).
Alcool à 33° ;	3 livres	(1500).

Faites digérer pendant huit jours, passez avec forte expression, et faites dissoudre dans le liquide ainsi obtenu

Térébenthine de la Mecque ;	6 gros	(24).

Filtrez.

En mélangeant cet alcoolé avec deux fois son poids d'hydrolé de chaux, on obtient le *remède antigoutteux de Pradier*.

II. *Alcoolats*.

Ces médicamens résultent de la distillation de l'alcool sur une ou plusieurs substances ; ils n'ont donc pour base que les principes les plus volatils et les parties aromatiques des corps sur lesquels on agit. On les divise en *simples* et en *composés*, suivant le nombre des substances soumises à l'action de l'alcool.

On les prépare avec des matières fraîches ou sèches, convenablement divisées en général (les fruits dont l'odeur réside dans l'enveloppe, comme ceux des ombellifères, doivent être laissés entiers), et qu'on laisse macérer pendant quelque temps dans l'alcool, en vases clos, avant de procéder à la distillation.

L'alcool que l'on emploie est prescrit à des degrés de rectification variés et qui sont renfermés entre le 22e et le 36e de l'aréomètre de Baumé. Ce liquide doit parfois être étendu avec de l'eau distillée ou avec un hydrolat aromatique.

La distillation se fait toujours au bain marie, et le produit, dans certaines circonstances, est rectifié ou même cohobé : dans le dernier cas, il blanchit fortement par l'addition de l'eau ; dans l'autre, il ne trouble point la transparence de ce liquide.

Il est d'observation que, sous l'influence du temps, la solution des principes volatils dans l'alcool devient plus intime, et que les alcoolats gagnent beaucoup en vieillissant; mais on peut produire le même effet à volonté, au moyen d'un bain de glace dans lequel on plonge, pendant quelques heures, le flacon qui renferme le liquide distillé.

a. Alcoolats simples.

1. * ALCOOLAT D'ABSINTHE.

(Esprit d'absinthe.)

Pr. : Feuilles et sommités d'absinthe fraîches;
Hydrolat d'absinthe; . . . . de chaque, 1 livre (500 gr.).
Alcool à 32°; 3 livres (1500).

Faites macérer pendant quatre jours, puis distillez jusqu'à ce que vous ayez obtenu deux livres huit onces de produit.

On prépare de la même manière, et en prenant l'hydrolat de chaque plante, les alcoolats d'*hysope*, de *lavande*, de *marjolaine*, de *mélisse*, d'*origan*, des diverses espèces de *menthe*, de *romarin*, de *sauge*, de *thym*, etc.

---

2. ALCOOLAT D'ANIS.

(Esprit d'anis.)

Pr. : Semences d'anis sèches; 1 livre (500 gr.).
Alcool à 22°; 8 livres (4000).

Faites macérer pendant deux jours, puis distillez pour retirer six livres de produit.

Préparez de la même manière les alcoolats de toutes les semences aromatiques fournies par la famille des ombellifères.

---

3. ALCOOLAT D'ACORE AROMATIQUE.

(Esprit de *calamus aromaticus.*)

Pr. : Poudre d'acore aromatique ;	1 livre	(500 gr.).
Alcool à 32°;	8 livres	(4000).

Faites macérer pendant quatre jours et distillez de manière à retirer la totalité de l'alcool.

Préparez de la même manière les alcoolats de *racines d'angélique*, de *cannelle*, de *girofles*, de *macis*, de *noix muscades*, de *sassafras*, etc.

---

4. * ALCOOLAT DE COCHLÉARIA.

(Esprit de cochléaria.)

Pr. : Feuilles fraîches de cochléaria;	2 livres 4 onces	(1125 gr.).
Alcool à 32°;	1 livre 8 onces	(750).

Faites macérer pendant quelques heures, puis retirez par distillation une livre quatre onces de produit.

Préparez de la même manière l'alcoolat de *fleurs récentes de cresson de Para.*

---

5. * ALCOOLAT D'ÉCORCES D'ORANGES.

(Esprit d'oranges.)

Pr. : Écorces d'oranges fraîches ;	12 onces	(384 gr.).
Eau distillée ;	1 livre 8 onces	(750).
Alcool à 32°;	3 livres	(1500).

Faites macérer pendant deux jours, puis distillez pour retirer trois livres de produit.

Préparez de la même manière les alcoolats d'*écorces de citrons* et de *fleurs d'oranger.*

6. ALCOOLAT DE FRAISES.

(Esprit de fraises.)

Pr. : Fraises mondées ;	3 livres (1500 gr.).
Alcool à 36° ;	1 livre (500).

Écrasez les fraises dans le bain-marie d'un alambic, ajoutez-y l'alcool, laissez en macération pendant vingt-quatre heures, puis retirez par distillation une livre de produit.

Préparez de même l'alcoolat de *framboises*.

---

7. ALCOOLAT DE GENIÈVRE.

(Esprit de genièvre.)

Pr. : Fruits récents de genévrier ;	1 livre (500 gr.).
Alcool à 32° ;	2 livres (1000).

Faites macérer pendant vingt-quatre heures, puis retirez par distillation la totalité de l'alcool employé.

---

8. ALCOOLAT DE PYRÈTHRE.

(Esprit de pyrèthre.)

Pr. : Racines récentes de pyrèthre ;	1 livre (500 gr.).
Alcool à 22° ;	4 livres (2000).

Faites macérer pendant quatre jours, puis distillez pour retirer tout l'alcool.

---

9. ALCOOLAT DE ROSES.

(Esprit de roses.)

Pr. : Pétales frais de roses pâles ;
Alcool à 36° ; . . . . . . de chaque, 5 livres (2500 gr.).

Faites macérer pendant vingt-quatre heures, puis retirez par distillation les cinq livres d'alcool employé.

---

b. Alcoolats composés.

10. ALCOOLAT AMMONIACAL FÉTIDE.

(Essence antihystérique.)

Pr. : Castoréum ;	4 gros	(16 gr.).
Assa-fœtida ;	2 gros	(8).
Huile de succin ;	1 gros	(4).
— volatile de sabine ;		
— — de rue ; . . . . de chaque,	36 grains	(2).
Alcool à 36° ;	10 onces	(320).

Faites macérer pendant quatre jours, distillez au bain-marie dans une cornue, puis reversez le produit sur le résidu, et, après y avoir ajouté

Camphre ;	1 gros	(4).
Esprit ammoniacal de corne de cerf non rectifié ;	2 onces	(64).

distillez de nouveau jusqu'à siccité.

11.* ALCOOLAT AROMATIQUE AMMONIACAL.

(Esprit volatil aromatique huileux de Sylvius.)

Pr. : Zestes récents de citron ;		
— — d'orange ; . . . de chaque,	6 gros	(24 gr.).
Vanille fine ;	2 gros	(8).

Cannelle; 1 gros (4).
Girofles; 36 grains (2).
Hydrochlorate d'ammoniaque;
Hydrolat de cannelle;
Alcool à 32°; . . . . de chaque, 4 onces (125).

Faites digérer le tout, pendant deux jours, dans une grande cornue tubulée à col très large; puis ajoutez par la tubulure

Carbonate de potasse; 4 onces (125).

Placez alors la cornue au bain de sable; faites rendre son col dans un ballon plongé dans l'eau froide et portant une tubulure fermée avec un bouchon percé; distillez à une chaleur modérée, en ayant soin de passer de temps en temps un fer chaud dans le col de la cornue, par la tubulure du ballon, pour empêcher que le carbonate d'ammoniaque qui s'y condense ne vienne à l'obstruer; terminez l'opération lorsque vous aurez obtenu quatre onces de produit.

Cet alcoolat, incolore et limpide au moment de sa préparation, devient jaune, puis rouge sous l'influence de l'air et de la lumière; aussi doit-il être conservé dans de petits flacons revêtus de papier noir et bien remplis. Malgré ces précautions, il finit encore par se colorer, et par conséquent, il est avantageux de ne le préparer qu'en petite quantité à la fois.

Le carbonate d'ammoniaque qui n'a pas été dissous par l'alcoolat et qui reste dans le col de la cornue, portait autrefois le nom de *sel volatil aromatique huileux de Sylvius*.

---

12. * ALCOOLAT CARMINATIF DE SYLVIUS.

(Esprit carminatif *ou* alcoolat aromatique de Sylvius.)

Pr.: Feuilles de romarin;
— de marjolaine;
— de rue;
— de basilic; . de chaque, 1 once 4 gros (48 gr.)

Semences d'angelique;
— de livèche ;
— d'anis ; . . . . de chaque, 4 gros (16).
Baies de laurier;
Cannelle ; . . . . de chaque, 3 gros (12).
Gingembre;
Noix muscade;
Racines d'impératoire;
— de galanga ; . . . de chaque, 1 gros 36 grains (6).
— d'angélique ;
Écorce de citron ;
Girofles ; . . . . de chaque, 1 gros (4).
Alcool à 32°; 3 livres (1500).

Faites macérer pendant deux jours, puis distillez pour retirer deux livres de produit.

13. * ALCOOLAT DE CITRON COMPOSÉ.

(Eau de Cologne.)

Pr. : Huile volatile de bergamote;
— — de citron;
— — de cédrat; de chaque, 3 onces 1 gros (100 gr.).
— — de romarin ;
— — de fleurs d'oranger ;
— — de lavande; de chaque 1 once 4 gr. 36 grains (50).
— — de cannelle; 6 gros 18 grains (25).

Dissolvez dans

Alcoolat de mélisse composé;
— de romarin ; . . . . de chaque, 3 livres (1500).
Alcool à 35°; 24 livres (12000).

Mêlez exactement, faites digérer pendant dix jours, puis distillez pour retirer les quatre cinquièmes du mélange.

Suivant le *Codex*, on peut aromatiser cet alcoolat en ajoutant à la dose indiquée une livre du produit connu en parfumerie sous le nom d'*eau de bouquet.*

14. * ALCOOLAT DE COCHLÉARIA COMPOSÉ.

(Alcoolat antiscorbutique.)

Pr. : Racines fraîches de raifort sauvage ·	10 onces	(320 gr.).
Feuilles fraîches de cochléaria ;	5 livres	(2500).
Alcool à 32° ;	6 livres	(3000).

Faites macérer pendant deux jours, puis distillez pour retirer cinq livres de produit.

---

15. ALCOOLAT DE MÉLISSE COMPOSÉ RÉFORMÉ.

(Eau des carmes.)

Pr. : Feuilles récentes de mélisse ;	1 livre 2 onces	(564 gr.).
Zestes de citrons ;	4 onces	(125).
Semences de coriandre ;		
Noix muscades ; . . . . de chaque,	2 onces	(64).
Girofles ;		
Cannelle ; . . . . de chaque,	1 once	(32).
Hydrolat de mélisse ;	2 livres 4 onces	(1125).
Alcool à 36° ;	4 livres 8 onces	(2250).

Faites digérer pendant trois jours, puis distillez pou obtenir quatre livres huit onces de produit.

---

16. * ALCOOLAT DE SAFRAN COMPOSÉ.

Pr. : Aloès succotrin,	10 onces	(320 gr.)
Myrrhe ;	2 onces	(64)
Safran ;	1 once	(32)
Cannelle ;		
Girofles ;		
Noix muscades ; . . . . . . de chaque,	4 gros	(16
Hydrolat de fleurs d'oranger ;	1 livre	(500
Alcool à 22° ;	16 livres	(8000

Faites digérer pendant deux jours, puis distillez jus qu'à ce que vous ayez obtenu huit livres de produit.

17. * ALCOOLAT DE TÉRÉBENTHINE COMPOSÉ.

(Baume de Fioravanti.)

Pr. : Térébenthine du mélèze; 1 livre (500 gr.).
Résine élémi;
— tacamaque;
Succin;
Galbanum;
Myrrhe; . . . . de chaque, 3 onces (96).
Styrax liquide; 2 onces (64).
Aloès succotrin;
Feuilles de dictame; . . de chaque, 1 once (32).
Racines de galanga;
— de zédoaire;
— de gingembre;
Noix muscades;
Cannelle;
Girofles; . . . . de chaque, 1 once 4 gros (48).
Baies de laurier fraîches; 4 onces (125).
Alcool à 32°; 6 livres (3000).

Faites macérer pendant six jours, puis distillez jusqu'à ce que vous ayez obtenu cinq livres de produit.

18. ALCOOLAT THÉRIACAL.

(Alcool thériacal.)

Pr. : Racines d'angelique sèches;
— d'aunée;
— de souchet; . . . de chaque, 2 onces (64 gr.).
— de contrayerva;
— d'impératoire;
— de serpentaire de virginie;
— de valériane sauvage;
— de zédoaire; . . . de chaque, 1 once (32)
— de galanga;
Cannelle fine;
Girofles;

Écorces récentes de citrons ;
— d'oranges ;
Baies de genièvre ;
— de laurier ;
Sommités de romarin ;
— de rue ;
— de sauge ; . . . de chaque, 4 gros (16).
Alcool à 36° ; 3 livres (1500).

Faites macérer pendant trois jours, ajoutez

Thériaque fine ; 8 onces (250).

délayée dans

Hydrolat de noix ; 3 livres (1500).

Faites macérer pendant deux jours encore, puis distillez pour retirer tout l'alcool employé.

---

19. * ALCOOLAT VULNÉRAIRE.

(Eau d'arquebusade, Eau vulnéraire spiritueuse, Alcoolat des labiées composé.)

Pr. : Feuilles et sommités sèches d'absinthe ;
— — — d'angélique ;
— — — de calament ;
— — — de camomille ;
— — — de fenouil ;
— — — d'hysope ;
— — — de lavande ;
— — — de marjolaine ;
— — — de menthe ;
— — — d'origan ;
— — — de sauge ;
— — — de tanaisie ;
— — — de thym ;
. . . . de chaque, 4 onces (125 gr.).
Alcool à 22° ; 46 livres (23000).

Faites macérer pendant deux jours, puis distillez jusqu'à ce que vous ayez obtenu quarante livres de produit.

I. ÉTHÉROLIE.

MÉDICAMENS COMPOSÉS AYANT L'ÉTHER POUR EXCIPIENT.

Cette classe renferme les *éthérolés* ou *teintures éthérées*, médicamens consistant en éther chargé des principes solubles d'une ou plusieurs substances.

Les éthérolés sont simples ou composés suivant le nombre des ingrédiens qui en forment la base ; on les prépare par solution directe ou par contact prolongé. C'est l'éther hydratique que l'on emploie le plus ordinairement ; dans quelques cas seulement on se sert de l'éther acétique.

Les substances que l'on soumet à l'action dissolvante de l'éther doivent, si elles sont solides, être divisées préalablement autant que possible, et c'est presque toujours à froid et dans un flacon bouché à l'émeril qu'il faut opérer. On sépare généralement l'éthérolé des matières non dissoutes par simple décantation, afin d'éviter la volatilisation d'une partie de l'excipient ; on ne recourt à la filtration que pour ceux de ces médicamens qui sont préparés avec l'éther acétique, et encore doit-elle être faite dans un entonnoir couvert avec soin.

1° *Éthérolés par solution directe.*

Leur préparation n'offre point de difficultés en général, et n'exige pas de développement.

a. Éthérolés simples.

1. ÉTHÉROLÉ DE BAUME DE TOLU.

(Teinture éthérée de baume de Tolu.)

Pr. : Baume de tolu ;	2 gros	(8 gr.).
Éther hydratique à 56°	1 once	(32).

Dissolvez par agitation.

Préparez de la même manière les éthérolés des autres substances balsamiques et résineuses.

---

2. ÉTHÉROLÉ D'ESSENCE DE TÉRÉBENTHINE.

(Mixture de Whitt *ou* de Durande.)

Pr. : Essence de térébenthine;
Éther hydratique à 56° ;
. . . . de chaque, *parties égales en poids.*

Dissolvez par agitation.

Préparez de même les éthérolés des autres oléo-résines.

---

b. Éthérolés composés.

3. ÉTHÉROLÉ ACÉTIQUE SAVONNEUX CAMPHRÉ.

(Baume acétique camphré de M. Pelletier.)

Pr. : Savon animal;
Camphre; . . . . de chaque, 1 gros (4 gr.).
Huile volatile de thym; 10 gouttes.
Éther acétique; 1 once (32).

Faites dissoudre d'abord le savon dans l'éther, à la chaleur du bain-marie, puis ajoutez le camphre et l'huile volatile, et filtrez dans un flacon à large ouverture que vous boucherez hermétiquement.

2° *Éthérolés par contact prolongé.*

Le meilleur mode de préparation, pour ceux dont la base est une substance sèche et susceptible d'être pulvérisée, est celui que conseille M. Guibourt. Il consiste à placer la poudre dans l'appareil à déplacement, entre deux couches de verre pilé, à verser par dessus une partie de l'éther, et à laisser en contact pendant quelques jours. On en soutire alors une portion, que l'on remplace par de nouvel éther versé à la partie supérieure, et on continue ainsi jusqu'à ce que la totalité de l'excipient ait été employé. Enfin, on verse de l'eau sur la poudre pour chasser tout l'éther, on laisse reposer le produit, on le décante et on le renferme dans un flacon bouché à l'émeril.

---

4. * ÉTHÉROLÉ DE PHOSPHORE.

(Éther phosphoré.)

Pr. : Phosphore coupé en très petits morceaux ;	2 gros 36 grains	(10 gr.).
Éther hydratique ;	1 livre	(500).

Introduisez l'éther dans un flacon couvert de papier noir et d'une capacité telle qu'il se trouve presque rempli; jetez-y le phosphore préalablement lavé dans l'éther, et laissez le tout en contact pendant un mois, en agitant de temps en temps ; décantez ensuite, et divisez le produit dans de petits flacons également recouverts de papier noir, que vous remplirez entièrement et que vous boucherez hermétiquement.

Cet éthérolé contient, suivant les auteurs du *Codex*, un peu plus de trois grains de phosphore par once.

---

5. * ÉTHÉROLÉ DE CHLORURE DE FER ALCOOLISÉ.

(Teinture nervino-tonique de Bestuchef, Teinture éthérée alcoolique de muriate de fer, Alcoolé de chlorure de fer éthéré.)

Pr. : Chlorure de fer sublimé;	1 once (32 gr.).
Éther sulfurique alcoolisé ;	9 onces (288).

Faites digérer pendant huit jours, en agitant de temps en temps, décantez, puis renfermez dans de très petits flacons que vous remplirez autant que possible et que vous déposerez dans un lieu frais.

---

6. * ÉTHÉROLÉ DE BELLADONE.

(Teinture éthérée de belladone.)

Pr. : Poudre de feuilles de belladone ;	2 gros (8 gr.).
Éther hydratique à 56° ;	1 once (32).

Faites macérer dans l'appareil à déplacement, comme nous l'avons dit plus haut.

Préparez de la même manière les éthérolés d'*aconit*, de *ciguë*, de *digitale*, de *valériane*, de *castoréum*, etc.

---

7. * ÉTHÉROLÉ ACÉTIQUE DE CANTHARIDES.

(Teinture éthérée acétique de cantharides.)

Pr. : Poudre de cantharides ;	1 gros (4 gr.).
Éther acétique ;	2 onces (32).

Faites macérer pendant huit jours, en agitant de temps en temps, passez avec expression et filtrez.

J. OXÉOLIE.

MEDICAMENS COMPOSÉS AYANT LE VINAIGRE POUR EXCIPIENT.

Cette classe renferme les *oxéolés* ou *vinaigres médicinaux*, médicamens liquides, résultant de l'action dissolvante du vinaigre sur une ou plusieurs substances.

Les oxéolés, que l'on distingue en *simples* et en *composés* suivant le nombre des ingrédiens qui en forment la base, se préparent tous par contact prolongé, à froid, avec les précautions que nous avons indiquées en traitant des vins médicamenteux.

On ne doit employer pour leur préparation que du vinaigre de vin de bonne qualité, particulièrement celui des fabriques d'Orléans et de Saumur, et surtout le vinaigre blanc. Le vinaigre de bois ne peut le remplacer parce que, le plus souvent, il a une odeur et une saveur empyreumatiques et il tient de l'acétate de soude en solution. On ne peut pas davantage lui substituer un mélange d'acide acétique bien purifié et d'eau, parce qu'il ne représente pas exactement le vinaigre; en effet, ce dernier contient en outre plusieurs autres principes qui peuvent ne pas être sans influence sur les propriétés des produits obtenus.

Quelques pharmacologues ont proposé d'ajouter de l'alcool aux oxéolés, pour assurer leur conservation. Mais cette addition est nuisible; car, avec le temps, l'alcool se trouve transformé en éther acétique, ce qui altère l'odeur et diminue l'acidité du médicament. Il vaut mieux, pour atteindre ce but, employer l'acide acétique concentré.

Autrefois on préparait quelques vinaigres médicinaux par distillation; ce sont ceux auxquels se rapporte la dénomination d'*oxéolats* (*voy*. page 135). Mais comme ils ont cessé d'être mis en usage à titre de médicamens, nous avons cru devoir nous abstenir d'en parler ici.

a. Oxéolés simples.

1. VINAIGRE CAMPHRÉ.

Pr.: Camphre; 1 gros (4 gr.).

Pulvérisez-le dans un mortier de verre ou de porcelaine, par l'intermède de quelques gouttes d'éther hydratique, puis ajoutez-y peu à peu et en remuant toujours

Vinaigre très fort ;	10 onces (320).

Laissez en contact pendant quelques jours, dans un flacon bouché, et filtrez.

2. * VINAIGRE DE COLCHIQUE.

(Vinaigre colchique).

Pr. : Bulbes récents de colchique ;	1 once (32 gr.).
Vinaigre très fort ;	12 onces (384).

Faites macérer pendant huit jours et filtrez.

3. * VINAIGRE DE FRAMBOISES.

(Vinaigre framboisé.)

Pr. : Framboises récentes entières et mondées de leurs calices ;	3 livres (1500 gr.).
Vinaigre rouge ;	2 livres (1000).

Faites macérer pendant quatre jours, passez sans expression et filtrez.

Préparez de la même manière les vinaigres des autres fruits.

4. * VINAIGRE DE ROSES ROUGES.

(Vinaigre rosat.)

Pr. : Roses de Provins mondées des onglets et sèches ;	1 once (32 gr.).
Vinaigre rouge ;	8 onces (250).

Faites macérer pendant quinze jours, en agitant de temps en temps ; passez avec expression et filtrez.

Préparez de la même manière les vinaigres de *lavande*,

d'œillet rouge, de *romarin*, *de sauge*, de *fleurs de sureau*, etc.

---

5. VINAIGRE DE SCILLE.

(Vinaigre scillitique.)

Pr. : Squammes de scille sèches ; 1 once (32 gr.).

Insisez-les, ou mieux pilez-les dans un mortier, et faites-les macérer dans

Vinaigre rouge ; 12 onces (384).

Après quinze jours de contact, pendant lesquels vous aurez agité de temps en temps, passez avec expression et filtrez.

---

b. Oxéolés composés.

6. * VINAIGRE ANTISEPTIQUE.

(Vinaigre des quatre-voleurs, Vinaigre aromatique à l'ail, Oxéolé d'absinthe alliacé.)

Pr. : Sommités sèches d'absinthe officinale ;
— — d'absinthe pontique ;
— — de romarin ;
— — de sauge ;
— — de menthe aquatique ;
— — de rue ;
Fleurs sèches de lavande ; . . de chaque, 2 onces (64 gr.).
Racines d'acore aromatique ;
Cannelle ;
Noix muscade ;
Girofles ;
Ail ; . . . . de chaque, 2 gros (8).
Vinaigre rouge ; 8 livres (4000).

Faites macérer pendant quinze jours, passez avec forte expression, filtrez et ajoutez

Camphre dissous dans quantité suffisante d'alcool ;
Acide acétique à 10°; . . . de chaque, 4 gros (16).

Mêlez exactement par agitation.

K. SACCHAROLIE.

MÉDICAMENS COMPOSÉS AYANT LE SUCRE OU LE MIEL POUR EXCIPIENT.

Cette classe renferme des médicamens très nombreux et auxquels on donne, en général, le nom de *saccharolés*. Pour faciliter leur étude, nous les diviserons, à l'exemple de M. Chereau, en *saccharolés solides*, *saccharolés mous* et *saccharolés liquides*.

I. *Saccharolés solides*.

Cette première section comprend cinq formes médicamenteuses désignées sous les noms de *candis*, *condits*, *pastilles*, *tablettes* et *saccharures*.

1° *CANDIS*.

On appelle ainsi des médicamens formés de sucre pur ou aromatisé, diversement coloré et amené, par la cuisson, à l'état cristallin. L'art du confiseur a su les varier à l'infini ; mais, comme il n'en est que très peu qui soient prescrits à titre d'agens thérapeutiques, nous nous bornerons à donner une idée de leur préparation, en fesant connaître celle de deux d'entre eux.

I. SUCRE CANDI.

On prépare un sirop de sucre blanc, comme nous le disons plus loin en traitant des saccharolés liquides, et, après l'avoir fait cuire à 37 degrés de l'aréomètre de Baumé, on le verse dans des jattes de cuivre poli ou *cristallisoirs*. Ces vases, qui offrent, sur leurs parois latérales, de petites ouvertures au travers desquelles on a fait passer des fils parallèles et que l'on a obturées ensuite avec une bande de papier solidement collé, sont déposés dans une étuve chauffée à 40 degrés. On a soin d'entretenir constamment la même température, et, lorsque la cristallisation est terminée, on fait écouler la portion de sirop restant. On lave les cristaux, on les laisse égoutter, on les remet pendant trois jours à l'étuve, puis on les retire des cristallisoirs et on les expose encore vingt-quatre heures à l'action de la chaleur afin de rendre leur dessication plus parfaite.

2. SUCRE DE POMMES.

On prépare, avec du sucre très blanc, un sirop que l'on aromatise au citron ou à la fleur d'oranger, et que l'on fait cuire à 38 degrés de l'aréomètre. On le coule alors sur un marbre huilé, et, tandis qu'il est encore chaud, on le roule en gros bâtons que l'on recouvre d'une feuille d'étain pour les conserver, ou on l'étend en une plaque mince que l'on divise en petits morceaux carrés avec un emporte-pièce de grande dimension et à compartimens.

2° *CANDIS.*

(Conserves sèches.)

Ce sont des médicamens formés de substances végétales, entières ou divisées, pénétrées et recouvertes de sucre cristallisé. Aujourd'hui, ils entrent plutôt dans les attributions du confiseur que dans celles du pharmacien; cependant, comme les praticiens en prescrivent encore quelquefois, nous donnerons ici un exemple de leur préparation.

CONDIT D'ACHE.

(Tiges d'ache confites.)

On prend des tiges d'ache très tendres, et on en sépare l'épiderme ; on les fait bouillir pendant un quart-d'heure dans suffisante quantité d'eau, afin d'enlever une partie de leur odeur et de leur saveur, puis on les fait égoutter sur un tamis. On les plonge alors dans un sirop cuit à 36 degrés, et on les y fait bouillir légèrement jusqu'à ce qu'elles commencent à devenir cassantes. On les retire, on les laisse égoutter, et on les met enfin, pendant quatre ou cinq jours, dans une étuve chauffée à 40 degrés, afin de les dessécher entièrement.

On prépare d'une manière analogue les candits d'*angélique*, d'*écorce de citron*, etc.

3° *PASTILLES.*

On appelle ainsi des médicamens de forme ordinairement hémisphérique, préparés, à l'aide de la chaleur, avec du sucre chargé de principes aromatiques, rarement associé à des substances solides. Le plus grand nombre des pastilles peut être considéré comme pur objet d'agrément; aussi nous contenterons nous d'en faire connaître deux espèces, comme exemples des modes de préparation qui doivent être employés.

1. * PASTILLES DE MENTHE POIVRÉE.

Pr. : Sucre blanc ;
Hydrolat de menthe poivrée ; . . de chaque, 2 onces (64 gr.).

Faites cuire jusqu'à consistance de miel dans une

casserole à manche et munie d'un bec. Pendant ce temps

Pr. : Sucre très blanc, grossièrement pulvérisé et séparé de la poudre la plus fine par le moyen de la tamisation ;	4 onces	(125).
Huile volatile de menthe poivrée ;	36 grains	(2).

Mêlez exactement ; ajoutez au sucre cuit, en agitant bien avec une spatule d'argent. Alors, sans perdre de temps, versez goutte à goutte, par le bec de la casserole, le mélange encore liquide, sur des feuilles de ferblanc, ou sur une table de marbre poli, nue ou couverte d'une feuille de papier, en facilitant l'écoulement avec un fil de métal. Les gouttes prennent, sur le plan qui les reçoit, la forme hémisphérique, et, lorsqu'elles sont solidifiées et refroidies, faites-les sécher pendant plusieurs heures à une douce chaleur, puis conservez-les dans un lieu sec.

Préparez de la même manière les pastilles d'*anis*, de *citron*, de *fleurs d'oranger*, de *rose*, etc.

A Manheim et dans quelques autres villes d'Allemagne, suivant Cadet de Gassicourt, on prépare les pastilles de menthe poivrée en fesant d'abord des pastilles à la goutte avec le sucre seul, en les empreignant ensuite d'un soluté éthéré d'essence de menthe, et en laissant le tout exposé à l'air, afin que l'éther se volatilise. Les doses usitées sont : pastilles, 2 onces ; éther hydratique, 3 gros ; huile volatile de menthe poivrée, 20 gouttes.

Mais on ne parvient jamais à débarasser complétement les pastilles de l'éther employé, et elles en conservent le goût ; aussi le premier procédé, que l'on suit exclusivement en France, mérite-t-il d'être préféré.

2. PASTILLES DE MANNE.

Pr. : Manne en larmes ;	3 onces	(96 gr.).
Sucre très blanc ;	8 onces	(250).
Hydrolat de roses ;	4 onces	(125).

Préparez un sirop parfaitement clarifié, puis faites

cuire, coulez et divisez comme nous l'avons dit en parlant du sucre de pommes.

4° TABLETTES.

Les tablettes sont des médicamens solides, secs et fragiles, résultant du mélange de substances pulvérulentes et de sucre. Elles doivent le plus ordinairement leur consistance à l'addition d'un mucilage, et la présence ou l'absence de cet intermède permet de les ranger en deux groupes distints.

a. Tablettes préparées à l'aide d'un mucilage.

Le mucilage dont on se sert pour leur confection se prépare, soit en triturant dans un mortier de la gomme adraganthe pulvérisée avec de l'eau ou un hydrolat aromatique, soit en laissant en contact, pendant trente-six heures, une partie de cette gomme entière mondée avec soin et huit à douze parties du liquide qui doit être employé, agitant de temps en temps, et passant ensuite avec forte expression au travers d'un linge serré. Quelquefois on y ajoute une certaine quantité de blanc d'œuf ou de gomme arabique, ce qui rend, dit-on, les tablettes plus compactes et leur communique une sorte de demi-transparence analogue à celle de la porcelaine.

Le sucre pulvérisé et la poudre médicamenteuse ayant été exactement mêlés dans un mortier de marbre, on amène ce mélange à l'état d'une pâte bien liée et ductile, en y ajoutant peu à peu une suffisante quantité du mucilage obtenu comme nous venons de le dire, et en battant continuellement avec le pilon jusqu'à ce que la masse soit d'une homogénéité parfaite dans tous ses points.

La pâte ainsi préparée est ensuite, ou divisée en très petites portions que l'on roule dans le creux de la main pour leur donner une forme sphérique, et dans ce cas le produit reçoit le nom spécial de *grains ;* ou étendue, sur une table saupoudrée d'amidon et au moyen d'un rouleau dont les extrémités finissent par venir s'appuyer sur deux régles d'égale épaisseur placées de chaque côté, en couche mince que l'on découpe avec un emporte-pièce d'argent, de fer-blanc ou de fer tourné, en portions plus ou moins larges et de forme variée (ronde, carrée, rhomboïdale, etc.); ces portions, que l'on appelait autrefois *rotules, morsulis,* reçoivent aujourd'hui le nom de *tablettes proprement dites.*

Quel que soit le mode de division adopté, le produit doit être exposé pendant deux ou trois jours au contact de l'air, dans un lieu sec, puis porté à l'étuve jusqu'à dessication complète ; enfin, on le passe sur un tamis ou même on le secoue légèrement dans un sac, pour détacher l'amidon qui adhère à la surface.

Une observation que nous ne devons pas oublier de faire avant de terminer ces généralités, c'est que toutes les fois que l'on opère sur des poudres végétales riches en matière extractive, on doit se servir d'un mucilage très consistant et se borner à pétrir la pâte avec les mains. En négligeant ces deux précautions, on détermine la solution d'une forte proportion des principes extractifs dans l'eau du mucilage, et, par là, on altère la couleur du produit.

Les tablettes sont *simples* ou *composées,* suivant le nombre des substances qui sont associées au sucre et au mucilage.

a. Tablettes simples.

1. * TABLETTES DE SOUFRE.

Pr. : Soufre sublimé, lavé et porphyrisé ; 4 gros (16 gr.).
Sucre très blanc ; 4 onces (125).
Mucilage de gomme adraganthe préparé avec l'hydrolat de roses ; Q. S.

F. S. A. des tablettes du poids de 18 grains.

Chaque tablette contiendra environ 2 grains de soufre.

---

2. * TABLETTES DE MAGNÉSIE.

(Tablettes absorbantes.)

Pr. : Magnésie pure; 1 once (32 gr.).
Sucre très blanc ; 4 onces (125).
* Mucilage préparé avec l'hydrolat de fleurs d'oranger ; Q. S.

F. S. A. des tablettes du poids de 16 grains.

Chacune d'elles contiendra environ 3 grains de magnésie.

Préparez de la même manière les tablettes d'*yeux d'écrevisses*.

Nota. Les auteurs du *Codex* prescrivent l'emploi du mucilage de gomme adraganthe pour la préparation des tablettes dont nous venons de donner la formule ; mais, d'après M. Guibourt, la magnésie, par une action qui lui est propre, enlève à ce mucilage le liant nécessaire ; en conséquence, ce pharmacologue conseille d'ajouter, après le gonflement de la gomme adraganthe, une égale quantité en poids de gomme arabique pulvérisée, de mêler exactement, et de laisser en repos pendant douze heures avant de commencer à former la masse. L'addition de la dernière gomme liquéfie à l'instant le mucilage, mais loin de nuire par là à la ténacité de la pâte, elle lui en donne une plus considérable.

---

3. TABLETTES DE CHLORURE DE CHAUX.

(Formule de M. A. Chevallier.)

Pr. : Chlorure de chaux sec ; 2 scrupules (2,6 gr.).
Sucre très blanc ; 4 onces (125).

Mêlez exactement sur un porphyre, puis ajoutez

Mucilage de gomme adraganthe ; Q. S.

F. S. A. des tablettes du poids de 18 grains.

Chaque tablette contient environ 3/8e de grain de chlorure de chaux.

Ainsi préparées, ces tablettes jaunissent légèrement pendant leur dessication, mais ce changement de couleur n'est accompagné d'aucune altération de leurs propriétés thérapeutiques.

---

4. TABLETTES DE BICARBONATE DE SOUDE.

(Tablettes de Vichy, Tablettes alcalines de d'Arcet.)

Pr. :	Bicarbonate de soude bien sec ;	1 once	(32 gr.).
	Sucre très blanc ;	1 livre 3 onces	(596).
	Baume de tolu ;	2 gros	(8).
	Alcool à 36° ;	4 gros	(16).
	Eau ;	2 onces	(64).
	Gomme adraganthe ;	2 gros 36 grains	(10).

Faites dissoudre le baume de tolu dans l'alcool, ajoutez l'eau, chauffez un instant au bain-marie, filtrez, et préparez le mucilage avec ce liquide ; Ajoutez y alors le mélange du sucre et du sel, et F. S. A. des tablettes du poids de 20 grains.

Chaque tablette contient environ 1 grain de bicarbonate.

Nota. Dans la formule donnée par M. d'Arcet, l'huile volatile de menthe poivrée servait à aromatiser ces tablettes ; mais, comme elles ne tardaient pas à contracter une saveur et une odeur savonneuses, probablement en raison de l'action exercée par le sel de soude sur l'essence, on a substitué avec avantage le baume de tolu à l'huile volatile.

---

5. TABLETTES DE KERMÈS.

Pr. : Kermès minéral ;	1 gros	(4 gr.).
Sucre blanc ;	8 onces 7 gros	(284).
Mucilage de gomme adraganthe ;	Q. S.	

F. S. A. des tablettes du poids de 12 grains.

Chaque tablette contiendra environ 1/6e de grain de kermès.

Nota. Souvent, il y a réaction de l'eau et du sucre sur le kermès, et les tablettes ont alors une odeur et une saveur très désagréables d'acide hydrosulfurique. Suivant MM. Pouget et Boutigny, on peut prévenir toute altération du kermès en préparant le mucilage avec la gomme arabique au lieu de la gomme adraganthe ; mais nous croyons que le meilleur moyen pour parer à cet inconvénient consiste à se conformer exactement aux préceptes qui ont été donnés par les auteurs pour la préparation de ce médicament ; c'est-à-dire, à n'employer qu'un mucilage très épais en quantité précisément suffisante pour donner une masse de consistance très ferme, à diviser promptement en tablettes, et à faire sécher rapidement ces dernières dans un air sec, en ayant soin de ne les exposer à la chaleur de l'étuve que lors qu'elles ont perdu la presque totalité de l'eau qu'elles contiennent.

---

6. TABLETTES DE MERCURE DOUX.

(Tablettes de calomel, Dragées *ou* Pastilles vermifuges.)

Pr. : Proto-chlorure de mercure préparé à la vapeur ;	1 once	(32 gr.).
Sucre blanc ;	11 onces	(352).
Mucilage de gomme adraganthe ;	Q. S.	

F. S. A. des tablettes du poids de 12 grains.

Chaque tablette contient 1 grain de protochlorure.

7. * TABLETTES D'ACIDE OXALIQUE.

(Tablettes pour la soif.)

Pr. : Acide oxalique pur et porphyrisé ;	1 gros (4 gr.).
Sucre très blanc ;	8 onces (250).
Huile volatile de citron ;	18 gouttes.
Mucilage de gomme adraganthe ;	Q. S.

F. S. A. des tablettes du poids de 12 grains.

Nota. Ces tablettes ne doivent être préparées qu'en petite quantité, afin de pouvoir être renouvelées souvent, parce qu'elles ont le grave inconvénient de tomber en *deliquium* au contact de l'air.

Préparez de la même manière les tablettes d'*acide citrique*, d'*acide tartarique* et de *sel d'oseille*, en ayant soin de porter la dose de ce dernier à un gros et demi au lieu d'un gros.

---

8. TABLETTES D'ÉMÉTINE.

(Pastilles d'émétine vomitives, de M. Magendie.)

Pr. : Émétine colorée ;	32 grains (1,7 gr.).
Sucre blanc ;	2 onces (64).
Mucilage de gomme adraganthe ;	Q S.

F. S. A. des tablettes du poids de 18 grains.

Chaque tablette contient environ un demi-grain d'émétine impure.

---

9. * TABLETTES DE GUIMAUVE.

Pr. : Poudre de racine de guimauve ;	3 onces (96 gr.).
Sucre très blanc ;	9 onces (288).
Mucilage de gomme adraganthe ;	Q. S.

F. S. A. des tablettes du poids de 12 grains.

Chaque tablette contient environ 3 grains de guimauve.

Préparez de la même manière les tablettes de *gomme arabique.*

---

10. TABLETTES DE BAUME DE TOLU.

(Tablettes de tolu, Tablettes balsamiques de tolu.)

Pr. : Baume de tolu sec ;
Alcool à 36° ; . . . . de chaque, 1 once (32 gr.).

Faites dissoudre le baume dans l'alcool et ajoutez

Eau distillée ; 2 onces (64).

Chauffez au bain-marie pour fondre la résine précipitée, et filtrez après le refroidissement. Alors

Pr. : Gomme adraganthe ; 1 gros 1 scrupule (5,3),

humectez la avec un peu d'eau, puis faites-en un mucilage avec la liqueur alcoolique filtrée, incorporez-y

Sucre très blanc ; 1 livre (500).

et F. S. A. des tablettes du poids de 16 grains.

---

11. * TABLETTES DE CACHOU.

(Pastilles *ou* Grains de cachou.)

Pr. : Extrait de cachou bien pur ; 1 once (32 gr.).
Sucre blanc ; 4 onces (125).
Mucilage de gomme adraganthe ; Q. S.

F. S. A. une masse que vous diviserez en très petites portions sphériques (*grains*), ou mieux en tablettes du poids de 12 grains.

Chaque tablette contiendra environ deux grains de cachou.

Nota. Le cachou ainsi préparé est dit *sans odeur* : on peut l'aromatiser en ajoutant à la masse un alcoolé aromatique ou une huile essentielle, dans la proportion de 16 grains par livre.

12. * TABLETTES D'IPÉCACUANHA.

(Pastilles d'Ipécacuanha.)

Pr. : Poudre d'ipécacuanha ;	4 gros	(16 gr.).
Sucre très blanc ;	1 livre 4 onces	(625).
Mucilage de gomme adraganthe préparé avec l'hydrolat de roses;	Q. S.	

F. S. A. des tablettes du poids de 12 grains.

Chaque tablette contient environ un quart de grain d'ipécacuanha.

Suivant les auteurs du *Codex*, on peut employer, à la place de l'ipécacuanha,

Émétine ; 2 scrupules (2,6).

Nota. On doit n'employer, pour cette préparation, qu'un mucilage très consistant, et opérer aussi promptement que possible la division de la pâte, afin d'éviter l'humectation de la poudre et la solution des principes extractifs, d'où résulterait la coloration foncée du produit. Cependant, quelque soin que l'on apporte à la confection de ces tablettes, elles sont toujours légèrement grises, en raison de la couleur propre à l'ipécacuanha : il faut même se défier de celles qui sont remarquables par leur blancheur, parce que cette qualité peut être due au remplacement d'une partie ou même de la totalité de l'ipécacuanha par une dose convenable de tartrate de potasse et d'antimoine.

---

13. * TABLETTES DE RHUBARBE.

Pr. : Poudre de rhubarbe ;	4 gros	(16 gr.).
Sucre blanc ;	5 onces	(160).
Mucilage de gomme adraganthe préparé avec l'hydrolat de cannelle ;	Q. S.	

F. S. A. des tablettes de 12 grains.

Chaque tablette contiendra environ 1 grain de rhubarbe.

b. Tablettes composées.

14. * TABLETTES DE SOUFRE COMPOSÉES.

Pr. :	Soufre sublimé, lavé et porphyrisé ;	2 gros	(8 gr.).
	Acide benzoïque sublimé ;	12 grains	(0,6).
	Poudre d'iris de Florence ;	36 grains	(2).
	Huile volatile d'anis ;	8 grains	(0,4).
	Sucre blanc ;	5 onces 4 gros	(176).
	Mucilage de gomme adraganthe ;	Q. S.	

F. S. A. des tablettes du poids de 18 grains.

Chaque tablette contiendra environ 3/4 de grain de soufre.

---

15. * TABLETTES DE FER.

(Tablettes *ou* Pastilles martiales *ou* chalybées.)

Pr. :	Limaille de fer porphyrisée ;	4 gros	(16 gr.).
	Poudre de cannelle ;	1 gros	(4).
	Sucre blanc ;	5 onces	(160).
	Mucilage de gomme adraganthe préparé avec l'hydrolat de cannelle,	Q. S.	

F. S. A. des tablettes du poids de 12 grains.

Chaque tablette contiendra environ 1 grain de fer.

---

16. * TABLETTES DE MAGNÉSIE ET DE CACHOU.

Pr. :	Magnésie pure ;	4 onces	(125 gr.).
	Poudre de cachou ;	6 gros	(24).
	— de cannelle ;	3 gros	(12).
	Sucre blanc ;	8 onces	(250).
	Mucilage de gomme adraganthe et de gomme arabique préparé avec l'hydrolat de cannelle ;	Q. S.	

F. S. A. des tablettes du poids de 12 grains.

Chaque tablette contiendra environ 4 grains de magnésie et 1 grain 2/3 de cachou.

17. TABLETTES DE MAGNÉSIE ET DE CHOCOLAT.

(Formule de M. A. Chevallier.)

Pr. :	Magnésie pure ;	4 onces	(125 gr.).
	Pâte de chocolat ;	12 onces	(384).
	Sucre blanc ;	1 livre 8 onces	(750).
	Mucilage de gomme adraganthe et de gomme arabique ;	Q. S.	

F. S. A. des tablettes du poids d'un scrupule.

Chaque tablette contiendra environ 2 grains de magnésie et 6 grains de chocolat.

---

18. * TABLETTES DE SULFURE D'ANTIMOINE.

(Tablettes antimoniales de Kunckel.)

Pr. :	Amandes douces mondées ;	1 once	(32 gr.).
	Sucre blanc ;	8 onces	(250).

Pilez le tout dans un mortier de marbre, puis ajoutez

Sulfure d'antimoine porphyrisé et purifié ;		
Poudre de petit cardamome mondé ;		
. . . . . de chaque,	4 gros	(16).
Poudre de cannelle ;	2 gros	(8).

Mêlez exactement et, avec

Mucilage de gomme adraganthe ; Q. S.

F. S. A. des tablettes du poids de 12 grains.

Chaque tablette contiendra environ un demi-grain de sulfure d'antimoine.

---

19. * TABLETTES DE SCAMMONÉE ET DE SÉNÉ COMPOSÉES.

Pr. .	Scammonée d'Alep ;	3 gros	(12 gr.).
	Séné ;	4 gros 36 grains	(18).
	Rhubarbe ;	1 gros 36 grains	(6).
	Girofles ;	1 gros	(4).
	Écorce de citron confite ;	1 once	(32).

Sucre très blanc ;	6 onces 6 gros (216).
Mucilage de gomme adraganthe préparé à l'hydrolat de cannelle ;	Q. S.

F. S. A. des tablettes du poids de 6 gros.

Les substances purgatives et les aromates contenus dans ces tablettes s'y trouvent les uns et les autres dans la proportion d'1/8ᵉ de la masse.

Nota. Cette formule, donnée par les auteurs du *Codex* comme pouvant être substituée à celles des tablettes *de Citro* et *Diacarthami*, nous semble défectueuse, au moins sous le rapport du poids indiqué pour chaque portion de la masse. Il serait assurément plus avantageux de diviser en tablettes de 12 à 18 grains ; de cette manière, on pourrait plus régulièrement doser les quantités qui doivent être administrées.

---

20. * TABLETTES DE QUINQUINA.

Pr. :	Extrait sec de quinquina ;	4 gros (16 gr.).
	Cannelle ;	36 grains (2).
	Sucre blanc ;	4 onces (125).
	Mucilage de gomme adraganthe ;	Q. S.

F. S. A. des tablettes du poids de 8 grains, que vous roulerez dans du sucre et que vous conserverez dans un flacon bien bouché.

Chaque tablette contiendra environ un demi-grain d'extrait.

---

b. Tablettes préparées sans mucilage.

Les tablettes préparées sans mucilage ont reçu le nom spécial de *chocolat* ; elles sont composées de cacao et de sucre, le plus souvent aromatisées, et quelquefois additionnées de substances médicamenteuses ou simplement analeptiques.

21. * CHOCOLAT DE SANTÉ.

Pr. : Cacao caraque torréfié et mondé ;	3 livres 8 onces	(1750 gr.).
Cacao des îles torréfié et mondé;	6 livres	(3000).
Sucre blanc ;	10 livres	(5000).
Poudre de cannelle ;	1 once 2 gros	(40).

Pilez le cacao avec le quart du sucre dans un mortier préalablement échauffé, et lorsqu'il est réduit en pâte, broyez-le par petites portions, avec un rouleau de fer, sur une pierre bien lisse et chauffée par dessous de manière que la matière se ramollisse. Lorsque la pâte est arrivée à un degré de ténuité suffisant, ajoutez le reste du sucre et la cannelle, mêlez exactement le tout en broyant de nouveau, puis divisez par portions de poids déterminé et mettez dans des moules de ferblanc; faites étendre ces portions en couches d'épaisseur uniforme en secouant à coups repétés tous les moules réunis sur un carré de bois horizontal, laissez refroidir, et lorsque le chocolat aura acquis la solidité convenable, détachez-le en faisant éprouver au ferblanc un léger mouvement de torsion, enveloppez-le d'une feuille d'étain laminé, puis d'un papier, et déposez-le dans un lieu sec.

On obtient le *chocolat à la vanille* en ajoutant à la masse ci-dessus indiquée, quand elle est suffisamment broyée,

Vanille en poudre ;	1 once 2 gros (40 gr.).

On mélange et on met en moules comme il vient d'être dit.

Si l'on remplace, dans la préparation du chocolat de santé, un tiers du sucre par une égale quantité de poudre de lichen sucrée (*Voy.* page 511), on a le *chocolat au lichen.*

On prépare le *chocolat au salep* en ajoutant, par chaque livre de chocolat de santé, 4 gros de poudre très ténue de salep, de manière que cette dernière substance s'y trouve dans la proportion de 18 grains par once.

22. CHOCOLAT BLANC.

Pr. : Sucre pulvérisé ;	6 livres	(3000 gr.).
Farine de riz ;	1 livre 12 onces	(884).
Fécule de pommes de terre ;	8 onces	(250).
Gomme arabique pulvérisée ;	4 onces	(125).

Mêlez exactement et ajoutez

Alcoolé de vanille ;	4 gros	(16).

Triturez pour diviser uniformément l'acoolé. D'a utre part,

Pr. : Beurre de cacao ;	8 onces	(250).

Faites-le liquéfier, et pétrissez-le avec le mélange ci-dessus ; ajoutez enfin

Eau bouillante ;	Q. S.

Incorporez le tout pour en former une pâte un peu plus solide que celle des tablettes ; divisez et mettez en moule, comme pour le chocolat de santé.

5° *SACCHARURES.*

Ce sont des médicamens solides, granulés ou pulvérulens, résultant de l'union du sucre avec un ou plusieurs principes médicamenteux. On les prépare soit avec des alcooliques, soit avec des huiles volatiles.

a. Saccharures avec les alcooliques.

1. SACCHARURE DE BELLADONE.

Pr. : Alcoolé de belladone ;	1 once (32 gr.).
Sucre en morceaux ;	8 onces (250).

Imbibez le sucre dans tous ses points avec l'alcoolé, en versant ce dernier peu à peu ; laissez à l'air pendant 24 heures, pulvérisez grossièrement, faites sécher à l'étuve, puis achevez la pulvérisation et passez au tamis.

Ce saccharure contient à peu près les principes actifs

d'un grain de poudre de belladone par chaque gros.

Préparez de la même manière les saccharures d'*aconit*, de *cigue*, de *digitale*, d'*ipécacuanha*, de *jusquiame*, de *scille*, de *stramoine*, de *castoréum*, etc.

---

2. SACCHARURE DE CAHINÇA.

Pr. : Extrait sec alcoolique de cahinça ; 1 once (32 gr.).

Faites dissoudre au bain-marie, dans la plus petite quantité possible d'alcool à 22 degrés ; filtrez le soluté chaud, et versez-le sur

Sucre en morceaux ; 15 onces (480).

Terminez l'opération comme il a été dit précédemment.

Préparez de la même manière les saccharures de *quinquina*, de *ratanhia*, de *rhubarbe*, etc.

---

3. SACCHARURE DE GÉLATINE DE LICHEN.

(Formule de M. Béral.)

Pr : Gélatine alcoolique de Lichen. (*V*. p. 613.) 1 livre (500 gr.);
Sucre blanc grossièrement pulvérisé ; 2 livres (1000).

Mêlez en triturant dans un mortier de marbre, puis faites sécher à l'étuve ou à la chaleur du bain-marie, en agitant souvent la masse.

Nota. Ce saccharure est sans amertume et se dissout complétement et avec facilité dans l'eau bouillante. On l'emploie avec avantage pour la préparation de la gelée de lichen.

b. Saccharures avec les huiles volatiles.

(Élœo-sucres, Oléo-saccharats.)

4. SACCHARURE D'HUILE VOLATILE D'ANIS.

Pr. :	Huile volatile d'anis ;	2 gouttes.
	Sucre très blanc ;	2 gros (8 gr.).

Triturez dans un mortier de marbre ou de verre, jusqu'à ce que le mélange soit intime.

Préparez de la même manière les saccharures d'huile volatile de *cannelle*, de *fenouil*, de *girofles*, etc.

---

5. SACCHARURE D'HUILE VOLATILE DE CITRON.

D'après les auteurs du *Codex*, ce saccharure doit être préparé en frottant un morceau de sucre sur l'écorce fraîche du citron, et, lorsqu'il est imbibé d'huile, le triturant jusqu'à ce que le mélange soit bien exact. Mais, de cette manière, le saccarure contient toujours des débris de l'écorce, et par conséquent il vaut mieux le préparer comme il a été dit précédemment, ainsi que ceux des autres essences fournies par les fruits de toute la famille des hespéridées.

II. *Saccharolés mous.*

Cette seconde section comprend trois formes médicamenteuses désignées par les noms de *pâtes*, *électuaires* et *gelées*.

1° *PATES.*

Les pâtes sont formées principalement de sucre et de gomme, dissous soit dans l'eau, soit dans un liquide médicamenteux, et rapprochés, peu à peu par évaporation. Elles se présentent sous forme de masses de consistance molle, tenace, élastique et n'adhérant pas aux doigts.

---

1. * PATE DE DATTES.

Pr. : Dattes nouvelles privées de leurs noyaux;	1 livre 8 onces	(750 gr.).
Sucre blanc ;	5 livres	(2500).
Gomme du Sénégal très blanche;	6 livres	(3000).
Eau filtrée ;	30 livres	(15000).
Hydrolat de fleurs d'oranger ;	9 onces	(288).

Coupez les dattes en très petits morceaux; faites-les bouillir dans 10 livres d'eau, jusqu'à ce qu'elles soient devenues assez molles pour se laisser écraser facilement entre les doigts ; passez le décocté.

D'autre part, concassez la gomme, faites-la dissoudre dans les 20 livres d'eau restant, et passez le soluté au travers d'un linge serré.

Réunissez les deux liqueurs dans une chaudière, faites y fondre le sucre à l'aide de la chaleur, mêlez-y 5 blancs d'œuf délayés dans un peu d'eau, et faites bouillir en ayant soin de verser de temps en temps un petit filet d'eau et d'enlever l'écume à mesure qu'elle se forme.

Lorsque la liqueur se trouve réduite au tiers de son volume, et qu'elle est devenue transparente, passez une seconde fois à travers un linge, et continuez ensuite l'évaporation jusqu'à consistance de sirop épais. Alors ajoutez l'hydrolat, chauffez au bain-marie seulement, abstenez-vous désormais d'agiter. Dès que la pâte est arrivée à la consistance d'extrait mou, enlevez l'écume qui s'est formée à la surface, puis coulez-la dans des moules de fer-blanc huilés ou mieux préparés au mercure : placez ces moules dans une étuve chauffée aussi constamment que possible à 30 degrés, jusqu'à dessication convenable, en ayant soin de retourner la pâte avant qu'elle ne soit tout-à-fait sèche. Enfin, retirez la pâte, essuyez-la avec soin, et divisez-la avec des ciseaux en morceaux carrés ou en petits losanges.

---

2. * PATE DE GOMME ARABIQUE.

(Pâte de guimauve.)

Pr. : Racine de guimauve fraîche et mondée ; 4 onces (125 gr.)
Eau commune ; 5 livres (2500).

Faites macérer pendant 12 heures, passez sans expression et faites dissoudre dans la colature, à une douce chaleur et en agitant de temps en temps,

Gomme arabique très blanche concassée;
Sucre très blanc ; . . . . . . de chaque, 2 livres (1000).

Passez avec expression au travers d'un linge serré, mettez dans une forte bassine évasée, et faites évaporer jusqu'à comsistance d'extrait mou, sur un feu doux et en remuant continuellement avec une large spatule de bois. Alors, ajoutez par portions, et en agitant fortement toute la masse,

Blancs d'œufs très frais ; n° 12

préalablement fouettés en neige avec

Hydrolat de fleurs d'oranger ; 4 onces (125).

Continuez de battre vivement la pâte jusqu'à ce que, prise sur la spatule et frappée légèrement avec le dos de la main, elle ne s'y attache plus ; retirez-la du feu, étendez-la sur une table de marbre saupoudrée d'amidon, et, après le refroidissement, renfermez-la dans une boîte de fer-blanc également garnie d'amidon pulvérisé.

Nota. Généralement, on supprime le macéré de guimauve, et on se sert d'eau pure pour opérer la solution de la gomme et du sucre.

On peut préparer de la même manière la *pâte de réglisse blanche*, en substituant la racine de ce nom à celle de guimauve.

3. * PATE DE JUJUBES.

Pr. : Jujubes triées et mondées;	1 livre	(500 gr.).
Gomme du Sénégal, bien blanche;	6 livres	(3000).
Sucre blanc;	5 livres	(2500).
Eau filtrée;	30 livres	(15000)
Alcoolé d'écorces de citron, étendu d'eau distillée;	1 once	(32);

Préparez en suivant exactement le procédé décrit pour la pâte de dattes.

Nota. Ordinairement, on supprime les jujubes et on se sert d'eau pure pour dissoudre la gomme et le sucre.

4. PATE DE LICHEN.

(Formule de M. Guibourt.)

Pr. : Lichen d'islande privé de son principe amer par l'action de l'eau pure;	3 onces	(96 gr.).
Gomme arabique concassée;	14 onces	(448).
Sucre blanc;	10 onces	(320).
Eau filtrée;	Q. S.	

Faites bouillir pendant longtemps le lichen dans l'eau, et passez avec forte expression; faites dissoudre la gomme et le sucre dans la colature, passez au blanchet en exprimant, et faites évaporer, dans une bassine évasée et en agitant sans cesse, jusqu'à consistance de pâte ferme. Alors, coulez sur un marbre légèrement huilé, et, après le refroidissement, frottez avec un linge doux pour enlever l'huile qui adhère à la surface.

5. * PATE DE RÉGLISSE ANISÉE.

(Suc de réglisse anisé.)

Pr. : Extrait de réglisse très pur;
Sucre blanc; . . . . de chaque, 1 livre (500 gr.).

Gomme du Sénégal;	2 livres	(1000)
Poudre d'iris de Florence;	1 gros	(4).
Huile volatile d'anis;	1 scrupule	(1,3).
Eau filtrée;	Q. S.	

Faites dissoudre la gomme dans l'eau, passez, laissez déposer, décantez, ajoutez l'extrait, puis évaporez à feu doux jusqu'à consistance de miel. Alors, mêlez la poudre d'iris, faites évaporer au bain-marie en consistance d'extrait, et incorporez à la masse l'huile volatile mêlée avec le sucre. Enfin, faites sécher comme il a été dit en parlant de la pâte de dattes.

6. PATE DE RÉGLISSE OPIACÉE.

(Pâte de réglisse brune.)

Pr. : Suc de réglisse de Calabre;	3 onces	(96 gr.).
Gomme du Sénégal;	3 livres	(1500).
Sucre blanc;	2 livres	(1000).
Extrait aqueux d'opium;	20 grains	(1,1).

Cassez le suc de réglisse par petits morceaux, et faites le fondre à froid dans

Eau filtrée;	5 livres	(2500).

Passez et faites dissoudre la gomme et le sucre dans la colature; passez de nouveau au blanchet avec expression, et ajoutez l'extrait dissous dans Q. S. d'eau et filtré; faites évaporer et coulez, comme il a été dit pour la pâte de lichen.

Cette pâte contient environ un quart de grain d'extrait d'opium par once.

2° *ÉLECTUAIRES.*

On appelle ainsi des saccharolés, soit officinaux, soit magistraux, d'une consistance de pâte molle, et résultant de l'union d'une ou plusieurs substances médicamenteuses avec le sucre ou le miel, quelquefois avec l'un et l'autre. Ils sont simples ou composés, suivant le nombre des ingrédiens qui en forment la base.

En général, on doit, ainsi que l'a judicieusement fait observer M. le professeur Deyeux, donner la préférence aux cassonnades grasses et aux miels lisses pour les confectionner : en effet, les sucres bien cristallins et les miels grenus sont trop sujets à candir, et, par ce motif, moins propres à préserver d'altération les diverses substances qui leur sont associées.

a. Électuaires simples.

Ces médicamens, que l'on désigne encore par les noms de *conserves* et de *marmelades*, ont pour base des pulpes ou des poudres. Le plus grand nombre d'entre eux s'altère très aisément; aussi doit-on, autant que possible, n'en préparer que peu à la fois, ou même à mesure du besoin seulement.

1. * ÉLECTUAIRE D'AUNÉE.

(Conserve d'aunée.)

Pr. : Poudre de racine d'aunée ;	1 gros	(4 gr.).
Hydrolat d'aunée ;	2 gros	(8).

Laissez en contact pendant quelques heures, dans un mortier de marbre ou de porcelaine ; ajoutez ensuite

Sucre blanc en poudre fine ;	1 once 1 gros	(36).

Mêlez exactement.

Nota. Le *Codex* prescrit de préparer cet électuaire en mêlant une partie de pulpe de racine d'aunée, préparée par coction, avec quatre parties de sucre blanc cuit en consistance d'électuaire solide dans un décocté de racine d'aunée; mais, outre que ce moyen fournit un médicament qui a la plus grande tendance à s'altérer, il est, sous le rapport de la simplicité et de la promptitude d'exécution, bien au dessous de celui que nous avons adopté à l'exemple de presque tous les pharmacologues de notre époque.

---

2. * ÉLECTUAIRE DE CASSE.

(Conserve de casse, Casse cuite.)

Pr. : Extrait de casse ;	5 onces		(160 gr.).
Sirop de violettes;	3 onces	6 gros	(120).
Sucre pulvérisé ;	7 gros	36 grains	(30).

Faites évaporer au bain-marie, en agitant de temps en temps, jusqu'à ce que le mélange ait acquis la consistance d'un extrait mou ; laissez refroidir, puis ajoutez

Huile volatile de fleurs d'oranger ;	2 grains (0,1).

Mêlez exactement.

---

3. ÉLECTUAIRE DE COCHLÉARIA.

(Conserve de cochléaria.)

Pr. : Feuilles récentes de cochléaria ;	1 once	(32 gr.).
Sucre blanc ;	3 onces	(96).

Pilez le tout dans un mortier de porphyre ou de bois, pour obtenir une pulpe fine et déliée, et passez au tamis de crin.

Nota. Cet électuaire ne doit être préparé qu'extemporairement, parcequ'il ne tarde pas à s'altérer.

---

4. ÉLECTUAIRE DE CYNORRHODONS.

(Conserve de cynorrhodons.)

Pr. : Pulpe de cynorrhodons ;	8 onces	(250 gr.)
Sucre blanc pulvérisé ;	12 onces	(384).

Mêlez exactement, chauffez pendant quelques minutes au bain-marie, puis agitez jusqu'à ce que le mélange soit presque froid.

---

5. ÉLECTUAIRE DE ROSES ROUGES.

(Conserve de roses rouges.)

Pr. : Pétales frais de roses rouges privés de leurs onglés ; 1 once (32 gr.).

Lavez à l'eau froide, jusqu'à ce que le liquide commence à se colorer en rouge, faites égouter sur une toile, soumettez à une forte expression, et pilez dans un mortier de bois ou de porphyre, avec

Sucre blanc ; 1 once (32).

Lorsque le tout est réduit en pulpe fine, passez au tamis de crin, et ajoutez

Sucre pulvérisé ; 2 onces (64).

Mêlez exactement, chauffez au bain-marie pendant quelques minutes, et agitez jusqu'à refroidissement presque complet.

On peut préparer plus commodément encore cet électuaire, en suivant la formule ci-après :

Pr. : Poudre de roses rouges ; 1 once (32 gr.).
Hydrolat de roses pâles : 2 onces (64)

Faites macérer pendant vingt-quatre heures, dans un mortier de porphyre ou de bois, puis ajoutez

Sucre finement pulvérisé ; 8 onces (250).

Mêlez exactement.

6. ÉLECTUAIRE DE TAMARINS.

(Conserve de tamarins.)

Pr. : Pulpe de tamarins ; 8 onces (250 gr.).
Sucre pulvérisé ; 12 onces (384).

Mêlez et rapprochez au bain-marie, jusqu'à consistance de miel épais.

---

b. Électuaires composés.

Ces médicamens, auxquels on donne encore les noms de *Confections*, *d'Opiats*, de *Marmelades* et de *Crêmes*, ont pour base des poudres, des pulpes, des extraits, des sels, etc.

Toutes les substances doivent être réduites séparément en poudres très fines, puis mêlées exactement les unes avec les autres. Si dans le nombre il s'en trouve de molles, on devra les diviser, en prenant pour intermède la poudre de celles qui sont sèches, à moins qu'un liquide susceptible de les dissoudre ne doive faire partie du médicament. Les extraits doivent être dissous dans l'eau, puis rapprochés à consistance convenable par évaporation. Les sirops préparés avec les matières sucrées, pour servir d'excipient, doivent être cuits jusqu'à un degré de consistance plus considérable que celui des sirops ordinaires, et incorporés encore un peu chauds, avec les substances liquides, puis avec les poudres; ces dernières doivent être ajoutées peu à peu, et en les fesant passer au travers d'un tamis à tissu lâche, afin qu'elles soient plus exactement divisées dans la masse de l'électuaire, et qu'elles n'y forment pas de grumeaux. Les huiles essentielles sont ajoutées sous formes de saccharures, et seulement à la fin; on continue à agiter, jusqu'à ce que le mélange soit parfaitement homogène.

La consistance d'un électuaire au moment de la préparation doit être un peu molle, parce que les poudres ne tardent pas à se gonfler et à absorber le sirop, ce qui procure le degré de solidité convenable. D'ailleurs, la quantité d'excipient est toujours relative à la quantité des substances qui doivent être incorporées ; ainsi, il en faut beaucoup plus pour des poudres ligneuses que pour des matières minérales, et surtout pour des sels déliquescentes.

---

7. * ÉLECTUAIRE D'ALOÈS AMMONIO-FERRÉ.

(Opiat mésentérique, Électuaire d'aloès, de muriate de mercure et de fer.)

Pr.: Poudre de limaille de fer porphyrisée;
— de gomme résine ammoniaque;
. . . . de chaque, 4 gros (16 gr.).
— de séné; 6 gros (24).
— de scammonée composée;
— de rhubarbe; . . . . de chaque, 3 gros (12).
— de gouet pied-de-veau;
— d'aloès succotrin;
— de proto-chlorure de mercure;
. . . . de chaque, 2 gros (8).

Mélangez exactement, puis incorporez avec

Sirop de séné composé; 6 onces 4 gros (208).

Cet électuaire contient à peu près un dix-neuvième de fer, un trente-neuvième d'aloès, et une même quantité de proto-chlorure.

Les purgatifs en général y sont dans la proportion d'un cinquième; comme il acquiert en peu de temps une très grande dureté, en raison de la décomposition de l'eau et de l'oxidation du fer, il est avantageux de conserver le mélange de poudre, et de ne l'incorporer avec le sirop qu'à mesure du besoin.

---

8. * ÉLECTUAIRE D'ALOÈS COMPOSÉ.

(*Hiera picra*, Électuaire aloètique asariné.)

Pr.: Racines d'azaret
Cannelle;
Macis;
Safran;
Mastic; . . . . de chaque, 6 gros (24 gr.).

Aloès succotrin ;	12 onces (384).
Miel blanc ;	3 livres (1500).

F. S. A.

Cet électuaire contient environ un cinquième d'aloès.

9. ÉLECTUAIRE DE BEURRE DE CACAO ET D'AMANDES COMPOSÉ.

Pr. : Beurre de cacao ;		2 onces	(64 gr.).
Pistaches ;			
Amandes douces ;	. . . . de chaque,	4 gros	(16).
Amandes amères ;		2 gros	(8).
Sirop de violettes ;			
— de jusquiame ;	. . . . de chaque,	1 once	(32).
Poudre de vanille sucrée ;		1 gros	(4).

Réduisez les amandes et les pistaches en pâte fine ; incorporez-les avec le beurre de cacao rapé et la poudre de vanille ; ajoutez enfin les sirops, et mêlez exactement.

Nota. Cet électuaire, plus ordinairement appelé du nom de *créme pectorale*, ne se prépare que magistralement.

10. ÉLECTUAIRE DE CASSE ET DE MANNE COMPOSÉ.

(Marmelade de Tronchin.)

Pr. : Electuaire de casse ;			
Manne en larmes ;			
Sirop de violettes ;			
Huile d'amandes douces ;	. . . de chaque,	1 once	(32 gr.).
Hydrolat de fleurs d'oranger ;		1 gros	(4).

Epistez la manne dans un mortier de marbre ou de porcelaine, puis triturez-la avec le sirop, jusqu'à ce qu'elle y soit parfaitement divisée ; ajoutez alors l'électuaire de casse, l'huile et l'hydrolat, et mêlez exactement.

Nota. De même que le précédent, cet électuaire est toujours magistral.

11. * ÉLECTUAIRE DENTIFRICE.

Pr.: Corail rouge ;		4 onces	(125 gr.).
Os de sèche ;			
Cannelle ;	de chaque,	1 once	(32).
Cochenille ;		4 gros	(16).
Alun ;		36 grains	(2).
Miel de Narbonne ;		10 onces	(320).
Eau ;		Q. S.	

Triturez dans un mortier de porphyre ou de porcelaine, la cochenille, l'alun et l'eau, puis déposez le tout à la cave pendant vingt-quatre heures, afin que la couleur pourpre de la cochenille ait le temps de se développer convenablement ; ajoutez alors le miel et les trois autres substances pulvérisées ; enfin, aromatisez à volonté avec une huile volatile, que vous ajouterez dans la proportion d'une goutte par gros.

---

12. ÉLECTUAIRE DE MANNE ET DE CASSE KERMÉTISÉ.

(Marmelade de Zanetti.)

Pr : Manne en larmes		2 onces	(64 gr.).
Sirop de guimauve ;		1 once 4 gros	(48).
Electuaire de casse ;			
Huile d'amandes douces ; . .	de chaque,	1 once	(32).
Beurre de cacao ;		6 gros	(24).
Hydrolat de fleurs d'oranger ;		4 gros	(16).
Kermès minéral ;		4 grains	(0,2).

Préparez de la même manière que l'électuaire de casse et de manne composé, en ajoutant le kermès avec le sirop, et en faisant liquéfier le beurre de cacao dans l'huile, à la température du bain-marie.

13. * ÉLECTUAIRE OPIACÉ ASTRINGENT.

(Diascordium.)

Pr. : Bol d'arménie ;		2 onces (64 gr.).
Feuilles de scordium ;		1 once 4 gros (48).
Racines de bistorte ;		
— de gentiane ;		
— de tormentille ;		
Roses rouges ;		
Semences d'épine vinette ;		
Cassia lignea ;		
Cannelle ;		
Dictame de Crète ;		
Storax calamite ;		
Gomme arabique ;		
Galbanum ;	de chaque,	4 gros (16).
Gingembre ;		
Poivre long ;		
Extrait vineux d'opium ; . .	de chaque,	2 gros (8).
Miel rosat cuit en consistance d'électuaire ;		2 livres (1000).
Vin d'Espagne ;		8 onces (250).

Faites dissoudre au bain-marie l'extrait d'opium dans le vin d'Espagne, ajoutez-y le miel rosat, puis les autres substances pulvérisées S. A., et mêlez exactement.

Cet électuaire, qui est d'une teinte rougeâtre au moment de sa préparation, acquiert une couleur noirâtre foncée avec le temps, en raison surtout de la réaction des principes tannans des végétaux sur le fer contenu dans le bol d'arménie ; ce changement de coloration ne modifie en aucune manière ses propriétés, et il peut être conservé long-temps sans éprouver d'altération ; l'extrait d'opium s'y trouve dans la proportion d'1/184e, ou, en d'autres termes, dans celle d'environ trois quarts de grain par deux gros.

Suivant les auteurs du *Codex*, on peut remplacer le storax calamite par le baume de tolu ou le benjoin.

14. * ÉLECTUAIRE OPIACÉ POLYPHARMAQUE.

(Thériaque d'Andromaque, Thériaque.)

1° *Substances âcres.*

Pr. : Pulpe de scille; 3 onces 4 gros 60 grains (115 gr.).
Racine d'asaret; 44 grains (2,4).
Agaric blanc;
Semences de navet sauvage; . . de chaque, 1 once 4 gros (48).
— de thlaspi; 4 gros (16).

2° *Substances amères.*

Myrrhe; 1 once (32).
Petite centaurée; 2 gros (8).
Gentiane; 4 gros (16).
Rhubarbe de Moscovie; 6 gros (24).
Germandrée aquatique; 1 once 4 gros (48).
— petit chêne;
— ivette;
Millepertuis; . . . . de chaque, 4 gros (16).

3° *Substances astringentes.*

Roses rouges; 1 once 4 gros (48).
Racine de potentille rampante; 6 gros (24).
Suc d'hypociste;
— d'acacia;
Colcothar; . . . . de chaque, 4 gros (16).

4° *Aromates exotiques.*

Cannelle de Ceylan; 2 onces 4 gros (80).
Cassia lignea; 1 once (32).
Gingembre; 6 gros (24).
Poivre long; 3 onces (96).
— noir; 6 gros (24).
Amome en grappes; 1 once (32).
Petit cardamome; 4 gros (16).
Feuilles de malabathrum; 6 gros (24).
Herbe de schénanthe; 1 once 6 gros (56).

Nard Indien ; 1 once (32).
— Celtique ; 4 gros (16).
Costus d'Arabie ; 7 gros (28).
Acore aromatique ; 5 gros (20).
Bois d'aloès ; 44 grains (2,4).

5° *Aromates indigènes.*

Safran ; 1 once (32).
Écorces sèches de citron ;
Calament de montagne ;
Dictame de Crète ;
Stœchas d'Arabie ;
Marrube ordinaire ; . . . de chaque, 6 gros (24).
Pouliot de montagne ; 4 gros (16).
Germandrée marum ;
Marjolaine ; . . . . de chaque, 44 grains (2,4).
Iris de florence ; 1 once 4 gros (48).

6° *Aromates tirés de la famille des Ombellifères.*

Semences de persil de Macédoine ; 6 gros (24).
— de séséli de Marseille ;
— d'ammi ;
— de fenouil ;
— d'anis ; . . . . de chaque, 4 gros (16).
— de daucus de Crète ; 2 gros (8).
Racines de méum ; 4 gros (16).

7° *Résines et Baumes.*

Xilobalsame ; 1 gros (4).
Carpobalsame ; 4 gros (16).
Opobalsame ; 1 once 7 gros (60).
Oliban ;
Térébenthine de Chio ; . . de chaque, 6 gros (24).
Mastic ; 24 grains (1,3).
Bitume de Judée ; 2 gros (8).
Storax calamite 4 gros (16).

8° *Substances fétides.*

Grande valériane ; 5 gros (20).
Petite aristoloche ;

Galbanum ;	
Opopanax; . . . . de chaque,	2 gros (8).
Sagapenum ;	4 gros (16).
Castoréum ;	2 gros (8).

9e *Substances vireuses.*

Opium brut ;	3 onces (96).

10° *Terres insipides et inertes.*

Terre de Lemnos ;	4 gros (16).

11° *Gommes, Fécules*, etc.

Gomme du Sénégal ;	4 gros (16).
Mie de pain de froment ;	5 gros 50 grains (22,7).
Farine d'orobe ;	2 onces 3 gros 15 grains (76,75).
Chair de vipère ;	2 onces 2 gros 20 grains (73).

12° *Substances douces.*

Suc de réglisse ;	1 once 4 gros (48).
Miel de Narbonne ;	10 livres 8 onces (5250).

13° *Vin.*

Vin d'Espagne ;	2 livres 8 onces (1250).

Partagez le vin en trois portions que vous employerez, l'une à dissoudre les gommes résines et les sucs, l'autre à délayer l'opium, et la troisième à dissoudre le miel; passez les trois liqueurs séparément, puis réunissez-les et ajoutez-y d'abord le colcothar, ensuite les baumes, et enfin, par petites portions, les autres substances réduites en poudre très ténue et intimement mêlées ensemble.

Remuez la masse pendant quelque temps, de manière à obtenir un mélange parfaitement exact; déposez-la dans un vase fermé, et laissez-la fermenter pendant une année entière.

Cet électuaire contient à peu près 1/88e d'opium brut, c'est-à-dire un peu moins d'un grain par gros.

15. * ÉLECTUAIRE DE QUINQUINA COMPOSÉ.

(Opiat fébrifuge.)

Pr. : Quinquina gris ;	2 onces 2 gros	(72 gr.).
Hydrochlorate d'ammoniaque ;	1 gros	(4).
Miel blanc ;		
Sirop d'absinthe ; . . . . de chaque,	2 onces	(64).

F. S. A.

Le quinquina forme un peu plus du tiers de la masse totale.

---

16. ÉLECTUAIRE DE QUINQUINA STIBIÉ.

(Opiat fébrifuge de Desbois de Rochefort.)

Pr. : Quinquina jaune ;	1 once	(32 gr.).
Carbonate de potasse ;	1 gros	(4).
Tartrate de potasse et d'antimoine ;	16 grains	(0,8).
Sirop d'absinthe ;	3 onces	(96).

Triturez l'émétique dans un mortier de porphyre ou de porcelaine, et délayez-le avec le sirop ; ajoutez le carbonate, puis le quinquina, et mêlez exactement.

Cet électuaire, qui est toujours magistral, est ordinairement divisé en soixante parties égales.

Nota. — Le tartre stibié se trouve décomposé par le sel alcalin.

---

17. * ÉLECTUAIRE DE RHUBARBE COMPOSÉ.

(Catholicon double, Électuaire de rhubarbe et de séné composé.)

Pr. : Racines de polypode ;	8 onces	(250 gr.).
— de chicorée	2 onces	(64).
— de réglisse ;	1 once	(32).
Feuilles d'aigremoine ;		
— de scolopendre ; . . de chaque,	3 onces	(96).
Eau commune ;	6 livres	(3000).

Faites bouillir jusqu'à réduction des deux tiers, et ajoutez

Semences de fenouil;	6 gros	(24).

Passez avec expression, et dissolvez dans la colature

Sucre blanc;	4 livres	(2000).

Faites cuire jusqu'à consistance un peu plus dense que celle du sirop ordinaire; retirez du feu, et ajoutez, d'abord

Extrait de casse;		
Pulpe de tamarins; . . . . de chaque,	4 onces	(125).

puis, peu à peu et en se servant d'un tamis de crin, une poudre composée de

Rhubarbe de Moscovie;		
Séné mondé; . . . . . . de chaque,	4 onces	(125).
Réglisse ratissée;		
Semences froides; . . . . . de chaque,	1 once	(32).
— de violette;	2 onces	(64).
— de fenouil;	4 gros	(16).

Mêlez exactement.

La rhubarbe et le séné, qui sont les principes actifs de cet électuaire, s'y trouvent dans la proportion d'1/14e du poids total.

---

18. ÉLECTUAIRE DE SAFRAN COMPOSÉ.

(Confection d'hyacinthe, Électuaire absorbant aromatique.)

Pr. : Terre sigillée;		
Yeux d'écrevisses; . . . . . de chaque,	1 once	(32 gr.).
Cannelle de Ceylan;	3 gros	(12).
Dictame de Crète;		
Santal citrin;		
— rouge;		
Myrrhe;		
Safran; . . . . de chaque,	1 gros	(4).
Miel de Narbonne;	3 onces	(96).
Sirop d'œillets;	6 onces	(192).

Réduisez séparément en poudre très fine toutes les substances sèches, et mêlez-les ensemble, à l'exception du safran; alors, faites dissoudre le miel dans le sirop à une douce chaleur, passez, délayez-y la poudre de safran, et abandonnez le mélange à lui-même, pendant douze heures, pour que le safran cède plus complètement son principe colorant; enfin, ajoutez la poudre composée et mêlez exactement.

Les substances absorbantes forment le sixième de la masse totale de cet électuaire; les matières aromatiques s'y trouvent dans la proportion d'1 12e.

19. * ÉLECTUAIRE DE SCAMMONÉE ET DE TURBITH COMPOSÉ.

(Électuaire diaphœnix.)

Pr. : Amandes douces mondées;	3 onces 4 gros	(112 gr.).
Pulpe de dattes;		
Sucre pulvérisé; . . de chaque,	8 onces	(250).
Miel épuré;	2 livres	(1000).

Pilez les amandes et ajoutez-y peu à peu la pulpe d'abord, puis le sucre, et enfin le miel; lorsque le tout formera une masse bien homogène, incorporez-y les poudres suivantes, toutes préparées séparément,

Poudre de racine de turbith;	4 onces	(125).
— de scammonée d'Alep;	1 once 4 gros	(48).
— de gingembre;		
— de poivre noir;		
— de macis;		
— de cannelle de Ceylan;		
— de rue;		
— de semences d'athamante de Crète;		
— — de fenouil; de chaque,	2 gros	(8).
— de safran;	6 grains	(0,3).

Mêlez exactement.

Les purgatifs drastiques contenus dans cet électuaire forment environ un dixième de la masse totale; les substances aromatiques s'y trouvent dans la proportion d'un trentième à peu près.

20. * ÉLECTUAIRE DE SÉNÉ ET DE PULPES DE FRUITS COMPOSÉ.

(Électuaire lénitif.)

Pr. : Orge entier;
Racine de polypode; . . . . de chaque, 2 onces (64 gr.).
— de réglisse ratissée; 1 once (32).
Feuilles fraîches de mércuriale; 4 onces (125).
— — de scolopendre;
Pruneaux;
Jujubes; . . . . de chaque, 4 gros (48).
Raisins de Corinthe;
Tamarins; . . . . de chaque, 2 onces (64).

Faites bouillir dans suffisante quantité d'eau, d'abord l'orge jusqu'à ce qu'il soit crevé, puis le polypode contus, et enfin les autres substances. D'un autre côté, faites bouillir également dans S. Q. d'eau,

Séné mondé; 2 onces (64).

Réunissez les deux décoctés après les avoir passé, et faites-les rapprocher par ébullition, jusqu'à ce qu'il ne reste plus que cinq livres de liquide. Alors, ajoutez

Sucre blanc; 2 livres 8 onces (1250).

Faites cuire jusqu'à consistance sirupeuse, et incorporez avec

Extrait de casse;
Pulpe de tamarins; . . . . de chaque, 9 onces (288).

Ajoutez ensuite

Poudre de séné; 5 onces (160).
— de semences de fenouil;
— — d'anis; de chaque, 2 gros (8)

Mêlez exactement, avec une spatule de bois.

Le séné, qui est le principal agent de cet électuaire, y entre dans la proportion d'un neuvième environ de la masse totale.

3° *GELÉES.*

On donne ce nom à des saccharolés formés principalement de sucre et d'une matière gommeuse ou gétineuse, d'une consistance tremblante, susceptibles de se liquéfier par l'action de la chaleur, et reprenant leur consisance première en se refroidissant. Ce sont des préparations à la fois médicamenteuses et alimentaires, qui doivent autant que possible flatter, par leurs qualités physiques, la vue, l'odorat et le goût des malades. On les distingue en *végétales* et en *animales*, suivant la nature des substances qui en font la base.

a. Gelées végétales.

Ces gelées, douces au toucher, et ne dégageant pas d'azote ni d'ammoniaque, du moins d'une manière bien sensible, par la fermentation, ont pour base tantôt une matière mucilagineuse, tantôt un principe gélatineux particulier, qui existe abondamment dans les végétaux, spécialement dans les fruits acides, et auquel M. Braconnot a donné le nom de *pectine*. Dans le premier cas, elles sont toujours magistrales; dans le second, elles peuvent être préparées officinalement.

a. Gelées végétales magistrales.

Plusieurs d'entre elles réclament, pour avoir une consistance convenable, l'addition d'une petite quantité d'ichtyocolle.

1. * GELÉE DE MOUSSE DE CORSE.

(Gelée d'helminthocorton.)

Pr.: Varec vermifuge;	4 onces (125 gr.).
Eau commune;	4 livres (2000).

Faites bouillir jusqu'à réduction de moitié, passez avec expression, puis ajoutez à la colature

Vin blanc généreux ;	1 livre	(500).
Sucre blanc ;	1 livre 8 onces	(750).
Ichthyocolle (préalablement dissoute dans S. Q. d'eau) ;	2 gros	(8).

Clarifiez au blanc d'œuf, passez la liqueur au travers d'une étamine, puis faites-la évaporer sur un feu doux, jusqu'à ce que quelques gouttes projetées sur un corps froid se prennent en gelée ; alors, coulez-la dans un vase au fond duquel vous aurez fait tomber quelques gouttes d'alcoolat de citron, ou de tout autre alcoolat aromatique désiré.

Nota. Sans l'emploi de la colle de poisson, on n'obtiendrait le plus souvent qu'un liquide sirupeux très dense, mais qui ne se prendrait pas en masse tremblante par le refroidissement.

---

2. * GELÉE DE LICHEN D'ISLANDE.

Pr. : Lichen d'Islande	2 onces	(64 gr.).

Lavez-le plusieurs fois à froid, puis faites-le chauffer avec de l'eau jusqu'à légère ébullition, et rejetez le liquide ; alors, soumettez-le à une décoction prolongée, dans une nouvelle quantité d'eau, passez à travers une toile, en exprimant fortement, et ajoutez à la colature

Sucre blanc ;	4 onces	(125).
Ichthyocolle (préalablement dissoute dans S. Q. d'eau) ;	1 gros	(4).

Clarifiez au blanc d'œuf, passez au travers d'une étamine, et terminez l'opération comme il a été dit pour la gelée précédente.

Le produit est de huit onces environ.

Nota. Sans l'addition d'ichthyocolle, la gelée obtenue perd souvent sa consistance après vingt-quatre heures de préparation.

Pour simplifier la confection de ce médicament, plusieurs pharmaciens se sont occupés d'isoler le principe gélatineux du lichen, et, parmi les procédés qui ont été proposés, nous croyons devoir mentionner particulièrement le suivant, dû à M. Béral.

Pr. : Lichen d'Islande lavé à l'eau froide ;	2 livres	(1000 gr.).
Eau commune ;	16 livres	(8000).

Faites bouillir pendant une heure, en ayant soin d'agiter avec une spatule, et retirez la bassine du feu ; versez une partie de la masse sur un tamis de crin placé au dessus d'une terrine, et pressez-la à plusieurs reprises avec une écumoire, pour forcer le liquide gélatineux à passer à travers les mailles du tamis. Mettez le résidu de côté, et traitez le reste de la même manière, toujours par portions seulement. Faites de nouveau bouillir le marc dans huit livres d'eau, pendant une demi-heure, et passez comme la première fois. Enfin, chauffez la masse gélatineuse obtenue, pour la liquéfier entièrement, passez-la aussitôt au travers d'un blanchet de molleton croisé et épais, et mêlez-la exactement avec

Alcool rectifié ;	8 livres	(4000).

Après le refroidissement du mélange, versez-le sur un tamis de crin, et remuez avec une spatule, pour faire écouler la partie liquide. Lavez alors la matière gélatineuse restée sur le tamis avec quatre livres d'alcool rectifié, versez de nouveau sur le tamis, et broyez avec la main, pour en séparer la presque totalité du liquide spiritueux.

On obtient ainsi une masse élastique, composée de gélatine et d'alcool : c'est la *gélatine alcoolique de Lichen*. Son poids, qui est de deux livres environ, peut être réduit à une livre, par la simple expression dans un linge, et à quatre onces par la dessication à l'étuve ; mais, dans ce dernier état, elle est dure, cornée, difficilement soluble dans l'eau bouillante, et par conséquent, elle ne peut être employée à la préparation de la gelée. Il convient, pour la rendre propre à cet usage, de la convertir immédiatement en saccharure (Voy. pag. 591), puis d'opérer d'après la formule suivante :

Pr. : Saccharure de gélatine de Lichen ;	4 onces (125 gr.).
Eau commune ;	6 onces (192).

Faites bouillir jusqu'à ce que le soluté soit réduit à huit onces ; passez à travers une étamine, et aromatisez avec quelques gouttes d'alcoolat de citron.

Nota. Cette gelée peut être préparée dans l'espace de dix minutes, et se solidifier en moins d'une heure ; elle est peu colorée et fort agréable au goût.

---

3. GELÉE DE FÉCULE DE POMME DE TERRE.

Pr. : Fécule de pomme de terre ;	1 once (32 gr.).

Délayez-la dans un peu d'eau froide, et versez-la dans

Eau bouillante sucrée ;	1 livre (500).

Laissez jeter quelques bouillons, pour que la totalité de la fécule passe à l'état d'hydrate, puis coulez dans un vase, en ajoutant quelques gouttes d'un alcoolat aromatique.

Nota. La quantité de sucre à employer pour cette préparation doit varier suivant la volonté du médecin : on peut aussi remplacer ce corps par un liquide médicamenteux sucré, comme un sirop approprié à l'indication qui se présente.

b. Gelées végétales officinales.

Ces gelées sont préparées avec les sucs exprimés des fruits, ou, si ces derniers sont riches en parties parenchymateuses, avec leur décocté. On doit, dans tous les cas, opérer avec la plus grande rapidité possible, parce que, sous l'influence de la chaleur, la pectine s'altère et perd en partie la propriété de se prendre en masse par le refroidissement.

Une précaution qu'on ne doit jamais négliger, c'est de

ne se servir que de bassines d'argent ou de cuivre non étamé. Suivant M. Guibourt, le cuivre étamé fait virer au violet la couleur des gelées rouges, et au jaunâtre celles des gelées qui doivent être blanches.

M. Braconnot a proposé d'isoler la pectine et de la combiner avec les alcalis (la potasse, la soude, ou mieux l'ammoniaque), pour l'appliquer ensuite à la préparation des gelées; mais ce moyen, qui ne paraît pas avoir eu le succès qu'on s'en était promis, n'est jamais mis en usage.

---

4. * GELÉE DE GROSEILLES.

Pr. : Groseilles mûres; Q. S.

Séparez les râfles, mettez les grains dans une bassine et chauffez-les, en les remuant légèrement avec une écumoire, jusqu'à ce qu'ils paraissent généralement crevés; versez le tout sur un tamis de crin placé au-dessus d'une terrine, et pressez le marc avec l'écumoire, pour faciliter l'écoulement du suc. Alors,

Pr. : Suc obtenu;
Sucre blanc concassé; . . . . de chaque, *parties égales.*

Mettez le tout dans une bassine et chauffez promptement, jusqu'à ce que quelques gouttes, mises à refroidir dans une cuillère, se prennent en gelée; coulez aussitôt dans des pots.

---

5. * GELÉE DE COINGS.

Pr.: Coings frais, mondés de leurs cloisons et de leurs semences; 6 livres (3000 gr.).

Coupez-les en morceaux avec un couteau d'argent ou d'ivoire, et faites-les bouillir dans

Eau commune; 10 livres (5000).

Faites réduire à moitié, passez le décocté, et ajoutez-y

Sucre blanc ;	4 livres	(2000).

Clarifiez avec un blanc d'œuf, puis faites cuire promptement ; coulez dans des pots, et placez dans un lieu frais, pour faire prendre en gelée.

Préparez de la même manière la gelée de *pommes* et celles de tous les autres fruits analogues.

---

c. Gelées animales.

Ces gelées, ou *gélatines* proprement dites, sont rudes au toucher, ne peuvent se conserver que peu de jours sans altération, et laissent dégager beaucoup d'ammoniaque par la fermentation.

6. * GELÉE DE CORNE DE CERF.

Pr. : Râpures de corne de cerf lavées à l'eau tiède ;	8 onces	(250 gr.).
Eau commune ;	2 livres	(1000).

Faites bouillir en vase clos, jusqu'à réduction de moitié, passez avec expression, et faites bouillir le résidu de la même manière, dans

Eau commune ;	2 livres	(1000).

Réunissez les deux décoctés, et faites-y dissoudre

Sucre blanc ;	4 onces	(125).

Clarifiez avec un blanc d'œuf délayé dans un peu d'eau, puis faites évaporer à une douce chaleur, jusqu'à consistance convenable, c'est-à-dire, jusqu'à ce que quelques gouttes versées sur un corps froid se prennent aussitôt en gelée. Aromatisez alors avec quelques morceaux de cannelle ou de zeste de citron ou d'orange, et coulez dans des pots que vous placerez dans un lieu frais.

Les doses indiquées fournissent environ huit onces de produit.

Beaucoup d'auteurs conseillent d'ajouter un peu de vin blanc, ou de sirop de vinaigre, ou mieux de suc de citron, pour faciliter la clarification.

On doit à M. Ferrez le procédé suivant, au moyen duquel on peut préparer la gelée de corne de cerf d'une manière beaucoup plus expéditive.

Pr. : Corne de cerf râpée ;	4 onces	(125 gr.).
Eau commune ;	8 onces	(250).
Acide hydrochlorique ;	1 gros	(4)

Malaxez la corne dans l'eau acidulée, pendant dix minutes; lavez-la à deux ou trois reprises, avec suffisante quantité d'eau, pour enlever les sels solubles qui se sont formés; faites-la bouillir avec de nouvelle eau, pendant une demi-heure (ce court espace de temps suffit pour enlever la quantité de gélatine qu'elle contient); passez avec forte expression au travers d'un linge, filtrez la liqueur chaude, et faites-y dissoudre

Sucre blanc ;	4 onces	(125).

Alors, faites évaporer à une douce chaleur, et terminez l'opération comme il a été dit plus haut.

III. *Saccharolés liquides.*

Cette troisième section ne comprend qu'une seule forme médicamenteuse, désignée par le nom générique de *sirop*. Lorsque la matière sucrée est le sucre seul, ou uni au miel, le saccharolé est appelé *sirop* proprement dit; lorsque cette matière est le miel, la préparation reçoit la dénomination de *mélitolé* (*miel médicinal* ou *mellite*).

1°. *Sirops proprement dits.*

Les sirops sont des médicamens officinaux, liquides, de consistance oléagineuse, visqueux, résultant de la solution concentrée du sucre seul ou uni au miel, dans un liquide aqueux, vineux ou acéteux, le plus ordinairement chargé des principes actifs d'une ou plusieurs substances médicamenteuses.

Les différentes sortes commerciales de sucre peuvent être employées pour la préparation des sirops, mais elles ne conviennent pas toutes également. En général, on doit donner la préférence au sucre en pain, premier blanc; après lui, vient le sucre dit *quatre cassons*, puis enfin la *cassonade des îles :* ces trois qualités peuvent suffire à tous les besoins.

Le rapport du sucre au liquide varie suivant la nature de ce dernier : ainsi, il en faut deux parties pour une d'un liquide aqueux; les liquides acides et le vin ordinaire n'en exigent que vingt-huit à trente onces par livre; enfin, pour les liquides alcooliques, pour les vins sucrés du midi, vingt-quatre à vingt-six onces par livre sont une dose suffisante.

Il existe deux modes principaux de préparation des sirops, la simple solution et la coction.

Le premier de ces deux modes consiste à faire dissoudre, soit à froid, soit à une douce chaleur, le sucre cassé par morceaux, et à filtrer au papier ou au blanchet.

Le second mode, ou celui par coction, est accompagné ordinairement de la décoloration par le noir animal et de la clarification avec les blancs d'œufs. Nous en donnerons la description plus bas, en traitant de la préparation du sirop de sucre.

Pour faciliter l'étude des sirops, nous les diviserons, à l'exemple de MM. Henry et Guibourt, en trois sections :

1° *Sirop simple*, formé de sucre et d'eau seulement; 2° *Sirops monoïamiques*, c'est-à-dire, contenant, outre le sucre et le liquide dissolvant, les principes actifs d'une substance médicamenteuse; 3° *Sirops polyamiques*, ou dans lesquels se trouvent réunis les principes médicamenteux de plusieurs substances.

PREMIÈRE SECTION.-*SIROP SIMPLE* ou *SIROP DE SUCRE*.

Ce sirop se prépare par solution ou par coction, suivant la quantité du sucre employé.

a. Par solution.

Pr. : Sucre en pain 1er blanc;	2 parties.
Eau pure;	1 partie.

Concassez le sucre dans un mortier de marbre, et introduisez-le avec l'eau dans un vase de verre dont vous fermerez l'ouverture avec soin; agitez de temps en temps, jusqu'à solution complète, puis filtrez au papier.

M. Guibourt conseille l'addition de charbon animal lavé à l'eau et seché, quelle que soit la pureté du sucre: il y trouve à la fois, dit-il, l'avantage d'enlever au sirop les matières colorantes qui peuvent s'y rencontrer, et celui de rendre la filtration beaucoup plus prompte. Si l'on n'a pas à chercher l'action décolorante, il suffit d'employer deux gros de charbon par livre de sucre; dans le cas contraire, il en faut porter la dose à une once.

Pour obtenir à froid une grande quantité de sirop de sucre incolore, on doit recourir au procédé suivant, dû à M. Durozier.

Pr. : Sucre ordinaire, dit 4 *cassons*;	20 livres	(10000 gr.)
Eau pure;	11 livres	(5500).
Charbon animal lavé (1);	1 livre	(500).

(1) Le charbon animal doit être privé préalablement des corps étrangers qu'il contient, et spécialement des sulfures de chaux et de fer qui

Placez les pains de sucre entiers dans un cylindre étroit et profond fait en cuivre étamé, versez-y l'eau, fermez le vase, et laissez le tout en repos jusqu'au lendemain. Le sucre est alors désagrégé et tombé au fond du liquide. Agitez de temps en temps, jusqu'à solution parfaite, puis ajoutez le charbon, préalablement traité par l'acide hydrochlorique, et lavé bien exactement à l'eau pure pour le priver des sels solubles formés. Brassez le mélange à plusieurs reprises, pendant vingt-quatre heures, et versez enfin le tout sur un nombre suffisant de filtres de papier.

L'opération terminée, le cylindre et les filtres doivent être lavés avec de l'eau qui sert à préparer une nouvelle solution.

b. Par coction.

Pr. :	Sucre en pains	30 livres (15000 gr.).
	Eau pure ;	17 livres 8 onces (8750).
	Charbon animal lavé ;	1 livre 14 onces (948).
	Blancs d'œufs ;	n° 3.

Divisez les blancs d'œufs dans l'eau, mettez à part environ deux litres de ce soluté albumineux, et mêlez au reste, dans une bassine étamée, le sucre grossièrement pulvérisé et le charbon animal. Alors, chauffez et portez promptement à l'ébullition, puis versez-y, en deux ou trois fois et à quelques minutes de distance, l'eau albumineuse mise en réserve ; donnez un dernier bouillon, retirez la bassine du feu, laissez reposer pendant quelque temps, enlevez l'écume, jetez le sirop dans une

---

communiqueraient au sirop une saveur désagréable : on y parvient à l'aide du traitement suivant. Le charbon, placé dans une terrine de grès, est réduit en pâte avec une suffisante quantité d'eau, puis mélangé exactement avec de l'acide hydrochlorique concentré (dans la proportion de 2 onces par livre). On laisse le tout en repos pendant une heure, après quoi on lave le charbon, à quatre ou cinq reprises, avec de l'eau bouillante, et on le fait égoutter et sécher.

chausse de laine, repassez les premières portions qui s'écoulent noircies par du charbon très divisé, et recevez enfin, dans un nouveau récipient, le sirop devenu parfaitement transparent et limpide.

On peut délayer les écumes dans quelques litres d'eau bouillante, et jeter le tout ensuite sur le charbon resté dans la chausse : on dissout ainsi le sucre retenu par ces deux substances, et on fait cuire ensuite le soluté jusqu'à consistance convenable. Ce second produit peut être utilisé dans la préparation de quelques sirops colorés.

Le procédé que nous venons de faire connaître peut s'appliquer également aux sucres bruts et aux cassonades, en ayant soin toutefois d'augmenter la dose des blancs d'œufs, en proportion de l'impureté de la matière sucrée. Mais nous devons dire ici qu'il est bien reconnu qu'il n'y a jamais d'avantage réel à se servir de sucre brut pour la confection des sirops ; car, avec lui, on consomme une plus grande quantité de feu, la préparation est plus longue, et la somme du produit est beaucoup moindre qu'avec le sucre raffiné.

Si le sucre employé était assez beau pour n'avoir pas besoin d'être décoloré, on se dispenserait d'ajouter le charbon.

Le sirop ainsi obtenu peut être avantageusement employé pour la préparation du plus grand nombre des sirops monoïamiques et polyamiques.

Nous avons parlé plus haut de la cuisson en consistance convenable ; par-là nous avons voulu dire que le liquide sucré doit être amené à un certain degré de densité. La densité des sirops simples se mesure à l'aide de l'aréomètre de Baumé ; le sirop de sucre cuit au point convenable marque, lorsqu'il est bouillant, trente degrés à cet instrument, ou 1,261 de pesanteur spécifique, et trente-cinq degrés, ou 1,321 *P. S.*, lorsqu'il est refroidi. On peut arriver aussi exactement à cette appréciation au moyen d'un vase de capacité connue : ainsi, une fiole qui contient 32 grammes d'eau distillée, doit en contenir 42 de sirop. Enfin, le thermomètre fournit un moyen d'obtenir le même résultat ; car, les corps dissous dans un liquide retardant son point d'ébullition, l'expérience a prouvé que le sirop était cuit convenablement, lorsque, bouillant, sa température était de 84 degrés Réaumur, de 105° centigrades, et de 221° Fahrenheit.

Mais, de ces trois moyens, l'aréomètre est presque le seul qui soit usité ; encore est-il juste de dire que, dans les laboratoires, on a plus généralement recours à certains signes, moins sûrs sans doute que les procédés dont nous venons de parler, mais qui cependant, basés sur une grande habitude de préparation, trompent rarement le manipulateur exercé. Ces signes, résultant de la viscosité du sirop qui le fait filer plus ou moins entre les doigts, s'écouler d'une certaine manière en tombant de la cuillère ou de l'écumoire qu'on y a plongée, etc., ont reçu les noms de *lissé* ou *filet*, *perle*, *nappe*, *pellicule*, *soufflé*, *plume*, etc.

Il est de la plus haute importance, dans la préparation de ces médicamens, de saisir le point convenable de cuisson, car de là dépend surtout la possibilité de les conserver sans altération. Trop peu cuits, ils ne tardent pas à fermenter ; trop cuits, une portion de sucre cristallise et laisse le liquide dans un état de non-saturation qui détermine ensuite la fermentation. La cristallisation dont nous venons de parler n'arrive que dans les sirops aqueux ; car, dans les sirops acides, l'altération éprouvée est différente. Au lieu de cristaux qui se forment, c'est une masse concrète, offrant l'aspect grenu du chou-fleur, qui se précipite au fond des bouteilles ; et ce dépôt, que l'on a dit résulter d'une combinaison de l'acide avec le sucre, est regardé par quelques auteurs comme analogue au sucre de raisin.

DEUXIÈME SECTION. — *SIROPS MONOIAMIQUES.*

1. SIROP DE GENTIANE.

Pr.: Racine de gentiane sèche ; 1 once (32 gr.).

Coupez-la en tranches très minces et faites-la infuser dans

Eau bouillante ; 8 onces (250).

Après vingt-quatre heures de contact, passez avec expression, filtrez au papier, puis ajoutez au produit obtenu

Sirop de sucre ; 2 livres (1000).

Mêlez, faites cuire en consistance de sirop et passez au travers d'une étamine.

2. SIROP DE GUIMAUVE.

Pr.: Racine de guimauve sèche, blanche et mondée ; 8 onces (250 gr.).

Coupez-la en très petits morceaux, et faites-la macérer dans

Eau commune ; 3 livres (1500).

Après douze heures de contact, passez sans expression à travers un blanchet, puis ajoutez

Sirop de sucre ; 16 livres (8000).

Faites cuire à 30° bouillant.

Préparez de la même manière les sirops de *cynoglosse* et de *grande consoude*.

SIROP D'IPÉCACUANHA.

Pr. : Poudre d'ipécacuanha ; 2 onces (64 gr.).
Alcool à 22° ; 1 livre (500).

Faites digérer au bain-marie pendant 12 heures,

passez au travers d'un linge avec expression, et traitez le marc par une seconde quantité d'alcool. Alors, réunissez les produits des deux digestions, filtrez-les, et retirez-en l'alcool par distillation. Faites ensuite évaporer le résidu au bain-marie et jusqu'à siccité, puis versez-y

Eau distillée;	8 onces	(250).

Chauffez un instant, laissez refroidir, filtrez et ajoutez ensuite

Sirop de sucre;	4 livres 8 onces	(2250).

Mêlez et faites cuire enfin jusqu'à consistance convenable.

Nota. Ce sirop, qui est privé du principe huileux, et nauséeux de l'ipécacuanha, contient par once les principes actifs de 16 grains de la poudre de cette racine.

---

4. SIROP DE SALSEPAREILLE.

Pr. : Racines de salsepareille mondées et contuses;	6 livres	(3000 gr.).

Mettez-les dans le bain-marie d'un alambic avec 24 litres d'eau, et faites digérer le tout, pendant 6 heures, à la température de l'eau bouillante; passez au travers d'un tamis de crin, et soumettez le marc bien égoutté à deux nouvelles digestions pareilles à la première. Réunissez les liqueurs, laissez-les reposer, décantez-les et faites-les évaporer par portions jusqu'à ce qu'il n'en reste plus que 9 ou 10 litres. Alors, laissez refroidir en repos, décantez, passez à travers un tissu de laine, et ajoutez à la colature

Sucre blanc;	16 livres	(8000).

Faites cuire à 25 degrés de l'aréomètre, ajoutez 8 blancs d'œufs dissous dans 4 litres d'eau, agitez le tout, chauffez jusqu'à l'ébullition, et, après avoir laissé refroidir pendant quelques instants, passez à la chausse,

Remettez ensuite le sirop sur le feu, cuisez-le à 31 degrés bouillant, et passez-le de nouveau au travers d'un blanchet.

Chaque once de ce sirop représente 2 gros de salsepareille, ou environ 36 grains de l'extrait de cette racine.

---

5. * SIROP DE CANELLE.

Pr. : Hydrolat de canelle ;	1 livre	(500 gr.).
Sucre blanc ;	2 livres	(1000).

Mêlez, et faites dissoudre au bain-marie, dans un vase clos.

Préparez de la même manière le sirop de *fleurs d'oranger*, avec l'hydrolat de ces fleurs.

---

6. * SIROP DE QUINQUINA.

Pr. : Écorce de quinquina gris concassée ;	4 onces	(125 gr.).
Eau commune ;	2 livres 8 onces	(1250).

Faites bouillir pendant un quart d'heure, dans un vase couvert, et passez. Évaporez la colature trouble, à une douce chaleur, et, après sa réduction à moitié de son volume à peu près, ajoutez

Sucre blanc ;	1 livre	(500).

Faites cuire en consistance sirupeuse et passez au travers d'une étamine.

Préparez de la même manière les sirops de *cascarille* et de *ratanhia*.

---

7. * SIROP DE QUINQUINA AU VIN.

Pr. : Écorce de quinquina gris concassée ;	2 onces	(64 gr.).

Triturez-la dans un mortier, avec

Alcool à 22° ;	1 once	(32).

Introduisez dans une bouteille la masse qui en résulte, et versez par dessus

Vin de Lunel ; 1 livre (500).

Laissez macérer pendant deux jours, en agitant de temps en temps ; passez ensuite et dissolvez dans la colature

Extrait de quinquina ; 6 gros (24).

Ajoutez enfin,

Sucre blanc ; 1 livre 8 onces (750).

Faites dissoudre, à la chaleur du bain-marie et en vase clos ; passez.

M. Guibourt, propose, pour remplacer cette préparation, la formule suivante dont l'exécution est moins compliquée.

Pr. : Extrait sec de quinquina ; 1 once (32 gr.).
Vin de Lunel ; 1 livre (500).

Dissolvez, filtrez et ajoutez

Sucre blanc ; 1 livre 8 onces (750).

Faites fondre à la chaleur du bain-marie, en vase clos.

---

8. * SIROP DE CAPILLAIRE.

Pr. : Feuilles de capillaire du Canada ; 4 onces (125 gr.).
Eau bouillante ; 6 livres (3000).

Faites infuser pendant 2 heures, en vase clos ; passez et ajoutez à la colature

Sucre blanc ; 4 livres (2000).

Faites cuire en consistance sirupeuse et versez le liquide bouillant sur

Feuilles de capillaire mondées ; 2 onces (64).

Laissez infuser pendant 2 heures, en vase clos, et passez.

On peut, pour rendre ce sirop plus agréable, l'aromatiser avec suffisante quantité d'hydrolat de fleurs d'oranger.

9. * SIROP DE CHOU ROUGE.

Pr. : Chou rouge coupé menu ;	2 livres	(1000 gr.).
Eau commune ;	1 livre	(500).

Faites cuire, dans un vase fermé et à feu modéré, jusqu'à ramollissement du chou ; passez, et ajoutez à la colature le double de son poids de sucre blanc. Chauffez, enlevez l'écume qui se forme, et cuisez à consistance de sirop.

---

10. * SIROP DE LIERRE TERRESTRE.

Pr. : Feuilles de lierre terrestre fraîches et mondées ;	8 onces	(250 gr.).
Eau bouillante ;	3 livres	(1500).

Faites infuser pendant 12 heures, filtrez, ajoutez à la liqueur obtenue le double de son poids de sucre blanc, et faites dissoudre en vase clos, à la chaleur du bain-marie.

Préparez de la même manière les sirops de *vélar*, de *millefeuille*, etc.

---

11. SIROP D'ABSINTHE.

Pr. : Sommités sèches de grande absinthe ;	6 onces	(192 gr.).
Eau bouillante ;	3 livres	(1500).

Faites infuser pendant six heures, filtrez, ajoutez à la liqueur obtenue le double de son poids de sucre blanc, et faites dissoudre en vase clos, à la chaleur du bain-marie.

Préparez de la même manière le sirop d'*armoise*.

---

12. SIROP DE MENTHE POIVRÉE.

Pr. : Sommités de menthe poivrée sèches et mondées ;	1 once	(32 gr.).

Hydrolat de menthe poivrée ; 2 livres (1000).

Faites digérer pendant deux heures, à la chaleur du bain-marie et dans un vase fermé ; passez avec expression, filtrez, ajoutez à la liqueur le double de son poids de sucre blanc, et faites dissoudre au bain-marie et en vase clos : enfin, après le refroidissement du sirop, passez-le au travers d'une étamine.

Préparez de la même manière les sirops d'*ache*, de *dictamne*, d'*hysope*, de *marrube*, des différentes autres espèces de *menthe*, de *myrte*, de *scordium*, de *stœchas*, etc.

---

13. * SIROP DE FLEURS DE PÊCHER.

Pr. :	Fleurs de pêcher fraîches ;	4 livres (2000 gr.).
	Eau bouillante ;	12 livres (8500).

Faites infuser pendant douze heures, dans un vase clos, placé sur des cendres chaudes ; passez avec légère expression, laissez reposer la liqueur, décantez-la et ajoutez-y

Sucre blanc ; 17 livres (85000).

Faites cuire en consistance sirupeuse.

---

14. * SIROP DE VIOLETTES.

Pr. :	Pétales de violettes frais ;	4 livres (2000 gr.).
	Eau bouillante ;	8 livres (4000).

Faites infuser pendant douze heures, dans un vase d'étain d'une grande capacité, profond et muni d'un couvercle ; passez avec légère expression, et, après quelques heures de repos, décantez la colature ; ajoutez-y, dans le même vase d'étain, le double en poids de sucre blanc de la plus belle qualité, et faites dissoudre à la chaleur du bain-marie.

Préparez de la même manière les sirops de *fleurs de*

chèvre-feuille, de *coquelicot*, de *nénuphar blanc*, d'*œillet*, de *roses de provins*, de *tussilage*, etc.

---

15. * SIROP DE SAFRAN.

Pr.: Safran choisi;	1 once	(32 gr.).
Vin de Malaga;	1 livre	(500).

Faites macérer pendant deux jours, passez avec légère expression, filtrez et ajoutez à la liqueur

Sucre blanc;	1 livre 10 onces	(820).

Faites dissoudre à la chaleur du bain-marie, et passez.

---

16. * SIROP D'ÉCORCE DE CITRON.

Pr.: Zeste de citron frais;	5 onces	(160 gr.).
Eau bouillante;	2 livres	(1000).

Faites infuser en vase clos, pendant douze heures, passez sans expression, filtrez et ajoutez à la liqueur obtenue le double de son poids de sucre, et faites dissoudre à la chaleur du bain-marie; aromatisez le sirop refroidi avec

Saccharure d'huile volatile de citron; Q. S.

Préparez de la même manière le sirop d'*écorce d'orange*.

---

17. * SIROP DE MURES.

Pr.: Mûres noires avant leur maturité parfaite;
Sucre blanc, concassé; de chaque, *parties égales en poids*.

Mettez le tout dans une bassine d'argent que vous placerez sur un feu doux, mêlez en agitant légèrement avec une écumoire, et faites bouillir jusqu'à ce que le sirop bouillant marque trente degrés à l'aréomètre; passez alors à travers un tamis de soie serré.

Préparez de la même manière les sirops de *fraises* et de *framboises.*

---

18. * SIROP DE PAVOT BLANC.

(Sirop Diacode.)

Pr. : Capsules de pavot blanc mûres, sèches et mondées de leurs graines ; 1 livre (500 gr.).

Lavez-les à l'eau froide, coupez-les en très petits morceaux, et faites-les digérer pendant douze heures dans

Eau commune chauffée à 75° centigrades ; 8 livres (4000).

Faites ensuite réduire de moitié à la chaleur du bain-marie, passez à travers un linge avec forte expression, filtrez la liqueur au papier, et ajoutez-y

Sucre très blanc ; 4 livres (2000).

Faites cuire en consistance de sirop.

---

19. * SIROP DE GOMME.

Pr. : Gomme arabique blanche mondée et concassée ;
Eau commune ; . . . . . . de chaque, 1 livre (500 gr.).

Faites dissoudre (le *codex* dit à l'aide de la chaleur, mais il est préférable d'opérer la solution à froid), passez sans expression à travers un blanchet, et ajoutez à la colature

Sirop de sucre ; 4 livres (2000)

Faites bouillir pendant deux ou trois minutes, enlevez avec soin l'écume qui s'est formée ; laissez refroidir le sirop et passez-le à la chausse.

---

20. * SIROP DE BAUME DE TOLU.

Pr. . Baume de tolu pur concassé ; 8 onces (250 gr.).
Eau commune ; 2 livres (1000).

Faites digérer pendant 12 heures, au bain-marie et en vase clos, en agitant de temps en temps; décantez la liqueur, filtrez-la, ajoutez-y le double de son poids de sucre blanc, et faites dissoudre à froid dans un matras.

Préparez de la même manière le sirop de *benjoin.*

---

21. * SIROP DE COCHLÉARIA.

Pr.: Suc de cochléaria passé à travers un linge fin; 1 livre (500 gr.).
Sucre blanc; 2 livres (1000).

Introduisez le tout dans un matras que vous boucherez légèrement, et faites dissoudre à la chaleur du bain-marie, en agitant de temps en temps; laissez refroidir et passez à travers un blanchet.

Préparez de la même manière les sirops de *cerfeuil*, de *cresson*, de *pointes d'asperges* et d'*écorce de tiges de laitue.*

---

22. * SIROP DE FUMETERRE.

Pr.: Suc de de fumeterre clarifié par l'ébullition et passé;
Sucre blanc; . . . . de chaque, 3 livres (1500 gr.).

Faites cuire à une douce chaleur, jusqu'à consistance de sirop.

Préparez de la même manière les sirops de *roses pâles* et de *nerprun*, ceux de *bourrache*, de *ményanthe*, et en général de tous les sucs de plantes non aromatiques ou peu odorantes.

---

23. * SIROP DE SUC DE CITRON.

Pr.: Suc de citron frais, clarifié et filtré; 2 livres (1000 gr.).
Sucre blanc; 3 livres 8 onces (1750).

Faites dissoudre à un feu doux, dans un vase de fayence ou de verre, et aromatisez avec

Saccharure d'huile volatile de citron ; Q. S.

Préparez de la même manière, à l'exception toutefois de l'addition du saccharure, les sirops de *limon*, d'*oranges douces et amères*, de *groseilles*, d'*épine-vinette*, de *grenades*, de *verjus*, de *coings*, de *vinaigre simple* et de *vinaigre framboisé*.

---

24. SIROP D'OPIUM.

Pr. : Extrait aqueux d'opium ; 48 grains (2,6 gr.).

Divisez-le par petits fragmens et introduisez-le dans une fiole avec

Eau distillée ; 2 onces (64).

Agitez de temps en temps jusqu'à solution complète, filtrez et versez la liqueur obtenue dans

Sirop de sucre ; 3 livres (1500).

Mêlez exactement, chauffez jusqu'à l'ébullition et passez.

Ce sirop diffère du sirop d'opium du *Codex* parce qu'il ne contient qu'un grain d'extrait par once, tandis que le le dernier en contient deux. En lui ajoutant 2 grains d'esprit de succin par once, on obtient le *sirop de karabé*.

Préparez de la même manière, mais avec les extraits hydralcooliques, les sirops de *belladone*, de *chanvre indien*, de *jusquiame*, etc.

---

25. SIROP DE SULFURE DE POTASSE.

Pr. : Sulfure de potasse liquide, saturé de soufre et marquant 30° ; 16 grains (0,8 gr.).
Sirop de sucre ; 1 once (32).

Mêlez, et renfermez dans de petits flacons couverts de de papier noir et que vous remplirez avec soin.

Le sulfure liquide indiqué contenant la moitié de son poids d'un sulfure formé de parties égales de soufre et de potasse à l'alcool, le sirop contient exactement un grain de sulfure de potasse solide par chaque gros.

---

26. * SIROP D'ACIDE TARTRIQUE.

Pr. : Acide tartarique cristallisé ; 5 gros (20 gr.).

Faites dissoudre, à la chaleur du bain-marie, dans

Eau distillée ; 2 onces (64).

Mêlez ensuite le soluté avec

Sirop simple incolore ; 2 livres (1000).

Faites bouillir pendant quelques minutes, passez à la chausse, et, après le refroidissement, aromatisez avec

Saccharure d'huile volatile de citron ; Q. S.

Préparez de la même manière le sirop d'*acide citrique*.

---

27. * SIROP D'ÉTHER HYDRATIQUE.

(Sirop d'éther sulfurique.)

Pr. : Sirop de sucre incolore ; 1 livre (500 gr.).
Ether hydratique ; 4 gros (16).

Mêlez dans un flacon de verre muni d'un robinet à sa partie inférieure, agitez de temps en temps pendant cinq ou six jours, puis laissez reposer, et, lorsque le sirop sera devenu clair et transparent (ce qui se fait de bas en haut), soutirez-le par le robinet et introduisez-le dans des flacons de 2 à 4 onces, bouchés à l'émeril, et que vous remplirez entièrement.

Chaque once de ce sirop contient environ 18 grains d'éther.

Préparez de la même manière les sirops d'*éther hydrochlorique* et d'*éther acétique*.

28. SIROP D'ÉMÉTINE.

Pr. : Sirop de sucre ;	1 livre (500 gr.).
Émétine colorée ;	16 grains (0,8).

Dissolvez.

Ce sirop contient un grain d'émétine par once.

29. SIROP DE SULFATE DE QUININE.

(Sirop de quinine, de M. Magendie.)

Pr. : Sulfate de quinine :	64 grains (3,5 gr.).
Eau distillée ;	4 gros (16).
Alcoolé sulfurique ;	32 gouttes.

Dissolvez dans un mortier de verre, puis ajoutez

Sirop de sucre incolore ;	1 livre (500).

Mêlez, et filtrez au papier,

Chaque once de ce sirop contient 4 grains de sulfate de quinine.

30. SIROP D'ACÉTATE DE MORPHINE.

(Sirop de morphine, de M. Magendie.)

Pr. : Sirop de sucre incolore ;	1 livre (500 gr.)
Acétate de morphine ;	4 grains (0,2).

Dissolvez.

Ce sirop contient un quart de grain d'acétate de morphine par once.

31. SIROP CYANIQUE.

Pr. : Sirop de sucre incolore ; 1 livre (500 gr.).
Acide hydrocyanique médicinal ; 1 gros (4).

Mêlez.

Ce sirop, qui contient 4 1/2 grains d'acide médicinal, ou environ 1/2 grain d'acide anhydre par once, ne doit pas être confondu avec le sirop d'acide hydrocyanique du *Codex*. En effet, chaque once de ce dernier contient 1 1/2 grain d'acide pur, et, quoique à cette dose, le médicament ne doive pas nécessairement être pris par gouttes, sous peine de déterminer l'empoisonnement, comme quelques personnes l'ont avancé, néanmoins la proportion d'acide est beaucoup trop forte pour que le praticien puisse l'introduire commodément dans ses prescriptions.

TROISIÈME SECTION.—*SIROPS POLYAMIQUES.*

Ces sirops sont partagés en deux groupes, suivant qu'ils sont préparés avec ou sans distillation.

a. Sirops polyamiques préparés sans distillation.

1. SIROP DES CINQ RACINES.

(Sirop des cinq racines apéritives, Sirop d'ache et d'asperge composé.)

Pr. : Racines sèches d'asperge ;
— — de petit houx ;
— — d'ache ;
— — de fenouil ;
— — de persil ; . . de chaque, 1 livre (500 gr.).

Coupez-les en très petits fragmens, et faites-les infuser en vase clos dans

Eau bouillante ; 20 livres (10000).

Après 24 heures de contact, passez et soumettez le marc à la presse, filtrez la colature et ajoutez-y

Sirop de sucre ; 30 livres (15000).

Mêlez et concentrez jusqu'à ce que le mélange marque 30 degrés bouillant.

Nota. Il est convenable de faire cuire le sirop de sucre à 38 degrés de l'aréomètre, avant de l'ajouter à l'infusé.

---

2. * SIROP DE SALSEPAREILLE COMPOSÉ.

(Sirop de salsepareille et de séné composé, Sirop de Cuisinier.)

Pr. : Racine de salsepareille coupée ; 2 livres (1000 gr.).
Eau tiède ; 12 livres (6000).

Faites infuser pendant 24 heures, puis bouillir pendant 15 minutes, passez avec expression, et remettez le résidu dans

Eau commune ; 10 livres (5000).

Faites bouillir jusqu'à réduction de 4 dixièmes, et répétez le même traitement deux ou trois fois. Réunissez toutes les liqueurs, et faites-les bouillir légèrement avec

Feuilles de séné mondées ;
Fleurs de bourrache ;
— de roses pâles ;
Semences d'anis ; . . . . . de chaque, 2 onces (64).

Lorsque la masse sera réduite à moitié, passez et ajoutez à la colature

Miel blanc ;
Sucre blanc ; . . . . de chaque, 2 livres (1000).

Faites cuire jusqu'à 32 degrés bouillant.

Ce sirop représente 1/3 de son poids de salsepareille, et 1/48e de séné.

Nota. Les médecins prescrivent quelquefois d'y ajouter du deuto-chlorure de mercure : cette addition ne doit jamais être faite à l'avance, ainsi que cela se pratique dans certaines officines, parce que le sel mercuriel dissous dans ce sirop ne tarde pas à s'y décomposer.

---

3. * SIROP DE JALAP COMPOSÉ.

(Sirop de jalap, du *Codex.*)

Pr.: Jalap en poudre très fine;	1 once 2 gros	(40 gr.).
Semences de coriandre;		
— de fenouil; de chaque, 36 grains		(2).
Eau commune;	12 onces 4 gros	(400).

Concassez les semences et mettez-les avec la poudre et l'eau dans une bouteille de capacité telle qu'elle se trouve remplie jusqu'au col, placez le vase dans un bain-marie, faites bouillir pendant vingt minutes, puis laissez refroidir lentement. Retirez alors la bouteille, et, après, 24 heures, passez avec expression, filtrez la liqueur, et ajoutez-y

Sucre blanc;	1 livre 9 onces	(800).

Faites dissoudre à la chaleur du bain-marie.

Chaque once de ce sirop représentera environ 20 grains de jalap.

Préparez de la même manière le sirop de *rhubarbe*.

---

4. * SIROP DE RHUBARBE COMPOSÉ.

(Sirop de chicorée composé, Sirop de rhubarbe et de chicorée composé.)

Pr.: Racines sèches de chicorée sauvage;	6 onces	(192 gr.).
Feuilles sèches de chicorée sauvage;	9 onces	(288).
— — de fumeterre;		
— — de scolopendre; de chaque, 3 onces		(96).
Bois d'alkékenge;	2 onces	(64).
Eau commune;	14 livres	(7000).

Faites bouillir jusqu'à réduction d'un septième, passez et ajoutez à la colature

Sucre blanc;	5 livres	(2500).

Clarifiez et faites cuire à une douce chaleur, jusqu'à consistance de sirop épais. D'autre part,

Pr. : Rhubarbe choisie et concassée ; 6 onces (192 gr.).
Santal citrin ;
Cannelle de Ceylan ; . . . . de chaque, 4 gros (16).
Eau bouillante ; 8 livres (4000).

Faites infuser en vase clos, pendant 24 heures, passez avec légère expression, ajoutez la colature au sirop ci-dessus, mêlez intimement, faites cuire à consistance convenable, et jetez bouillant sur un nouet renfermant

Cannelle de Ceylan concassée ;
Santal citrin concassé ; . . . de chaque, 4 gros (16).

Après 6 heures de contact, retirez le nouet.

Chaque once de ce sirop contient les principes solubles de 24 grains de rhubarbe environ.

---

5. SIROP DE SÉNÉ COMPOSÉ.

(Sirop de pommes composé, Sirop de pommes et de séné composé.)

Pr. : Feuilles de séné mondées ; 8 onces (250 gr.).
Semences de fenouil concassées 1 once (32).
Clous de girofles concassés ; 1 gros (4).
Eau bouillante ; 4 livres (2000)

Faites infuser en vase clos, et, après 24 heures de contact, passez avec expression et filtrez. D'autre part,

Pr. : Suc de pommes de reinette non clarifié ; 4 livres (2000).
— de bourrache non clarifié ;
— de buglosse non clarifié ; de chaque, 3 livres (1500).

Mêlez, coagulez l'albumine à la chaleur du bain-marie, filtrez et ajoutez au produit obtenu

Sirop de sucre ; 6 livres (3000).

Faites cuire, en ajoutant vers la fin l'infusé de séné. Lorsque le sirop marque 31 degrés bouillant, versez-le sur un nouet renfermant

Semences de fenouil ;
Clous de girofles ; . . . . . de chaque, 1 gros 36 grains (6).

Chaque once de ce sirop représente deux scrupules de séné.

---

6. * SIROP D'AMANDES.

(Sirop d'orgeat.)

Pr. : Amandes douces mondées ;	1 livre	(500 gr.).
Amandes amères mondées ;	8 onces	(250).
Sucre très blanc ;	1 livre 12 onces	(875).

Pilez le tout dans un mortier de marbre, en ajoutant peu à peu

Eau commune ;	4 onces	(125).

Lorsque la masse forme une pâte de consistance molle et parfaitement homogène, faites-en une émulsion en la délayant dans

Eau commune ;	3 livres 12 onces	(1875).

Passez avec expression et ajoutez à la colature

Sucre blanc ;	5 livres	(2500).

Faites fondre à la chaleur du bain-marie bouillant, dans un vase d'argent ou de faïence, et en agitant toujours ; passez à travers une toile serrée, et, avant le refroidissement complet du sirop, ajoutez

Hydrolat de fleurs d'oranger ;	3 onces	(96).

Nota. Le *codex* permet d'employer comme aromate, au lieu de l'hydrolat de fleurs d'oranger, l'alcoolé d'écorce de citron à la dose de quatre gros.

---

7. * SIROP DE MOU DE VEAU COMPOSÉ.

(Sirop de mou de veau.)

Pr. : Poumon de veau frais ;	2 livres	(1000 gr.).
Racines de grande consoude ;		
— de réglisse ; . . . . de chaque,	1 once	(32).
Feuilles de pulmonaire officinale ;		

Raisins secs;
Jujubes; . . . . de chaque, 5 onces 4 gros (176).
Dattes; 5 onces (160).
Eau de rivière; 2 livres 8 onces (1250).

Coupez le poumon en très petits morceaux que vous laverez à l'eau froide pour enlever le sang et les mucosités; incisez les racines et les feuilles, déchirez les jujubes et les dattes, et mettez le tout, avec les raisins et l'eau, dans un vase d'étain fermé que vous soumettrez pendant une heure à la chaleur d'un bain-marie bouillant. Passez ensuite à travers un linge avec expression, et ajoutez

Sucre candi; 4 livres (2000).

Faites alors un sirop que vous clarifierez au blanc d'œuf, et faites cuire à 31 degrés bouillant.

---

8. * SIROP DE MERCURE ET DE GOMME.

(Mercure gommeux de Plenck.)

Pr. : Mercure bien pur; 1 gros (4 gr.).
Gomme arabique pulvérisée; 3 gros (12).
Sirop diacode; 4 gros (16).

Triturez le tout, dans un mortier de marbre, jusqu'à ce que le mercure soit complètement éteint.

Nota. Ce médicament, qui figurerait aussi bien parmi les électuaires que parmi les sirops, ne doit jamais être préparé à l'avance, mais seulement au moment où il est prescrit.

---

b. Sirops polyamiques préparés par distillation.

9. * SIROP D'ARMOISE COMPOSÉ.

(Sirop aromatique composé, Sirop d'armoise et de sabine composé.)

Pr. : Racines d'aunée;
— de livêche;

Racines de fenouil; . . . . . de chaque, 4 gros (16 gr.).
Sommités fleuries d'armoise;
— — de pouliot;
— — de cataire;
Feuilles de sabine; . . . . . . de chaque, 6 onces (192).
— de marjolaine;
— d'hysope;
— de matricaire;
— de rue;
— de basilic; . de chaque, 3 onces 4 gros (112).
Semences d'anis;
Cannelle de Ceylan; . de chaque, 1 once 1 gros (36).

Pilez le tout, et faites macérer dans

Hydromel; 18 livres (9000).

Après trois jours de contact, distillez au bain-marie pour retirer

Liqueur aromatique; 8 onces (250).

Ajoutez à ce produit

Sucre blanc; 1 livre (500).

Faites dissoudre en vase clos. D'autre part, passez avec légère expression le liquide resté dans l'alambic, et ajoutez-y

Sucre blanc; 4 livres (2000).

Faites un sirop que vous clarifierez au blanc d'œuf, et que vous mêlerez, lorsqu'il sera presque refroidi, au sirop aromatique ci-dessus.

---

10. * SIROP D'ÉRYSMUM COMPOSÉ.

(Sirop de vélar composé.)

Pr. : Orge mondé;
Raisins secs mondés;
Racines de réglisse grattées et contuses;
. . . . de chaque, 2 onces (64 gr.).
Feuilles de bourrache;
— de chicorée sauvage; de chaque, 3 onces (96).
Eau commune; 12 livres (6000)

Faites bouillir jusqu'à réduction d'un quart, passez promptement avec légère expression, et versez dans un bain-marie d'étain où vous aurez placé

Érysium récent et contus ;	3 livres	(1500).
Racines d'aunée concassées ;	4 onces	(125).
Capillaire du Canada incisé ;	1 once	(32).
Sommités sèches de romarin ;		
— — de stœchas ; de chaque	4 gros	(16).
Semences d'anis ;	6 gros	(24).

Laissez infuser pendant 24 heures, puis distillez au bain-marie pour retirer

Liqueur aromatique ;	8 onces	(250).

Ajoutez à ce produit

Sucre blanc ;	1 livre	(500).

Faites dissoudre en vase clos. D'autre part, passez avec légère expression le liquide resté dans l'alambic, et ajoutez à la colature

Sucre blanc ;	3 livres	(1500).
Miel choisi ;	1 livre	(500).

Faites un sirop que vous clarifierez au blanc d'œuf, et que vous mêlerez, lorsqu'il sera presque refroidi, au sirop aromatique ci-dessus

---

11. * SIROP DE RAIFORT COMPOSÉ.

(Sirop antiscorbutique.)

Pr. : Racines de raifort sauvage ;		
Feuilles fraîches de cochléaria ;		
— — de cresson de fontaine ;		
— — de ményanthe trifolié ;		
Oranges amères ; . . . . . . de chaque,	1 livre	(500 gr.).
Cannelle de Ceylan ;	1 once 4 gros	(48).

Coupez les racines et les oranges par tranches minces, incisez les feuilles, concassez la cannelle et mettez le tout dans un bain-marie d'étain avec

Vin blanc généreux ;	4 livres	(2000)

Recouvrez aussitôt avec le chapiteau, lutez, et, après deux jours de macération, distillez pour retirer

Liqueur aromatique ; 1 livre (500).

Ajoutez à ce produit

Sucre blanc ; 2 livres (1000).

Faites dissoudre en vase clos. D'autre part, passez, sans expression, le liquide resté dans l'alambic, laissez déposer, décantez et ajoutez

Sucre blanc ; 2 livres (1000).

Faites un sirop que vous clarifierez au blanc d'œuf, et que vous mêlerez, lorsqu'il sera presque refroidi, au sirop aromatique ci-dessus.

---

12. * SIROP DE SOETCHAS COMPOSÉ.

Pr.: Épis secs de stœchas ; 3 onces (96 gr.).
Sommités fleuries et sèches de thym ; 4 onces 4 gros (144).
— — de sauge ;
— — de romarin ; de chaque, 6 gros (24).
Semences de rue ;
— de fenouil ; . . de chaque, 4 gros 36 grains (18).
Racines d'acore aromatique ;
— de gingembre ;
Cannelle de Ceylan ; . . . . . de chaque, 2 gros (8).

Concassez toutes ces substances et faites-les macérer, en vase clos, dans

Eau commune ; 8 livres (4000).

Après deux jours de contact, distillez au bain-marie pour retirer

Liqueur aromatique ; 8 onces (250).

Ajoutez à ce produit

Sucre blanc ; 1 livre (500).

Faites dissoudre en vase clos. D'autre part, passez, avec expression, le liquide resté dans l'alambic et ajoutez à la colature

Sucre blanc ; 4 livres (2000).

Faites un sirop que vous clarifierez au blanc d'œuf, et que vous mêlerez, lorsqu'il sera presque refroidi, au sirop aromatique ci-dessus.

2° *MÉLITOLÉS.*

(*Miels médicinaux, Mellites.*)

Les mélitolés sont des médicamens officinaux, liquides, visqueux, résultant de la solution d'une forte proportion de miel dans un liquide aqueux ou acéteux, le plus ordinairement chargé des principes actifs d'une ou plusieurs substances médicamenteuses.

Lorsque le miel est dissous dans un liquide aqueux, le médicament retient le nom de *mélitolé proprement dit*; il prend celui d'*oxéo-mélitolé* (*oximel* ou *oximellite*) lorsque le liquide est acéteux.

Le miel doit être choisi aussi peu odorant et coloré que possible; c'est à celui du Gâtinais que l'on donne généralement la préférence.

Du reste, les mélitolés diffèrent peu des sirops ordinaires sous le rapport de la préparation; ils doivent avoir la même consistance, et, comme eux, on les divise en *simples*, *monoïamiques et polyamiques.*

a. Mélitolés proprement dits.

a. Mélitolé simple.

MELLITE SIMPLE.

(Sirop de miel.)

Pr. : Miel du Gâtinais très beau ;	3 livres (1500 gr.).
Eau commune ;	1 livre (500).

Faites dissoudre à chaud et, après quelques bouillons, enlevez l'écume et passez à travers un blanchet.

Si le miel n'est pas assez blanc pour donner, par solution et despumation seulement, un produit convenable, il est nécessaire de recourir au procédé suivant :

Pr. : Miel blanc ; 6 livres (3000 gr.).
Eau commune ; 1 livre 8 onces (750).
Carbonate de chaux lavé et pulvérisé ; 3 onces (96).

Mettez le tout dans une bassine d'argent, et faites bouillir pendant deux ou trois minutes ; ajoutez alors

Charbon animal pulvérisé, lavé et séché ; 6 onces (192).
Eau *battue avec 2 blancs d'œufs* ; 1 livre (500).

Faites cuire alors en consistance sirupeuse, retirez la bassine du feu, et, après un quart-d'heure de repos, passez à la chausse, en ayant soin de repasser les premières portions qui entrainent toujours quelques particules très tenues de charbon.

---

b. Mélitolés monoïamiques.

1. MELLITE DE MERCURIALE SIMPLE.

(Miel de mercuriale simple, Mellite de mercuriale.)

Pr. : Suc de mercuriale non dépuré ;
Miel blanc ; . . . . . . de chaque, *parties égales en poids*.

Mêlez, faites bouillir, écumez, cuisez jusqu'à 31 degrés bouillant, et passez à la chausse.

---

2. MELLITE DE ROSES.

(Miel rosat.)

Pr. : Pétales secs de roses rouges : 1 livre (500 gr.).
Eau bouillante ; 4 livres (2000).

Faites infuser pendant 24 heures, passez avec forte expression, et ajoutez à la colature

Miel du Gâtinais très beau ; 6 livres (3000).

Faites cuire jusqu'à 31 degrés bouillant, en enlevant l'écume deux ou trois fois pendant la durée de la cuisson.

3. MELLITE DE SCILLE.

(Miel scillitique.)

Pr.: Squames de scille sèches ;	2 onces (64 gr.).

Pilez-les dans un mortier de marbre, et faites les infuser dans

Eau bouillante ;	2 livres (1000).

Après 24 heures de contact, passez avec expression et ajoutez

Miel blanc ;	1 livre 8 onces (750).

Faites cuire à 31 degrés bouillant.

Préparez de la même manière le *mellite de colchique* (*miel colchique*).

---

c. Mélitolés polyamiques.

1. * MELLITE DE MERCURIALE COMPOSÉ.

(Sirop de longue vie.)

Pr.: Racines d'iris faux-acore récentes ;	2 onces (64 gr.).
— de gentiane sèches ;	1 once (32).
Vin blanc ;	12 onces (384).

Faites macérer pendant 24 heures, passez avec expression et ajoutez à la colature

Suc clarifié de mercuriale ;	2 livres (1000).
— — de bourrache ;	
— — de buglosse ; . . de chaque,	8 onces (250).
Miel blanc ;	3 livres (1500).

Faites cuire jusqu'à 31 dégrés bouillant, et passez à la chausse.

Nota. Le *codex* fait observer que l'on peut ajouter à ce médicament un infusé de

Feuilles de séné mondées ;	1 once 4 gros (48).

Dans le cas où cette addition serait faite, le mélitolé représenterait environ 1/36e de son poids de séné. Mais c'est sans contredit accorder une latitude beaucoup trop grande au pharmacien; les médicamens doivent être identiques dans toutes les officines, et par conséquent, rien dans leur composition ne doit être abandonné à l'arbitraire du préparateur.

---

2. * MELLITE DE SCILLE COMPOSÉ.

(Miel scillitique composé.)

Pr. : Squames de scille sèches et contuses ;
Racines de polygala de Virginie concassées ; . . . . de chaque, 4 onces (125 gr.).
Eau commune ; 8 livres (4000).

Chauffez à feu doux, jusqu'à réduction d'un quart; passez et ajoutez à la colature

Miel despumé ; 2 livres (1000).

Faites bouillir jusqu'à réduction d'un quart, passez à la chausse, laissez réfroidir et ajoutez ensuite par chaque livre du produit

Tartrate de potasse et d'antimoine ; 4 grains (0,2).

Dissolvez S. A.

---

b. Oxéo-mélitolés.

a. Oxéo-mélitolé simple.

OXIMELLITE SIMPLE.

(Oxymel simple.)

Pr. : Miel du Gâtinais très beau ; 2 livres (1000 gr.).
Vinaigre de vin blanc ; 1 livre (500).

Faites cuire, à feu doux et dans une bassine d'argent, jusqu'à 31 degrés bouillant, enlevez l'écume et passez à la chausse.

On peut aussi préparer ce médicament par simple solution, en suivant la formule ci-dessous :

Pr. : Miel du Gâtinais très beau ; 4 livres (2000 gr.).
Vinaigre blanc à 10° ; 1 livre 1 once (532).

Faites dissoudre au bain-marie, à l'aide d'une très douce chaleur, versez ensuite sur un filtre placé dans un entonnoir à double fond rempli d'eau, chauffée à 50° centigr. L'eau de l'entonnoir se refroidissant avant que la filtration ne soit terminée, il est nécessaire de la renouveller de temps en temps.

---

b. Oxéo-mélitolés monoïamiques.

1. OXIMELLITE DE SCILLE.

(Oxymel scillitique.)

Pr. :	Miel du Gâtinais très beau ;	2 livres (1000).
	Vinaigre scillitique filtré ;	1 livre (500).

Faites cuire comme il a été dit pour l'oxéo-mélitolé simple.

Préparez de la même manière *l'oxymel colchique* ou *oximellite de colchique.*

---

2. * OXIMELLITE DE CUIVRE.

(Onguent Égyptiac, Mellite d'acétate de cuivre, Oximellite cuivreux.)

Pr. :	Miel blanc ;	14 onces	(448 gr.).
	Vinaigre de bonne qualité	7 onces	(224).
	Sousacétate de deutoxide de cuivre pulvérisé ;	5 onces	(160).

Mettez ces trois substances dans une bassine de cuivre non étamée, et faites bouillir, à feu doux et en agitant continuellement, jusqu'à ce que le mélange ait acquis la consistance du miel, qu'il cesse de se tuméfier et que sa couleur soit passée du vert au rouge pourpre. Alors, retirez du feu et coulez dans un pot.

c. Oxéo-mélitolés polyamiques.

Nous n'avons qu'une seule préparation à mentionner sous ce titre; c'est la suivante :

OXIMELLITE D'AMMONIACUM COMPOSÉ.

(Oxymel pectoral.)

Pr. : Racines d'aunée concassées ;	1 once	(32 gr.).
— d'iris de Florence concassées ;	4 gros	(16).
Eau de fontaine ;	2 livres 4 onces	(1125).

Faites bouillir jusqu'à réduction d'un tiers, passez et filtrez. D'autre part,

Pr. : Ammoniacum choisi ;	1 once	(32)
Vinaigre blanc ;	8 onces	(250).

Dissolvez, filtrez le soluté, et mélangez-le avec le décocté ci-dessus. Ajoutez alors

Miel blanc ;	1 livre	(500).

Faites cuire jusquà 31 degrés bouillant.

L. HYDROLIE.

MÉDICAMENTS COMPOSÉS AYANT L'EAU POUR EXCIPIENT.

L'eau chargée de principes médicamenteux constitue les composés que renferme cette classe : on leur donne le nom générique d'*hydroliques*. Ces médicaments sont préparés, les uns par solution ou mixtion, les autres par distillation ; les premiers ont reçu la dénomination d'*hydrolés*, et les seconds celle d'*hydrolats*.

I. *HYDROLÉS.*

Les hydrolés sont des médicamens liquides résultant de la solution ou de la suspension dans l'eau de substances très variées : ils sont fort nombreux, et, pour faciliter leur étude, nous les diviserons en trois sections, suivant que leur base, unique ou multiple, appartiendra à la phytobasie, à la zoobasie ou à la chimicobasie.

PREMIÈRE SECTION.—*HYDROLÉS PHYTOBASIQUES.*

On range communément parmi eux, et sous des titres particuliers qui semblent constituer de véritables formes médicamenteuses, des préparations, le plus souvent hydroliques, obtenues par mixtion, par solution directe, par macération, par digestion, par infusion, ou par décoction; et que, suivant le mode mis en usage pour leur application, on appelle *collyres*, *gargarismes*, *lotions*, *fomentations*, *bains*, *injections*, *etc.* Mais, ainsi que nous l'avons dit à la page 141, ces médicamens ne présentent rien de particulier sous le rapport de la confection; la manière de les administrer offre seule un intérêt pharmacologique réel, aussi n'en traiterons-nous que dans la troisième partie de notre ouvrage.

Quand aux hydrolés phytobasiques vrais, comme ils comprennent un très grand nombre de préparations, nous établirons parmi eux des sous-divisions qui rendront plus tranchées les différences qui les distinguent. Un seul d'entre eux est officinal, c'est l'*eau camphrée;* tous les autres sont magistraux.

1° *Hydrolé phytobasique officinal.*

EAU CAMPHRÉE.

(Hydrolé de camphre.)

Pr. : Camphre purifié ; 1 gros (4 gr.).

Pulvérisez-le dans un mortier à l'aide de quelques

gouttes d'alcool ou d'éther, et introduisez-le dans une bouteille avec

Eau distillée; 1 livre (500).

Laissez en contact pendant 48 heures, en agitant de de temps en temps, et filtrez.

Nota. Chaque once de cet hydrolé tient un grain 7/10es de camphre en solution.

2° *Hydrolés phytobasiques magistraux.*

Parmi ces médicamens, les uns sont destinés, en général, à former la boisson habituelle des malades : les autres ne doivent être pris, le plus souvent, qu'à petites doses et à des intervalles déterminés par le médecin ; les premiers sont désignés sous le nom générique de *boissons médicamenteuses*, les seconds sous celui de *potions*.

a. Boissons médicamenteuses.

Les boissons médicamenteuses comprennent deux genres : les *tisanes* et les *émulsions*.

a. *Tisanes.*

Dans l'acception rigoureuse du mot, la dénomination de *tisane* ne conviendrait qu'à une boisson préparée avec l'orge mondé ou perlé ; mais aujourd'hui on l'applique à des boissons aqueuses, ne tenant le plus ordinairement en solution qu'une très faible proportion de principes médicamenteux, et, autant que possible, n'offrant rien de désagréable dans leur aspect, leur odeur et leur saveur. Lorsqu'elles sont acides, elles sont désignées plus spécialement par le nom de limonades. Celles qui sont très chargées de principes actifs, et qui ne peuvent par conséquent être prises en quantité indéterminée, avaient reçu autrefois la dénomination d'*apozèmes*; mais cette distinction n'est plus faite actuellement par les praticiens, et les tisanes très actives comme les tisanes presque inertes ne doivent pas avoir d'autre nom que celui du genre.

Les tisanes, que l'on divise en *simples* et en *composées*, suivant le nombre des substances qui en forment la base, se préparent à l'aide de la solution directe, de la macération, de la digestion, de l'infusion ou de la décoction, selon que les principes actifs qu'elles doivent contenir sont plus ou moins solubles. En général, il faut se rappeler que la préparation à froid doit être préférée, toutes les fois qu'elle peut être mise en usage, et que l'on ne doit recourir à l'emploi de la chaleur, particulièrement lorsqu'elle est portée au point d'ébullition, que pour les substances qui ne céderaient pas ou qui ne céderaient qu'avec trop de lenteur, à la température ordinaire, les principes que l'on veut en extraire.

α. Tisanes simples.

1. HYDROMEL SIMPLE.

Pr. : Miel de Narbonne très pur ;	2 onces (64 gr.).
Eau commune ;	2 livres (1000).

Dissolvez à froid, et passez au travers d'une étamine.

---

2. EAU DE GOMME.

Pr. : Gomme arabique blanche mondée ;	1 once (32 gr.).

Concassez-la grossièrement lavez-la en l'agitant à deux reprises avec de l'eau froide que vous séparerez par décantation, puis versez dessus

Eau commune ;	2 livres (1000).

Faites dissoudre à froid, en agitant très souvent avec

une spatule de bois, et passez ensuite sans expression, à travers d'un blanchet.

On édulcore cette tisane avec Q. S. de sucre ou d'un sirop approprié.

Nota. Lorsque la proportion de la gomme à l'eau est assez forte pour que le liquide ne coule qu'avec lenteur, en raison de sa densité, on a le médicament connu autrefois sous le nom de *mucilage*. Cette dénomination, que l'on appliquait au produit épais et visqueux de la solution ou de la division d'un principe gommeux quelconque dans l'eau, et dont on se sert encore dans la pratique, n'a d'autre sens que celui d'*eau très chargée de gomme ou d'un principe mucilagineux*.

3. TISANE DE RACINE DE GUIMAUVE.

Pr. : Racine de guimauve fraîche; 2 onces (64 gr.).

Mondez-la avec soin, et, après l'avoir effilée et placée dans une terrine, versez dessus, de haut et sous forme de petit filet,

Eau commune froide; 2 livres (1000).

Après deux ou trois minutes de contact, passez sans expression au travers d'un linge ou d'un tamis de crin, et édulcorez avec Q. S. d'un sirop approprié.

Cette tisane, ainsi obtenue, est d'une odeur et d'une saveur agréables, et l'emporte de beaucoup sur celle préparée par infusion ou décoction avec la racine sèche; en effet, celle-ci est visqueuse, presque nauséabonde, et ne doit être employée qu'à l'extérieur.

La même observation s'applique à la graine de lin qui, pour boisson, doit être traitée par macération pendant douze heures (dans la proportion d'un à deux gros par livre d'eau), tandis que son décocté (fait à dose double) doit être réservé pour l'usage externe.

4. TISANE DE PATIENCE.

Pr. :	Racine de patience sèche et concassée ;	1 once (32 gr.).
	Eau bouillante ;	2 livres (1000).

Faites infuser pendant six heures et passez.

Préparez de la même manière les tisanes d'*aunée*, de *bardane*, de *polygala*, de *serpentaire de Virginie*, de *valériane*, de *quinquina*, *etc.*

---

5. TISANE DE BOURRACHE.

Pr. :	Feuilles de bourrache sèches ;	4 gros (16 gr.).
	Eau bouillante ;	1 livre (500).

Faites infuser pendant une demi-heure, passez, et édulcorez, à volonté ou suivant les indications, avec Q. S. de sucre, de miel ou d'un sirop approprié.

Préparez de la même manière les tisanes de *chicorée sauvage*, de *germandrée petit chêne*, de *scabieuse*, *etc.*

---

6. TISANE DE FLEURS DE TILLEUL.

Pr. :	Fleurs de tilleul sèches ;	2 gros (8 gr.).
	Eau bouillante ;	2 livres (1000).

Faites infuser pendant un quart d'heure, passez et édulcorez convenablement.

Préparez de la même manière les tisanes de *capillaire*, de *doradille*, de *feuilles d'oranger* et *d'uva ursi*, et celles de *fleurs de camomille*, de *coquelicot*, de *guimauve*, de *mauves*, de *sureau*, de *violettes*, etc.

Lorsque les fleurs employées présentent, comme celles d'*arnica*, de *gnaphale*, de *molène*, de *tussilage*, etc., des aigrettes soyeuses ou des poils roides qui sont susceptibles de traverser le tissu d'une simple étamine, il est nécessaire de filtrer la tisane au papier.

7. TISANE DE CITRON.

(Limonade.)

Pr. : Citron coupé par tranches minces ;	n° 1.
Eau bouillante ;	2 livres (1000 gr.).

Faites infuser, pendant une heure, dans un vase de faïence, passez et édulcorez avec Q. S. de sucre.

Si, au lieu de se borner à l'infusion, on fait bouillir pendant quelques minutes, le produit prend le nom de *limonade cuite* : il diffère du précédent par le mucilage plus abondant dont le liquide s'est chargé à la faveur de l'ébullition.

Préparez de la même manière la tisane d'*orange* (*orangeade*).

L'eau sucrée, acidulée convenablement avec l'acide citrique ou l'acide tartarique, et aromatisée avec Q. S. d'alcoolat de citrons, fournit une limonade artificielle que l'on désigne par l'épithète de *citrique* ou de *tartarique*, suivant l'acide mis en usage.

On appelle *limonade gazeuse*, l'eau carbonique édulcorée avec un sirop acide aromatisé, et *limonade minérale*, l'eau sucrée que l'on aiguise jusqu'à agréable acidité avec les acides phosphorique, sulfurique, nitrique ou hydrochlorique, en ajoutant le nom de l'acide employé.

Enfin, on donne le nom de *limonade tartarisée* au produit de la solution de 4 gros à une once de bitartrate de potasse, ou mieux de tartrate boro-potassique (*crème de tartre soluble*), dans 2 livres d'eau sucrée ou miellée, et aromatisée avec Q. S. de saccharure d'huile volatile de citron.

8. TISANE DE TAMARINS.

(Eau de tamarins.)

Pr. : Tamarins choisis et bien divisés 2 onces (64 gr.).
Eau bouillante ; 2 livres (1000).

Faites infuser pendant deux heures, dans un vase d'argent ou de terre ; passez sans expression, et édulcorez à volonté avec du sucre ou un sirop approprié.

---

9. TISANE DE CHIENDENT.

Pr. : Racines de chiendent mondées ; 1 once (32 gr.).

Après les avoir lavées à l'eau froide et pilées dans un mortier, faites-les bouillir légèrement, pendant un quart d'heure, dans

Eau commune ; 2 livres (1000).

Passez au travers d'une étamine.

Cette tisane, que l'on édulcore, soit avec du sucre, du miel ou un sirop approprié, soit en y fesant infuser, avant de la passer, de 2 à 4 gros de racine de réglisse grattée et contuse, est souvent rendue plus active par l'addition de 12 à 24 grains de nitrate de potasse.

---

10. TISANE DE FRUITS PECTORAUX.

Pr. : Fruits pectoraux ; 2 onces (64 gr.).
Eau commune ; 2 livres (1000).

Faites bouillir pendant 10 à 12 minutes, passez et édulcorez convenablement.

---

11. TISANE DE GRUAU.

Pr. : Gruau d'avoine ; 4 gros (16 gr.).
Eau commune ; 2 livres (1000).

Faites bouillir jusqu'à ce que le gruau soit cuit, passez et édulcorez avec un sirop approprié.

Préparez de la même manière les tisanes d'*orge mondé*, d'*orge perlé* et de *riz*, en ayant soin de laver ces trois substances à l'eau froide avant de les soumettre à la décoction.

---

6. Tisanes composées.

12. * TISANE DE SÉNÉ COMPOSÉE.

(Tisane royale.)

Pr. : Sulfate de soude;
Séné mondé;
Feuilles de cerfeuil;
— de pimprenelle; . . . de chaque, 4 gros (16 gr.).
Semences d'anis;
— de coriandre; . . . de chaque, 1 gros (4).
Citron; n. 1

Incisez les feuilles de pimprenelle et de cerfeuil, concassez les semences, coupez le citron par tranches minces, et mettez-les, avec le sel et le séné, en macération dans

Eau commune; 2 livres (1000).

Après 24 heures de contact, passez avec légère expression, et filtrez au papier.

---

13. * TISANE LAXATIVE.

(Apozème laxatif.)

Pr. : Feuilles vertes de bourrache;
— — de buglosse;
— — de chicoreé; . . de chaque, 1 once (32 gr.).
Eau bouillante; 2 livres (1000).

Faites infuser pendant un quart d'heure, passez et ajoutez S. A. à la colature

Sulfate de soude ;	2 gros	(8).
Sirop de violettes ;	1 once	(32).

---

14. * TISANE PURGATIVE.

(Apozème purgatif.)

Pr. : Feuilles vertes de bourrache ;		
— — de buglosse ;		
— — de chicorée ; . . de chaque,	1 once	(32 gr.).
Séné mondé ;	2 gros	(8).
Sulfate de soude ;	4 gros	(16).
Eau bouillante ;	2 livres	(1000).

Faites infuser pendant une demi-heure, passez et ajoutez à la colature

Sirop de séné composé ;	1 once	(32).

---

15. TISANE DE FELTZ.

Pr. : Sulfure d'antimoine ;	4 onces	(125 gr.).

Renfermez-le dans un nouet de linge peu serré, et faites-le bouillir, pendant une heure au moins, dans de l'eau pour le priver d'une portion de l'arsenic qu'il contient. Alors, retirez-le du liquide et mettez-le dans une bassine avec

Salsepareille coupée ;	3 onces	(96).
Ichthyocolle ;	4 gros 48 grains	(18,6).
Eau ;	6 livres	(3000).

Faites bouillir jusqu'à réduction de moitié et passez.

Nota. Suivant le docteur Feltz, de qui vient la formule que nous donnons ici, la dose d'ichthyocolle indiquée peut être remplacée sans inconvénient par le double en poids de gomme arabique.

16. * TISANE DE MIE DE PAIN COMPOSÉE.

(Décoction blanche.)

Pr. : Corne de ce cerf calcinée et porphyrisée ;	2 gros	(8 gr.).
Mie de pain de froment ;	6 gros	(24).
Sucre blanc ;	1 once	(32).

Pilez le tout dans un mortier de marbre, pour en opérer le mélange, et faites ensuite bouillir dans

Eau commune	2 livres (1000).

Après un quart d'heure d'ébullition, passez, promptement et avec légère expression, au travers d'une étamine peu serrée, et ajoutez à la colature

Hydrolat de fleurs d'oranger ;	4 gros	(16).

Mêlez exactement.

Nota. Le *codex* laisse à l'arbitraire du pharmacien d'aromatiser cette tisane avec l'hydrolat de cannelle (à la dose de 2 gros) au lieu de celui que nous avons indiqué ; nous avons déjà dit combien une pareille tolérance mérite de blâme, et par conséquent il suffit ici de signaler le fait.

Quelques auteurs, et entre autres MM. Henry et Guibourt, conseillent de substituer la gomme arabique à la mie de pain, parce que le médicament est rendu par-là plus identique dans sa composition, plus certain dans ses effets, et en même temps moins altérable. Si le *codex*, le seul guide légal que doivent avoir les pharmaciens français dans la préparation des médicamens, était réimprimé, nous pensons que les auteurs de cette nouvelle édition feraient sagement d'adopter la modification dont il est question, parce qu'elle est réellement avantageuse ; mais, jusques-là, nous ne croyons pas devoir nous écarter de la formule consignée dans le livre régulateur.

17. TISANE AMÈRE.

Pr. : Racine de gentiane concassée ; 1 gros (4 gr.).
Eau commune ; 2 livres (1000) :

Faites bouillir pendant 5 ou 6 minutes, et ajoutez

Espèces amères ; 2 gros (8).

Laissez infuser pendant 2 heures, et passez sans expression.

---

b. *Émulsions.*

Les émulsions sont des médicamens liquides, laiteux, ordinairement de couleur blanche ou blanc-jaunâtre, formés d'eau et d'huile ou de résine : ces deux dernières substances se trouvent dans un état de division extrême et restent en suspension dans l'excipient au moyen d'un intermède.

L'intermède, qui n'est pas toujours le même, est quelquefois naturellement associé à la substance huileuse ou résineuse ; d'autrefois il est ajouté. Dans le premier cas, l'émulsion est dite *vraie* ; comme l'émulsion d'amandes douces, celle d'une gomme-résine : dans le second, elle prend l'épithète de *fausse* ; par exemple, l'émulsion faite avec une huile ou une résine.

Ces médicamens, qui s'altèrent avec promptitude, ne doivent être préparés qu'à mesure qu'ils sont prescrits.

α. Émulsions vraies.

1. * ÉMULSION D'AMANDES DOUCES.

(Emulsion simple, Lait d'amandes.)

Pr. : Amandes douces mondées ;
Sucre blanc ; . . . . de chaque, 1 once (32 gr.).
Eau commune ; 1 livre (500).

Pilez les amandes et le sucre dans un mortier de marbre, en versant peu à peu une petite quantité d'eau, et, lorsque le tout formera une pâte molle bien homogène, délayez la masse dans le restant du liquide, passez avec expression au travers d'une étamine, et ajoutez

Hydrolat de fleurs d'oranger;	4 gros	(16).

Préparez de la même manière les émulsions d'*amandes douces*, de *chénevis*, de *pignons doux*, de *pistaches* et de *semences froides*.

---

2. ÉMULSION D'AMMONIACUM.

(Émulsion de gomme ammoniaque.)

Pr.: Ammoniacum choisi;	2 gros	(8 gr.).
Eau commune;	6 onces	(192).

Triturez long-temps l'ammoniacum dans un mortier de marbre, en ajoutant l'eau peu à peu; passez ensuite avec expression la liqueur laiteuse au travers d'une étamine.

---

6. Émulsions fausses. (*Émulsions artificielles.*)

1. ÉMULSION D'HUILE D'AMANDES DOUCES.

Pr.: Huile d'amandes douces récente;	2 onces	(64 gr.).

Mettez-la dans un mortier de marbre ou de porcelaine, et ajoutez

Gomme arabique en poudre;	4 gros	(16).

Mêlez exactement à l'aide du bistortier et versez ensuite dans le mélange

Eau commune;	1 once	(32).

Agitez le tout aussitot et d'une manière soutenue; bientôt après, ajoutez par petites portions à la fois

Eau commune;	10 onces	(320).
Sirop de sucre;	2 onces	(64).
Hydrolat de fleurs d'oranger;	4 gros	(16).

Nota. Suivant M. Baudrimont, qui a signalé à l'attention des pharmaciens le *modus faciendi* que nous venons d'indiquer, si, dans les premiers instans où l'on prépare cette émulsion, lorsqu'elle est encore très visqueuse, il en saute hors du mortier, c'est un signe certain que sa préparation est manquée : c'est tout le contraire lorsque les parties du mélange, en se détachant sous le bistortier, font entendre un bruit sec comme un sel qui décrépite. Plus cette émulsion, dit cet habile chimiste, approche de sa perfection, plus elle est blanche : cette couleur peut être attribuée à ce que l'eau et l'huile sont sous formes de globules extrêmement petits, qui réfractent et réfléchissent la lumière dans tous les sens.

2. ÉMULSION DE TÉRÉBENTHINE.

Pr.: Térébenthine du Mélèze ;
Jaune d'œuf ; . . . . de chaque, 1 once (32 gr.).
Eau commune ; 14 onces (448).

Triturez le jaune d'œuf dans un mortier de marbre, avec une petite quantité d'eau; ajoutez la térébenthine, et, après l'avoir divisée exactement, versez le restant de l'eau par petites portions à la fois, en agitant continuellement.

On peut édulcorer cette émulsion en retranchant deux onces de l'eau indiquée, et les remplaçant par une égale quantité d'un sirop approprié.

b. *Potions.*

Les potions sont en général des médicamens liquides magistraux, d'un volume peu considérable, et destinés à être pris intérieurement en une ou plusieurs fois. Elles comprennent les *loochs*, les *juleps*, les *potions* proprement dites, les *mixtures* et les *médecines* ou *potions purgatives*. Nous renverrons, pour la définition de ces différents genres, à ce que nous en avons dit (pages 136 et 137), et nous passerons de suite à l'examen de celles des espèces dont le temps a en quelque sorte sanctionné la formule.

a. *Loochs.*

1. * LOOCH BLANC.

(Looch amygdalin.)

Pr. : Amandes douces mondées ;	4 gros	(16 gr.).
Amandes amères mondées ;	n° 2.	
Sucre blanc ;	4 gros	(16).
Eau commune ;	4 onces	(125).

F. S. A. une émulsion. Alors,

Pr. : Gomme adraganthe pulvérisée ;	16 grains	(0,8).
Huile d'amandes douces récente ;	4 gros	(16).
Sucre blanc ;	2 gros	(8).

Mêlez S. A. dans un mortier de marbre ou de porcelaine, en versant peu à peu l'émulsion ; ajoutez vers la fin

Hydrolat de fleurs d'oranger ;	2 gros	(8).

Nota. Si le looch doit être rendu plus actif par quelques substances pulvérulentes ou liquides, on ajoute les premières à la gomme adraganthe, et on mêle les secondes par agitation lorsque la préparation est terminée.

---

2. * LOOCH D'ŒUF.

Pr. : Jaune d'œuf ;	n° 1.	
Huile d'amandes douces récente ;	1 once 4 gros	(48 gr.).
Sirop de guimauve ;		
Hydrolat de fleurs d'oranger ; de chaque,	1 once	(32).
— de coquelicot ;	2 onces	(64).

Battez, dans un mortier de marbre ou de porcelaine,

l'huile avec le jaune d'œuf préalablement délayé dans un peu d'eau ; ajoutez ensuite par petites portions le mélange d'hydrolats et de sirop.

---

3. LOOCH GOMMEUX.

(Looch anglais, Looch huileux.)

Pr. : Huile d'amandes douces récente ;	1 once	(32 gr.).
Gomme arabique en poudre ;		
Hydrolat de fleurs d'oranger ; de chaque,	4 gros	(16).
— de laitue ;	3 onces	(96).
Sirop de guimauve ;	1 once 4 gros	(48).

Mêlez en suivant les préceptes donnés plus haut pour la préparation de l'émulsion d'huile d'amandes.

---

b. *Juleps.*

1. JULEP ANODIN.

(Potion anodine, Potion calmante.)

Pr. : Sirop de pavot blanc ;	1 once	(32 gr.).
Hydrolat de fleurs d'oranger ;	4 gros	(16).
— de laitue ;	3 onces	(96).

Mêlez.

---

2. JULEP RAFRAICHISSANT.

Pr. : Acide tartarique ;	36 grains	(2 gr.).
Sirop de framboises ;	1 once	(32).
Hydrolat de cerises noires ;	8 onces	(250).

F. S. A.

---

c. *Potions proprement dites.*

1. POTION ANTISPASMODIQUE.

(Potion éthérée.)

Pr. : Sirop de pavot blanc ;
— de nénuphar ; . . . . . de chaque, 1 once (32 gr.).
Hydrolat de fleurs de tilleul ;
— — d'oranger ; de chaque, 2 onces (63).
Éther sulfurique ; 36 grains (2).

Mêlez dans une fiole, et bouchez aussitôt.

---

2. * POTION ANTIHYSTÉRIQUE.

Pr. : Sirop d'armoise composé ; 1 once (32 gr.).
Alcoolé de castoréum ; 24 grains (1,3).

Mêlez exactement, soit dans un mortier, soit par agitation dans une fiole ; ajoutez ensuite

Hydrolat de fleurs d'oranger ;
— de valériane ; . . . de chaque, 2 onces (64).
Éther sulfurique ; 36 grains (2).

Bouchez aussitôt le vase, et agitez pour opérer un mélange intime.

3. * POTION AROMATIQUE.

(Potion cordiale.)

Pr. : Sirop d'œillet ; 1 once (32 gr.).
Alcoolat de cannelle ; 4 gros (16).
Électuaire de safran composé ; 2 gros (8).

Mêlez dans un mortier, puis ajoutez

Hydrolat de menthe poivrée ;
— de fleurs d'oranger ; . de chaque, 3 onces (96).

Mêlez.

---

4. * POTION CAMPHRÉE.

(Potion antiseptique.)

Pr. : Serpentaire de Virginie ;	2 gros (8 gr.).
Eau bouillante ;	4 onces (125).

Faites infuser pendant un quart d'heure, en vase clos, et passez. D'autre part, mélangez, au moyen d'une longue trituration dans un mortier,

Sirop de quinquina ;	1 once (32).
Alcoolé de quinquina ;	2 gros (8).
Camphre ;	12 grains (0,6).

Ajoutez

Acétate d'ammoniaque liquide ;	1 once (32).

Mêlez enfin le tout avec l'infusé ci-dessus, lorsqu'il est entièrement refroidi.

---

5. * POTION DIURÉTIQUE.

(Potion scillitique acidule.)

Pr. : Oximel scillitique ;	4 gros (16 gr.).
Hydrolat de pariétaire ;	4 onces (125).
— de menthe poivrée ;	1 once (32).
Alcoolé nitrique ;	36 grains (2).

Mêlez exactement par agitation.

---

6. * POTION EFFERVESCENTE.

(Potion antiémétique, Potion de Rivière.)

Pr. : Sirop de limons ;	1 once (32 gr.).
Suc de citron ;	4 gros (16).
Eau commune ;	3 onces (96).
Carbonate de potasse ;	36 grains (2).

Introduisez successivement ces quatre substances dans une fiole à goulot renversé, bouchez aussitôt avec force, et mêlez par agitation.

7. * POTION INCISIVE.

(Potion expectorante.)

Pr. :	Feuilles d'hysop ;	1 gros (4 gr.).
	Eau bouillante ;	4 onces (125).

Faites infuser jusqu'à parfait refroidissement, et passez. D'autre part,

Pr. :	Oximel scillitique ;	1 once (32).
	Ammoniacum en poudre ;	12 grains (0,6).

Mêlez au moyen de la trituration dans un mortier de porcelaine ou de verre, et ajoutez l'infusé ci-dessus, en continuant de triturer jusqu'à solution complète de l'ammoniacum.

---

8. POTION DE TÉRÉBENTHINE DE COPAHU ALCOOLISÉE.

(Potion de Choppart.)

Pr. :	Térébenthine de copahu ;	
	Alcool rectifié ;	
	Sirop de capillaire ;	
	Hydrolat de menthe poivrée ; de chaque,	2 onces (64 gr.).
	Alcoolé nitrique ;	1 gros (4).

Mêlez par agitation.

---

d. *Mixtures*.

1. MIXTURE CALMANTE.

Pr. :	Extrait hydralcoolique de digitale ;	1 gros (4 gr.).
	— — de belladone ;	36 grains (2).
	Hydrolat de laurier cerise ;	4 gros (16).

Dissolvez S. A.

---

2. MIXTURE D'ASSAFOETIDA.

Pr. : Assa fœtida ;	36 grains	(2 gr.)
Mucilage de gomme arabique ;	2 onces	(64).
Sirop de guimauve ;	1 once	(32).

Divisez l'assa fœtida dans le mucilage, à l'aide d'une trituration prolongée, et ajoutez le sirop.

---

e. *Médecines ou Potions purgatives.*

1. * POTION PURGATIVE COMMUNE.

Pr. : Séné mondé ;		
Sulfate de soude ; . . . . de chaque,	2 gros	(8 gr.).
Rhubarbe de Moscovie ;	36 grains	(2).
Manne en sorte ;	1 once 4 gros	(48).
Eau commune ;	5 onces	(160).

Faites bouillir, pendant quelques minutes, le séné et la rhubarbe dans l'eau, retirez du feu, ajoutez le sel et la manne, et, après leur dissolution, passez avec légère expression.

On masque ordinairement l'odeur et la saveur désagréables de ce médicament avec un hydrolat aromatique, comme ceux d'anis, de cannelle, de fleurs d'oranger, de menthe poivrée, etc.

Nota. La décoction peut être remplacée dans cette opération par une infusion de huit heures ou par une macération de douze heures, en ayant soin, dans l'un et l'autre cas, d'agiter souvent le vase contenant le mélange.

Si l'on veut recourir à la clarification avec le blanc d'œuf, il devient indispensable d'augmenter d'un tiers ou de moitié la dose des substances purgatives, parce que l'albumine prive la potion d'une partie de ses principes actifs en se combinant avec eux.

2. * POTION PURGATIVE AVEC L'HUILE DE RICINS.

Pr. : Huile de ricins récente ;	1 once	(32 gr.).
Jaune d'œuf ;	n° 1.	
Eau commune ;	2 onces	(64).
Hydrolat de fleurs d'oranger ;		
Sirop simple ; . . . . de chaque,	4 gros	(16).

Préparez comme il a été dit au sujet du looch d'œuf.

Nota. Quelquefois on se borne à mélanger par agitation l'huile avec l'excipient, par exemple dans la formule suivante :

Pr. : Huile de ricins récente ;	1 once 4 gros	(48 gr.).
Sirop de limons ;	1 once	(32).
Hydrolat de menthe poivrée ;	4 gros	(16).

Mêlez par agitation.

---

3. POTION PURGATIVE AVEC LA RÉSINE DE JALAP.

Pr. : Résine de jalap ;	12 grains	(0,6 gr.).
Huile d'amandes douces ;	24 grains	(1,3).
Gomme adraganthe pulvérisée ;	6 grains	(0,3).
Émulsion d'amandes douces sucrée ;	3 onces	(96).

Triturez légèrement, dans un mortier, la résine et l'huile ; ajoutez la gomme et Q. S. d'émulsion pour former le mucilage ; mêlez exactement, puis versez peu à peu le restant de l'émulsion.

Nota. La gomme peut être remplacée par le tiers d'un jaune d'œuf.

---

4. POTION PURGATIVE AVEC LA RÉSINE DE SCAMMONÉE.

Pr. : Résine de scammonée ;	8 grains	(0,4 gr.).
Lait de vache ;	3 onces	(96).
Sucre blanc ;	2 gros	(8).
Hydrolat de laurier-cerise ;	4 gouttes.	

Pulvérisez la résine par trituration légère dans un mortier, délayez-la peu à peu avec le lait, puis ajoutez le sucre et l'hydrolat.

---

5. POTION STIBIÉE.

Pr. : Tartrate de potasse antimonié;	3 grains	(0,15 gr.).
Eau commune;	8 onces	(250).
Sirop de sucre;	1 once	(32).

Mêlez.

---

6. POTION VOMITIVE AVEC L'IPÉCACUANHA.

Pr, : Poudre d'ipécacuanha;	24 grains	(1,3 gr.).
Eau commune;	8 onces	(250).
Sirop de sucre;	1 once	(32).

Mêlez.

DEUXIÈME SECTION.—*HYDROLÉS ZOOBASIQUES.*

Ces médicamens, auxquels on donne le nom générique de *bouillons médicinaux*, résultent de la cuisson, dans l'eau, de la chair de différents animaux, souvent avec addition de plantes adoucissantes ou aromatiques. Dans le dernier cas, la préparation doit être faite au bain-marie, dans un vase d'étain, afin d'éviter la déperdition des principes volatils : dans tous les autres, la coction dans un vase de terre est préférable. L'opération terminée, le produit est laissé en repos jusqu'à refroidissement parfait, puis on le passe pour séparer la graisse qui s'est concrétée à sa surface.

---

1. BOUILLON DE VEAU.

Pr. : Chair de veau coupée par morceaux;	4 onces	(125 gr.).
Eau commune;	3 livres	(1500).

Faites bouillir, dans un vase de terre, jusqu'à réduction d'un tiers ; laissez refroidir et passez.

Préparez de la même manière les bouillons de *poumon de veau*, de *poulet*, de *tortue*, de *cuisses de grenouilles*, d'*écrevisses*, etc.

---

2. BOUILLON DE LIMAÇONS.

Pr. : Limaçons de vigne ; n° 20.

Plongez-les dans l'eau bouillante pour pouvoir les retirer de leur test, retranchez-en les intestins, lavez-les, coupez-les en morceaux, et mettez-les dans un vase de terre avec

Eau commune ; 2 livres (1000 gr.).

Faites bouillir jusqu'à réduction d'un quart ; retirez du feu et ajoutez

Feuilles de capillaire ; 1 gros (4).

Laissez infuser jusqu'à refroidissement, et passez sans expression.

TROISIÈME SECTION.—*HYDROLÉS CHIMICOBASIQUES.*

Nous nous bornerons à donner ici, comme exemples, les formules de quelques-uns de ces hydrolés, car on conçoit que le nombre de ces préparations ne peut être limité, et qu'en général elles peuvent être modifiées par le médecin, suivant l'indication qui se présente.

---

1. EAU DE CHAUX.

Pr. : Chaux vive ; 1 partie.
Eau commune ; 20 parties.

Placez la chaux dans une grande terrine de grès, et faites-la déliter en l'arrosant sur toutes ses faces avec un peu d'eau ; délayez-la ensuite avec le restant du liquide, et introduisez le *lait de chaux* ainsi obtenu dans une grande bouteille que vous boucherez. Après 24 heures de contact, décantez et rejettez ce premier liquide, parce qu'il tient ordinairement en solution un peu de potasse et quelques sels étrangers à la chaux. Ajoutez une nouvelle quantité d'eau et agitez fortement. Par le repos, la chaux se précipite, et on obtient un produit limpide, que l'on décante et que l'on filtre à mesure du besoin seulement.

Nota. Cet hydrolé, préparé à la température de 15° centigr., contient, dit-on, 4/9es de grain de chaux par once, ou 1/750e de son poids. Cette proportion est susceptible de devenir plus forte par un abaissement de la température, et plus faible au contraire par son élévation. On peut, un très grand nombre de fois, jeter sur le dépôt de nouvelle eau qui se saturera à son tour.

---

2. SOLUTION D'IODURE DE POTASSIUM.

Pr. : Iodure de potassium cristallisé ;	24 grains	(1,3gr.).
Eau distillée ;	4 gros	(16).

F. S. A. un soluté qui contiendra 1/13e de son poids d'iodure de potassium.

---

3. SOLUTION D'IODURE DE POTASSIUM IODURÉ.

(Formule du D^{r}. Coindet.)

Pr. : Iodure de potassium ;	36 grains	(2 gr.).
Iode ;	10 grains	(0,5).
Eau distillée ;	1 once	(32).

Agitez dans un flacon, jusqu'à solution de l'iode.

Nota. Cet hydrolé contient environ 1/18e de son poids d'iodure de potassium, et 1/72e d'iode.

---

3. LOTION DE BARLOW CONTRE LA TEIGNE.

Pr. : Sulfure de soude sec ; 3 onces (96 gr.).
Savon blanc ; 1 once 4 gros (48).

Faites dissoudre dans

Alcool à 32° ; 1 livre (500).

Ajoutez au soluté

Eau de chaux ; 8 livres (4000).

Mêlez.

---

5. * LIQUEUR ARSÉNICALE DE FOWLER.

Pr. : Acide arsénieux pulvérisé :
Carbonate de potasse pur ; de chaque, 1 gros 18 grains (5 gr.).
Eau distillée ; 1 livre (500).

Faites bouillir le tout dans une capsule de verre, jusqu'à ce que l'acide soit dissous en totalité ; laissez refroidir, puis ajoutez

Alcoolat de mélisse composé ; 4 gros (16).

Filtrez et, s'il est nécessaire, ajoutez Q. S. d'eau distillée pour compléter une livre de liquide.

Nota. Ce soluté contient 1/50ᵉ de son poids d'arsénite de potasse.

---

6. SOLUTION ARSÉNICALE DE PEARSON.

Pr. : Arséniate de soude cristallisé ; 2 grains (0,1 gr.).
Eau distillée ; 2 onces (64).

Faites dissoudre.

---

7. EAU CÉLESTE.

Pr. : Sulfate de cuivre cristallisé ; 2 grains (0,1 gr.).
Eau distillée ; 2 onces (64).

Faites dissoudre, et ajoutez au soluté

Ammoniaque liquide ; 16 gouttes.

Mêlez par agitation.

8. EAU MERCURIELLE.

Pr. : Mercure métallique ;	1 livre (500 gr.).
Eau commune ;	2 livres (1000).

Faites bouillir pendant deux heures dans un matras, et décantez.

Nota. Cet hydrolé, dans lequel une très petite quantité de mercure se trouve suspendue à l'état de globules excessivement tenus et cependant facilement visibles à la loupe, peut également être obtenu par la distillation de l'eau sur le métal.

---

9. LIQUEUR DE VAN-SWIETEN.

Pr. : Deutochlorure de mercure ;	8 grains (0,4 gr.).
Alcool rectifié ;	1 once (32).

Faites dissoudre, et ajoutez au soluté

Eau distillée ;	15 onces (480).

Mêlez exactement.

Nota. Cet hydrolé contient 1/2 grain de deuto-chlorure par once.

---

10. EAU PHAGÉDÉNIQUE.

Pr. : Deutochlorure de mercure ;	8 grains (0,4 gr.).

Faites dissoudre dans la plus petite quantité d'eau possible, et mêlez par agitation, dans un flacon fermé, avec

Eau de chaux ;	4 onces (125).

---

11. EAU VÉGÉTO-MINÉRALE.

(Eau de goulard.)

Pr. : Sousacétate de plomb soluble ;

Alcoolat vulnéraire; . . . . . de chaque, 1 once (32 gr.).
Eau distillée; 1 livre 14 onces (960).

Mêlez par agitation.

12. EAU DE GOUDRON.

Pr. : Goudron du nord; 1 livre (500 gr.).

Mettez-le dans une cruche, et versez dessus

Eau commune; 20 livres (10000).

Agitez souvent avec une spatule, pendant les 24 premières heures du contact, puis décantez et rejetez le liquide. Ajoutez une nouvelle quantité d'eau; laissez macérer pendant une quinzaine, en agitant de temps en temps ; décantez et filtrez.

Nota. Cet hydrolé, odorant et légèrement acide, contient environ 1/4 de grain de principes solubles par once. On peut verser un grand nombre de fois sur le résidu de nouvelle eau qui se saturera à son tour.

II. *HYDROLATS.*

Les *hydrolats*, ou *eaux distillées*, sont des médicamens résultant de la distillation de l'eau sur une ou plusieurs substances. Ils ont pour base des principes volatils de nature variée, parmi lesquels les huiles essentielles, qui tiennent le plus souvent le premier rang, sont seules connues, car jusqu'ici l'analyse chimique ne nous a rien appris sur les autres.

On distinguait autrefois deux espèces d'hydrolats, les *eaux essentielles* et les *eaux distillées* proprement dites ; les premiers étaient obtenus en distillant au bain-marie des végétaux entiers ou des parties charnues de certaines plantes, à l'état frais et sans addition d'eau : les seconds étaient préparés à feu nu, en ajoutant aux plantes une certaine quantité de leur suc exprimé ou simplement d'eau commune. Aujourd'hui, les hydrolats se pr parent en général avec l'addition d'eau seulement, et la seule distinction qu'on admette parmi eux est celle de *simples* et de *composés* suivant le nombre des substances qui leur fournissent les principes basiques.

On a conseillé, pour rendre plus actifs ceux de ces médicamens qui sont préparés avec des plantes inodores ou très peu odorantes, de recourir à la cohobation réitérée ou à l'addition d'une faible proportion d'alcool avant la distillation : mais ces deux moyens n'atteignent point le but proposé ; loin de-là, ils changent d'une manière désavantageuse les propriétés des produits obtenus. Il vaut mieux augmenter la quantité de plante sur laquelle on opère, diminuer la dose de l'eau ajoutée, et fractionner le produit pour n'en conserver que les premières portions. D'ailleurs, que la plante soumise à la distillation soit inodore ou aromatique, les premiers produits sont toujours plus chargés que les autres de principes actifs ; il convient donc de les préférer, en ayant soin de les mêler exactement, si on les a fractionné, de manière que la totalité de l'hydrolat possède un même degré de force. On doit également s'attacher à mettre le poids du produit dans un rapport simple avec celui des substances employées, comme 1/2, 1, 2, 3, ou 4 à 1.

Ces médicamens sont préparés à feu nu et dans un alambic ordinaire, en interposant une claie d'osier entre la paroi inférieure de la cucurbite et les substances, afin de garantir ces dernières de l'action trop immédiate de la chaleur.

On a proposé, dans le même but, de se servir d'un bain-marie en cuivre étamé percé, à son fond et sur la moitié inférieure de sa paroi latérale, de trous assez larges par lesquels s'établit le contact entre l'eau (ou sa vapeur seulement, suivant la quantité de liquide employée) et les plantes. En outre, pour éviter l'altération que les hydrolats éprouvent par un séjour trop prolongé des substances végétales sur le feu, il convient d'opérer aussi rapidement que possible et jamais sur de grandes masses à la fois.

1° *Hydrolats simples.*

1. * HYDROLAT DE RAIFORT SAUVAGE.

Pr. : Racines fraîches de raifort sauvage ;	2 livres	(1000 gr.).
Eau commune ;	10 livres	(5000).

Distillez S. A., pour retirer 4 livres de produit.

Préparez de la même manière les hydrolats de racines d'*angélique*, d'*aunée* et de *valériane sauvage*.

2. * HYDROLAT DE CANNELLE.

Pr. : Cannelle de Ceylan concassée ;	1 livre	(500 gr.).
Eau commune ;	8 livres	(4000).

Faites macérer pendant douze heures, puis distillez S. A. pour retirer 4 livres de produit.

Préparez de la même manière les hydrolats de *cascarille*, de *bois de rhodes*, de *gérofles*, de *santal citrin* et de *sassafras*.

3. HYDROLAT DE COCHLÉARIA.

Pr.: Feuilles de cochléaria contuses ;
Eau commune ; . . . . . . de chaque, 2 livres (1000 gr.).

Distillez S. A. pour retirer une livre de produit.

Préparez de la même manière les hydrolats de *beccabunga*, de *cresson de fontaine* et de *spilanthe oléracé*.

4. HYDROLAT DE LAITUE.

Pr. : Laitues cultivées mondées : 10 livres (5000 gr.).

Pilez-les dans un mortier de porphyre, placez-les dans la cucurbite d'un alambic, et distillez à une chaleur modérée, pour retirer 5 livres de produit.

Préparez de la même manière les hydrolats de *joubarbe* et de *pourpier*.

---

5. HYDROLAT DE BOURRACHE.

Pr. : Feuilles de bourrache fraîches et mondées; 2 livres (1000 gr.).
Eau commune ; 4 livres (2000).

Distillez S. A. pour retirer deux livres de produit.

Préparez de la même manière les hydrolats de *buglosse*, de *chardon-bénit*, de *centaurée bleuet*, de *chicorée*, d'*euphraise*, de *morelle noire*, de *pariétaire*, de *petite centaurée*, de *plantain*, de *potentille*, de *scabieuse*, de *scordium* et de *véronique*.

---

6. * HYDROLAT DE LAURIER-CERISE.

Pr. : Feuilles fraîches de laurier-cerise, 2 livres (1000 gr.).
Eau commune ; 6 livres (3000).

Distillez S. A. pour retirer une livre de produit.

Préparez de la même manière les hydrolats de *feuilles d'amandier*, de *feuilles de pêcher*, et d'*amandes amères* (concassées).

---

7. * HYDROLAT D'HYSOPE.

Pr. : Sommités fleuries et fraîches d'hysope ; 5 livres (2500 gr.).
Eau commune ; 20 livres (10000).

Distillez S. A. pour retirer 10 livres de produit.

Préparez de la même manière les hydrolats d'*absinthe*,

d'*armoise*, de *cerfeuil*, de *lavande*, de *lierre-terrestre*, de *marjolaine*, de *matricaire*, de *mélilot*, de *mélisse*, des diverses espèces de *menthe*, de *rue*, de *sabine*, de *sauge*, de *tanaisie*, de *thym*, etc.

---

8. HYDROLAT DE FLEURS D'ORANGER.

Pr. : Eau commune ; 15 livres (7500 gr.).

Introduisez-la dans la cucurbite d'un alambic, faites bouillir et ajoutez alors

Fleurs d'oranger récentes ; 5 livres (2500).

Brassez un instant, adaptez aussitôt le chapiteau et le serpentin, et distillez pour retirer 10 livres de produit.

Préparez de la même manière les hydrolats de fleurs de *camomille*, de *coquelicot*, de *lis*, de *muguet*, de *nénuphar*, d'*oeillet*, de *pivoine*, de *roses*, de *sureau*, de *tilleul*, etc.

---

9. HYDROLAT D'ANIS.

Pr. : Fruits secs d'anis ; 2 livres (1000 gr.).
Eau commune ; 15 livres (7500).

Distillez S. A. pour retirer 4 livres de produit.

Préparez de la même manière les hydrolats de fruits d'*angélique*, de *carvi*, de *coriandre*, de *fenouil*, de *genévrier* (récents), de *laurier* (récents), de *persil*, de *piment de la Jamaïque*, etc.

2° *Hydrolats composés.*

1. * HYDROLAT D'ESPÈCES VULNÉRAIRES.

Pr. : Espèces vulnéraires ; 2 livres (1000 gr.).
Eau commune ; 20 livres (10000).

Distillez S. A. pour retirer 8 livres de produit.

2. HYDROLAT THÉRIACAL COMPOSÉ.

(Pharmacopée de Wurtemberg.)

Pr. : Electuaire thériaque ;	8 onces	(250 gr.) :
Racine d'angélique ;		
— de carline ;		
— d'impératoire ;		
— de valériane ;		
— de zédoaire ; . . . . de chaque,	1 once	(32).
Germandrée aquatique ;		
Rue ; . . . . de chaque,	1 once 4 gros	(48).
Écorce fraîche de citron ;	2 onces	(64).
Fruits de genévrier ;	1 once	(32).
Eau commune ;	10 livres	(5000).

Distillez S. A. pour retirer 6 livres de produit.

M. MYROLIE.

MÉDICAMENS COMPOSÉS AYANT LES HUILES VOLATILES POUR EXCIPIENT.

Les médicamens myroliques, ou les *myrolés*, résultent de l'action dissolvante des huiles volatiles sur une ou plusieurs substances ; ils sont peu nombreux, et se divisent en *simples* et en *composés*, suivant le nombre des ingrédiens basiques qui entrent dans leur composition. Nous nous bornerons à donner un seul exemple pour chacune de ces deux sections.

1° *Myrolés simples.*

BAUME DE SOUFRE ANISÉ.

Pr. : Soufre sublimé lavé ;	1 once	(32 gr.).
Huile volatile d'anis ;	4 onces	(125).

Faites digérer, dans un matras et au bain de sable, jusqu'à ce que l'huile volatile ait pris une teinte d'un beau rouge, et que le soufre ait disparu en grande partie. Alors, retirez du feu, laissez refroidir et filtrez.

Préparez de la même manière les *baumes de soufre térébenthiné* et *succiné*, en substituant à l'huile volatile d'anis celles de térébenthine et de succin.

2° *Myrolés composés.*

BAUME DE LECTOUR.

(Baume de Condom, Baume de Vinceguère.)

Pr. : Huile volatile de pétrole ;			
— — de térébenthine ;			
— — de lavande ;			
— — de genièvre ;			
— — de gérofles ;	de chaque,	1 once	(32 gr.)
— — de macis ;			
— — de muscades ;	de chaque,	2 gros	(8).
— de benjoin rectifiée ;		4 gros	(16).
Camphre ;			
Safran pulvérisé ;	de chaque,	1 gros	(4).
Musc ;			
Ambre gris ;	de chaque,	36 grains	(2).

Introduisez toutes ces substances dans un flacon que vous boucherez avec soin ; faites-les digérer à l'étuve, pendant huit jours, en agitant de temps en temps ; retirez ensuite de l'étuve, conservez le liquide sur le marc, et décantez-le seulement à mesure du besoin.

N. LIPAROLIE.

MÉDICAMENS COMPOSÉS AYANT LES GRAISSES VÉGÉTALES OU ANIMALES POUR EXCIPIENT.

Les médicamens liparoliques résultent, soit de l'action dissolvante d'un ou de plusieurs corps gras sur une ou plusieurs substances, soit de leur mixtion avec ces dernières. On les divise en deux sections, suivant que le corps gras employé est d'origine végétale ou animale; la première renferme les *élæolés*, ou ceux préparés avec les huiles, et la seconde se compose de ceux qui sont préparés avec les graisses principalement, ou des *liparolés*.

I. *ÉLÆOLÉS.*

Parmi les élæolés, les uns sont liquides, les autres sont d'une consistance de miel ou même plus ferme; de-là leur subdivision en deux groupes, les *élæolés proprement dits* et les *élæocératés*.

1° *Elæolés proprement dits.*

Ces médicamens, plus connus sous le nom d'*huiles médicinales*, sont préparés avec les huiles fixes, spécialement avec celle d'olives. On les obtient par solution directe, par macération, par digestion ou par décoction, et, suivant le nombre des substances qui entrent dans leur composition, on les appelle *simples* ou *composés*. Nous nous bornerons à donner un ou deux exemples au plus de chaque mode de préparation.

a. Élæolés par solution directe.

1. HUILE CAMPHRÉE.

Pr.: Camphre purifié;	1 once (32 gr.).
Huile d'olives;	7 onces (224).

Faites dissoudre le camphre dans l'huile, en ajoutant celle-ci peu à peu et triturant continuellement, puis filtrez.

b. Élæolés par macération.

2. HUILE DE ROSES PALES.

(Huile rosat.)

Pr. : Roses pâles fraîches et pilées ;	1 livre (500 gr.).
Huile d'olives ;	4 livres (2000).

Faites digérer pendant 4 jours, au soleil ou mieux encore à la chaleur de l'étuve, et passez avec expression. Recommencez deux autres digestions successives avec de nouvelles quantités de fleurs, et, après la dernière expression, laissez reposer, décantez et filtrez.

Nota. Cet élæolé, dont la teinte naturelle est à peine différente de celle de l'huile employée, est ordinairement coloré en rouge au moyen de la racine d'orcanette.

Préparez de la même manière les huiles de fleurs de *roses rouges* et de *lis*.

---

c. Élæolés par digestion.

3. HUILE DE CAMOMILLE.

Pr. : Fleurs sèches de camomille;	2 onces (64 gr.).
Huile d'olives ;	1 livre (500).

Faites digérer pendant deux heures, dans un petit pot de faïence et à la chaleur du bain-marie, en remuant souvent avec une spatule; passez avec forte expression et filtrez.

Préparez de la même manière les huiles de *sommités d'absinthe* et de *rue*, et celles de *fleurs de mélilot*, de *millepertuis*, de *sureau*, etc.

4. HUILE DE CANTHARIDES.

Pr. : Cantharides pulvérisées ; 1 once (32 gr.).
Huile d'olives ; 8 onces (250).

Faites digérer pendant six heures, dans un vase de verre ou de faïence et à la chaleur du bain-marie, en agitant souvent avec une spatule ; passez au travers d'un linge avec forte expression et filtrez.

Préparez de la même manière l'huile de *fénugrec*.

---

d. Élæolés par décoction.

a. Simples.

5. HUILE DE CIGUE.

Pr. : Feuilles de jusquiame récentes et pilées ;
Huile d'olives ; . . . . . de chaque, *parties égales en poids.*

Mettez le tout dans une bassine et faites bouillir, en agitant continuellement, jusqu'à ce que la presque totalité de l'eau soit évaporée ; passez avec expression et filtrez.

Note. L'eau de végétation forme une espèce de bain-marie qui ne permet pas à la chaleur de s'élever au de-là de 100 degrés, température à laquelle l'huile ne peut s'altérer ; aussi, doit-on la retirer du feu avant qu'elle ait été entièrement réduite en vapeurs : la petite quantité qu'on en laisse dans l'huile est facilement séparée par le repos et par la filtration. On observe que la matière colorante verte des feuilles ne se dissout dans l'huile que vers la fin de l'opération, c'est-à-dire lorsque la plus grande partie de l'eau a été vaporisée.

Aux différentes époques de l'année où il est impossible de se procurer la plante verte, on peut la remplacer par la plante sèche, en la ramollissant avec trois fois son poids d'eau chaude.

Préparez de la même manière les huiles de *belladone*, de *jusquiame*, de *mandragore*, de *morelle noire*, de *nicotiane*, de *stramoine*, etc.

6. HUILE DE GAROU.

Pr.: Écorce sèche de garou; 8 onces (250 gr.).

Coupez-la en petits morceaux, et pilez-la dans un mortier de fer, avec une petite quantité d'alcool, jusqu'à ce qu'elle soit entièrement réduite en pâte soyeuse; alors introduisez-la dans un pot de faïence, et versez par-dessus.

Huile d'olives; 1 livre (500).

Faites digérer pendant quelques heures, passez avec expression et filtrez.

b. Composés.

7. * HUILE DE MUCILAGE.

Pr.: Semences contuses de fénugrec;
— — de lin;
Racine de guimauve; . . . de chaque, 1 livre (500 gr.).
Eau chaude; 10 livres (5000).

Faites digérer pendant 24 heures, en agitant de temps en temps; passez avec forte expression et ajoutez

Huile d'olives; 2 livres (1000).

Faites bouillir, en remuant continuellement, jusqu'à ce que la totalité de l'eau soit évaporée; passez sans expression.

Nota. Cette formule mal conçue donne un produit que l'on remplace avantageusement par l'huile de fénugrec.

8. * HUILE DE NARCOTIQUES.

(Baume tranquille.)

Pr. : Feuilles fraîches de stramoine ;
— — de morelle noire ;
— — de Belladone ;
— — de nicotiane ;
— — de jusquiame noire ;
— — de pavot blanc; de chaque, 4 onces (125gr.).

Incisez-les et mettez-les dans une bassine avec

Huile d'olives ; 6 livres (3000).

Faites bouillir jusqu'à vaporisation de la presque totalité de l'eau de végétation, passez et versez sur

Sommités sèches de romarin ;
— — de sauge ;
— — de rue;
— — d'absinthe ;
— — d'hysope ;
— — de lavande ;
— — de thym ;
— — de marjolaine ;
— — de menthe coq ;
— — de menthe aquatique;
— — de millepertuis ;
Fleurs de sureau ; . . . . de chaque, 1 once (32).

Faites macérer pendant quelques mois, en vase clos; passez, laissez déposer et décantez.

2° *Élæocératés.*

Ces médicamens, connus sous les noms de *cérats*, *oléo-cérats*, *élæocérolés*, sont formés essentiellement d'huile et de cire, cette dernière substance en suffisante quantité pour donner le degré de consistance nécessaire. On fait qelquefois entrer dans leur composition de la cétine, différens liquides, des extraits, des sels, des poudres, etc.

1. * CÉRAT SIMPLE.

Pr. : Cire blanche très pure ; 1 once (32 gr.).
Huile d'amandes douces ; 3 onces (96).

Mettez le tout dans un pot, et chauffez modérément au bain-marie, jusqu'à fusion parfaite de la cire ; retirez du feu, agitez légérement avec une spatule, et, quand le cérat est à moitié figé, laissez refroidir en repos.

Nota. En augmentant la dose de cire de manière qu'elle soit à l'huile dans la proportion de 9 à 16, et en colorant avec de l'orcanette, on a pour produit un cérat plus consistant, appelé *pommade pour les lèvres* : on est dans l'usage de l'aromatiser avec un peu d'une huile essentielle, particulièrement avec celle de roses, et de le verser, lorsqu'il est encore liquide, dans de petites boîtes de bois où il se fige par le refroidissement.

2. * CÉRAT SIMPLE AVEC LE QUINQUINA.

Pr. : Extrait alcoolique de quinquina ; 2 gros (8 gr.).

Délayez-le dans une très petite quantité d'alcool, et ajoutez

Cérat simple ; 2 onces (64).

Mêlez intimement par trituration.

3. * CÉRAT BLANC.

(Cérat de Galien, Cérat préparé à l'eau.)

Pr. : Cire blanche très pure ; 4 onces (125 gr.).
Huile d'amandes douces ; 1 livre (500).

Faites fondre dans un pot de faïence à une double chaleur ; versez le tout dans un mortier de marbre préalablement échauffé avec de l'eau bouillante, et agitez vivement avec un bisortier jusqu'à parfait refroidissement, en ayant soin de rabattre plusieurs fois, avec une carte ou une spatule, les portions qui se figent d'abord contre le pilon et les parois du mortier, afin d'éviter les grumeaux. Alors ajoutez, peu à peu et sans discontinuer de remuer,

Eau de fontaine ; 12 onces (384).

Nota. On est dans l'usage de remplacer l'eau ordinaire par l'hydrolat de roses, substitution qui d'ailleurs est permise par le codex.

Préparez de même le cérat avec la cire jaune.

II. *LIPAROLÉS.*

Parmi ces composés, les uns ne contiennent jamais de substances résineuses, ce sont les *liparolés proprement dits* : les autres au contraire en contiennent toujours ; on les appelle *lipo-rétinolés.*

1° *Liparolés proprement dits.*

Ces médicamens, connus sous les noms vulgaires de *pommades* et d'*onguents*, et auxquels les auteurs du codex ont donné celui de *graisses médicamenteuses*, sont de consistance le plus ordinairement molle ; on les prépare par simple mélange, par solution ou par combinaison chimique.

a. Liparolés par simple mélange.

Leur préparation se réduit en général à incorporer les substances médicamenteuses à l'excipient graisseux, soit à froid, par exemple lorsqu'on ne prépare qu'une petite dose de pommade, soit à chaud, comme lorsqu'on opère sur de grandes quantités. Cette incorporation se fait dans un mortier, et, dans certains cas, sur une table à porphyriser. Un point essentiel pour la perfection du produit, c'est de ne se servir que de substances amenées au plus haut degré de ténuité possible.

---

1. POMMADE DE GAROU.

Pr. : Écorce de garou pulvérisée ;
Cire blanche ; . . . . de chaque, 1 once (32 gr.).
Axonge ; 14 onces (448).

Faites liquéfier la cire et l'axonge à la chaleur du bain-marie, retirez du feu, ajoutez la poudre, mêlez exactement et continuez d'agiter jusqu'à ce que le mélange soit presque froid.

---

2. * POMMADE DE CANTHARIDES.

(Onguent épispastique vert.)

Pr. : Pommade de peuplier
composée ; 3 livres 4 onces 4 gros (1680 gr.).
Cire blanche ; 8 onces (250).

Faites liquéfier à une douce chaleur, retirez du feu, et, avant le refroidissement, ajoutez S. A.

Poudre très ténue de cantharides ; 2 onces (64).
Sousacétate de deutoxide de cuivre ;
Extrait d'opium ; . . . . de chaque, 6 gros (24).

Mêlez d'abord par agitation, puis, pour rendre le mélange plus parfait, soumettez le tout à la porphyrisation en ajoutant un peu d'huile.

Cette pommade contiendra 1/32e de cantharides ; le sel de cuivre et l'extrait d'opium s'y trouveront l'un et l'autre dans la proportion d'1/85e à peu près.

3. POMMADE DE PHOSPHORE.

Pr. : Phosphore ;	6 grains	(0,3 gr.).
Huile volatile de romarin ;	48 grains	(2,6).

Coupez le phosphore aussi mince que possible, mettez-le dans une fiole avec l'huile volatile, et faites dissoudre à l'aide d'une très douce chaleur ; laissez refroidir en repos et décantez. D'autre part,

Pr. : Axonge récente ;	4 onces	(125).
Cire blanche ;	2 gros	(8).

Faites liquéfier, retirez du feu, et, lorsque le mélange sera à moitié refroidi, incorporez-y exactement le soluté oléulique ci-dessus.

---

4. POMMADE DE SOUFRE.

(Onguent soufré pour la gale.)

Pr. : Axonge récente ;	4 onces	(125 gr.).
Soufre sublimé porphyrisé ;	2 onces	(64).
Sulfate acide d'alumine et de potasse ;		
Hydrochlorate d'ammoniaque ; de chaque,	1 gros	(4).

F. S. A. un mélange exact.

---

5. POMMADE DE TUTHIE.

(Onguent de tuthie.)

Pr. : Tuthie porphyrisée ;	2 gros	(8).
Beurre lavé à l'hydrolat de roses ;		
Pommade de roses ; . . . . . . de chaque,	4 gros	(16).

Mêlez exactement S. A.

---

6. POMMADE DE CARBONATE DE PLOMB.

(Onguent blanc de Rhazès.)

Pr. : Carbonate de plomb porphyrisé ;	1 once (32 gr.).
Axonge ;	5 onces (160).

Mêlez exactement S. A.

Nota. Cette pommade, qui rancit aisément, ne doit être préparée qu'en petite quantité.

---

7. POMMADE DE MERCURE.

(Pommade mercurielle, Onguent mercuriel *ou* napolitain.)

Pr. : Pommade mercurielle ancienne ; 2 onces (64 gr.).

Mettez-la dans un mortier de marbre et ajoutez-y, peu à peu et en triturant constamment,

Mercure pur ; 1 livre (500).

Rabattez de temps en temps la pommade qui s'attache aux parois du mortier et à la surface du pilon, et, après 15 à 20 minutes de trituration, ajoutez pour achever la division du métal,

Axonge récente ; 2 onces (64).

Continuez la trituration jusqu'à ce que le mercure soit divisé à ce point qu'en frottant un peu de pommade entre deux papiers non collés, l'œil armé d'une loupe n'en distingue pas le moindre globule. Alors, ajoutez

Axonge récente ; 14 onces (448).

Mêlez exactement.

Nota. En mélangeant une partie de cette pommade avec trois parties de graisse récente, on obtient le composé connu sous le nom d'*onguent gris*.

---

8. POMMADE DE RÉGENT.

Pr. : Oxide rouge de mercure ;
Acétate de plomb ;
Camphre ; . . . . de chaque, 5 grains (0,25 gr.).
Beurre frais lavé à froid avec l'hydrolat de roses ; 1 gros (4).

Mêlez exactement au moyen de la porphyrisation.

9. POMMADE DE CYRILLO.

Pr. : Deutochlorure de mercure ; 1 gros (4 gr.).
Axonge récente ; 1 once (32).

Mêlez exactement à l'aide de la porphyrisation.

10. POMMADE ÉMÉTISÉE.

Pr. : Tartrate de potasse et d'antimoine, pulvérisé par la précipitation de son soluté aqueux au moyen de l'alcool ; 5 gros (20 gr.).
Axonge récente ; 2 onces (64).

Mélangez intimement par trituration.

b. Liparolés par solution.

Ces pommades sont obtenues au moyen de la macération, de la digestion ou de la décoction.

a. Pommades par macération.

11. POMMADE DE CONCOMBRES.

Pr. : Axonge récente ; 8 livres (4000 gr.).
Suif de veau purifié ; 2 livres (1000).

Faites liquéfier, passez, laissez refroidir et ajoutez
Suc de concombres ; 6 livres (3000),

Pétrissez le tout avec soin, puis laissez en repos pendant 24 heures. Décantez ensuite le suc et remplacez-le par une autre quantité de nouveau; répétez jusqu'à dix fois la même manipulation, ou pour mieux dire jusqu'à ce que la graisse ait acquis une odeur très prononcée de concombres. Alors, faites liquéfier au bain-marie, projetez environ 3 gros d'amidon finement pulvérisé par chaque livre de graisse, laissez précipiter le magma qui se forme, et passez enfin au travers d'un linge.

---

12. POMMADE DE ROSES.

(Pommade *ou* Onguent rosat.)

Pr. ; Axonge récente lavée plusieurs fois
avec l'hydrolat de roses ;
Roses pâles avec leurs calices,
fraîches et pilées ; de chaque, *parties égales en poids.*

Malaxez le tout, puis laissez en repos ; après deux jours de contact, faites fondre la graisse sur un feu doux, passez avec forte expression, séparez l'eau, ajoutez une nouvelle quantité de roses et traitez comme la première fois ; après quoi, faites liquéfier au bain-marie, laissez déposer, et donnez enfin une couleur rouge avec l'orcanette.

---

b. Pommades par digestion.

13. POMMADE DE LAURIER.

(Huile *ou* Onguent de laurier.)

Pr. : Feuilles de laurier récentes et contuses ;
Baies de laurier contuses ; . . de chaque, 1 livre (500 gr.).
Axonge récente ; 2 livres (1000).

Mettez le tout sur un feu doux, jusqu'à évaporation de la majeure partie de l'humidité ; passez avec expression à travers un linge serré, laissez déposer et séparez les fèces.

---

c. Pommades par décoction.

14. POMMADE DE PEUPLIERS COMPOSÉE.

(Onguent populéum.)

Pr. : Bourgeons de peuplier récents ;	4 livres	(2000 gr.).
Axonge récente ;	8 livres	(4000).

Mettez le tout dans une bassine, chauffez et faites bouillir en agitant sans cesse jusqu'à vaporisation de la presque totalité de l'humidité, coulez dans un pot et conservez ainsi jusqu'à l'époque où les plantes suivantes auront acquis la vigueur nécessaire. Alors,

Pr. : Feuilles fraîches de belladone ;
— — de morelle noire ;
— — de jusquiame ;
— — de pavot noir ; de chaque, 1 livre (500).

Pilez-les, mêlez-les avec l'axonge et les bourgeons, mettez le tout sur le feu et faites bouillir jusqu'à consomption de l'eau de végétation, en ayant soin d'agiter de temps en temps. Passez ensuite à travers une toile et soumettez le marc à la presse; laissez déposer et refroidir, et grattez la pommade par couches pour en séparer les fèces.

---

15. POMMADE ÉPISPASTIQUE JAUNE.

Pr. : Cantharides pulvérisées ;	4 onces	(125 gr.).
Eau commune ;	8 onces	(250).
Axonge récente ;	4 livres	(2000).

Mettez le tout dans une bassine hémisphérique, placez sur le feu et faites bouillir en agitant sans interruption jusqu'à ce que l'eau soit presque entièrement évaporée ; passez avec expression, et ajoutez

Curcuma pulvérisé ;	1 once	(32).

Chauffez à feu doux en agitant de nouveau, et, quand la pommade a acquis une belle teinte jaune, faites-y fondre

Cire jaune cassée par morceaux ; 8 onces (250).

Passez sans expression, laissez refroidir en partie et ajoutez

Huile volatile de citron ; 4 gros (16).

Mêlez exactement et remuez la pommade jusqu'à ce qu'elle soit figée à moitié.

---

c. Liparolés par combinaison chimique.

16. * POMMADE OXIGÉNÉE.

(Onguent nitrique.)

Pr. : Axonge ; 1 livre (500 gr.).

Faites liquéfier à feu doux, dans un vase de porcelaine ou de grès vernissé, et ajoutez

Acide nitrique à 32°; 2 onces (64).

Agitez le mélange avec un tube de verre jusqu'à ce qu'il entre en ébullition, retirez du feu, continuez à agiter, et, lorsque la pommade paraîtra vouloir se figer, versez-la dans des moules de papier.

---

17. POMMADE AMMONIACALE.

(Pommade de Gondret.)

Pr. : Axonge récente ; 7 gros (28 gr.).
Suif de mouton ; 1 gros (4).

Faites liquéfier au bain-marie, dans un flacon à large ouverture, laissez refroidir le mélange jusqu'à ce qu'il soit sur le point de se figer, et alors ajoutez

Ammoniaque liquide à 22°; 1 once (32).

Bouchez le flacon hermétiquement et mêlez exactement par agitation.

18. POMMADE CITRINE.

(Onguent citrin.)

Pr. : Mercure très pur ;	2 onces (64 gr.).
Acide nitrique à 32° ;	3 onces (96).

Faites dissoudre dans une fiole, à une douce chaleur. D'autre part,

Pr. : Axonge ;	2 livres (1000).

Faites liquéfier dans un vase de porcelaine ou de grès vernissé, laissez refroidir jusqu'à cinquante degrés environ, puis ajoutez peu à peu le dissoluté mercuriel, agitez continuellement jusqu'à ce que la pommade commence à se figer, et alors coulez-la dans des moules de papier.

2° *Lipo-rétinolés.*

Ces médicamens, ainsi que nous l'avons déjà dit dans l'étude des formes générales, ne diffèrent des liparolés proprement dits, sous le rapport de la composition, que parce qu'ils contiennent des substances résineuses. Leur consistance permet de les diviser en deux groupes bien distincts ; ceux du premier sont mous et sont plus connus sous les noms de *baumes* et d'*onguents* ; ceux du second sont solides et sont appelés *emplâtres*, *onguents solides* ou *onguents-emplâtres*.

a. Lipo-rétinolés mous.

1. * BAUME D'ARCÆUS.

Pr. : Suif de mouton ;		1 livre (500 gr.).
Térébenthine ;		
Résine élémi ;	de chaque,	12 onces (384).
Axonge récente ;		8 onces (250).

Faites fondre ensemble, à une douce chaleur ; passez

au travers d'un linge, coulez dans un pot et agitez jusqu'à ce que le mélange soit presque refroidi.

---

2. BAUME DE GENEVIÈVE.

Pr.: Huile d'olives; 12 onces (384 gr.).
Térébenthine; 4 onces (125).
Cire jaune; 2 onces (64).
Santal rouge pulvérisé; 4 gros (16).

Faites digérer à une douce chaleur jusqu'à ce que la térébenthine et la cire soient fondues et parfaitement incorporées à l'huile. Alors, retirez du feu, et, lorsque le mélange sera presque refroidi, ajoutez

Camphre pulvérisé; 36 grains (2).

Mêlez exactement.

---

3. BAUME NERVAL.

(Baume nervin.)

Pr.: Baume du Pérou; 2 gros (8 gr.).
Alcool à 36°; 4 gros (16).

Faites dissoudre dans une fiole, à la chaleur du bain-marie, et ajoutez

Huile volatile de romarin; 2 gros (8).
— — de girofles;
Camphre; . . . . de chaque, 1 gros (4).

Mêlez le tout. D'autre part,

Pr.: Moëlle de bœuf purifiée;
Huile concrète de muscade; . de chaque, 4 onces (125).

Faites-les liquéfier, versez-les dans un flacon à large ouverture, ajoutez-y le soluté alcoolique ci-dessus, mêlez avec soin et agitez jusqu'à ce que le mélange soit à moitié figé.

---

4. * ONGUENT D'ALTHÆA.

Pr. : Huile de mucilage : 2 livres (1000 gr.).
Cire jaune ; 8 onces (250).
Poix-résine ;
Térébenthine ; . . . . . . de chaque, 4 onces (125).

Faites liquéfier à une douce chaleur, passez à travers un linge, et agitez jusqu'à refroidissement parfait.

---

6. * ONGUENT BASILICUM.

(Onguent suppuratif, Onguent tetrapharmacum.)

Pr. : Poix noire ;
Colophane ;
Cire jaune ; . . . . de chaque, 1 once (32 gr.).
Huile d'olives ; 4 onces (125).

Faites liquéfier dans une bassine la poix noire et la colophane, ajoutez-y successivement la cire et l'huile, passez à travers un linge, et agitez avec un bistortier jusqu'à ce que l'onguent soit presque refroidi.

Nota. En mélangeant intimement 24 parties en poids de cet onguent et une partie de deutoxide de mercure, on obtient le médicament connu sous le nom d'*onguent brun*.

6- * ONGUENT DIGESTIF.

(Digestif simple.)

Pr. : Térébenthine de Strasbourg ; 1 once (32 gr.).
Jaune d'œuf ; n° 1.

Mêlez exactement dans un mortier de verre ou de marbre, et donnez au mélange une consistance demi-liquide en ajoutant peu à peu
Huile de millepertuis ; Q. S.

Nota. En ajoutant à cet onguent, suivant l'indication

qui se présente, de l'aloès, de la myrrhe, de l'oliban, du sousacétate de deutoxide de cuivre, de l'oximellite cuivreux, du baume d'arcæus, etc., on a le *digestif animé*.

---

7. ONGUENT DE STYRAX.

Pr. : Colophane;	1 livre	(500 gr.).
Résine élémi;		
Cire jaune; . . . . de chaque,	8 onces	(250).

Faites liquéfier dans une bassine, puis ajoutez

Styrax liquide purifié;	8 onces	(250).

Ce dernier étant parfaitement dissous, versez dans le mélange

Huile de noix;	12 onces	(384).

Mêlez exactement, passez à travers un linge, et agitez jusqu'à ce que l'onguent soit presque refroidi.

---

b. Lipo-rétinolés solides.

Ces médicamens ont une consistance telle qu'à la température habituelle de notre corps, ils se ramollissent légèrement, mais sans perdre la forme qu'on leur à donnée avant de les appliquer.

Lorsqu'il entre des poudres dans leur composition, la proportion ne doit pas dépasser le huitième de la masse totale du mélange qui, sans cela, n'aurait pas le liant qu'il doit posséder et ne pourrait être malaxé qu'avec une grande difficulté.

Enfin, toutes les fois que leur consistance s'y prête, ils doivent être, après leur préparation, divisés en masses plus ou moins grosses, que l'on rend parfaitement cylindriques et que l'on enveloppe de papier, de manière à ne laisser de visible qu'un petit espace circulaire à l'une des extrémités. Ces masses, quel que soit leur volume, portent le nom de *magdaléons*.

---

1. * EMPLATRE D'ANDRÉ DE LA CROIX.

(Emplâtre agglutinatif.)

Pr. : Poix blanche ; 4 onces (125 gr.).
Résine élémi ; 1 once (32).
Térébenthine ;
Huile de laurier ; . . . . . de chaque, 4 gros (16).

Faites liquéfier à une douce chaleur, passez à travers un linge, et coulez dans un pot.

---

2. EMPLATRE DE CIGUË

Pr. : Cire jaune ; 12 onces (384 gr.).
Huile de ciguë ; 3 onces (96).

Chauffez au bain-marie jusqu'à liquéfaction de la cire, et incorporez au mélange, à l'aide d'un bistortier,

Ciguë récemment pulvérisée ; . 12 onces (384).

D'autre part, et en même temps, faites fondre dans un poêlon,

Ammoniacum purifié ; 9 onces (288).
Poix blanche purifiée ;
— résine purifiée ; . . . de chaque, 12 onces (384).

Ajoutez immédiatement au premier mélange, mêlez le tout intimement, laissez refroidir en grande partie, malaxez un peu avec les mains légèrement mouillées, puis divisez en magdaléons.

Nota. On doit à M. Planche la formule très simple d'un emplâtre de cigue avec l'extrait alcoolique de cette plante ; nous croyons devoir la consigner ici, parce qu'elle est appliquable aux extraits de toutes les plantes vireuses.

Pr. : Résine élémi purifiée ; 2 gros (8 gr.).

Cire blanche ; 1 gros (4).

Faites liquéfier à une douce chaleur, puis ajoutez

Extrait alcoolique de ciguë ; 1 once 1 gros (36).

Mêlez exactement.

---

3. * EMPLATRE DE CIRE.

Pr. : Cire jaune ;
Suif de mouton ; . . . . . de chaque, 6 onces (192 gr.).
Poix blanche ; 2 onces (64).

Faites liquéfier, mêlez exactement et passez.

4. EMPLATRE DE MUCILAGE.

Pr. : Ammoniacum ;
Opopanax ; . . . . de chaque, 1 once (32 gr.).
Alcool à 20° ; Q. S.

Faites dissoudre, passez et évaporez en consistance de miel. D'autre part,

Pr. : Poix-résine ; 3 onces (96).
Térébenthine ; 1 once (32).

Faites liquéfier à une douce chaleur, et ajoutez

Huile de mucilage ; 7 onces 4 gros (240).

Mêlez, passez et faites fondre dans la colature

Cire jaune ; 2 livres (1000).

Lorsque le mélange est à moitié refroidi, ajoutez-y les gommes résines préparées ci-dessus, et de plus

Safran pulvérisé ; 2 gros 36 grains (10).

Mêlez avec soin, et divisez la masse en magdaléons.

---

5. EMPLATRE DE CANTHARIDES.

(Emplâtre épispastique *ou* vésicatoire.)

Pr. : Poix résine ;
Cire jaune ;

Axonge récente; . . . . de chaque, 4 onces (125 gr.).

Faites liquéfier, et ajoutez

Cantharides nouvelles finement pulvérisées; 4 onces (125).

Retirez du feu, agitez avec un bistortier jusqu'à ce que le mélange ne soit plus que demi-fluide, et coulez dans un pot.

Nota. Cette formule, tirée de la *pharmacopée d'Edimbourg*, donne, en hiver, un emplâtre de consistance convenable; mais, pour l'été, il convient de remplacer une once d'axonge par une égale quantité de cire, afin d'obtenir le degré de solidité nécessaire.

---

6. EMPLATRE VÉSICATOIRE ANGLAIS.

Pr.: Emplâtre de cire;
Axonge; . . . . de chaque, 4 onces (125 gr.).

Faites liquéfier et ajoutez

Cantharides nouvelles finement pulvérisées; 4 onces (125).

Mêlez avec soin, retirez du feu, agitez le mélange jusqu'à ce qu'il soit à moitié refroidi, puis coulez-le dans un pot.

O. STÉATIE.

MÉDICAMENS COMPOSÉS AYANT UN SAVON POUR EXCIPIENT.

Cette classe renferme les médicamens stéatiques ou les *stéatés*, qui sont officinaux, solides, et résultant de la saponification de certains corps gras par un oxide de plomb. Parmi les matières grasses qui peuvent être employées à leur confection, l'axonge et surtout l'huile d'olives bien pure sont les seules qui fournissent des produits convenables. Tous les oxides de plomb ne sont pas propres non plus à la préparation de ces composés; il n'en est qu'un d'entre eux, le protoxide fondu ou *litharge*, qui donne les résultats désirés.

Dans le plus grand nombre des cas; on associe différentes substances au savon plombique obtenu, pour en modifier les propriétés; et ces associations sont quelquefois susceptibles d'en faire varier considérablement la consistance. Sous ce rapport, il est bon de se rappeler que ce ne sont pas toujours les corps les plus secs et les plus durs qui communiquent le plus de solidité à la préparation. Ainsi, la cire donne, suivant Baumé, huit fois autant de consistance que les résines sèches et cassantes qui se ramollissent par la chaleur des mains. Quant aux poudres non résineuses, nous renverrons, pour la quantité qu'il est possible d'en introduire, à ce que nous avons déjà dit en parlant des lipo-rétinolés (*voir page* 700).

Ces médicamens qui ont reçu successivement les noms d'*emplâtres*, d'*emplâtres proprement dits, d'emplâtres métalliques*, d'*oléo-stéaratés*, de *stéaratés*, se divisent en deux groupes, suivant qu'ils sont préparés avec ou sans l'intermède de l'eau.

1° *Stéatés préparés avec l'intermède de l'eau.*

I. EMPLATRE SIMPLE.

(Emplâtre de plomb.)

Pr. : Litharge pure en poudre fine;
Axonge récente;
Huile d'olives pure; . . . . de chaque, 3 livres (1500 gr.).
Eau commune; 6 livres (3000).

Mettez le tout dans une grande bassine de cuivre. Chauffez peu à peu de manière à porter l'eau à la température de l'ébullition, et entretenez-la à ce degré, en ayant soin d'agiter sans interruption avec une large spatule de bois jusqu'à ce que la saponification soit opérée. Trois signes indiquent que ce moment est arrivé · 1° la couleur dela masse est devenue blanche, de rougeâtre qu'elle était d'abord; 2° les mouvemens de la spatule font détacher de la masse des bulles légères ; 3° une petite quantité du mélange projetée dans l'eau froide y prend assez de consistance pour pouvoir être malaxée sans s'attacher aux doigts.

Alors, retirez du feu, laissez refroidir, malaxez pour séparer l'eau et donner plus de déliant, et divisez enfin en magdaléons.

Nota. Cet emplâtre peut être employé avec avantage comme excipient, dans la préparation du plus grand nombre des stéatés du même groupe.

En le mélangeant par liquéfaction avec un 1/6e en poids de poix blanche, on obtient l'*emplâtre résineux adhésif.*

---

2. EMPLATRE DE NUREMBERG.

(Emplâtre de minium camphré.)

Pr. : Deutoxide de plomb pulvérisé ;	12 onces	(384 gr.).
Huile d'olives ;	8 onces	(250).

Mêlez et soumettez à la porphyrisation. D'autre part,

Pr. : Emplâtre simple ;	3 livres	(1500).
Cire jaune ;	1 livre 8 onces	(750).

Faites liquéfier à une douce chaleur et ajoutez, outre le produit de la porphyrisation ci-dessus,

Camphre pulvérisé ;	1 gros	(4).

Mêlez avec soin, et, après le refroidissement, divisez en magdaléons.

---

3. EMPLATRE DE SAVON.

Pr. : Emplâtre simple ;	2 livres	(1000 gr).
Cire blanche ;	2 onces	(64).

Faites liquéfier et ajoutez

Savon blanc sec et râpé ; 2 onces (64).

Mêlez et, après le refroidissement, malaxez et divisez en magdaléons, en employant un peu d'huile au lieu d'eau pour frotter les mains et la table sur laquelle l'emplâtre est roulé.

---

4. EMPLATRE DIAPALME.

Pr. : Emplâtre simple ; 4 livres (2000 gr.).
Cire blanche ; 4 onces (125).

Faites liquéfier et ajoutez, après l'avoir dissous dans la plus petite quantité d'eau possible,

Sulfate de zinc ; 2 onces (64).

Chauffez doucement jusqu'à ce que l'eau employée soit vaporisée, puis retirez du feu, laissez refroidir, enfin malaxez et roulez en magdaléons à l'aide de l'huile, comme il a été dit pour le précédent.

---

5. EMPLATRE DIACHYLON GOMMÉ.

Pr. : Ammoniacum ;
Bdellium ;
Galbanum ;
Sagapenum ; . . . . de chaque, 1 once (32 gr.).

Faites les dissoudre, à la chaleur du bain-marie, dans

Alcool à 20° ; Q. S.

Passez et ramenez par évaporation à consistance de miel. D'autre part,

Pr. : Emplâtre simple ; 3 livres (1500).
Cire jaune ;
Poix blanche ;
Térébenthine ; . . . . de chaque, 3 onces (96).

Faites liquéfier à un feu doux, passez à travers un linge, ajoutez les gommes-résines préparées ci-dessus, mêlez exactement, et, après le refroidissement, divisez en magdaléons.

---

6. * EMPLATRE MERCURIEL.

(Emplâtre de vigo réformé.)

Pr. : Mercure métallique ;	12 onces	(384 gr.).
Térébenthine fine ;	2 onces	(64).
Styrax liquide purifié ;	6 onces	(192).
Huile volatile de lavande ;	2 gros	(8).

Triturez dans un mortier de fer jusqu'à ce que le mercure soit parfaitement éteint. D'autre part,

Pr. : Emplâtre simple ;	2 livres 8 onces	(1250).
Cire jaune ;		
Poix-résine ; . . . . de chaque,	2 onces	(64).

Faites liquéfier et ajoutez

Poudre d'ammoniacum ;		
— de bdellium ;		
— d'oliban ;		
— de myrrhe ; . . . . de chaque,	5 gros	(20).
— de safran ;	3 gros	(2).

Mêlez avec soin, et, lorsque la masse est en partie refroidie, ajoutez le mercure éteint comme il a été dit plus haut ; mêlez, malaxez promptement et avec très peu d'eau, puis divisez en magdaléons.

Cet emplâtre contient 1/8e en poids de mercure.

---

7. * EMPLATRE DES QUATRE FONDANS.

Pr. : Emplâtre de cigue ;
— de savon ;
— diachylon gommé ;
— mercuriel ; de chaque, *parties égales en poids*.

Faites liquéfier, à la chaleur du bain-marie, dans un vase de terre vernissé, mêlez intimement, et, après le refroidissement, divisez en magdaléons.

2° *Stéatés préparés sans l'intermède de l'eau.*

Ces médicamens, auxquels on donne le nom *d'emplâtres brûlés*, ne sont qu'en très petit nombre, et il suffira, pour faire connaître leur préparation, de parler ici de celui d'entre eux que l'on emploie le plus aujourd'hui.

---

8. EMPLATRE BRUN.

(Onguent de la mère.)

Pr. : Huile d'olives;	1 livre	(500 gr.).
Axonge;		
Beurre;		
Suif; . . . . de chaque,	8 onces	(250).

Mettez ces substances dans une grande bassine évasée, et chauffez-les jusqu'à ce qu'elles fument; ajoutez alors, par petites portions et en agitant sans cesse avec une spatule,

Litharge pulvérisée et bien sèche;	8 onces	(250).

Continuez de chauffer et de remuer le mélange jusqu'à ce qu'il ait pris une couleur brune-noirâtre; ajoutez à ce moment

Cire jaune;	6 onces	(192)
Poix noire purifiée;	2 onces	(64)

Lorsque ces deux substances sont liquéfiées, mêlez exactement, retirez du feu, laissez reposer, passez au travers d'un linge et coulez enfin dans un pot ou dans des moules de fer-blanc ou simplement de papier.

P. POCILOKÉMIE.

MÉDICAMENS COMPOSÉS A EXCIPIENT VARIABLE.

Les médicamens pocilokémiques se rapportent à deux ordres : les *pilules* et les *trochisques*.

I. *PILULES*.

On appelle pilules, des médicamens d'une consistance de pâte ferme, non adhérents aux doigts et de forme sphérique. Toutes les substances médicamenteuses peuvent entrer dans leur composition : si elles sont solides, on les réunit au moyen d'un excipient liquide ou mou approprié; si elles sont molles ou même solides, on choisit pour excipient une poudre inerte. Les différens ingrédiens sont mélangés entre eux, avec Q. S. d'excipient, dans un mortier et à l'aide du pilon, ou quelquefois sur une tablette de verre, de marbre ou de porphyre, au moyen d'une lame de fer, d'argent ou d'ivoire. Lorsque la préparation est terminée, ce que l'on reconnaît à l'homogénéité de la pâte et à la facilité avec laquelle elle se détache des parois du mortier et de la surface du pilon, on malaxe la masse pilulaire et on la tasse dans un pot, si elle est officinale; ou, si elle est magistrale, on la divise en pilules à l'aide d'un instrument particulier, appelé *pilulier*. Cet instrument consiste surtout en deux règles d'acier, creusées, l'une et l'autre, de 36 demi-cylindres parallèles et tangents, et dont les bords en couteau, opèrent, lors de leur réunion, la section des bandes pilulaires étendues à leur surface en autant de portions qu'elles occupent de divisions ou demi-cylindres. Chacune de ces portions est ensuite roulée entre les doigts, de manière à prendre une forme arrondie, puis jetée dans une poudre végétale, comme celles de lycopode, de réglisse, de guimauve, d'iris, etc., ou dans une boîte sphérique contenant de l'or ou de l'argent en feuilles, afin de revêtir les pilules de ces différentes matières et de prévenir par là les adhérences qu'elles pourraient contracter aux points de contact. Nous devons toutefois faire observer ici que ceux de ces médicamens dans la composition desquels il entre du mercure, du soufre ou des préparations mercurielles ou sulfureuses, ne doivent être ni dorés ni argentés.

La pesanteur des pilules de doit pas dépasser six grains; au de-là de ce point, ces médicamens prennent le nom de *bols*, et, généralement, on leur donne alors une consistance un peu moindre, et souvent une forme olivaire pour faciliter leur ingestion.

Nous nous bornerons à mentionner ici les formules de quelques pilules officinales.

---

1. PILULES DE TÉRÉBENTHINE CUITE.

Pr. : Térébenthine de Venise ; Q. V.

Mettez-la dans une bassine avec trois ou quatre fois autant d'eau, et faites bouillir jusqu'à ce que la térébenthine, versée dans l'eau froide, s'y prenne en pâte presque solide. Alors, malaxez-la en la tirant en tous les sens, et divisez-la en pilules de cinq grains, que vous conserverez dans l'eau froide pour prévenir leur réunion en une seule masse.

---

2. PILULES DE TÉRÉBENTHINE DE COPAHU.

Pr. : Térébenthine de copahu ;	6 onces	(192 gr.).
— de Bordeaux ;		
Magnésie calcinée ; . . . . de chaque,	1 once	(32).

Mêlez exactement, laissez pendant 2 ou 3 jours en repos, puis divisez la masse solide obtenue en pilules de 4 grains.

3. PILULES ASIATIQUES.

Pr. : Acide arsénieux ;	66 grains (3,6 gr.).
Poivre noir pulvérisé ;	1 once 1 gros (36).

Triturez pendant long-temps (on spécifie l'espace de 4 jours) et avec précaution, dans un mortier de fer, et, lorsque le mélange est parfait, ajoutez

Gomme arabique pulvérisée ;	2 gros (8).

Mêlez, transvasez dans un mortier de marbre, et, avec Q. S. d'eau, formez une masse homogène que vous diviserez en 800 pilules bien égales.

---

4. * PILULES DE CYNOGLOSSE.

Pr. : Extrait vineux d'opium ;	
Poudre d'écorce de racine de cynoglosse ;	
— de semences de jusquiame blanche ; . . . . . de chaque,	4 gros (16 gr.).
— de myrrhe ;	6 gros (24).
— d'oliban ;	5 gros (20).
— de safran ;	
— de catoréum ; . . de chaque,	1 gros 36 grains (6).
Sirop d'opium :	Q S.

F. S. A. une masse homogène, que vous diviserez, suivant le besoin, en pilules de 4 grains.

Nota. Les pilules de cynoglosse contiennent environ 1/9e en poids d'extrait d'opium.

---

5. PILULES MERCURIELLES.

Pr. : Mercure très pur ;	
Miel blanc lisse ;	
Poudre d'aloès succotrin ; . . . de chaque,	6 gros (24 gr.).
— de rhubarbe ;	3 gros (12).
— de scammonée d'Alep ;	2 gros (8).
— de poivre noir ;	1 gros (4).

Mettez le mercure, le miel et une partie de l'aloès dans un mortier de fer, et triturez jusqu'à extinction parfaite du métal ; ajoutez alors le restant de l'aloès, puis la scammonée et enfin la rhubarbe et le poivre, et F. S. A. une masse homogène que vous diviserez, suivant le besoin, en pilules de 4 grains.

Nota. Chaque pilule contiendra 1 grain de mercure, 1 grain d'aloès, 1/2 grain de rhubarbe et 1/3 de grain de scammonée.

---

6. * PILULES DE MORTON.

Pr. : Poudre de cloportes ;	2 onces 2 gros	(72 gr.).
— d'ammoniacum ;	1 once 1 gros	(36).
Acide benzoïque par sublimation :	6 gros	(24).
Poudre de baume du Pérou sec ;		
— de safran ; . . . . . . de chaque,	1 gros	(4).
— de soufre anisé ; Q. S. ou environ	6 gros	(24).

M. et F. S. A., une masse bien homogène que vous diviserez, suivant le besoin, en pilules de 4 grains.

Nota. Ces pilules contiennent environ 1/5ᵉ en poids d'ammoniacum, 1/7ᵉ d'acide benzoïque, 1/7ᵉ de baume de soufre, 1/41ᵉ de baume du Pérou et 1/41ᵉ de safran.

7. * PILULES TONIQUES DE BACHER.

Pr. : Extrait d'ellébore noir de Bacher ;		
— de myrrhe ; . . . . . . de chaque,	1 once	(32 gr.).
Poudre de chardon bénit ;	3 gros	(12).

Mêlez et abandonnez la masse dans un lieu très sec, jusqu'à ce qu'elle ait acquis la consistance pilulaire ; divisez-la alors en pilules d'un grain.

II. *TROCHISQUES.*

Les trochisques sont des médicamens officinaux solides, tout-à-fait secs, de composition très variée, et divisés en petites masses sphériques, coniques, pyramidales, tétraédriques, en grains d'avoine, etc. Elles diffèrent des pilules, non-seulement par la consistance et par la variété des formes, mais encore parce qu'elles sont destinées, les unes à l'usage interne, les autres à l'usage externe, tandis que les pilules s'emploient exclusivement à l'intérieur. Leur nombre, très considérable autrefois, a été singulièrement réduit de nos jours, car le *codex* de 1818 n'en mentionne que deux.

1. * TROCHISQUES ESCARROTIQUES.

Pr. :	Deutochlorure de mercure ;	2 gros (8 gr.).
	Amidon ;	4 gros (16).
	Mucilage de gomme adragantbe ;	Q. S.

Triturez le sel, ajoutez l'amidon, mêlez exactement, et faites, avec le mucilage, une pâte homogène que vous diviserez en petites parties sous forme de grains d'avoine.

Nota. Ces trochisques contiennent environ 1/5e de deutochlorure.

2. * TROCHISQUES DE MINIUM.

Pr. :	Deutochlorure de mercure ;	1 once (32 gr.).
	Deutoxide de plomb ;	4 gros (16).
	Mie de pain sèche et pulvérisée ;	4 onces (125).
	Hydrolat de roses ;	Q. S.

F. S. A. des trochisques en forme de grains d'avoine.

Nota. Ces trochisques contiennent environ 2/11es en poids de deutochlorure et 1/11e de deutoxide.

Q. ANOMALIE.

MÉDICAMENS COMPOSÉS A EXCIPIENT ET BASE LE PLUS SOUVENT INDÉTERMINÉS.

Les médicamens que renferme cette classe sont assez nombreux; mais, comme ils n'ont de commun entre eux que leur destination exclusive à l'usage externe et leur caractère anomal, c'est-à-dire l'impossibilité d'être rapportés à aucune des classes que nous avons étudiées jusqu'ici, nous ne chercherons point à les ranger dans un ordre méthodique : nous nous bornerons à les définir, à faire connaître leur préparation lorsqu'elle s'exécute dans le laboratoire du pharmacien, et à donner comme exemple les formules de ceux qui peuvent offrir le plus d'intérêt.

1° *CATAPLASMES.*

Les cataplasmes sont des médicamens de composition très variable, de consistance molle et pâteuse, parmi lesquels les uns peuvent être préparés indifféremment avec ou sans l'aide de la chaleur, tandis que les autres doivent l'être soit à froid soit à chaud. Quand ils sont destinés à être appliqués sur une partie qui est le siége de douleurs très vives et que peut encore augmenter beaucoup le contact d'un corps étranger, il est indispensable de donner à la pâte qui les constitue une homogénéité aussi parfaite que possible; on y parvient au moyen de la pulpation.

Enfin, si des substances énergiques doivent faire partie du cataplasme, il convient de les étendre à sa surface, ou du moins de ne les incorporer qu'avec la couche superficielle de sa masse, parce que c'est là seulement qu'elles peuvent produire l'effet attendu; on conçoit en effet que tout ce qui ne touche pas l'organe malade reste à peu près sans action.

---

1. CATAPLASME FERMENTANT DES RUSSES.

Pr. : Marc de bière ;
Miel commun ; . . . . . . de chaque, 8 onces (250 gr.).
Farine de seigle ; Q. S.

Mêlez et faites un cataplasme de consistance moyenne.

---

2. CATAPLASME DE MOUTARDE.

(Sinapisme.)

Pr. : Farine de moutarde noire ; Q. V.
Eau commune ; Q. S.

Mêlez dans un mortier et faites un cataplasme de consistance moyenne, qu'on pourra mitiger par l'addition d'une proportion plus ou moins forte de farine de lin, d'orge, etc., ou au contraire rendre plus actif en fesant entrer dans sa composition de la pulpe d'ail, de la racine de raifort râpée, etc.

---

3. CATAPLASME DE FARINE DE LIN.

Pr. : Farine de lin ; Q. V.
Eau commune ; Q. S.

Délayez en ajoutant l'eau peu à peu, et battez la masse fortement et pendant long-temps, pour développer convenablement le mucilage contenu dans la farine.

Si le cataplasme doit être appliqué chaud, ce qui est le plus ordinaire, il faut se servir d'eau bouillante, ou encore faire cuire, après avoir délayé la farine, jusqu'à ce que la consistance soit assez épaisse.

4. CATAPLASME DE MIE DE PAIN.

Pr. : Mie de pain rassis ;	4 onces	(125 gr).
Lait de vache ;	12 onces	(384).

Faites cuire, en remuant toujours avec une spatule de bois, jusqu'à consistance convenable.

2° *SPARADRAPS.*

Ce sont des médicamens officinaux ou magistraux, consistant en bandes ou morceaux de toile, de taffetas, de papier ou de peau, recouverts uniformément d'une couche médicamenteuse mince et lisse, de nature ou du moins de consistance emplastique. Ils comprennent les *sparadraps* proprement dits, les *taffetas* et les *papiers médicamenteux*, et les *écussons*.

a. Sparadraps proprement dits.

1. SPARADRAP DE DIACHYLON GOMMÉ.

Pr. : Emplâtre diachylon gommé ;	6 onces	(192 gr.).
Térébenthine fine ;	1 once	(32).

Faites liquéfier à un feu très doux, mêlez exactement, puis versez une certaine quantité de ce mélange tiède sur l'un des bouts d'une bande de toile, attachée et tendue horizontalement par ses extrêmités, au moyen de griffes fixées solidement sur une table. Étalez-le aussitôt sur toute la surface du tissu avec un couteau à lame droite légèrement chauffé, et repassez à plusieurs reprises, jusqu'à ce que la couche emplastique ait acquis le degré d'épaisseur nécessaire. Après quelques heures d'exposition à l'air, coupez les deux bouts de la toile qui ont été traversés par la matière emplastique fondue, et retranchez les bords qui offrent un bourrelet de même nature, puis enfin roulez la bande sur elle même.

2. TOILE DE MAI.

Pr. : Cire blanche; 2 onces (64 gr.).
Huile d'amandes douces; 1 once (32).
Térébenthine; 2 gros (8).

Faites liquéfier au bain-marie, puis plongez dans le mélange quelques bandes de toile, et, en les en retirant successivement, faites-les passer entre deux règles de bois rapprochées l'une de l'autre, pour exprimer et faire couler l'emplâtre en excès. Pour lisser la toile, fixez-la sur les griffes dont il a été question pour le sparadrap précédent, et passez sur chacun de ses côtés le couteau à lame droite chauffé modérément. Enfin, roulez la bande sur elle-même.

---

b. Taffetas médicamenteux.

1. TAFFETAS D'ANGLETERRE.

Pr. : Ichthyocolle coupée très menue; 2 onces (64 gr.).
Eau commune; 1 livre (500).

Faites macérer jusqu'à ce que l'ichthyocolle soit bien gonflée, et ajoutez

Alcool à 22°; 1 livre (500).

Faites dissoudre en vase clos et à la température du bain-marie, puis passez au travers d'un linge. Alors, tendez un morceau de taffetas sur un chassis de bois, et enduisez-le légèrement du soluté tiède, au moyen d'un pinceau; laissez sécher cette couche à l'air, puis appliquez-en de nouvelles, et toujours de la même manière, jusqu'à ce que l'enduit gélatineux paraisse assez épais; recouvrez le tout d'une couche d'alcoolé très chargé de baume du Pérou noir ou de baume de tolu, suivant que le taffetas employé est de couleur noire ou rose; terminez par une couche d'ichthyocolle; enfin, laissez sécher pendant 24 heures, et coupez le taffetas en morceaux carrés.

2. TAFFETAS VÉSICANT.

(Formule de M. Guibourt.)

Pr. : Poudre de cantharides nouvelles; Q. V.

Soumettez-la à l'action dissolvante de l'éther hydratique, jusqu'à ce qu'elle ne cède plus rien à ce menstrue; distillez pour retirer la majeure partie de l'éther, et faites évaporer le résidu au bain-marie jusqu'à ce qu'il cesse de bouillir. Alors, faites liquéfier ce produit avec le double de son poids de cire, mêlez intimement, puis étendez sur une bande de toile cirée, comme il a été dit pour le sparadrap de diachylon gommé.

---

c. Papiers médicamenteux.

1. PAPIER A CAUTÈRE.

Pr. : Cire jaune ;
Poix-résine ; . . . . de chaque, 4 onces (125 gr.).
Térébenthine de Venise ; 2 onces (64).
Baume du Pérou ; 1 gros (4).

Faites liquéfier à une douce chaleur, passez au travers d'un linge peu serré, et étendez sur des feuilles de papier lissé.

---

2. * PAPIER CIRÉ.

Pr. : Cire blanche ;
Térébenthine de Venise ; de chaque, 3 onces (96 gr.).
Cétine ; 2 onces (64).

Faites comme il a été dit pour le précédent.

d. Écussons.

On appelle ainsi des morceaux de toile, de taffetas et le plus souvent de peau, recouverts d'une couche médicamenteuse de nature variable, par exemple, de poix de Bourgogne, d'un extrait, de diascordium, de thériaque, d'un onguent-emplâtre, etc., étendue soit avec le pouce, soit avec une spatule ou une lame de couteau, suivant la consistance de la substance employée. On doit toujours avoir soin, en taillant le morceau de tissu ou de peau, de le tenir un peu plus grand que la couche elle-même ne doit l'être, afin qu'il reste une marge tout autour de celle-ci ; et, si l'écusson n'est pas de nature à adhérer facilement à la peau, on applique sur cette marge un cercle d'emplâtre adhésif.

3° *SUPPOSITOIRES.*

Les suppositoires, médicamens officinaux ou magistraux, destinés à être introduits dans l'anus, sont de consistance solide, de forme conique, d'un volume qui varie depuis la grosseur d'une plume jusqu'à celle du petit doigt, et d'une longueur d'un à deux pouces. Le savon, le suif, le beurre de cacao, le miel, sont les substances que l'on fait servir le plus communément à leur préparation. On taille le savon avec un couteau pour lui donner la forme requise. On fait liquéfier le suif, puis on le coule dans de petits cônes de papier enfoncés dans le sable ; on agit de la même manière pour le beurre de cacao, mais il convient d'y ajouter 1/12e en poids de cire blanche pour en augmenter la consistance et la solidité. Quant à ceux avec le miel, on les prépare par la cuisson de ce dernier : pour cela, on fait cuire du miel blanc, rapidement et en agitant sans interruption, jusqu'à ce que, jetté sur un corps froid, il y devienne solide et fragile; alors, on le coule dans de petits cônes de papier huilé, on laisse refroidir et on retire du moule.

Quelquefois, on fait entrer différentes poudres médicamenteuses dans les suppositoires; ces poudres doivent être incorporées exactement à la substance liquéfiée.

4° *BOUGIES.*

On donne ce nom à de petites baguettes cylindriques, pleines, flexibles, parfaitement lisses dans tous les points de leur surface, d'un diamètre variable mais ne dépassant guères celui d'un tuyau de plume, d'une longueur de 11 pouces, un peu effilées à l'une de leurs extrémités et garnies à l'autre d'un rebord en cire à cacheter. Ces médicamens, destinés à être introduits dans le canal de l'urèthre, sont de deux sortes, les *bougies emplastiques* et les *bougies élastiques.*

Les bougies emplastiques sont préparées avec des bandelettes de toile fine, ou des mèches coniques de coton ou de filasse, enduites d'un emplâtre quelconque, puis roulées en cylindres et polies, sur une table très unie et légèrement huilée, avec une planchette de bois dur pareille à celle dont les ciriers se servent pour lisser les cierges.

Les bougies élastiques, dont la fabrication fait l'objet d'une industrie particulière, se préparent de même, en substituant à l'emplâtre un mélange liquide composé d'huile de lin lithargyrée, de succin, d'huile volatile, de térébenthine et de caoutchouc. On étend plusieurs couches successives de ce mélange, en ayant chaque fois le soin de le laisser sécher à l'air, avant d'en appliquer une nouvelle. Leur souplesse doit être telle qu'elles ne s'écaillent ni ne se gercent lorsqu'on les roule autour du doigt.

5° *SONDES.*

Les sondes se préparent comme les bougies élastiques, dont elles ne diffèrent que parce qu'elles sont creuses et ouvertes à leurs deux extrémités, de manière à permettre l'évacuation de l'urine. Le canevas de ces bougies est un tissu de soie peu serré, que l'on fixe sur un mandrin de fer ordinairement, pour faciliter l'application du mélange dont il a été parlé plus haut : ce même mandrin sert à les introduire dans la vessie.

6° *PESSAIRES.*

Les pessaires, instrumens de forme très variable et destinés à être introduits dans le vagin pour soutenir la matrice ou pour maintenir réduites les hernies vaginales, se préparent le plus souvent de la même manière que les bougies élastiques et les sondes ; mais on en fait en outre en liège, en buis, en ivoire, etc.

Enfin c'est par le même mode de préparation que l'on obtient presque toujours l'instrument connu sous le nom de *bout de sein*, employé soit pour remplacer le mamelon trop peu développé, soit pour faciliter l'allaitement dans le cas de gerçures.

7° *POIS A CAUTÈRES.*

On donne ce nom à de petits corps, ordinairement de forme sphérique, employés pour entretenir la plaie d'un cautère ouverte et pour y exciter la suppuration. Quelquefois, on fait servir à cet usage les pois ordinaires, mûrs et bien secs, en choisissant ceux d'entre eux qui sont les plus ronds ; le plus souvent, on en fabrique avec les racines de plusieurs espèces du genre *iris*, spécialement celles de l'iris de florence, avec le bois d'oranger, et non pas avec les petites oranges vertes ou orangettes comme le disent quelques auteurs, enfin avec le marron d'inde. C'est à l'aide du tour qu'on donne à toutes ces substances la forme globuleuse.

8° *CHARPIE.*

On appelle ainsi les filamens que l'on obtient en effilant une toile de chanvre ou de lin usée, ou encore en la râtissant avec la lame d'un couteau. Le premier procédé fournit la *charpie brute*, et le second la *charpie râpée*. Depuis quelques années, on a fabriqué chez nous une charpie *vierge*, avec le chanvre, en fesant subir à ce dernier diverses manipulations qui ont pour but de le rendre blanc, souple et moelleux. Enfin, les Anglais se servent, sous le nom de charpie, d'un tissu particulier, lâche, épais et cotonneux, qu'ils fabriquent pour cet objet.

10° *MOXA.*

Ce nom, d'origine portugaise, sert à diriger une sorte de cautère actuel, dont l'invention est due aux Japonais et aux Chinois. Les moxas consistent dans des cônes ou des cyli ndre se matière végétale très combustible, que l'on incinère sur le point où la cautérisation doit être pratiquée. En Chine et au Japon, on les fabrique avec le duvet retiré des feuilles sèches de plusieurs espèces d'armoise; en Europe, pour les préparer, on se sert sur-tout du coton cardé et de la moelle de l'hélianthe annuel ou grand-soleil.

11° *ÉPONGE PRÉPARÉE.*

L'éponge, employée par les chirurgiens comme moyen dilatant, est préparée de deux manières pour cet objet, *à la cire et à la ficelle.*

a. Éponge préparée à la cire.

Mondez une éponge fine de tous les corps étrangers qu'elle contient, au moyen du battage et du lavage à grande eau, faites-la sécher, coupez-la par tranches, trempez-la dans de la cire liquéfiée au feu, et pressez-la ensuite fortement entre deux plaques d'étain chauffées, pour en exprimer la plus grande partie du corps gras.

b. Éponge préparée à la ficelle.

Mondez une éponge fine comme pour le premier mode de préparation, et, tandis qu'elle est encore humide, serrez-la fortement avec une ficelle câblée dont les tours ne laissent pas le moindre intervalle entre eux, de manière qu'elle en soit recouverte dans toute son étendue, à peu près comme une carotte de tabac. Arrêtez la ficelle par un nœud, exposez l'éponge à la chaleur de l'étuve et conservez-la ensuite dans un lieu très sec.

12° *CAPSULES GÉLATINEUSES.*

Ces capsules, destinées à rendre plus facile l'administration de certains médicamens d'une odeur et d'une saveur repoussantes, sont dues à MM. Dublanc aîné et Mothes. Elles sont formées de gélatine unie à une petite quantité de sucre, et se fabriquent à l'aide d'un instrument qui consiste en un cône creux, très alongé, déprimé vers son sommet et terminé en ce point par un tube auquel on a fixé, à l'aide d'un fil ciré, une petite poche en peau fine de forme ronde. La base du cône taraudée en forme l'ouverture, et celle-ci est fermée par un couvercle creux à vis, servant à la fois d'obturateur et de récipient.

Pour faire usage de cet instrument, on introduit, par l'ouverture du cône renversé, une quantité suffisante de mercure pour remplir la poche qui représente alors une boule solide; on plonge cette boule dans une solution concentrée de gélatine légèrement sucrée, puis on porte l'instrument dans une étuve convenablement échauffée, et on l'y fixe dans une position verticale.

La première couche de gélatine étant sèche, on en applique de la même manière une seconde, puis une troisième. Après dessication, on renverse le cône sur sa base; le mercure s'écoule dans le récipient, et la poche, en se retirant sur elle-même, permet de détacher aisément la capsule qui se trouve alors dans les conditions voulues pour recevoir le médicament qu'on veut y introduire. Cette introduction du médicament exige une certaine adresse et beaucoup d'habitude, car il faut sur-tout éviter que la paroi extérieure ne soit en contact avec lui.

Reste à boucher hermétiquement la capsule. On y parvient en apposant sur son orifice une lamelle de gélatine taillée en forme de disque, que l'on ramollit préalablement à la vapeur de l'eau bouillante, et dont on rend l'adhérence plus intime en promenant, sur ses bords et sur la partie correspondante de la capsule, un pinceau de blaireau plongé dans un soluté gélatineux.

Ainsi confectionnées et placées dans un lieu sec, ces capsules s'y conservent long-temps en bon état ainsi que leur contenu.

V. CONSERVATION

DES MÉDICAMENS.

Il ne sera question ici que des médicamens que l'on conserve habituellement dans les officines, et, parmi eux, de ceux seulement qui exigent des soins particuliers pour pouvoir être conservés sans altération. Pour faciliter l'étude de ce chapitre, nous suivrons, dans l'exposition des préceptes, l'ordre dans lequel nous avons décrit les préparations particulières.

1° POUDRES SIMPLES VÉGÉTALES.

Immédiatement après leur préparation, ces poudres doivent être soumises à une légère dissication pour les priver du peu d'humidité qu'elles ont pu absorber pendant la tamisation. On les renferme ensuite dans des vases de verre que l'on bouche avec soin, que l'on dépose dans un lieu sec et que l'on abrite du contact de la lumière.

On conserve de la même manière les *poudres simples animales* et les *poudres composées*.

2° FÉCULES.

On les renferme, suivant leur quantité, ou dans des bocaux ou dans des boîtes de bois garnies de papier et munies d'un couvercle, et on les dépose ensuite dans un lieu sec.

On conserve de même les *espèces*.

3° SUCS VÉGÉTAUX AQUEUX.

On ne conserve parmi eux que les sucs acides retirés des fruits. On s'est servi et on s'en sert encore aujourd'hui, pour assurer leur conservation, de l'huile d'olives ou d'œillette, dont on met une couche légère pour couvrir leur surface dans le goulot des bouteilles : on a conseillé également l'emploi de l'acide sulfureux ou mieux du sulfite de chaux pour atteindre ce but. Mais à ces procédés on doit préférer le suivant, proposé par M. Appert.

On fait choix de bouteilles de verre bien cuit et égal dans toutes ses parties, à goulot bien arrondi, très fort et renforcé en dedans et en dehors ; on les remplit de suc; on les bouche avec un liège fin, bien uni, flexible et préalablement comprimé ou mâché au moyen d'un instrument de fer, afin d'en faciliter l'introduction ; on assujétit ce bouchon avec une ficelle ou mieux un fil de fer ; on entoure chaque bouteille d'une corde de foin ou de paille ; on les place debout, les unes à côté des autres, dans une bassine à fond plat, que l'on remplit ensuite d'eau; on chauffe jusqu'à faire bouillir ce liquide, et, après 12 à 15 minutes d'ébullition, on laisse refroidir ; on retire les bouteilles que l'on goudronne aussitôt, et on les dépose à la cave.

4° SUCS VÉGÉTAUX HUILEUX.

Les huiles fixes liquides doivent être conservées dans des vases de verre ou de grès bien remplis, exactement fermés et déposés dans un lieu frais.

Celles qui sont concrètes à la température ordinaire doivent être introduites, lorsqu'elles sont encore fluides, dans des fioles à médecine que l'on en remplit entièrement, et que l'on place à la cave après les avoir bouchées hermétiquement et goudonnées.

On conserve de même les *sucs animaux huileux* et les *huiles médicinales*.

5° SUCS VÉGÉTAUX MYROLIQUES.

Les huiles volatiles se conservent dans des flacons de verre bien remplis, hermétiquement bouchés et déposés dans un lieu frais et à l'abri de la lumière.

6° MÉDICAMENS CHIMICOBASIQUES.

Tous ces médicamens en général doivent être garantis avec soin du contact de l'air et placés dans un lieu de température moyenne ; mais quelques-uns d'entre eux exigent des soins particuliers.

Le *phosphore* doit être introduit à l'état fluide dans une fiole à médecine que l'on en remplit jusqu'à l'origine du col : lorsqu'il est solidifié, on le recouvre d'eau distillée, et on dépose le vase dans un lieu frais après l'avoir bouché et l'avoir revêtu d'un papier noir.

L'*hydrochlore* doit être renfermé dans des flacons bouchés à l'émeril et à parois opaques.

Les *acides liquides* sont conservés dans des flacons de verre bouchés à l'émeril, et, l'un d'eux l'*acide nitrique*, a besoin d'être tenu à l'abri d'une vive lumière.

L'*ammoniaque liquide* se conserve de même.

La *potasse* et la *soude* caustiques, doivent être tenues dans des flacons parfaitement bouchés, mais avec du liége seulement.

Les *oxides de mercure* et d'*or* doivent être mis à l'abri de la lumière.

Les *sulfures*, *iodures* et *chlorures*, très solubles, volatils ou déliquescens, doivent être renfermés dans des vases bouchés avec soin. Il en est de même des *sels déliquescens* ou *efflorescens*.

Enfin, les *éthers* doivent être conservés dans des flacons parfaitement pleins, bouchés à l'émeril et déposés à la cave.

7° EXTRAITS VÉGÉTAUX.

Les extraits qui attirent l'humidité de l'air doivent être renfermés dans des flacons de verre à large orifice, que l'on bouche solidement avec du liége.

On conserve les autres dans des pots en faïence ou en porcelaine, munis d'un couvercle et placés de manière qu'ils se trouvent à l'abri de la chaleur et de l'humidité.

On conserve de la même manière les *extraits animaux*.

8° OENOLÉS.

Les œnolés ou *vins médicinaux* doivent être conservés dans des bouteilles bien pleines, bouchées hermétiquement, goudronnées et couchées à la cave.

Le même mode de conservation est employé pour les *bières* et les *vinaigres médicinaux*.

9° ALCOOLÉS.

On les conserve dans des flacons de verre bouchés à l'émeril (ou simplement avec du liége, si l'alcoolé est chargé de résine ou d'un alcali minéral) et placés dans un lieu frais.

Les *alcoolats*, les *éthérolés* et les *myrolés* se conservent de la même manière.

10° CANDIS.

On les conserve en les renfermant, parfaitement secs, dans des vases de verre que l'on obture avec soin et que l'on tient à l'abri de l'humidité.

Le même procédé de conservation doit être employé pour les *condits*, les *pastilles*, les *tablettes*, les *saccharures* et les *trochisques*.

11° PATES.

On les conserve dans des boîtes de fer-blanc, en ayant soin de saupoudrer d'amidon pulvérisé celle de guimauve dont la consistance est ordinairement telle que, sans cette précaution, les morceaux récemment coupés adhéreraient facilement les uns aux autres.

12° ÉLECTUAIRES.

On les conserve dans des vases de faïence ou de porcelaine, munis de couvercles, on les place dans un lieu moyennement sec, et on les garantit de l'action d'une température élevée.

On conserve de même les *gelées officinales*, en ayant soin de renouveler de temps en temps le papier dont on les recouvre.

13° SIROPS.

Les *sirops proprement dits* et les *mellites* doivent être renfermés dans des bouteilles que l'on en remplit tout-à-fait, que l'on bouche hermétiquement, et que l'on dépose ensuite dans une cave bien fraîche.

14° HYDROLÉS CHIMICOBASIQUES.

Ces hydrolés se conservent dans des flacons de verre que l'on bouche solidement avec du liége, et que l'on dépose dans un lieu frais.

15° HYDROLATS.

Les hydrolats doivent être conservés dans des vases de verre parfaitement pleins, et bouchés hermétiquement avec un liége fin qui ne touche pas la surface du liquide : on les met dans un lieu frais, et on les abrite avec soin du contact de la lumière.

16° ÉLAEOCÉRATÉS.

Les *élæocératés* ou *cérats*, se conservent dans des vases de faïence ou de porcelaine, munis de couvercles et déposés dans un lieu frais, à l'abri du contact de l'air.

On conserve de même les *pommades* et les *onguents mous*.

17° STÉATÉS.

Les *stéatés* ou *emplâtres métalliques* se conservent dans des boîtes, à l'abri de l'humidité et de la chaleur.

Il en est de même des *onguents-emplâtres*.

18° PILULES.

Les pilules officinales doivent toujours être conservées en masse tassée dans des vases de faïence ou de porcelaine, munis de couvercles et déposés dans un lieu moyennement sec : on ne doit les diviser qu'à mesure du besoin.

TROISIÈME LIVRE.

PHARMACODYNAMIE.

La Pharmacodynamie a pour objet l'appréciation des propriétés pharmacologiques des médicamens, c'est-à-dire de l'action exercée par eux sur les tissus organiques.

Elle classe et étudie ces diverses propriétés et s'occupe en outre, comme complément de ses attributions, des divers modes d'administration des médicamens et de l'art de formuler.

Ce troisième livre comprendra donc quatre chapitres :

1° Classification des propriétés pharmacologiques des médicamens.

2° Étude des propriétés pharmacologiques des médicamens.

3° Modes d'administration des médicamens.

4° Art de formuler.

I.° CLASSIFICATION

DES PROPRIÉTÉS PHARMACOLOGIQUES DES MEDICAMENS.

Linné et, depuis lui, M. Barbier ont judicieusement distingué dans les médicamens deux sortes de facultés, les unes actives, les autres curatives. Les premières, appelées *vertus médicinales* ou *propriétés pharmacologiques*, sont du ressort du pharmacologiste. Inhérentes aux médicamens, elles modifient les propriétés vitales des organes, intervertissent l'ordre de leurs fonctions, et vont parfois jusqu'à déterminer un trouble violent dans toute l'économie : la mutation organique qui en résulte a reçu le nom de *médication*, et ses résultats représentent les facultés curatives, facultés dont l'appréciation. étrangère à la pharmacologie, fait l'objet spécial de la thérapeutique.

Chaque médicament possédant une force active absolue qui donne lieu à des effets primitifs constans, nous pensons, avec le plus grand nombre des pharmacologues de notre époque, que la seule base solide sur laquelle on puisse fonder une classification méthodique et stable des médicamens est l'action qu'ils exercent sur l'économie. Mais malheureusement, nous sommes loin de connaître parfaitement les changemens physiologiques auxquels chacun d'eux peut donner lieu; aussi, nous est-il de toute impossibilité de parvenir à classer rigoureusement ces produits comme il serait nécessaire qu'ils le fussent. Quoiqu'il en soit, et bien que nous ne cherchions pas à nous dissimuler toute l'imperfection de la classification suivante, nous l'offrons à nos lecteurs comme celle qui nous semble convenir le mieux au pharmacologue et au praticien ; elle comprend tous les agens pharmaceutiques dans les neuf classes dont elle se compose.

CLASSIFICATION DES MÉDICAMENS

D'APRÈS LEURS PROPRIÉTÉS PHARMACOLOGIQUES.

- o CAUSTIQUES.
- INFLAMMANS.
  - Rubéfians.
  - Épispastiques.
- o ASTRINGENS.
- o TONIQUES.
- o STIMULANS.
  - Généraux.
  - Spéciaux. . . . .
    - De la peau . . . . . . —Sudorifiques.
    - De la membrane pituitaire. —Sternutatoires.
    - De la muqueuse bronchique. —Expectorans.
    - De l'appareil absorbant. . —Fondans.
    - Des glandes salivaires. . . —Sialagogues.
    - De l'appareil urinaire . . —Diurétiques.
    - De l'appareil génital. . . —
      - Aphrodisiaques.
      - Emménagogues.
    - De la moëlle épinière . . —Tétaniques.
- 6o ÉVACUANS.
  - Émétiques.
  - Purgatifs.
- 7o NARCOTIQUES.
- 8o ATONIQUES.
  - Tempérans.
  - Émolliens.
- 9o SPÉCIFIQUES.
  - Neutralisans. . . .
    - Absorbans.
    - Antidotes
  - Antipériodiques.
  - Antisyphilitiques.
  - Antipsoriques.
  - Anthelmintiques.

II. ÉTUDE DES PROPRIÉTÉS

PHARMACOLOGIQUES DES MEDICAMENS.

1ère CLASSE. — *MÉDICAMENS CAUSTIQUES.*

On donne le nom de *caustiques* aux médicamens qui, agissant chimiquement sur les parties du corps avec lesquelles on les met en contact, en désorganisent ou détruisent la texture et les convertissent en escarre. Cette escarre, véritable gangrène locale et circonscrite, varie pour la rapidité de sa formation, pour sa couleur, son étendue, son épaisseur, sa densité, et enfin pour la promptitude de sa chûte, suivant les caustiques mis en usage.

Ces médicamens étaient distingués par les anciens en *escarrotiques* et en *cathérétiques*, suivant leur énergie plus ou moins grande; mais cette division est abandonnée aujourd'hui et avec raison, car on sait que l'effet produit par un même caustique, peut offrir des différences bien notables par suite de circonstances particulières, à la tête desquelles on doit placer le degré de concentration, la durée du contact, la susceptibilité des individus, etc. Du reste, pour les distinguer du feu, qu'on applique à l'aide soit des moxas, soit du fer ou du cuivre incandescents, et auquel on donne alors la dénomination de *cautère actuel*, on les appelle encore *cautères potentiels*.

L'action des caustiques est en général bornée à la partie sur laquelle on en fait l'application; quelques-uns seulement sont susceptibles d'être absorbés et portés dans le torrent de la circulation, par exemple, les préparations arsénicales, le deutochlorure de mercure, etc. On doit, dans ce cas, ne s'en servir qu'avec la plus grande circonspection.

Les principaux caustiques sont la potasse et la soude

caustiques, le nitrate d'argent fondu, le protochlorure d'antimoine, le pernitrate acide de mercure, le sulfate acide d'alumine et de potasse calciné, les acides minéraux concentrés, l'acide arsénieux, etc.

2e CLASSE.—*MÉDICAMENS INFLAMMANS.*

Ces médicamens sont ceux qui possèdent la propriété de déterminer, dans les tissus avec lesquels on les met en contact, une rougeur inflammatoire avec ou sans sécrétion de sérosité. On ne s'en sert qu'à l'extérieur, et leur puissance médicatrice se proportionne constamment à la vigueur des sujets et au degré de vitalité de la peau. Suivant que leur action se borne à produire la rubéfaction, ou va jusqu'à occasionner le soulèvement de l'épiderme par l'effusion de liquide dont s'accompagne l'inflammation, on les distingue en *rubéfians* et en *épispastiques.*

1° *Rubéfians.*

Ces médicamens agissent sur le réseau capillaire sous-épidermoïque, et y déterminent l'afflux du sang: la peau, dont la température s'élève, devient le siége d'une titillation d'abord agréable, puis douloureuse; elle se colore en rouge, se tuméfie et se couvre de sueur. Cet état, une fois produit, peut durer de quelques heures à quelques jours, suivant l'énergie de la substance employée et l'irritabilité de la partie sur laquelle l'application a été faite. On ne doit pas perdre de vue que, par un contact prolongé, le plus grand nombre de ces médicamens peut agir avec plus de violence et produire tous les effets propres aux épispastiques.

Les principaux rubéfians sont les semences de moutarde, le poivre, les racines de raifort sauvage, de gouet pied-de-veau et de gingembre, les feuilles d'ortie, la poix, le vinaigre, l'eau chaude, les acides minéraux étendus, le chlorure de sodium, etc.

2° *ÉPISPASTIQUES.*

Les épispastiques, appelés encore *vésicans*, irritent d'abord la peau de la même manière que les rubéfians; mais, comme leur énergie est plus puissante, leur action est plus profonde; l'inflammation qu'ils déterminent est vive et accompagnée d'une secrétion de sérosité qui s'amasse sous l'épiderme, le soulève et donne naissance à des ampoules ou vésicules nommées *phlyctènes*, analogues à celles résultant d'une brûlure légère. Outre leur effet local, ces médicamens peuvent exercer une action excitante sur divers appareils organiques plus ou moins éloignés du point d'application, souvent même sur toute l'économie, soit par la voie des sympathies, soit, comme il arrive pour quelques-uns, par suite de leur absorption.

Les épispastiques les plus employés sont les cantarides, l'écorce de garou, l'ammoniaque liquide, l'acide acétique concentré, l'eau bouillante, etc.

3e CLASSE.—*MÉDICAMENS ASTRINGENS.*

Les astringens, définis par Cullen « *des substances qui,* » *appliquées au corps humain, produisent la contraction* » *et la condensation des solides mous, et augmentent* » *par-là leur densité et leur force de cohésion* », resserrent le tissu des organes avec lesquels on les met en contact, et déterminent une turgescence locale, en rapprochant les parois des vaisseaux sur les fluides qui y sont contenus. Ils exercent sur l'organe du goût une action toute particulière et qu'à l'exemple de M. Baudrimont, nous ne croyons pas devoir être désignée par le nom de *saveur* (bien que la langue et le palais la perçoivent le plus facilement), parce que l'application d'une substance astringente sur les lèvres, qui ne sont point aptes à la dégustation, leur fait néanmoins éprouver la même sensation ; parce qu'enfin cette sensation, appelée *astriction*, est commune à tous les tissus contractiles. Lorsqu'on les emploie à l'extérieur, on leur donne souvent la dénomination de *styptiques*.

Les principaux médicamens de cette classe sont les acides minéraux étendus d'eau, l'alun, les sulfates de zinc et de cadmium, l'acétate de plomb, le tannin, le cachou, le kino, la racine de ratanhia, la noix de galle, l'écorce de chêne, la bistorte, la tormentille, les roses de Provins, les fleurs de grenadier, l'écorce de grenade, etc.

4e CLASSE. — *MÉDICAMENS TONIQUES.*

On appelle toniques les médicamens qui, par une action locale, provoquent l'afflux du sang dans les vaisseaux voisins du lieu de leur application, et augmentent par-là l'énergie des organes. Si la dose à laquelle ils sont employés est faible, leur action se borne ordinairement à l'organe qui en reçoit l'impression immédiate ; mais si elle est forte, la médication s'étend, sans réaction nerveuse toutefois, à tous les systèmes ou au moins à la plupart d'entre eux. En général, les effets produits persistent d'autant plus long-temps qu'ils se manifestent d'abord plus lentement et avec moins d'intensité.

Quelques-uns de ces médicamens se rapprochent de ceux de la classe précédente par la nature de leurs élémens organiques ; mais la propriété tonique, existant chez eux à un degré beaucoup plus élevé que la propriété astringente, suffit pour déterminer la place qu'ils doivent occuper dans la classification.

Les principaux toniques sont les diverses préparations

de fer et les eaux minérales dans lesquelles ce métal existe, les quinquinas et leurs alcaloïdes, le quassia-amara, le simarouba, l'angusture vraie, le colombo, la gentiane, la petite centaurée, le ményanthe trèfle d'eau, le houblon, la salicine, la centaurée chausse-trappe, le polygala, etc.

5e CLASSE. — *MÉDICAMENS STIMULANS.*

Les médicamens stimulans, connus encore sous le nom d'*excitans*, sont ceux qui ont pour effet immédiat l'augmentation très marquée, mais passagère seulement, de l'énergie des fonctions vitales. A petites doses, leur manière d'agir paraît se confondre avec celles des toniques; mais, à doses élevées, la distinction devient bien tranchée, entre les deux classes d'agents. Ainsi, tandis que les toniques augmentent, d'une manière lente et graduée, mais durable, la force des contractions du cœur et des pulsations artérielles sans les rendre plus fréquentes, sans que le teint s'anime et que la chaleur animale s'accroisse, à moins que leur emploi ne soit long-temps prolongé, et, dans ce dernier cas, ces effets doivent être considérés seulement comme secondaires, comme conséquences de la mutation organique produite, on voit les stimulans accélérer rapidement les mouvemens organiques et la circulation, rendre la chaleur animale plus intense, et agir d'une manière spéciale sur le système nerveux; mais leur action, si prompte en général qu'elle se manifeste presque aussitôt leur application, ne tarde pas à décroître et à s'arrêter.

Parmi ces médicamens, il en est qui, tout en donnant lieu à la médication générale dont nous venons de parler, semblent agir sur certains appareils ou même sur certains systèmes avec plus d'intensité que sur les autres. Cette différence d'action permet de les diviser en *stimulans généraux* et *stimulans spéciaux*.

1° *Stimulans généraux.*

Ces médicamens ont été eux-mêmes sous-divisés en *diffusibles* et *non diffusibles*, suivant l'espèce de réaction nerveuse qu'ils produisent. On range sous la première dénomination, tous ceux dont l'action sur l'encéphale se traduit par une sorte d'ivresse ou d'abattement général apparent, et sous la seconde, ceux qui augmentent l'action nerveuse et peuvent aller jusqu'à déterminer des spasmes cloniques.

Les principaux stimulans généraux diffusibles, sont l'ammoniaque, les éthers, le camphre, les huiles volatiles, le safran, le musc, l'huile animale de dippel, etc.

A la tête des stimulans généraux non diffusibles, se placent, le café, la cannelle, la cascarille, la vanille, la muscade, le girofle, le gingembre, le poivre, la serpentaire de Virginie, les fruits du genévrier, le raifort sauvage, le cochléaria, les labiées et les ombellifères aromatiques, la valériane, les gommes-résines fétides, la camomille, l'absinthe, le spilanthe oléracé, l'arnica, le thé, le castoréum, etc.

2° *Stimulans spéciaux.*

a. Stimulans spéciaux de la peau, ou *SUDORIFIQUES.*

Ces médicamens, ainsi nommés par ce qu'ils augmentent la transpiration cutanée, sont nombreux et de nature différente; car, la *diaphorèse*, ou produit de leur action, peut être déterminée par des substances appartenant à des classes diverses, pourvu qu'elles soient administrées dans un véhicule aqueux chaud et abondant. On pourrait en inférer, et c'est même l'opinion qui est professée par beaucoup de praticiens, que l'effet obtenu doit être uniquement rapporté à l'eau employée.

Néanmoins, il est certains agens pharmaceutiques dont l'action sur l'appareil tégumentaire externe est trop marquée pour qu'elle puisse être révoquée en doute, et ce sont ceux dont nous entendons parler ici.

Autrefois, on distinguait ces stimulans en *diaphorétiques* et en *sudorifiques* proprement dits, selon qu'ils se bornaient à augmenter l'exhalation naturelle de la peau ou qu'ils allaient jusqu'à déterminer la sueur. Cette distinction a été généralement abandonnée, et avec raison, parce qu'on sait que la transpiration peut être fort abondante sans devenir visible, et que cette particularité dépend moins du degré d'énergie des médicamens que de la température et de l'état hygrométrique de l'air ambiant.

Les principaux sudorifiques sont les boissons aromatiques chaudes, les fleurs de sureau, la douce-amère, le sassafras, la salsepareille, le gayac, l'émétique et le kermès à doses réfractées, la poudre de Dower, etc.

b. Stimulans spéciaux de la membrane pituitaire, ou *STERNUTATOIRES*.

Les sternutatoires, que l'on appelle encore *errhins*, sont des médicamens qui, par leur application directe sur la membrane pituitaire, provoquent à la fois l'éternuement et la secrétion du mucus nasal.

Les sternutatoires ont en général, un effet très limité. Les plus employés sont le tabac, la bétoine, le muguet, l'azaret, etc.

c. Stimulans spéciaux de la muqueuse pulmonaire, ou *EXPECTORANS*.

Ces médicamens, auxquels on donne aussi le nom d'*incisifs*, exercent une action particulière sur la muqueuse du poumon, et facilitent l'expulsion des matières contenues dans les canaux bronchiques. On conçoit du reste qu'ils doivent être de nature très variée pour pouvoir être appropriés aux différentes circonstances pathologiques dans lesquelles l'expectoration a besoin d'être sollicitée.

Les principaux sont la scille, l'ipécacuanha et le kermès à doses réfractées, les sucs végétaux résino-balsamiques et oléo-résineux, l'ammoniacum, le polygala de Virginie, le lierre terrestre, l'hysope, le sulfure de potasse, etc.

d. Stimulans spéciaux de l'appareil absorbant, ou *FONDANS.*

Les fondans sont des médicamens qui, administrés à petites doses et d'une manière soutenue, rendent l'absorption sensiblement plus active. Leur emploi exige une surveillance attentive, parce que leur action se continuant pendant quelque temps encore après qu'on a cessé de les faire prendre, il est de la plus haute importance d'en suspendre l'usage sans aucun retard s'il se manifeste quelque signe fâcheux pendant leur administration.

Les principaux de ces médicamens sont l'iode, le brôme, le chlore et leurs préparations, les eaux minérales iodurées et brômurées, les mercuriaux, l'hydrochlorate d'ammoniaque, l'éponge calcinée, le charbon animal, etc.

e. Stimulans spéciaux des glandes salivaires, ou *SIALAGOGUES.*

Les sialagogues, connus encore sous le nom de *masticatoires,* sont des médicamens qui, mis en contact avec la membrane muqueuse buccale, agissent particulièrement sur les glandes salivaires et augmentent la sécrétion et l'excrétion de la salive. Toutes les substances, même celles qui sont insipides, pourraient, à la rigueur, être considérées comme possédant cette propriété; car, un corps insoluble, comme le cristal, tenu dans la bouche, suffit pour provoquer l'écoulement de la salive. Mais on ne désigne ordinairement par cette dénomination que ceux qui la présentent à un très haut degré; tels sont les racines de pyrèthre et de gingembre, le raifort sauvage, le cochléaria, le spilanthe oléracé, le capsique annuel, le poivre, le girofle, le tabac, etc.

f. Stimulans spéciaux de l'appareil urinaire, ou *DIURÉTIQUES*.

Les médicamens diurétiques augmentent la sécrétion et l'excrétion de l'urine et modifient les qualités de ce liquide, par une action toute spéciale et bien distincte de la stimulation qu'ils peuvent exercer sur le restant de l'économie. On donne au résultat obtenu de leur administration le nom de *diurèse*.

Les principaux diurétiques sont les bicarbonate, nitrate et acétate de potasse, le bicarbonate de soude, l'alcoolé nitrique, le savon médicinal, l'asperge, le colchique, la scille, la digitale, la racine de cahinça, la pariétaire, etc.

g. Stimulans spéciaux de l'appareil génital.

Ces médicamens sont sous-divisés en *emménagogues* et en *aphrodisiaques*.

a. *EMMÉNAGOGUES*.

On donne ce nom à des substances qui jouissent de la propriété de provoquer l'écoulement menstruel. Nous avouerons que nous n'en connaissons point qui méritent cette qualification dans l'acception rigoureuse du mot; car l'effet produit par elles sur l'utérus est le résultat d'une action stimulante générale, un peu plus marquée sur cet organe que sur les autres, plutôt qu'il n'est celui d'une action spéciale. Cependant nous mentionnerons ici ceux de ces médicaments qu'on recommande le plus : ce sont la sabine, la rue, le safran, l'armoise, la camomille puante, la matricaire, la tanaisie, l'aloès, la myrrhe, etc. Nous croyons devoir y joindre le seigle ergoté dont l'influence sur les contractions utérines n'est plus révoquée en doute aujourd'hui.

b. *APHRODISIAQUES.*

Ce sont des médicamens propres à exciter ou même à rappeler les désirs vénériens. Un grand nombre de substances, les stimulants généraux en particulier, ont été citées comme possédant cette faculté ; mais on n'en connaît que deux, la cantharide et le phosphore, qui agissent réellement d'une manière directe sur les organes générateurs, et plutôt encore pour y produire un véritable état morbide, que pour procurer le résultat désiré : aussi, leur emploi peut-il être suivi des plus graves accidents.

h. Stimulans spéciaux de la moelle épinière, ou *TÉTANIQUES.*

On appelle ainsi des médicamens qui, par une excitation spéciale de la moelle épinière, donnent lieu à des contractions spasmodiques brusques et passagères, par fois d'une grande violence, et le plus souvent suivies d'une ridigité permanente et vraiment tétanique.

Les principaux de ces médicaments sont la strychnine, la brucine, la noix vomique, la fausse angusture, la fève de Saint-Ignace, le bois de couleuvre, etc.

6e CLASSE.—*MÉDICAMENS ÉVACUANS.*

On a rangé sous le titre d'évacuans un très grand nombre de médicamens dont l'action n'a pas la moindre analogie, et cela parce qu'on a considéré comme telles toutes les substances qui provoquent la sortie des matières étrangères ou d'une humeur quelle qu'elle soit, hors des organes qui les contiennent. Mais, à l'exemple de la plupart des pharmacologues actuels, nous restreindrons cette dénomination aux médicamens qui ont la propriété de provoquer le vomissement ou des déjections alvines, c'est-à-dire aux *émétiques* ou *vomitifs*, et aux *purgatifs*.

1° *ÉMÉTIQUES.*

Il est beaucoup de substances qui peuvent déterminer le vomissement lorsqu'elles sont portées en assez grande quantité dans l'estomac; mais on ne doit admettre comme possédant vraiment cette propriété que celles dont l'introduction dans le torrent de la circulation, par quelque voie que ce soit, donne lieu à ce phénomène.

Les principaux émétiques sont le tartrate de potasse et d'antimoine, le kermès minéral, le sulfate de zinc, le sulfate de cuivre, l'émétine, l'ipécacuanha, la racine d'asaret, etc.

2° *PURGATIFS.*

Les purgatifs, ou médicamens qui augmentent, d'une manière notable, mais passagère, les déjections alvines, sont très nombreux et de nature fort diverse. On les a distingués autrefois, d'après leur degré d'action, en *laxatifs*, *purgatifs* et *drastiques*; mais cette distinction, purement arbitraire, a été abandonnée avec raison pour celle proposée d'abord par Cullen, puis développée par M. Barbier, et qui consiste à diviser tous ces médicamens, suivant la nature de leur action, en *laxatifs* ou purgatifs doux, émolliens, purgeant plutôt en affaiblissant qu'en irritant les intestins, et dont l'effet est toujours local, et en *purgatifs proprement dits*, qui purgent plus ou moins violemment, en irritant le canal intestinal et en déterminant plusieurs autres phénomènes morbides, tels que des douleurs abdominales, l'accélération du pouls, la soif, etc.

Les laxatifs les plus employés sont la manne, l'huile de ricin, les pulpes de casse et de tamarin, les pruneaux, le miel, les sirops de roses pâles et de fleurs de pêcher, etc.

Les principaux purgatifs sont les sulfates de magnésie, de soude et de potasse, le tartrate boro-potassique, le protochlorure de mercure, la rhubarbe, le séné, le nerprun, la gratiole, le jalap, l'aloès, la scammonée, l'agaric blanc, la coloquinte, la gomme-résine gutte, les huiles d'épurge et de croton-tiglium, la vératrine, etc.

7e CLASSE. — *MÉDICAMENS NARCOTIQUES.*

Les médicamens narcotiques, parmi lesquels viennent se grouper les *anodins*, les *hypnotiques*, les *parégoriques*, les *sédatifs* et les *stupéfians* des différens auteurs, exercent une influence spéciale et primitive sur le système nerveux et particulièrement sur le cerveau. Administrés à doses modérées, ils diminuent la sensibilité, la mobilité nerveuse, et produisent un léger affaiblissement et un calme général le plus souvent suivi de sommeil, tandis que, à dose plus forte, ils donnent lieu à cet ensemble de symptômes que les pathologistes désignent sous le nom de *narcotisme*.

Les principaux narcotiques sont l'opium et ses préparations, la belladone, le stramoine, la jusquiame, la ciguë, la laitue vireuse, l'acide hydrocyanique, le laurier-cerise, etc.

8e CLASSE. — *MÉDICAMENS ATONIQUES.*

Les médicamens atoniques sont ceux qui produisent une diminution plus ou moins grande de l'état d'excitation des propriétés vitales organiques. On les divise, suivant leur mode d'action, en *tempérans* et *émolliens*.

1° *TEMPÉRANS.*

On donne ce nom aux substances qui modèrent la trop grande activité des organes en ralentissant la circulation et diminuant la production de chaleur animale. Leur action sur les tissus, qui devient surtout sensible lorsque les fonctions sont dans un état d'excitation morbide, est tout-à-fait opposée à celle des toniques et des astringens, car, au lieu d'attirer le sang dans les vaisseaux, elle l'en chasse, mais sans déterminer le resserrement de ces derniers.

Les principaux tempérans sont les acides borique, acétique faible, tartarique, citrique et oxalique, les fruits acides et leurs sucs, l'oxalate de potasse, etc.

2° *ÉMOLLIENS.*

On appelle ainsi des médicamens qui, en relâchant le tissu des organes internes ou externes avec lesquels on les met en contact, diminuent leur tonicité et émoussent leur sensibilité. Outre l'effet local qu'ils produisent, ils finissent par étendre leur action à toute l'économie au moyen des sympathies qu'ils mettent en jeu, et surtout en raison de l'absorption de l'eau, qui leur est presque toujours associée en grande quantité; aussi, ce liquide doit-il être considéré comme possédant au plus haut degré la propriété émolliente.

Ceux de ces médicamens que l'on met le plus ordinairement en usage sont les gommes arabique et adraganthe, la guimauve, la graine de lin, les fécules, les fruits sucrés, la gélatine, les sucs huileux végétaux et animaux, etc.

9e CLASSE. — *MÉDICAMENS SPÉCIFIQUES.*

On donne le nom de spécifiques à des médicamens qui ont une action déterminée et spéciale sur les causes de certaines maladies. Ces médicamens sont en bien petit nombre, et l'on reconnaîtra qu'il n'en peut être autrement, si l'on réfléchit qu'il ne peut y avoir de remède spécifique que pour une affection produite exclusivement par une cause spécifique : heureux encore si l'on parvenait un jour à en trouver un pour chacune des maladies de cette nature !

On peut les partager en cinq ordres, les *neutralisans*, les *antipériodiques*, les *antisyphilitiques*, les *antipsoriques* et les *anthelmintiques*.

1° *NEUTRALISANS.*

Ce premier ordre comprend les substances qui jouissent de la propriété d'agir chimiquement dans le sein des organes, sur des corps étrangers nuisibles qui s'y rencontrent, soit par suite d'un développement morbide, soit par suite d'une introduction accidentelle ou volontaire ; tels sont les *absorbans* et les *antidotes*.

a. ABSORBANS.

On appelle absorbans, des médicamens employés pour absorber, en se combinant avec eux, les gaz acides contenus dans les premières voies. Mais comme ces gaz ne se développent que sous l'influence d'une cause que les absorbans ne font point disparaître, il en résulte que ces remèdes, malgré leur action neutralisante bien évidente, ne sont pas, dans la rigueur du mot, des spécifiques tels que nous les avons définis.

Les principaux médicamens sont la magnésie calcinée et son carbonate, le carbonate de chaux, les bicarbonates de potasse et de soude.

b. ANTIDOTES.

On donne le nom d'antidotes, d'*antipharmaques* ou de *contre-poisons*, à des substances capables de prévenir les effets d'un corps vénéneux introduit dans nos organes, en le décomposant et formant avec lui de nouveaux produits non délétères. Pour être regardés comme tels, les antidotes, ainsi que l'a établi M. le professeur Orfila, doivent pouvoir être pris à grandes doses sans danger et agir très promptement sur le poison liquide ou solide, à une température égale ou inférieure à celle du corps humain, malgré la présence des sucs gastrique, muqueux, bilieux et autres, et en le dépouillant complètement de ses propriétés toxiques. Outre cette réunion de qualités, il faut encore que ces médicamens soient appliqués avant que le poison n'ait été absorbé.

On ne possède qu'un assez petit nombre d'antidotes; ce sont: l'albumine et le lait pour le sublimé corrosif; le soluté aqueux de tannin bien pur et le décocté récent de noix de galle pour les préparations antimoniales et pour les alcaloïdes végétaux et les substances qui les contiennent; la magnésie calcinée pour les acides; les acides végétaux étendus pour les alcalis; le chlorure de sodium pour le nitrate d'argent; les sulfates de soude et de magnésie et l'eau séléniteuse pour les préparations solubles de baryte et de plomb; le chlore pour le gaz acide hydrosulfurique et pour l'acide hydrocyanique; enfin, l'hydrate de peroxide de fer pour l'arsenic.

2° *ANTIPÉRIODIQUES.*

Les antipériodiques, ou *fébrifuges*, sont des médicamens qui, par une action spéciale et dont on n'a pu se rendre compte jusqu'ici, combattent efficacement la périodicité partout où elle existe, que ce soit sous la forme de fièvre ou sous celles de douleurs, de névroses, enfin d'une maladie quelconque.

Le nombre des médicamens auxquels on a attribué cette propriété est considérable; mais ceux qui méritent la préférence sur tous les autres et qu'il suffit d'indiquer ici, sont les quinquinas vrais et leurs alcaloïdes.

3° *ANTISYPHILITIQUES.*

Ces médicamens, appelés encore *antivénériens*, sont ceux qui possèdent la propriété de combattre et de détruire la syphilis. Les pharmacologues en ont admis un grand nombre; mais il est juste de dire que la plupart d'entre eux ont été gratuitement rangés dans cet ordre de spécifiques, et qu'en réalité cette dénomination ne doit être donnée qu'au mercure, à l'or et à leurs diverses préparations.

4° *ANTIPSORIQUES.*

On appelle ainsi les médicamens employés pour guérir les maladies cutanées de nature psorique, et surtout la gale.

Ces remèdes sont nombreux, mais nous croyons devoir les restreindre, en tant que spécifiques, au soufre, au mercure et à leurs préparations.

5° *ANTHELMINTIQUES.*

Les anthelmintiques, ou *vermifuges*, sont des médicamens qui jouissent de la propriété d'expulser les vers intestinaux. Le nombre des remèdes proposés pour cet objet est considérable; ainsi, on emploie les toniques amers, les stimulans généraux, les purgatifs, etc. Mais nous pensons que l'influence exercée sur les vers intestinaux par ces divers médicamens n'est que secondaire, et qu'il n'y a d'anthelmintiques directs que ceux qui sont susceptibles de blesser ou même de tuer les vers par le simple contact; tels sont la limaille d'étain, les poils durs et piquans des *dolichos urens* et *dolichos pruriens*, etc.

III. MODES D'ADMINISTRATION

DES MÉDICAMENS.

Soit que les médicamens n'exercent qu'une action locale ou que leur influence se propage par continuité d'organes, soit qu'ils agissent par sympathie ou par suite de l'absorption de leurs molécules, il est deux points de la plus haute importance à examiner dans le mode de leur administration.

Ces deux points sont les voies d'introduction dans l'économie animale et la dose.

A. VOIES D'INTRODUCTION DES MÉDICAMENS DANS L'ÉCONOMIE.

Les différentes voies par lesquelles il est possible d'introduire les médicamens dans l'économie animale sont au nombre de douze, et peuvent être rapportées à quatre chefs principaux : la peau, les membranes muqueuses, les veines et l'épaisseur des organes charnus ou parenchymateux. Parmi elles, il n'en est que trois qui soient d'un usage fréquent, ce sont la peau, la muqueuse gastro-intestinale et la muqueuse recto-colique. Néanmoins nous les examinerons toutes successivement, afin d'indiquer les particularités que présente chacune d'elles.

1° *INTRODUCTION DES MÉDICAMENS PAR LA PEAU.*

Les agents pharmaceutiques peuvent être appliqués ou sur l'épiderme ou sur le derme lui-même. Le premier de ces deux modes d'application comprend deux méthodes, l'*enépidermique* et *l'iatraleptique ;* le second n'en renferme qu'une seule, l'*endermique*.

a. Méthode enépidermique.

Le nom de *méthode enépidermique* a été proposé par M. le docteur J. Pelletan de Kinkelin, pour désigner toutes les applications de médicaments faites sur la peau recouverte de son épiderme, sans le secours d'aucune action mécanique. C'est à cette méthode que se rapporte l'emploi des cataplasmes et des sparadraps dont nous avons parlé dans la pharmacotechnie : c'est sous le même titre aussi que viennent se placer plusieurs formes médicamenteuses admises généralement par les pharmacologues, mais dans lesquelles nous ne voyons que de simples modes d'application, par exemple les sachets et les différentes espèces de bains.

a. Sachets.

Les *sachets* sont de petits sacs de toile ou de taffetas dans lesquels on renferme des poudres simples ou composées, et que l'on met en contact avec les parties malades sur lesquelles on veut agir. Quelquefois, au lieu d'une poudre médicamenteuse, on prend pour les remplir du sable ou du son fortement chauffé, et on les applique le long des membres dans lesquels on veut entretenir ou rappeler la chaleur.

b. Bains.

On donne en pharmacologie le nom de *bain* au milieu dans lequel on plonge et on fait séjourner plus ou moins long-temps le corps d'un malade, en totalité ou seulement en partie.

Nous devons considérer ici les bains sous le quadruple rapport de leur nature, de leur température, du mode et de la durée de leur application, parce que nous y trouverons plusieurs prétendues formes médicamenteuses admises par la généralité des auteurs.

α. Nature des bains.

Sous ce rapport, les bains sont divisés en cinq sections.

1° Les *bains liquides*, qui sont les plus usités, et que l'on compose avec l'eau douce, les eaux minérales, l'eau de mer, ou avec des solutés médicamenteux très variés.

2° Les *bains mous*, formés de boues d'eaux minérales, de marc de raisin, de marc d'olives, de fumier, de couvain d'abeilles, etc.

3° Les *bains secs*, préparés avec le sable (*arénation*), la cendre, le son, le plâtre, la terre, etc.

4° Les *bains gazeux*, qui sont le bain d'air (*aération*) avec ou sans exposition à l'action des rayons solaires, le bain d'air chaud (*étuve sèche*), etc.

5°. Les *bains de vapeurs*, parmi lesquels viennent se grouper l'étuve humide et les différentes fumigations avec les vapeurs produites soit par l'ébullition de certains liquides, soit par la volatilisation ou la combustion de différentes substances solides.

β. Température des bains.

Par rapport à la température, les bains peuvent être distingués en bains à la glace, bains froids, bains frais, bains tièdes et bains chauds. Les premiers sont voisins du zéro thermométrique de l'échelle centigrade; les seconds varient de 15 à 25 degrés; les troisièmes vont de 25 à 30 degrés; les quatrièmes de 30 à 40, et les derniers enfin de 40 à 50 et au-delà.

7. Modes d'application des bains.

Eu égard à la partie immergée, les bains sont généraux, c'est-à-dire entiers, ou partiels ; ces derniers ensuite sont sous-divisés en demi-bains, bains de tête ou *capitiluves*, bains de mains ou *manuluves*, bains de siége ou de fauteuil, et bains de pieds ou *pédiluves*.

Par rapport à la manière dont le milieu doit être mis en contact avec le corps, on divise les bains en bains d'immersion, affusion, aspersion, douche, lotion, fomentation et embrocation.

1° *Bains d'immersion.* — Dans ces bains, on plonge le corps ou la partie souffrante dans le liquide dont le bain est formé : mais tantôt on l'y maintient pendant un temps plus ou moins long, comme cela a lieu dans les bains généraux ordinaires, les bains de siége, etc. ; tantôt au contraire on ne l'y laisse que pendant quelques instans seulement, et on réitère l'immersion à plusieurs reprises et à de courts intervalles.

2° *Affusion.* — Ce mode d'application consiste à verser, sur tout le corps ou sur l'une de ses parties, un liquide, quelquefois une poudre, d'une température tantôt inférieure, tantôt un peu supérieure à celle du corps.

3° *Aspersion.* — Elle ne diffère de l'affusion qu'en ce que la substance liquide ou pulvérulente employée est projetée sur la surface du corps sous forme de pluie.

4° *Douche.* — Elle consiste dans le jet d'un liquide ou d'un gaz qui va frapper, avec une certaine force et d'une manière continue, une surface plus ou moins circonscrite du corps. Suivant la direction du jet, la douche est dite *descendante*, *ascendante* ou *latérale*.

5° *Lotion.* — Elle consiste à imbiber d'un liquide des compresses que l'on passe ensuite très légèrement sur la peau pour la laver.

6° *Fomentation.* — Dans ce mode d'application, on

on imbibe d'un liquide quelconque (les liquides gras exceptés) et ordinairement chaud, des compresses, des morceaux de flanelle, des éponges ou toute autre matière susceptible de s'en imprégner, et on les met en contact pendant un temps plus ou moins long avec une région extérieure et circonscrite du corps.

7° *Embrocation.*—Elle ne diffère de la fomentation que par la nature du liquide qui est toujours huileux.

δ. Durée d'application des bains.

Sous ce rapport, les bains sont divisés en *bains de courte durée* (de quelques secondes à quelques minutes seulement), *bains de moyenne durée* (une heure environ) et *bains prolongés* (plusieurs heures).

b. Méthode iatraleptique.

Cette méthode, connue encore sous les noms d'*anatripsologie*, de *médecine espnoïque*, etc., consiste à administrer les médicamens par frictions à la surface de la peau préalablement lavée avec soin et même frictionnée à sec. Les substances que l'on emploie de cette manière doivent être amenées au plus grand état de division possible et dissoutes ou suspendues dans un liquide approprié. Pendant quelque temps, on a pensé que la nature de ce liquide exerçait une influence marquée sur la facilité et la promptitude de l'absorption par la peau, et on a cité comme devant être préférés pour cet usage certains fluides animaux, tels que le salive, le suc gastrique, la bile; mais aujourd'hui on se sert plus particulièrement d'huile, de graisse, d'eau ou d'alcool, et, comme l'a judicieusement fait observer M. le professeur Alibert, il ne paraît pas que la faculté absorbante de la peau s'en trouve diminuée.

C'est à cette méthode que doit se rapporter l'emploi

des *liniments*. On donne ce nom à tous les mélanges médicamenteux liquides ou seulement diffluents, quelle que soit du reste leur composition, qui sont destinés à être appliqués en frictions sur une surface plus ou moins étendue du corps.

c. Méthode endermique.

Cette méthode, entrevue par les anciens et mise ensuite en pratique par M. le professeur Orfila dans ses nombreuses expériences toxicologiques, a été appliquée d'une manière spéciale à la thérapeutique par MM. Lesieur et Lembert. Elle consiste dans l'application immédiate des agents médicamenteux sur les divers tissus dénudés, le plus ordinairement sur le derme. La dénudation s'opère à l'aide de vésicants; les cantharides, l'eau bouillante et surtout l'ammoniaque sont employées pour cet objet: mais, dans des cas pressants, le moyen le plus court est sans contredit l'incision. On n'administre guère par cette méthode que des médicaments doués d'un énergie telle qu'ils peuvent agir fortement à très petites doses.

2° *Introduction des médicamens par les membranes muqueuses.*

a. Membrane muqueuse oculaire, ou *conjonctive*.

Les médicaments que l'on applique sur la conjonctive ont reçu le nom générique de *collyres*: ils peuvent être mis en contact avec elle sous forme pulvérulente, molle, liquide, vapororeuse et gazeuse.

Les premiers, ou *collyres secs*, se composent de poudres fines que l'on insuffle à l'aide d'un petit cornet de carte ou de papier, ou mieux d'un tuyau de plume dont l'intérieur est divisé en deux parties par un diaphragme perpendiculaire à l'axe et formé d'un tissu très lâche à travers les mailles duquel les molécules pulvérulentes sont forcées de passer.

Les seconds, ou *collyres mous*, sont formés de poudres mises en pâte à l'aide d'un excipient approprié de consistance liquide ou molle. On les applique, soit en les étendant avec le doigt ou une barbe de plume sur le bord libre des paupières légèrement renversé, soit en les introduisant, au moyen de l'extrémité obtuse d'une sonde, entre l'œil et les paupières, et en fesant mouvoir celles-ci pour que le médicament s'étende en tous sens.

Les *collyres liquides*, ou *collyres* proprement dits, sont appliqués en bain, en fomentation, ou enfin en injection au moyen d'un tuyau de plume ou mieux d'une petite seringue.

L'application des *collyres vaporeux* et des *collyres gazeux*, consiste dans l'exposition des yeux à la vapeur d'un soluté médicamenteux, soit aqueux, alcoolique ou éthéré, soit ammoniacal.

b. Membrane muqueuse auriculaire.

On peut appliquer sur la membrane muqueuse du conduit auditif externe des médicamens mous, liquides, vaporeux ou gazeux. Les premiers y sont introduits directement ; les second y sont injectés à l'aide d'une petite seringue, ou portés au moyen d'un bourdonnet de coton ouatté qu'on en imbibe ; les derniers enfin y sont appliqués directement, à l'aide d'un tube ou d'un entonnoir coudé.

c. Membrane muqueuse nasale, ou *pituitaire*.

Les médicamens que l'on applique sur cette membrane peuvent être pulvérulents, mous, liquides, vaporeux ou gazeux. Les premiers sont portés directement dans les cavités nasales, soit au moyen de l'insufflation ou d'un bourdonnet de charpie, soit à l'aide d'une forte inspiration. Les seconds y sont introduits avec ou sans l'intermède d'une tente, suivant la profondeur plus ou moins grande à laquelle ils doivent être portés. Les médicamens liquides sont injectés, inspirés où appliqués au moyen de bourdonnets de charpie ou de coton. Les vapeurs et les gaz sont reçus directement dans les narines, à l'aide d'un entonnoir ou simplement en approchant le nez du flacon d'où ils se dégagent.

d. Membrane muqueuse des voies aériennes.

Les médicamens ne peuvent guères être mis en contact avec cette membrane que sous forme de vapeurs et de gaz; ce n'est que dans des circonstances très rares que l'on se hasarde à toucher légèrement, dans la région laryngo-trachéale, avec des préparations pulvérulentes ou liquides.

Les vapeurs et le gaz sont introduits dans les canaux aériens au moyen de l'inspiration, souvent aidée d'un entonnoir ou mieux encore d'un appareil particulier, soit en ferblanc, soit en cristal, qui permet de doser le médicament et de lui donner la température désirée.

e. Membrane muqueuse bucco-gutturale.

On applique sur cette membrane des médicamens sous formes solide, pulvérulente, molle, liquide, vaporeuse et gazeuse.

Les médicamens solides ou mous sont introduits dans la bouche par petits morceaux, et les poudres après avoir été renfermées dans un linge et disposées en nouet; on leur donne le nom générique de *masticatoires* : les dernières sont quelquefois insufflées dans le pharynx.

Les liquides, qui portent le nom de *collutoires* ou de *gargarismes*, suivant qu'ils sont plus particulièrement destinés à baigner les parois de la bouche ou celles du gosier, sont roulés et agités en divers sens dans la cavité bucco-gutturale, à l'aide de mouvemens variés que l'on imprime à la tête, etc. ; quelquefois, mais rarement, on les injecte dans l'arrière-bouche.

Quant aux vapeurs et aux gaz, leur application est analogue à celle mise en usage pour la membrane muqueuse des voies aériennes.

f. Membrane muqueuse gastro-intestinale.

L'application des médicamens sur la muqueuse de l'estomac (à laquelle nous rattachons celle de l'intestin grêle), ou *méthode de l'ingestion*, est celle que le médecin met le plus souvent en usage, et avec raison. En effet, la vaste étendue de cette membrane, sa situation au milieu des organes les plus importans de la vie animale, ses connexions vasculaires et nerveuses avec les principaux viscères, sa sensibilité exquise, ses sympathies avec tout le reste de l'organisme, le grand nombre de pores inhalans très actifs qui viennent s'ouvrir à sa surface, et enfin la possibilité de mettre d'assez grandes doses de médicamens en contact avec elle, sans qu'on ait à craindre d'altérer sa texture, tout concourt à lui donner une haute importance pour l'administration de la plupart des agens fournis par la pharmacologie à la thérapeutique. Aussi, est-elle la première voie dont on s'est servi pour l'introduction des remèdes et celle qui est appropriée au plus grand nombre des cas.

Les médicamens y sont appliqués sous formes molle et liquide, et presque toujours par déglutition. Il n'y a d'exception à ce mode d'ingestion que pour les sujets chez lesquels un état convulsif, paralytique ou squirrheux du pharynx et de l'œsophage, un resserrement spasmodique des mâchoires, une volonté bien prononcée de ne rien avaler, etc., s'y opposent absolument. Dans ces différentes circonstances, on est forcé de recourir à l'emploi d'une sonde en caoutchouc que l'on dirige, par une narine, jusques dans l'œsophage, et à l'orifice libre de laquelle on adopte une seringue qui sert à injecter le composé pharmaceutique.

g. Membrane muqueuse recto-colique.

Les médicamens introduits par cette voie, peuvent être sous formes solide, molle, liquide ou de vapeurs.

Les premiers sont les suppositoires dont nous avons parlé dans la pharmacotechnie.

Les seconds sont portés dans le rectum au moyen de bourdonnet de charpie.

Les troisièmes, ou ceux de consistance liquide, ont reçu les noms génériques de *lavemens* ou *clystères*. Ces médicamens, que l'on injecte au moyen d'une seringue ou d'un clyssoir, sont introduits ordinairement à la température de 18 à 20 degrés environ, et à la dose de 12 onces à une livre pour un adulte, dose que l'on réduit à moitié ou même au quart suivant que le liquide doit être retenu plus ou moins long-temps, ou que la capacité du gros intestin est moindre, comme chez les enfans. Nous ajouterons ici qu'on doit toujours se servir de la seringue ordinaire lorsqu'il s'agit d'administrer un lavement de petit volume ou tenant en suspension soit des matières solides, soit des corps gras, les clyssoirs ne pouvant point la suppléer dans ces différens cas.

Enfin, les vapeurs médicamenteuses sont portées sur la muqueuse recto-colique à l'aide de soufflets plus ou moins compliqués, parmi lesquels celui de Pia doit être mis en première ligne.

h. Membrane muqueuse uréthro-vésicale.

Les médicamens sont introduits dans l'uréthre à l'état liquide le plus ordinairement, et quelquefois à l'état mou. Dans le premiers cas, on les injecte, d'une manière lente et progressive, au moyen d'une petite seringue dont la canule, courte et conique, est d'une grosseur telle qu'elle puisse entrer dans le canal sans y pénétrer profondément : on donne à ces médicamens le nom générique d'*injections*. Dans le second, on les applique à l'aide de sondes ou de bougies à la surface desquelles on les étend.

C'est à l'état liquide seulement qu'on les porte dans la vessie, et on les y fait parvenir au moyen d'une sonde et d'une seringue.

i. Membrane muqueuse vagino-utérine.

On applique sur cette membrane des médicamens le plus souvent liquides, quelquefois mous ou en vapeurs.

Les premiers y sont portés, soit à l'aide d'une seringue dont la canule est terminée par un bouton olivaire criblé de trous, soit au moyen d'une éponge ou d'une pelotte de charpie qu'on en imbibe.

Les seconds sont appliqués ordinairement avec des bourdonnets de charpie, parfois aussi avec une seringue à large ouverture : ce dernier mode est mis en usage pour l'introduction de cataplasmes mous.

Enfin, les vapeurs sont portées sur cette membrane de la même manière que sur la muqueuse du gros intestin.

3° Introduction des médicamens par les veines.

Ce mode d'administration, connu sous le nom de *méthode de l'infusion*, date des premières années du XVIIe siècle. Il consiste à injecter les substances médicamenteuses dans les veines, et offre le moyen d'agir d'une manière rapide et énergique dans certains cas désespérés. Mais les accidens nombreux et graves qu'il peut entraîner, soit par la difficulté de doser convenablement les médicamens donnés par cette voie, soit par la production d'une phlébite, par l'action chimique de certaines substances sur le sang, ou par l'accès de l'air dans le vaisseau ouvert, doivent nécessairement en restreindre beaucoup l'application.

4° *Introduction des médicamens dans l'épaisseur des organes.*

Ce nouveau mode d'administration, que l'on doit à M. le docteur Fabré Palaprat, le seul qui jusqu'ici l'ait employé à notre connaissance, consiste à introduire les substances médicamenteuses à l'aide d'une aiguille implantée dans les divers tissus mous ou parenchymateux de l'économie et communiquant avec un des pôles d'une pile galvanique en activité. Cet observateur a pu faire parvenir ainsi, dans l'épaisseur des organes, de la quinine et de la morphine, en mettant un sel de ces bases dans l'eau acidule qui chargeait la pile, et l'action du médicament a été rendue évidente par la guérison d'une fièvre intermittente dans le premier cas, par celle d'un tic douloureux de la face dans le second.

Il est à desirer que cette méthode d'application soit soumise à de nouveaux essais, afin qu'on puisse apprécier d'une manière exacte ce qu'elle offre d'avantageux à la pratique de l'art de guérir.

B. DOSES DES MÉDICAMENS.

On a cherché à indiquer d'une manière générale les doses auxquelles les divers médicamens doivent être administrés; mais on conçoit qu'il est impossible d'arriver, sous ce rapport, à quelque chose de satisfesant. En effet, non-seulement ces doses diffèrent suivant la nature et le degré d'activité des substances et de leurs composés pharmaceutiques, mais elles doivent encore varier suivant les effets que l'on a en vue de produire, suivant l'âge, la force, l'idiosyncrasie des sujets, et enfin en raison de l'habitude qui peut avoir été contractée de faire usage d'un agent médicamenteux. L'expérience est l'unique guide que le médecin puisse prendre à cetégard.

On est réduit, dans les traités de pharmacologie, à présenter seulement quelques données approximatives sur les doses appropriées aux différens âges; encore cette espèce de régulateur ne doit-il être considéré que comme applicable au plus grand nombre des cas, car des circonstances particulières forcent souvent de s'en écarter. On est redevable à Gaubius de la table suivante, dans laquelle il a précisé, autant que possible, les différences qui doivent être observées dans les doses prescrites selon l'âge des individus.

En prenant pour terme de comparaison la dose qui convient à un adulte, on devra la réduire

Pour les sujets de 21 à 14 ans, aux deux tiers;

Pour les sujets de 14 à 7 ans, à la moitié;

Pour les sujets de 7 à 4 ans, au tiers;

Pour les sujets de 4 à 3 ans, au quart;

Pour les sujets de 3 à 2 ans, au sixième;

Pour les sujets de 2 à 1 ans, au huitième;

Pour les sujets au-dessous d'un an, au douzième ou même au seizième.

Pour les sujets au-dessus de soixante ans, il convient de suivre la même proportion décroissante.

IV. ART DE FORMULER.

On donne le nom de *formule* à l'indication méthodique et par écrit que fait le médecin d'une ou de plusieurs substances médicamenteuses, de leur dose, de leur préparation et de leur mode d'administration. Des règles particulières doivent guider le praticien dans cette indication; c'est leur connaissance approfondie et leur application raisonnée qui constituent l'*art de formuler*.

Les formules sont *simples* ou *composées* suivant le nombre de leurs ingrédiens. Les premières doivent être préférées pour l'usage, toutes les fois qu'elles suffisent pour remplir l'indication qui se présente; mais, dans un grand nombre de cas, il est indispensable de recourir aux secondes, c'est-à-dire à l'association de plusieurs médicamens. Le tableau synoptique suivant, dont nous empruntons le fond au docteur anglais J. A. Paris, l'un des pharmacologues les plus distingués de notre époque, fait connaître à la fois les divers buts que l'on se propose dans le mélange des substances médicamenteuses et les différentes manières d'y arriver.

TABLEAU SYNOPTIQUE

Indiquant les divers buts des associations médicamenteuses et les moyens de les atteindre.

1er BUT.

Augmenter l'action d'un médicament.

A.—En associant diverses préparations de la même substance.

B.—En associant des médicamens qui, pris isolément, peuvent produire des effets immédiats semblables, mais avec une moindre énergie que lorsqu'ils sont réunis.

C.—En ajoutant au médicament une substance douée de propriétés différentes et n'exerçant point sur lui d'action chimique, mais possédant la faculté de rendre l'économie en général plus sensible à son influence.

2e BUT.

Diminuer ou même prévenir l'action trop irritante d'un médicament.

A.—En mélangeant le médicament avec une substance qui en augmente ou qui en diminue la solubilité.

B.—En associant au médicament une substance susceptible de préserver l'estomac ou même l'économie en général de son action délétère.

3e BUT.

Obtenir à la fois les effets de plusieurs médicamens.

A.—En associant des médicamens qui, bien qu'exerçant des médications différentes, donnent souvent en définitive un résultat semblable.

B.—En associant des substances douées de propriétés entièrement différentes; dans l'intention de remplir plusieurs indications à la fois.

4e BUT.

Obtenir des effets qu'aucune substance médicamenteuse simple prise isolément ne pourrait produire.

A.—En associant des médicamens doués de propriétés essentiellement différentes, sans action chimique les uns sur les autres, et qui, après leur réunion, produisent des effets tout autres que ceux auxquels ils donneraient lieu séparément.

B.—En associant des substances dont la réaction chimique

a.—donne naissance à des composés nouveaux,

b.—ou met à nu les principes actifs de l'une d'elles.

5e BUT.

Donner au médicament une forme appropriée.

A.—Pour masquer ce que l'odeur et la saveur ont de désagréable.

B.—Pour prévenir une décomposition spontanée trop rapide.

C.—Pour faciliter l'action du remède.

La nécessité de faire une prescription bien reconnue, il s'agit de choisir les médicamens appropriés. A cet égard, on doit toujours se rappeler que, parmi des substances douées de propriétés pharmacologiques semblables, il convient de donner, autant que possible, la préférence aux indigènes et surtout à celles dont le prix est le moins élevé. Car, ainsi que MM. Mérat et Delens l'ont dit, « il y a une sorte d'improbité à faire des formules plus « coûteuses qu'elles ne doivent l'être ; et, quoique cer- « tains malades attendent d'autant plus d'avantages d'un « médicament qu'il est plus cher, le médecin ne doit pas « avoir égard à cette faiblesse puérile. Honte à qui tran- « sigerait sur ce point dans des vues intéressées. ! »

Une attention que le praticien doit avoir par rapport aux plantes indigènes qu'il veut faire employer à l'état frais, c'est de ne les prescrire qu'à l'époque de l'année où il est possible de se les procurer telles ; en effet, dans les autres saisons, on ne les obtient à cet état qu'à l'aide de moyens artificiels, et elles sont bien loin d'avoir les propriétés qu'elles doivent posséder.

Il aura soin également de n'ordonner qu'avec beaucoup de circonspection les remèdes nouvellement introduits dans la pratique de l'art ; car, administrés par des mains encore inexercées, on les voit trop souvent déterminer les accidents les plus graves.

Enfin, se rappelant que c'est à la dose seule que l'on doit, dans des cas nombreux, rapporter l'action exercée par les médicamens, il aura égard, pour la régler, à l'âge, au sexe, au tempérament, à l'idiosynérosie, au degré de force et aux habitudes des sujets, à la durée et à l'intensité de la maladie, et au climat ; car toutes ces circonstances exercent généralement une influence marquée sur les effets produits.

Ici, nous devons signaler les causes auxquelles doivent être rapportées les erreurs que le médecin est exposé à commettre dans la composition des préparations magistrales ou extemporanées. Elles sont au nombre de trois : 1° l'association de substances qui ne peuvent se mélanger ou former des composés d'une consistance uniforme et convenable ; 2° l'association de substances qui se décomposent mutuellement, et dont les vertus sont par conséquent entièrement changées ; 3° l'indication d'un mode de préparation soit insuffisant pour atteindre le but que l'on se propose, soit de nature à modifier ou même à détruire les propriétés des substances employées.

Le choix des substances qui doivent faire partie de la prescription étant terminé, il s'agit de dresser la formule. Pour cela, on écrit lisiblement, en langue vulgaire autant que possible, en toutes lettres et sans l'emploi d'aucun signe particulier (1), les noms et les doses des différentes substances, en plaçant chacune de ces dernières sur une même ligne, et les disposant les unes au-dessus des autres dans l'ordre où elles doivent être

---

(1) On s'est servi pendant long-temps et quelquefois même encore on se sert de signes abréviatifs pour exprimer les quantités des substances et certains mots d'un usage consacré dans la rédaction des formules. Bien que nous en condamnions l'usage, nous croyons devoir les donner ici pour l'intelligence des auteurs qui les employent.

℔	Livre.	Q. S.	Quantité suffisante.
℥	Once.	Q. V.	*Quantùm volueris.* (ce que vous voudrez).
ʒ	Gros.		
℈	Scrupule.		
Gr. ou g̃.	Grain.	S. A.	Suivant art.
Gtte.	Goutte.	B. M.	Bain-marie.
Fasc.	Fascicule ou brassée.	B. S.	Bain de sable.
		B. V.	Bain de vapeurs.
Man. ou M.	Manipule ou poignée.	Pr., R. ou ℞	Prenez, *Recipe.*
		M.	Mêlez.
Pugil. ou P.	Pugille ou pincée.	F.	Faites.
No 1, 2, etc.	Nombre de morceaux ou parties.	T.	Transcrivez.
		S.	*Signetur* (qu'il soit étiquetté).
Ana ou ãa	De chaque.		
P. E.	Parties égales.	P. P.	Préparé.

mélangées. On place à la suite, et en deux alinéas distincts et espacés, l'indication succincte des modes de préparation et d'administration. Enfin, on date et, après avoir relu attentivement ce qui a été écrit, on signe.

On ne regardait autrefois comme formule complète que celle qui offrait, parmi ses composants, une *base* ou médicament principal, un *adjuvant* ou substance destinée soit à faciliter soit à accélérer l'action de la base, un *correctif* ayant pour objet de masquer les qualités désagréables de l'une et de l'autre ou de diminuer leur trop grande activité, un *excipient* servant à donner à la préparation sa consistance particulière, et enfin un *dirigeant* destiné à faire porter l'action du médicament principal sur tel ou tel organe en particulier. Ce dernier élément constitutif de la formule est tombé en désuétude depuis long-temps, et, par suite de la simplification apportée dans la rédaction des prescriptions médicinales, les quatre autres eux-mêmes ont cessé généralement d'être admis par les pharmacologistes actuels. On conçoit en effet qu'une formule peut n'être composée que d'une seule substance sans être moins complète pour cela, de même qu'elle peut comprendre deux ou trois substances actives qui ont toutes des droits égaux à être considérées comme médicament principal. Le point vraiment essentiel dans le tracé d'une formule, c'est que tout y soit écrit et disposé de telle manière qu'il n'en puisse résulter aucune espèce d'ambiguité dans l'esprit du pharmacien chargé de l'exécuter.

FIN.

TABLE MÉTHODIQUE

DES MATIÈRES.

TROISIEME LIVRE.

FIN DE LA TABLE MÉTHODIQUE DES MATIÈRES.

TABLE ALPHABÉTIQUE

DES MATIÈRES.

A.

B.

C.

D.

E.

F.

G.

I.

J.

K.

L.

M.

P.

T.

W.

Z.

FIN DE LA TABLE ALPHABÉTIQUE DES MATIÈRES.

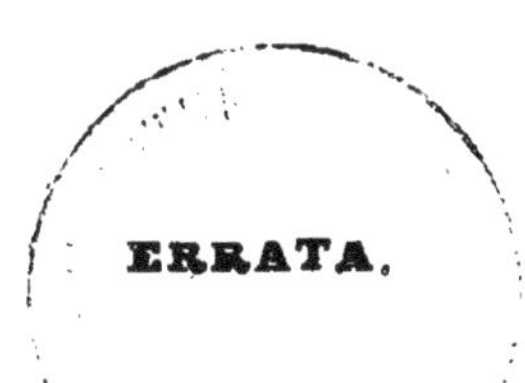

ERRATA.

Page	Ligne	Au lieu de :	Lisez :
6	5	des antidotes; et le célèbra Népenthès,	des antidotes et le célèbre népenthès;
81	5	pétalées	pédalées
84	10	Lislanc	Lis blanc
» »	12	lys	lis
139	22	Stéaratés	Stéatés
140	25	passaires	pessaires
193	13	dissolution	solution
225	15	élixation	coction
	21	élixation	coction
232	29	blanche	blanchet
235	14	d'euphorbe, d'épurge;	d'euphorbe épurge,
513	1	poudre de vernis.	poudre de vernix.
575	25	candis.	condits.
576	13	les candits	les condits

www.ingramcontent.com/pod-product-compliance
Ingram Content Group UK Ltd.
Pitfield, Milton Keynes, MK11 3LW, UK
UKHW031042260726
13965UKWH00006B/26

9 782012 984592